# 基于工业工程的
# 医疗健康服务系统化管理

江志斌 耿 娜 李 娜 周利平 苗 瑞 著

科学出版社

北 京

# 内 容 简 介

本书在介绍工业工程理论方法的基础上，基于结构-输入-过程-结果四维框架系统性地阐述了医疗健康服务系统化管理理论方法，从资源配置、信息共享、布局优化、患者调度、资源调度、临床路径工作流建模、价值流分析、医疗价值评价和增值分析等角度进行了有针对性的深入研究，建立起新的管理模型和决策分析方法，为提高我国医疗健康服务行业的管理和服务水平提供理论指导和决策依据。

本书语言简洁明快、清晰易懂，内容深入浅出，涵盖了医疗健康服务系统化管理的主要领域，不仅能够帮助读者纵览医疗健康服务管理相关研究主题的国内外研究概貌和研究前沿，而且可以由此了解作者解决相关复杂问题的创新思路和方法。此外，本书注重理论研究结合实际案例，能够有效指导医疗健康服务系统的运作管理实践。

本书适合研究人员、医院管理人员和决策者阅读，也可以作为高等院校相关专业研究生的参考读物。

**图书在版编目(CIP)数据**

基于工业工程的医疗健康服务系统化管理/江志斌等著. —北京：科学出版社，2021.11
　　ISBN 978-7-03-067969-7

Ⅰ. ①基… Ⅱ. ①江… Ⅲ. ①医疗卫生服务–系统管理
Ⅳ. ①R197.1

中国版本图书馆 CIP 数据核字(2021)第 009732 号

责任编辑：裴 育　乔丽维 / 责任校对：胡小洁
责任印制：吴兆东 / 封面设计：蓝　正

科 学 出 版 社 出版
北京东黄城根北街 16 号
邮政编码：100717
http://www.sciencep.com

北京虎彩文化传播有限公司 印刷
科学出版社发行　各地新华书店经销
*
2021 年 11 月第 一 版　开本：720×1000　B5
2022 年 5 月第二次印刷　印张：35 1/2
字数：716 000
**定价：268.00 元**
(如有印装质量问题，我社负责调换)

# 序　一

　　医疗健康服务是保障人类生命健康的核心领域,在全球范围内都属于重要发展对象。当前,全球的医疗资源都面临着紧缺的状况,医疗费用持续上涨。如何提高医疗系统服务水平,实现医疗资源价值的高效利用,是世界各国都在积极探索的难题。尽管中国大陆经过三十多年医改,取得了显著的成绩,医疗卫生保障体系不断完善,医疗卫生资源不断增加,医疗水平持续进步,居民健康水平持续提升,然而中国大陆医疗资源仍然紧缺,占全球 9%的医疗资源须服务全球 20%的人口,优质资源更显宝贵。在有限的资源下,如何提高医疗服务水平和医患双方的满意度是当前政府、医院和学界都在积极探索的难题。

　　上海交通大学江志斌教授是香港城市大学杰出的校友,也是我的同行。据我所知,江志斌教授的团队是中国大陆最早从事医疗健康服务研究的团队之一,尤其是在医疗服务运作管理方面展开了深入的研究,完成了国家自然科学基金关于医疗健康服务管理的多项重点项目和面上项目,以及一项科技部创新方法工作专项,取得了一系列创新性成果。据此,他撰写了《基于工业工程的医疗健康服务系统化管理》一书。该书从结构、输入、过程、结果四个维度系统地阐述医疗健康服务系统化管理理论方法,涵盖资源优化配置、布局优化、手术室优化调度、关键资源调度、患者调度、多维价值评估等内容,此外,书中还包括多个实际的医院案例研究与分析。该书对于建立和丰富中国医疗健康服务运作管理理论方法体系具有非常高的学术价值和重大贡献。

　　今天,医疗健康服务、健康管理是人类发展的重要领域,是保障人民群众生命健康的重要途径,是实现中华民族伟大复兴中国梦的重要保障。该书研究工作超前,所阐述的研究内容处于领先水平,对于提升中国医疗健康服务系统化管理水平,将提供重要的理论指导!

郭　位

美国工程院院士
中国工程院外籍院士
香港城市大学校长、大学杰出教授
2020 年 7 月 15 日

# 序　二

　　医疗卫生服务是关系到我国十几亿人民群众福祉的重大民生问题，也是人民群众关心的社会热点问题。医疗卫生服务系统既涉及社区基础医疗、社区全科诊所及城市综合性医院和专科医院等多个层次，更涉及服务提供者(医院和医护人员)、患者及其家属、医疗保险机构、监管机构、医疗产品供应商等多个利益主体，并与国家治理体系、经济社会发展水平和医疗环境等息息相关。显然，医疗卫生服务体系极其复杂。相应地，医疗改革成为世界性的难题，面临诸多挑战。

　　习近平总书记在十九大报告中指出，要深化医药卫生体制改革，全面建立中国特色基本医疗卫生制度、医疗保障制度和优质高效的医疗卫生服务体系，健全现代医院管理制度。在这样的背景下，江志斌教授及其团队结合多年的理论实践经验，根据其承担的多项国家自然科学基金项目和科技部创新方法工作专项研究成果，基于医疗健康服务价值增值机理与资源优化配置及医疗服务系统运作管理新方法的研究成果撰写成此书。该书提出了基于结构-输入-过程-结果的四维度医疗健康服务系统化管理框架，呈现了基于工业工程的医疗健康服务系统化管理理论方法的枢纽，编织起延伸到医疗健康服务系统方方面面的工业工程方法网络。该书以深入浅出的语言从管理的视角阐述了一套完整的医疗健康服务管理理论体系，内容丰富，具有较高的理论性和实用性。窃以为，该书不仅可以拓展医学专业背景人才的管理视野，还提供了具有可操作性的定量化管理方法和技术，带来了医疗健康服务管理新视角，是一本可供医学院师生、医院管理者和卫生政策研究者参阅的力作。

　　随着移动互联网、物联网、智能设备、大数据以及人工智能等新兴技术的应用和赋能，未来医疗健康服务行业必将面临新的变革。我相信也期待着该书的出版能为提高我国医疗健康服务行业的管理和服务水平、提高资源利用效率、减少浪费、降低成本、提高患者满意度、减缓医患矛盾，提供重要的理论指导，并产生重要影响！

陈国强

中国科学院院士

上海交通大学副校长

上海交通大学医学院院长

2020 年 10 月 28 日

# 前　言

　　医疗卫生服务是关系我国十几亿人民群众切身利益与健康的重大民生问题，始终是国家发展历程中的重要领域。经过三十多年的医疗改革，我国医疗卫生事业取得了很大的成就，医疗卫生服务体系不断完善，医疗卫生资源持续增加，居民的健康水平得到很大提升。《2019年我国卫生健康事业发展统计公报》表明，截至2019年末，全国医疗卫生机构总数超过100万个，形成了多等级不同规模的医院体系，其中三级医院2749个，二级医院9687个，一级医院11264个；居民人均预期寿命由2000年的71.4岁提高到77.3岁，孕产妇死亡率从2000年的53.0/10万下降到17.8/10万，婴儿死亡率从2000年的32.2‰下降到5.6‰。

　　然而，我国医疗健康服务的水平与国外发达国家相比还存在较大的差距，还不能满足广大人民群众日益增长的需求。首先，有限的医疗资源没有得到有效与价值最大化利用，大医院人满为患，小医院门可罗雀；城乡之间及区域之间，医疗资源配置不均衡，公立医院医疗服务的公平性和公益性体现不够。其次，医院内部管理比较粗放，导致浪费严重(包括流程不合理造成的过程浪费，布局不合理导致的运输浪费，药品库存管理不当导致库存量过高、药品积压甚至过期等问题而造成的库存浪费，操作不当或配药有误等问题造成的缺陷浪费等)，"看病难"、"看病贵"问题仍然突出。再次，医疗事故频发，医患矛盾突出。分析以上问题产生的原因，可以初步总结为以下三点：

　　其一，医院管理队伍缺乏管理背景，缺乏系统化的培育。从我国医院管理队伍来看，大部分医院管理者都是医疗专家在长期的医院管理工作实践中摸索和自我成长起来的，凭借经验和传统规范进行管理，缺乏专业化的医院管理知识和技能。据统计，我国医院管理人员中医学专业的占85%，卫生管理专业的仅占3.1%，而欧美国家医院院长多具有工商管理硕士学位，有些甚至要求有10年以上的管理经验。此外，我国医疗健康服务机构管理聚焦于行政管理和业务管理工作，缺乏运营管理内容，大多数医院只设有医务处而没有运营管理机构，从而导致医院规划布局、资源分配和调度以及流程存在大量不合理的地方。

　　其二，医院管理方法过于传统，缺乏管理创新。首先，医院管理主要基于经验，沿袭传统管理模式，缺乏创新。我国医院管理基本上还是沿用计划经济时代形成的传统管理模式，突出医院行政管理和职能部门的监督作用，如组织结构设计方面仍以技术流程为主导，使得业务流程协调困难，部门间沟通不畅。其次，医院缺乏系统的设计(如资源配置、规划布局等)，在长期运行过程中自然地演变，导致架构粗放、"摸着石头过河"，运行效率低。再次，缺乏不断改进与完善的机制，导致老问题难以及时解决，而新问题不断出现。此外，缺乏科学与系统化评价与考核机制，大多数医院重视医疗技术和质量考核，而疏于对管理和运行效率及服务水平的考核。

其三，医院管理咨询等第三方知识输入行业尚未形成。在美国，医疗健康服务管理是工业工程学科的重要研究领域，几乎所有的工业工程系都有教授在从事面向医疗健康服务管理相关的研究，而且有一大批工业工程毕业生在医疗行业工作。因此，已经形成了工业工程知识、方法及工具向医疗行业导入的渠道。我国医疗咨询服务体系不完善，医院管理咨询或者培训的公司尚在起步阶段，规模较小、实力有限，且缺乏系统化的方法。仅北京、上海、广州等几个大城市成立了较少的医院管理咨询公司(如北京菲尼克斯医院管理公司、北京同济华医投资管理有限公司、上海仁济医疗管理有限公司等)，业务主要局限于管理培训。较少的公司开始从事实质性的咨询服务工作，而且整个咨询服务体系并没有完整地建立起来，与发展较完善的企业管理咨询体系还有很大的差距。

工业工程起源于20世纪的美国，它通过自然科学和社会科学交叉及利用工程方法，解决制造与服务系统规划、设计、改善、运营及评价问题，目的是提高效率和质量并降低成本。尽管工业工程起源并发展应用于制造领域，但它与医疗健康服务密切相关。弗兰克·吉尔布雷斯在1913年将工业工程的动作研究技术应用于外科手术，其夫人莉莲·吉尔布雷斯也发表文章解释了在医疗护理中使用方法改进技术的好处。从20世纪50年代开始，工业工程广泛应用于医疗健康服务领域，美国许多大学工业工程系都将面向医疗健康领域的工业工程理论方法及应用作为重要研究方向，一些大学开始提供专注于医疗健康服务的工业工程教育项目。如今，许多工业工程师在医疗健康服务行业从事相关工作，他们逐渐认识到，最初用于制造系统的工业工程技术同样适用于医疗健康服务系统。几乎所有的工业工程工具和技术都能够被应用到医疗健康服务系统。值得一提的是，起源于日本丰田汽车的精益生产理念，是工业工程的创新理念和哲理。美国的弗吉尼亚梅森医疗中心率先将精益生产理念应用于医院管理，开启了其精益之旅，实施了一系列管理改革与创新，摆脱了连续两年亏损的局面，使得该医院向世界最佳医院目标迈进。今天精益生产理论已经在美国的医疗行业得到广泛应用，取得明显的成效。

本书作者从2003年开始研究面向医疗健康服务的工业工程理论方法，推进工业工程在医院中的应用。十几年来在其承担的2项国家自然科学基金重点项目、6项国家自然科学基金面上项目以及科技部创新方法工作专项的资助下，充分利用上海交通大学工业工程专业及管理科学与工程学科优势，凭借上海交通大学十多家附属医院强大的临床医疗条件和资源，基于工业工程理论方法，针对医疗健康服务的许多特殊问题,提出了一系列医疗健康服务管理理论方法,涉及医疗资源优化配置、医院运作管理与优化、临床路径建模与计算机化运行、复杂疾病治疗决策优化、基于工业工程的精益医院系统化管理创新方法等,在国内外重要学术期刊上发表了一大批高水平论文,取得了丰硕的理论研究成果。与此同时,在上海交通大学医学院附属瑞金医院、上海交通大学附属第一人民医院等医院应用理论成果,解决了许多实际问题,取得显著的成效。

在上述长期的理论和应用研究中,逐步形成了医疗健康服务系统化管理理论和方法体系,其重要特征就是体现了工业工程的系统化思想,即持续改善、多目标协同、系统集成、以人为本、精准化、最优化、效率化、程序化、标准化、数据化、信息化等。本书正是作者团队在长期理论和应用研究中形成的医疗健康服务系统化管理理论方法和应用实践的提炼和总结。

鉴于医疗健康服务是一个极其复杂的系统,涉及包罗万象的管理问题以及庞大的工业工程理论方法,因此本书借鉴著名医疗质量管理学者多那比第安提出的以结构、过程、结果三维度模型评估医疗服务系统质量的思路,提出了基于结构(structure)-输入(input)-过程(process)-结果(outcome)的四维度医疗健康服务系统化管理框架,并以此组织内容。这不仅为看起来似乎零碎的内容提供了一个整体和系统化的框架,而且更加体现系统化思想,使得作者所要呈现的医疗健康服务系统化管理理论方法得以升华!

本书分为5篇19章,其中第一篇为基于工业工程的医疗健康服务系统化管理基础,后面四篇按照上述的结构、输入、过程以及结果四个维度展开。本书由江志斌教授牵头,耿娜教授、李娜博士、周利平博士、苗瑞博士、王丽亚教授、王修贤博士以及陆雨薇博士参与撰写。江志斌教授策划与统筹全书,并具体负责第1~3、6、15、16章撰写;耿娜教授负责第11、12、14章撰写;李娜博士负责第4、9章撰写;周利平博士负责第7、8、13章撰写;苗瑞博士负责第17、18章撰写;王丽亚教授负责第5章撰写;王修贤博士负责第19章撰写;陆雨薇博士负责第10章撰写。周利平博士协助进行了全书统稿;程博宇、邓业雯、严英翠等研究生协助进行了撰写或校稿,在此表示感谢!本书汇聚了2项国家自然科学基金重点项目(71432006、71131005)、6项国家自然科学基金面上项目(60774103、61374095、61104173、71471113、71002037、71471114)以及科技部创新方法工作专项(2015IM030200)的研究成果,在此对国家自然科学基金委员会和科技部的项目资助表示衷心的感谢!此外,本书的很多工作都涉及与上海交通大学医学院附属瑞金医院、上海交通大学附属第一人民医院等医院的长期合作,在此对这些医院的长期合作与支持表示衷心的感谢!

医疗健康服务是涉及人类生命健康、生活质量、经济与社会发展的重要行业,在当今时代的重要性不言而喻。国务院于2017年印发的《"十三五"深化医药卫生体制改革规划》中强调：建立科学有效的现代医院管理制度，建立具有中国特色的权责清晰、管理科学、治理完善、运行高效、监督有力的现代医院管理制度，建立维护公益性、调动积极性、保障可持续的运行新机制和科学合理的补偿机制。习近平总书记在十九大报告中指出，要深化医药卫生体制改革，全面建立中国特色基本医疗卫生制度、医疗保障制度和优质高效的医疗卫生服务体系，健全现代医院管理制度。作者有理由相信，本书的出版将为提升我国医疗健康服务管理水平、提高资源利用效率、降低医院运营成本、减少患者等待时间、提升医疗服务公平性、改善患者体验，提供理论指导和决策依据。

作　者

于上海交通大学

2020 年 11 月

# 目　　录

# 第三篇　输入管理篇

## 第四篇　过程管理篇

## 第五篇　结果管理篇

第一篇 基 础 篇

# 第1章 工业工程概述

## 1.1 工业工程概念[1-6]

工业工程(industrial engineering, IE)，用一句话来概括，就是用正确的方法把事情做得更好，以提高生产效率的学科。但是，20世纪初之前，作为创造人类物质财富重要的社会活动，工业生产缺少科学性和系统性的组织与管理，主要凭经验办事。管理人员对工人只是口头指导，工人受到的训练很差，因此，生产效率低，浪费大。以泰勒(F. W. Taylor, 1856—1915)为代表的一批科学管理先驱，为改变这种状态，提高工作效率、降低成本，进行了卓有成效的工作，开创了科学管理，为工业工程的诞生奠定了基础。因此，泰勒被称为工业工程之父、管理之父。

提起泰勒，不得不讲著名的铁锹实验。泰勒1874年考取哈佛大学法律系，由于视力不好，被迫辍学，进入费城水泵制造厂当模型工学徒。1878年到米德维尔钢铁公司工作，从普通工人、技工、工长、总技师一直做到总工程师。其间，他还上夜校，并于1883年获得史蒂芬技术学院机械工程学位。这一经历使他对当时的生产管理和劳动组织中存在的问题比较清楚。1898~1901年在佰利恒钢铁公司工作期间，他发现工厂里面有一个堆料场，大概有几英里宽、半英里长，每天有400~600个员工在里面用铁锹装卸物料。他发现一个问题，从来没有人研究过：每锹铲多少物料，才能使每天铲料量最大？如铁矿石密度大，一锹铁矿石可能很重，而焦炭密度小，一锹焦炭可能很轻。显然，每天铲运量与每锹的铲运量和单位时间内挥锹的次数有关，而每锹铲运量会影响单位时间内挥锹的次数。

为了解决这个问题，他找来两个一般体质的工人做实验，让铲轻料的用大铁锹，铲重料的用小铁锹，并保证每锹的料都在21.5磅上下，发现这样，工人每天搬运的物料量最大。他采用科学方法对工人进行训练，结果使搬运量工效提高3~4倍，大大减少了所需的搬运工人数，从原来的400~600人减少到140人左右，使搬运费由每吨7~8美分降低至3~4美分。他是第一个对作业进行研究的人，他发明的方法是怎样改进作业的效率，这个方法在今天我们常称之为效率工程。泰勒系统地进行了车间作业和衡量方法研究，创立了"时间研究"(time study)方法，其基本原理是将生产过程分解为任务单元，设法提高完成每一任务单元的效率。具体通过采用标准化作业规范,针对每一任务单元,消除其错误、缓慢以及无用的动作,并且科学地指定劳动定额,从而大大地提高了工作效率,降低了成本。他写下《计件工资制》、《车间管理》及《科学管理原理》等著作,其中《科学管理原理》被认为是影响历史进程的 100 本书之一。泰勒所创立的提高效率的方法称为泰勒制,其基本特征是:制定科学工作方法;选择和培训工人;与工人合作,确保科学方法能够执行;在管理人员和工人之间均匀分配工作,确保管理人员能够科学计划工作,工人能够有效执行计划。泰勒的工作奠定了工业工程基础。

我们知道,世界上第一辆汽车是 1886 年由德国卡尔·本茨制造的。但是在其后持续的 20 多年里,由于落后的作坊式生产方式,汽车价格昂贵,普通老百姓消费不起;直到 1913 年,福特汽车公司创立了汽车装配流水线,并在海兰公园设立了第一条总装线流水线,简化了福特 T 型车的组装流程,将原来涉及 3000 个组装部件的工序简化为 84 道工序。这样,每辆车的生产时间从原来的 12 小时 28 分钟缩短为仅仅 90 分钟,效率提高了近十倍。此外,还大大地降低了成本,制造出售价只有数百美元的汽车,汽车才真正进入家庭,并实现了人类生产史上的大批量生产。美国总统伍德罗·威尔逊接见了福特,盛赞福特汽车公司,称福特是世界上第一位使用流水线大批量生产汽车的人。福特汽车装配流水线是工业工程杰作之一,是基于工业工程的生产组织方式的重要变革。这种基于流水线的大批量生产至今仍然是最为重要的生产组织方式之一。

流水线平衡是今天的工业工程生产线规划设计的一个基本内容。为什么汽车装配流水线能够大幅度提高生产效率?流水线的基本原理就是把复杂的汽车装配工作分解成一系列简单的工序,每道工序由经过训练而熟练操作的专人负责完成,而且把作坊方式下按照先后顺序装配的工序由多人同时进行,使得不同的装配工序同步进行,强制要求所有工序在规定的时间(节拍)内完成,从而使得装配时间大幅度缩减。福特流水线式大规模生产并不是横空出世的。福特先生偶然看到底特律乡下屠宰场将牲口吊装分割的现象,由此受到启发才在汽车装配中采用了流水线作业。此外,福特汽车装配流水线还建立在劳动专门化和零件互换性两个重要概念基础上。劳动专门化(specialization of labor)的概念,是 1776 年英国的亚当·斯密(Adam Smith, 1723—1790)在其《国富论》(The Wealth of Nations)一书中首次提出的,用以提高生产效率。他发现有一个有 10 名工人的小厂制造钉子,将整个过程分成不同工序分别由专人来进行,10 人每天产量为 48000 颗钉子,平均每人每天生产 4800 颗钉子[2]。但是,如果按之前的方式生产,钉子从头到尾由同一个人制造,没有人一天能造出 20 颗钉子,其效率是分工方式的 1/240。福特汽车装配流水线正是遵循了这一劳动分工原理。此外,支撑福特汽车装配流水线的还有美国的惠特尼(Eli Whitney, 1765—1825)提出的零件互换性原理,它为大规模生产奠定了基础。我们知道最基本的装配是轴与孔的配合,按照零件互换性原理，一定公差范围内的任意孔和轴都能装配到一起，而不需要修配，否则汽车大规模装配无法有效地进行。

第二次世界大战之后，丰田公司的工程师丰田英二到美国考察福特汽车公司。当时福特汽车公司每天能生产 7000 辆轿车，比丰田公司一年的产量还要多。但丰田英二并不迷信福特，他在考察报告中写道："那里的生产体制还有改进的可能。"战后的日本经济萧条，缺少资金和外汇，是照搬美国的大量生产方式还是根据日本的国情另谋出路？他选择了后者。丰田英二和他的伙伴大野耐一进行了一系列的探索和实验，从日本的国情出发，经过 30 多年的努力，终于形成了完整的丰田自己的生产方式：通过生产过程整体优化、改进技术、理顺物流以及杜绝超量生产等举措，消除无效劳动与浪费，有效利用资源，降低成本，改善质量，达到用最少投入实现最大产出的目的。这使得日本汽车工业迅速崛起，一举颠覆了美国世界制造业霸主的地位，大量价廉物美的日本汽车占据美国市场，让美国人措手不及。美国人痛定思痛，麻省理工学院包括 James Womack 在内的一批学者到丰田进行了深入的研究，1990 年写下了一本脍炙人口的名著《改变世界的机器：精益生产之道》，描述并总结了丰田汽车管理模式，提出了一种影响深远的精益生产制造模式。精益生产方式是工业工程生产组织方式的重要变革，将推式生产改为拉式生产，强调下游需求准时和准量生产，降低库存导致的浪费。精益生产方式也是当今最为重要的生产管理方式。

从泰勒的铁锹实验，到福特汽车装配流水线，再到丰田精益生产方式，无不是工业工程的传奇，尽管层面不同，发生的年代不同，但有一个共同点，那就是用更好的方法把事情做得更好，也就是提高效率。尤其是精益生产方式，虽然已经产生数十年，但今天仍然影响着世界，中国也毫不例外。近些年，精益生产方式不仅在中国制造业，而且在医院等服务业得到广泛应用。工业工程起源于美国，却长期以来影响着世界。正如美国质量管理权威朱兰博士说过的："美国值得向全世界炫耀的东西就是工业工程，美国之所以打胜第一次世界大战，又有打胜第二次世界大战的力量，就是因为美国有工业工程。"为什么这样说？因为后勤保障是战争取胜的关键，故曰"兵马未动，粮草先行"。后勤就是今天所讲的"物流"，它是工业工程的重要内容。此外，打仗要运筹帷幄，第二次世界大战期间诞生的"运筹学"，正是用数学的方法实现运筹帷幄，在现代战争中广泛应用。现代管理大师彼得·德鲁克说："工业工程已经被证明是 20 世纪最有效的思想，它是唯一在世界范围内被接受和具有广泛影响的美国人的思想。无论何时，工业工程一旦应用将提高生产率，降低工人的体力劳动强度和工作时间，它有可能将工人劳动生产率提高 100 倍。"

美国工业工程师学会(American Institute of Industrial Engineers, AIIE)在 1955 年对工业工程做出如下定义：工业工程是综合应用数学、物理和社会科学的专门知识、技能以及工程分析和设计的原则与方法，对由人、物料、信息、设备和能源组合而成的集成系统进行设计、改善和实施，并且对系统的成果进行鉴定、预测和评估。这一定义一直沿用至今。

## 1.2　工业工程的特征[1-6]

### 1.2.1　工业工程的普适性

尽管工业工程起源并最早用于制造业，但是其研究对象是包括由人、设备、物料、能源和信息等要素构成的集成系统，由这些要素构成的系统尽管多见于制造业，但是在服务业等其他非制造业也普遍存在。因此，工业工程不仅适用于制造业，同样也适用于服务业等非制造业。实际上，美国作为工业工程的发源地，随着制造业向发展中国家迁移以及为了满足经济与社会发展新需求，工业工程在其医疗健康服务、金融、交通运输、公共政策，甚至军事和国土安全等领域已经得到广泛应用。需要说明的是，工业工程的 Industrial 原意不仅指通常意义上的"工业的"，而且有"产业的"的意思，因此也可以理解为"产业工程"；同时，工业工程研究对象并非如其中文翻译所指的工业系统，而是不同的产业系统，包括服务系统。此外，在美国绝大部分大学的工业工程专业设在工学院，是与机械工程、电气工程、土木工程等并列的一大工程学科，但是它是一个公共的工程基础学科，不局限在某一专门的诸如机械、电气、土木等工程领域。

### 1.2.2　以正确的方法做事

工业工程在本质上是正确做事情的系统化方法，也就是要讲究效率和质量，它强调做任何事情都要讲清楚 5W1H，也就是做什么(what)、为什么要做(why)、在哪里做(where)、什么时间做(when)、谁去做(who)、如何做(how)。工业工程强调设计和遵循科学标准和规范做工作，如经典的方法研究(method study)，通过程序分析(process analysis)、操作分析(operation analysis)、动作分析(motion analysis)等方法，对现有的或拟开展的工作(加工、制造、装配、操作)进行系统的记录和严格的考察，作为开发和应用更容易、更有效的工作方法以及降低成本和提高效率的一种手段。而工作衡量(work measurement)是通过时间研究和预定时间标准等方法确定标准的时间标准。又如，生产计划与控制是对企业生产活动进行最优化的计划、组织和控制，降低成本、缩短生产周期、提高及时交货率等。

### 1.2.3　工业工程的系统化集成观

系统是由要素或子系统及其之间的关系构成的，整个系统的产出或绩效不仅与系统要素或子系统相关，而且与它们之间的关系相关。因此，好的系统要素或子系统，如果它们之间的关系没有处理好，系统整体绩效不一定就好；反之，即使系统中有些或所有的要素或子系统都不怎么好，但是通过有效整合，系统的整体绩效可能会比较好。例如，每个企业都有生产部门和销售部门两个子系统，虽然生产部门与销售部门的能力都很强、效率都很高，但是如果两个部门没有协调好，生产部门不管销售部门的销售订单和销售计划，尽管产量很大，生产成本很低，质量也很好，但由于市场需求是波动的，可能会积压或者缺货，整个企业的绩效就会很差。工业工程一方面要有全局的观念，不能仅仅关注如何提高子系统局部绩效，同时更注重通过有效集成，协调好要素或子系统之间的关系，使得整个系统全局绩效大于各个要素或子系统绩效之和，也就是实现 1+1>2 的集成效应。

## 1.2.4　以人为本的理念

在工业工程的概念所涉及的五大要素中，人放在第一位，因此工业工程学科中人因工程是重要的分支，运用生理学、心理学、人体测量学、人体解剖学、环境科学、信息科学、工程技术等多学科交叉，研究人与环境和机器之间的合理关系，目的是提供安全、健康、舒适的工作环境和条件，提高人的工作效率，同时降低人的工作强度。此外，工业工程还通过组织设计和激励机制，激发人的工作积极性。对于包括人在内的复杂工程系统，人的错误将是致命的。例如，苏联切尔诺贝利核灾难，就是由人为错误导致的。1986 年 4 月 25 日夜晚，切尔诺贝利核电站的工作人员正准备对四号反应堆进行安全测试，测试工作在 4 月 26 日凌晨正式开始，测试过程中为了加快速度，工作人员故意违反操作章程，将控制棒大量拔出，这些控制棒是调节反应堆堆芯温度的，拔掉它们将是一个致命的失误。由于没有控制棒调节温度，堆芯过热。4 月 26 日凌晨 1 时 23 分，工作人员再次心存侥幸违章操作，按下了关闭核反应堆的紧急按钮，这时本意和实际情况发生了冲突，本来想立即停止试验，但是电源的突然中断，致使主要冷却系统停止了工作，反应堆失控了！堆芯内的水被强辐射立即分解成氢和氧，由于氢和氧浓度过高，随即导致四号核反应堆的大爆炸。因此，一方面注意不要给人以太大压力和负担，防止人为错误造成的损失；另一方面设置防错机制，让人的错误不可能发生，或者即使发生了也不会对系统造成负面影响。医疗系统服务的对象是患者，服务靠医生提供，因此工业工程对于提高医疗系统效率和质量将发挥十分重要的作用。

## 1.2.5　持续改善和创新

对系统进行改进是工业工程的重要任务之一。此外，对系统的成果进行鉴定、预测和评估，还可以为系统改善提供依据。追求永无止境的改善，这充分体现了工业工程的创新精神。一方面，今天的合理化，随着法律法规、政治因素、经济情势、社会环境、科技发展之变迁，到了明天、后天也许就变得不太合理，甚至完全不合理了。一个组织要万年长青，需要不断成长发展，必须追求永无止境的改善。纵观生产组织方式的变革历史，从最初的作坊式小规模生产，到大规模生产，再到多品种小批量生产，再到大规模定制生产，再到个性化生产，无不是工业工程随着经济与社会发展和市场需求变化对于生产组织方式的改革和创新。另一方面，要注意发展的阶段性与可持续性，掌握发展的节奏、代价，既不能因陈守旧，也不能急于求成。例如，企业要不断改善老产品，推出新产品，但是，不是更新越快越好，需要考虑新产品所采用的新技术的成熟程度和成本、顾客接受程度以及市场环境。2016 年韩国三星电子推出 Note7 手机，其电池技术不过关，给企业造成巨大的经济损失。

### 1.2.6 自然科学与社会科学及技术与管理的交叉性

工业工程所研究的对象既包括设备、物料、能源及信息等自然科学范畴的要素，也包括人等社会科学范畴的要素，因此采用的方法不仅涉及数学、物理等自然科学，还涉及心理学、行为科学等社会科学，以及设计、实验等工程方法。而且对于由两类属性要素构成的集成系统研究，解决其相关问题，势必需要自然科学和社会科学的交叉与综合应用。此外，尽管工业工程专业在美国大学中设在工学院，属于工程学科，但是它却有管理学科属性，涉及技术与管理交叉。这里所讲的交叉包括两层含义，一是技术是用来解决管理问题，利用实验、设计、建模、分析、仿真等工程技术方法，解决系统规划、资源配置、运作管理、评价等管理问题。二是在解决工程技术问题尤其是复杂的涉及多领域技术的系统问题时，站在系统全局管理的角度，用系统集成和运作优化等管理方法，追求整体最优，更好地解决问题。因此，在美国有人认为工业工程师是领导工程师的工程师。

## 1.3　工业工程的发展历史

工业工程伴随着工业革命不断发展和创新，为人类经济与社会发展做出了不可替代的贡献。一般认为，工业工程的发展历史可以分为萌芽期、科学管理期、运筹优化期、工业与系统工程期以及新时期工业工程等发展时期。

### 1.3.1 萌芽期

1776 年，英国的亚当·斯密在其《国富论》一书中首次提出了劳动专门化和支配市场无形的手的概念，奠定了工业工程理论和实践的基础，驱动了工业革命期间的技术创新在生产系统得以实现。例如，理查德·阿克莱特(Richard Arkwright，1732—1792)出身贫穷，原是理发师，后改进发明了新型的水力纺纱机，1771 年，他与人合伙在英国的曼彻斯特创办机器纺纱厂，将西方原家庭手工业生产形式以及一大群从事手工业的工人简单聚集起来的生产形式改为工厂雇佣式的大机器集体分工合作的模式，因而被誉为"近代工厂之父"。他实现了管理控制系统，从而调节生产以及工厂工人的产出。

1800 年左右，瓦特(James Watt，1736—1819)和博尔顿(Matthew Boulton，1728—1809)实现了世界上第一个制造蒸汽机的集成化机器制造系统，提出了成本控制系统概念，目的是减少浪费，提高生产率。

英国的查尔斯·巴贝奇(Charles Babbage，1792—1871)于 1832 年出版了《机器与制造经济性》，拓展了亚当·斯密的劳动专门化概念，提出劳动分工概念，让报酬少的工人从事技能要求低的工作，而报酬高的工人从事技能要求高的工作，可以节省成本。

美国的惠特尼提出了零件互换性的概念，用于生产步枪和手枪。之前，产品生产完全由工匠按照修配方式制造。在惠特尼系统中，每一种零件都大批量生产，轴与孔恰当配合，能够用于装配到任意的最终产品上。有了零件互换性，加之亚当·斯密的劳动专门化概念，任何一个工人只要重复生产一种零件，而不是这个产品，其结果是极大地降低了对于个人技能的要求(由原来对于制造整个产品的技能转化为现在只是对于加工某一零件或从事单一工作的技能)，从而更容易提高效率，为未来泰勒的研究方向奠定了大规模生产的基础。

19 世纪到 20 世纪转折期，亨利·福特(Henry Ford，1863—1947)从屠宰场畜体随板式传送带移动的现象中受到启发，发明了汽车装配流水线的方法。

以上事件催生了工业工程胚芽，为工业工程的诞生奠定了基础。

### 1.3.2　科学管理期

第二个时期为科学管理期，是指从 20 世纪初到 30 年代。

美国工程师泰勒从 1895 年起先后发表了《计件工资制》、《车间管理》和《科学管理原理》等论著，系统地阐述了科学管理的思想，主要是以时间研究为主的工作研究理论，尽管他没有用工业工程一词，但是一般认为他的工作标志着工业工程的开始。泰勒的工作主要思路是把生产过程分解成基本工作，改进每一基本工作的效率，从而提高整个生产过程的效率。

从 1910 年前后开始，弗兰克·吉尔布雷斯(Frank Bunker Gilbreth，1868—1924)和莉莲·吉尔布雷斯(Lillian Moller Gilbreth，1878—1972)夫妇改进了泰勒的工作研究方法，提出了动作研究方法：设定了 17 种标准动作的基本要素，把所有的作业分解成一些基本要素，为后来的预定时间标准创造了科学依据，提供了基本方法。吉尔布雷斯夫妇发明的方法也是如何改进作业的效率，即效率工程，对工业工程的诞生起到决定性的作用。一直到今天，工业工程发展的思路依然与他们两个人当初所做的工作密切相关，今天我们所关注的系统更大了，但我们所追求的仍然是效率和效益。吉尔布雷斯夫人由于其在工业工程领域的杰出贡献而当选美国工程院院士，她是美国工程院第一位女院士。

亨利·劳伦斯·甘特(Henry Laurence Gantt, 1861—1919)是泰勒创立和推广科学管理制度的亲密合作者，也是科学管理运动的先驱者之一。他的最重要贡献是发明了甘特图，为事先计划与调度、检查进度并更新计划提供了系统的图表方法。

1901 年，James Guin 在 *The Engineering Magazine* 中第一次提出工业工程一词，之前工业工程被称为科学管理。

美国宾夕法尼亚州立大学于 1908 年首先开设了工业工程课程，后来又单独设立工业工程系，开创了工业工程教育的先河。

1915 年，美国的哈里斯(Ford Whitman Harris, 1877—1962)发表了关于经济批量订货的模型，开创了现代库存理论的研究。库存管理作为工业工程生产计划与控制的重要内容，哈里斯提出的经济批量订货模型仍然是教科书中最基本的库存管理模型。

1931 年，休哈特(Walter Shewhart，1891—1967)出版了《制造产品质量经济控制》一书，总结了其 20 多年关于统计质量控制的工作，他的工作标志着作为工业工程重要分支的现代统计质量控制的开始。

1933 年，美国康奈尔大学(Cornell University)授予从事动作研究的学者巴恩斯(R. M. Barnes)第一个工业工程博士学位，其论文被改写为《运作与时间研究》一书，是第一部整篇论述这一主题的著作。

随着工业工程的起源，工业工程学术组织诞生和演变。1912 年成立了推进科学管理协会，1916 年更名为泰勒协会(Taylor Society)；1917 年美国成立了工业工程师协会；1936 年美国工业工程师协会与泰勒协会合并成为管理进步协会。

### 1.3.3　运筹优化期

第三个时期为运筹优化期，从 20 世纪 30 年代到 70 年代，这个时期也是工业工程发展最迅速的时期。

第二次世界大战期间诞生的"运筹学"，正是用数学的方法实现运筹帷幄，在现代战争中广泛应用，也成为工业工程系统优化的重要数学根据。此外，第二次世界大战期间军事后勤得到迅速发展，后勤就是今天所讲的"物流"，它是工业工程的重要内容，物流也是运筹学重要的应用领域。

第二次世界大战期间运筹学的诞生以及后来工程经济学的产生、统计学的广泛应用，为工业工程提供了定量的方法，为系统规划、设计、改造、创新提供了有效的手段。工业工程从早期的应用工作研究发展到企业整体的设计与改善，包括工厂设计、质量控制、物料搬运、人机工程、生产计划、库存控制。

1948 年美国工业工程学会正式成立，1981 年改名为工业工程师学会；1949 年工业工程杂志创刊，1969 年拆分为工业工程和工业工程汇刊。

20 世纪五六十年代以来，随着科学技术的高速发展，尤其是系统工程与计算机技术的产生与发展，工业工程对复杂的工业和社会生产系统进行量化分析与系统设计的能力大大增强，使工业工程成为一门更加成熟的学科。

工业工程开始被成功地引入亚太地区，尤其是日本在战后经济恢复期将工业工程引入各行各业，并进行日本式消化吸收，开创了丰田生产方式，这一模式被美国总结为精益生产模式。

20 世纪六七十年代，韩国、新加坡以及中国的香港和台湾地区加大工业工程的研究与应用力度，开创了"亚洲四小龙"的经济飞速发展奇迹。

工业工程的研究与发展水平在一定程度上标志着一个国家与地区的经济和管理发展水平 。

### 1.3.4　工业与系统工程期

第四个时期为工业与系统工程期，指 20 世纪 70 年代到现在。

国际市场的形成，由于全面性的供大于求，竞争在价格、质量、品种、交货期、售后服务全方位进行，使企业生存与发展对管理的依赖性空前增强。企业不仅注重规模，而且更注重多样化、柔性化，为生产系统的设计与管理提出了新的课题。

计算机技术、系统工程、通信技术、高技术的发展，既为工业工程提供了新的技术和手段，又使得工业工程所要研究的对象前所未有的复杂。所有这些，都驱动工业工程不断创新，不断发展，工业工程新技术与方法及其应用层出不穷，如柔性制造系统(flexible manufacturing system，FMS)、计算机集成制造系统(computer intergrated manufacturing system，CIMS)、敏捷制造(agile manufacturing，AM)、供应链管理(supply chain management，SCM)等。

国际上工业工程的研究与应用已相当广泛，收效甚佳。在美国，工业工程被认为是工程界十大支柱学科之一。

在欧美和日本等的企业里都设置工业工程师部门和岗位，而且在社会上设立有名目繁多的咨询、科研机构，为各行各业效率的提高、系统的改造、系统的评价、产品市场的预测提供服务。

工业工程师就业人数逐年增加。根据美国劳动局统计的资料，2013 年美国工业工程师职位 230580 个，占美国工程师职位的 14.8%，占总就业岗位的 1.739%。

工业工程高等教育业得到迅速发展，1990 年，美国已有 150 所大学设有工业工程系，其中 92 所招收研究生。

1990 年，美国授予的工业工程学士、硕士和博士学位数量分别占总学位数量的 6.5%、9.2%和 3.7%；从 1988 年到 1997 年的十年间，年授予工业工程学士学位的人数从 4584 人减少到 3628 人，约减少了 21%，但是硕士和博士学位的人数大幅度增加，分别增加了 59%和 117%。

鉴于工业工程系统化特征日益明显，经过多年的酝酿，2016 年国际工业工程师学会(Institute of Industrial Engineers，IIE)正式更名为国际工业与系统工程师学会(Institute of Industrial and System Engineers，IISE)。

### 1.3.5　新时期工业工程

这个时期是指从现在到未来。

纵观工业革命发展历史，每一次工业革命不仅由技术变革驱动，而且工业工程也在不断创新，满足与工业革命相适应的生产管理的需要。例如，电机的发明触发了第二次工业革命，而福特汽车装配流水线生产方式和精益生产方式推动了低成本、高效率和高质量的大规模生产，满足市场对于产品的大规模生产需求；信息技术催生了第三次工业革命，基于成组技术的柔性制造、计算机集成制造以及供应链管理等工业工程创新理论方法，使得通过计算机网络信息技术整合与集成制造资源，满足快速变化的多样性市场需求成为可能。

今天，我们正处于第四次工业革命起步阶段，这一新的工业革命由物联网、大数据、云计算以及人工智能等技术创新所驱动，其典型特征是通过工业互联网或信息物理系统(cyber-physical systems，CPS)，通过跨企业不同业务系统的横向集成、跨企业的纵向集成以及端端集成，动态整合制造资源，通过制造服务化，不仅提供产品，而且提供与产品相关的服务，满足客户个性化需求；不仅强调传统的成本降低、效率和质量提高，而且强调为客户创造价值。未来工业工程将面临新的变革，主要表现在两个方面的六点上。

第一，从工业工程理论方法的角度来看，包括以下四点。

#### 1. 从传统的提高体力劳动效率到提高智力劳动效率

人因工程和工作研究作为工业工程的传统内容，主要是通过人机环境、工作现场和操作流程等优化，提高从事体力工作的人的舒适性和工作效率。随着互联网、人工智能、物联网、大数据以及云计算等新信息技术的应用，人们将更多地处在计算机网络环境下，体力劳动将日益被机器人和自动化设备所取代，要求人们更多地从事智力工作。在智能制造环境下，制造资源通过跨业务层的横向集成、跨企业的纵向集成以及端端集成，并通过信息物理系统而动态组合，要求人们能够有效应对高度动态和复杂的网络信息和虚拟环境。因此，传统的工业工程以提高体力劳动效率为目的的方法不再适用，需要发展新的面向智力工作的理论方法，解决新的问题。例如，如何提高虚拟现实环境下人的认知能力和工作效率？如何提高人与机器协同工作效率？如何采用人工智能方法识别与评价智能制造中人的工作效率？

### 2. 从集成到分布协同

集成是传统的工业工程最为重要的思想之一。从生产与服务系统要素的角度，工业工程强调通过人、机器、物料、信息以及能源等对生产要素进行有效集成，发挥这些要素的系统化效应，追求系统整体目标最大化；从系统结构的角度，不仅强调对于大系统的子系统的集成，发挥子系统的作用，而且更强调各子系统的耦合或关联作业，实现 $1+1 > 2$ 的效应。

但是，在工业 4.0 环境下，为了满足个性化的客户需求，需要制造资源的动态和快速重构与配置，而基于 CPS 或工业互联网的广域分布的制造资源的纵向集成、横向集成以及端端集成使之成为可能。由于制造资源广域分布、异构、归属不同的利益主体，基于集成的系统优化方法不再适用，需要发展基于协同的制造资源配置、计划与调度控制方法。

### 3. 从基于统计分析到基于大数据的分析决策[7]

生产与服务过程中存在大量的不确定性，如市场需求量、订单到达、产品价格，生产过程中的加工时间、质量、机器故障，物流运输时间、运输路径流畅性等。传统的工业工程通过统计分析方法把握这些不确定性，基于统计分析结果进行生产与服务决策。随着互联网、物联网信息技术的普及应用以及供应链、电子商务、数字化与网络化制造等生产与服务模式的创新和应用，我们已经进入大数据时代，基于大数据的分析方法将超越工业工程传统的统计分析方法，成为未来一大发展趋势。

大数据和统计学还是存在一定区别的。其一是大数据分析时不再进行抽样，而是采用全数据；其二是分析方法，大数据分析侧重所有变量之间的相关性，而不再根据背景学科理论筛选变量，进行假设检验；其三是大数据分析不局限于结构化单一来源的数据，可以对异构多源数据融合进行分析。因此，大数据的应用可以减少人类处理数据时带入的主观假设和样本失真的影响，消除人为因素带入的误差，突破人的假设和知识背景以及对于问题理解的局限性，而完全依靠数据间的相关性来揭示与洞察问题，能更充分地发掘数据的全部真实含义。

工业工程十分强调过程，而生产与服务过程会产生大数据，通过收集和分析过程大数据，基于过程大数据分析比基于少量数据的统计分析更能准确地深入理解和洞察过程。大数据分析可以用于制造与再制造、产品设计与研发、服务、能源、交通以及可持续发展等工业工程相关应用领域。

4. 从传统的运作优化到考虑人的行为的优化[8, 9]

运作优化或运筹学是工业工程对生产与服务系统进行优化的重要的形式化方法。工业工程涉及的系统往往包括人，传统的方法是把人物化或者不考虑人的行为，因此假设系统是完全理性的。随着从大批量生产到多品种小批量生产，再到大规模定制甚至个性化制造，人在系统中的作用越来越重要。此外，随着工业工程向服务领域渗透，服务的对象是人，服务靠人来完成，人在服务系统中的作用更加重要。因此，认为具有人的系统是完全理性的假设，与实际的偏差越来越大。正如20世纪90年代中期，一位非常著名的运筹学学者提到，组织中的人只有一半时间在运用运筹优化的方法，而另外一半时间人为随意行事。由于运筹优化方法忽略了系统的人为因素，优化的结果无法执行或大打折扣。因此，2000年左右出现行为运筹学(behavior operations management)，它认为具有人的系统是非理性的或者是有限理性的。

行为运筹学研究影响运作系统的设计、管理和改善的人的行为和认知的属性以及这些属性与运作系统和过程交互。这些与运作相关的行为包括：①判断和决策上的偏差，其原因不仅在于损失规避和只顾眼前利益，还在于有限理性轻视所占有的信息(会直观地将复杂的因果关系线性化以及进行未经证实的外推)、过于自信(在他们感到自信的地方，高估了自己的控制能力，而低估了决策出结果需要等待的时间间隔)、忽略模糊性(未知概率的未知结果)以及循规蹈矩(其估计由于之前的信息和同伴的压力而产生的偏差)。②社会交互，原因是人在任何时候都更加珍视地位、关系上的尊重与公平，认同具有正面形象的群体。这种社会偏好可能比认知上的偏差更重要。③所拥有的文化以及在给定人群中通过个人学习和社会学习而传播的知识与技能。其中文化是在一群人中久而久之积累的经验，并且一直都是"自动化"的，群组成员毫无疑问地接受。

运作优化是对制造业和服务业转型过程设计和管理的研究，构建所关注对象的数学理论并用实地数据(来自调查、数据库、实验、比较案例研究、人种学观察等)来测试这些理论。而行为运作管理作为运作管理的一个多学科交叉的分支，揭示人类行为对生产与服务过程绩效的影响，这些行为受认知偏见、社会偏好以及文化规范的影响。由于这些行为，系统并不总是追求效用最大化，而是根据对环境的认知和自己有限的思维，做出让自己满意的选择。

面向未来新的制造模式和面向服务的工业工程，行为运作管理越来越重要。如服务型制造，由于服务引入制造，需要考虑服务对象(人)的行为，包括人在等待服务排队中的止步行为和中途退出行为，人对于产品和服务审美疲劳等。又如，在医疗服务系统优化和过程管理中，不仅要考虑服务对象(患者)的行为，还要考虑服务提供者(医护人员)的行为，这些行为会导致服务能力退化以及出现医疗差错。

第二，从应用领域的角度来看，包括以下两点。

### 5. 由传统的面向制造业转向服务业等非制造业渗透

工业工程传统上起源于制造业，并在促进制造业发展历史进程中不断发展和成熟。随着美国制造业向中国等经济体转移，美国的工业工程逐步转向医疗、金融、交通、旅游、军事、农业等服务流领域。在美国，医疗健康服务业成为工业工程的重要研究领域，美国排名前十的工业工程系都有教授在研究医疗健康领域的工业工程相关问题；在每年一度的国际工业工程年会上，医疗健康服务成为最为重要的论文主题之一。近十年来，中国的工业工程在制造业不断普及和应用深化的同时，也开始在医疗等服务领域得到应用。近年来，清华大学、北京大学、上海交通大学、同济大学、四川大学、电子科技大学、华南理工大学、北京理工大学等高校都开展了医疗健康服务的工业工程理论及应用研究；国家自然科学基金委员会管理科学部(工业工程所在的学部)立项了多项涉及工业工程在医疗健康服务领域的重点项目和面上项目，其中作者所在团队承担 2 项重点项目以及近十项面上项目；工业工程已经在上海交通大学医学院附属瑞金医院、上海交通大学附属第一人民医院、四川大学附属华西医院等一大批国内大型综合医院得到应用，对提高医疗服务效率、降低医疗成本、提高服务水平和患者满意度产生了积极作用。

在服务领域，工作对象从物到人，提供服务的也是人，因此要考虑人的情感、心理以及行为；服务的不可存储性使得库存管理理论不再适用；服务的高度动态(低重复性)和差异化增加了量化分析和优化的难度。因此，需要发展面向服务、适应服务特征的新工业工程理论方法，包括服务产品研发工程、面向服务的人因工程、服务系统优化与资源配置、服务系统计划与控制、服务质量管理等。

### 6. 从传统的单纯制造到制造与服务融合

传统的工业工程起源于发展与制造领域，并以提供物质产品的制造系统为主要研究对象。20 世纪中后期，由于全球经济、环境、社会和市场以及技术的原因，制造开始向服务化转型。同时，在中国这样的制造业大国，制造业作为经济的重要支撑，却是以高能耗、高污染、低附加值、低劳动效率的方式增长，其价值创造和增值处于一种低端模式。制造业也在资源和环境双重压力下开始缓慢发展，需要新的制造增值模式来带动我国制造业的全面提升。服务型制造或制造服务化正是在这种内在需求和外在需求共同驱动的历史背景下产生的。服务型制造是制造与服务相融合的新产业形态，它通过将服务和制造相融合，使得制造企业不仅为客户提供产品，而且提供与产品相关的覆盖产品全生命周期的服务，更重要的是服务和产品的有机集成或融合，也就是产品服务系统(product service system，PSS)。服务型制造是基于制造的服务，是为了服务的制造；以服务提升制造，以制造促进服务，最终实现制造业与服务业的良性互动和协调发展。以物联网、大数据和云计算等为标志的新信息技术的应用，是工业 4.0 和智能制造的重要基石，也为制造服务化或制造与服务融合提供了新的发展机遇。制造服务化及服务型制造已经成为工业 4.0、"中国制造 2025"以及智能制造的重要内容。

由于服务与制造的融合，企业不仅提供产品，而且提供与产品相关的服务，传统工业工程面向制造的生产管理理论方法不再适用，需要发展新管理理论方法，包括服务型制造模式、产品与服务优化配置、制造与服务混合系统优化决策方法、服务型制造混合供应链管理理论方法、产品服务系统质量与可靠性理论方法、基于新信息技术的产品服务系统运行管理等。

针对上述变化，未来工业工程呈现如表 1.1 所示的特征。

**表 1.1　传统和未来工业工程特征**

| 传统工业工程 | 未来工业工程 |
| :---: | :---: |
| 工程统计 | 大数据分析 |
| 运筹优化 | 行为运筹优化 |
| 以人为核心的工效学 | 面向人-机器协同的工效学 |
| 提供产品 | 提供产品+服务 |
| 多品种小批量、大规模定制 | 个性化制造 |
| 集中集成 | 多维集成 |
| 集中优化 | 协同优化 |
| 集中与分布式计算 | 云计算 |
| 物质被动管理 | 物质标识与智慧化(物联网) |
| 质量、时间、成本、服务 | 质量、时间、成本、服务、价值 |

如图 1.1 所示，未来工业工程将从学科分支、相关的新科学和技术应用以及应用行业领域三个维度上组合拓展，形成新的学科方向，如面向服务的行为运作优化、基于物联网的物流运作优化等[9]。

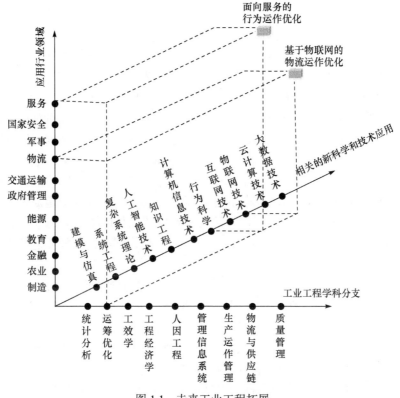

图 1.1　未来工业工程拓展

## 1.4　工业工程学科体系

运筹学是工业工程的学科基础，主要是研究如何将生产、管理等事件中出现的运筹问题加以提炼，然后利用数学方法进行解决的学科。运筹学是应用数学和形式科学的跨领域研究，利用统计学、数学模型和算法等方法，寻找复杂问题中的最佳或近似最佳解答。运筹学经常用于解决现实生活中的复杂问题，特别是改善或优化现有系统的效率。运筹学研究的内容十分广泛，其主要分支有线性规划、非线性规划、整数规划、动态规划、图论、网络理论、博弈论、决策论、排队论、存储论等。工业工程学科体系主要包括：

(1) 工程统计学。工程统计学也是工业工程的学科基础，它是应用统计学的原理和方法研究工程中不确定现象数量规律性以及解决工程中不确定性问题的统计方法，内容包括工程中常用的统计分布、单样本决策、双样本决策、方差分析、回归分析、统计过程控制、试验设计、鲁棒性设计、测量系统分析及可靠性等。

(2) 工程经济学。工程经济学研究工程项目、设备、产品等投资的可行性，评价其合理性、经济性等，为经营者和决策者提供基本的决策支持。

(3) 基础工业工程或工作研究。它是工业工程体系中最重要的基础技术和经典内容。其基本任务就是制定工作标准，包括方法研究和作业测定，利用程序分析、操作分析、动作分析等方法实现工作方法、程序、环境以及条件的最优化，通过直接法或合成法确定标准作业时间，并据此确定工时定额。

(4) 设施规划与物流分析。对生产与服务系统位置选择、平面布置、物流、物料存储设施、物料搬运方式及运输工具的选择等进行具体的规划与设计，从而使各生产要素和各子系统得到合理的配置和布局，组成高效的生产系统。

(5) 生产计划与控制。研究生产过程中各种生产活动、资源的组织、计划、协调及控制问题，提高效率，降低成本，缩短制造周期，确保交货期等。

(6) 人因工程或工效学。根据人的心理、生理和身体结构等因素，研究人、机器及环境三者之间的合理关系，以保证人们安全、健康以及舒适地工作，并提高工作效率。

(7) 管理信息系统学。工业工程原理和方法均需要通过计算机实现，ERP(企业资源计划)系统是最典型的生产管理信息系统，而 HIS(医院信息系统)则是最典型的医院管理信息系统。管理信息系统学研究管理信息系统规划、系统分析、系统设计、系统实现、系统测试、运行维护等阶段的工作原则和技术方法，也包括管理信息系统的评价、组织与管理过程等内容。

(8) 质量管理。质量管理是指为保证产品质量或工作质量所进行的质量调查、计划、组织、协调与控制等各项工作，以保证达到规定的质量标准，预防或减少不合格品产生，甚至达到零缺陷。

## 1.5　工业工程与医疗健康服务的历史渊源

弗兰克·吉尔布雷斯被认为是第一个将工业工程的方法改善工具用于医院的人。1913 年，他将他的动作研究技术应用于外科手术。20 世纪 40 年代，其夫人莉莲·吉尔布雷斯发表了一些文章，解释了在医院和护理中使用方法改善技术的好处。1952 年，康涅狄格大学进行了为期两周的研讨会，目的是改善医院的操作方法。1952 年，美国医院协会(The American Hospital Association，AHA)成立了一个方法改善委员会，该委员会准备了几篇关于医院方法改善活动的论文，并在1954 年的不定期报告中予以发表。

在 20 世纪 50 年代末，美国医院协会开始在全国各地提供有关方法改善的研讨会。大学在工业工程培养计划中增加了方法改善在医院管理中应用的课程。逐渐地，人们研究将工业工程其他技术应用于解决医院中的各种问题。随后，工业工程技术在医院中的应用越来越多，1961 年医院管理系统协会(Hospital Management Systems Society，HMSS)在亚特兰大成立，并于 1964 年迁至芝加哥。工业工程师学会也认识到工业工程技术在医院中的作用越来越大，从而于 1964 年成立了医院分会，这一分会于 1977 年更名为医疗服务分会，反映了范围更广的领域。1988 年，工业工程师学会批准成立医疗系统学会(SHS)，以取代医疗服务分会。1987 年，HMSS 改名为医疗卫生信息和管理系统协会(Healthcare Information and Management Systems Society，HIMSS)，从而反映出信息系统在医疗健康中的作用越来越大。该协会和 SHS 举行了一系列的讲座会和研讨会，均与信息系统和工业工程在医疗健康服务中的应用有关。它们还共同赞助了每年 2 月的年度 HIMSS 会议和每年 9 / 10 月的 SHS 年度会议，许多在医疗健康服务行业中工作的工业工程师都是这两个组织的成员。

教育机构开始提供专注于医疗健康服务的工业工程教育项目。如今，许多工业工程师在医院和医疗健康服务系统工作，还有一些人则从事医疗健康服务咨询工作。在医疗健康服务系统工作的工业工程师通常称为管理工程师或运营分析师。

工业工程师逐渐认识到，许多最初用于制造/生产系统的工业工程技术在医疗健康服务系统等服务系统中同样适用，因此几乎所有的工业工程工具和技术都被应用到医疗健康服务系统。

总而言之，工业工程强调用正确的方法把事情做得更好，以提高生产效率。工业工程起源于 20 世纪初的美国，100 多年来在欧美发达国家的经济与社会发展中起到不可磨灭的作用，不仅在传统制造业，而且在医疗健康服务等服务行业，甚至在军事领域都得到广泛的应用。

工业工程具有普适性、强调以正确的方法做事、体现系统观和以人为本的理念、持续改善和创新以及学科交叉等特征。

工业工程历经了萌芽期、科学管理期、运筹优化期、工业与系统工程期以及当前和未来的新时期等发展阶段。

当前和今后一段时期，我们逐步进入第四次工业革命时期。工业工程面临着变革，从工业工程理论方法的角度表现在从传统的提高体力劳动效率到提高智力劳动效率、从集成到分布协同、从基于统计分析到基于大数据的分析决策以及从传统的运作优化到考虑人的行为的优化；从应用领域的角度表现在由传统的面向制造业转向服务业等非制造业渗透、从传统的单纯制造到制造与服务融合。

传统上，工业工程学科体系包括运筹优化、工程统计学、工程经济学、基础工业工程、设施规划与物流分析、生产计划与控制、人因工程、管理信息系统学以及质量管理。未来工业工程将通过在学科分支、相关的新科学和技术应用以及应用行业领域三个维度上组合拓展，形成新的学科方向，如面向服务的行为运作优化、基于物联网的物流运作优化等。

综上，工业工程与医疗健康服务有着密切的历史渊源。今天，医疗健康服务是工业工程一个极其重要的研究和应用领域，典型应用包括诊疗方法改善和工作简化、医护人员配置分析、医疗计划与安排、患者排队和仿真、医疗统计分析、医疗服务运筹优化、医疗质量改进以及医院管理信息系统/决策支持系统。

## 参 考 文 献

[1] Salvendy G. Handbook of Industrial Engineering: Technology and Operations Management. 3rd ed. New York: John Wiley & Sons, 2001.

[2] Smith A. An Inquiry into the Nature and Causes of the Wealth of Nations. London: Methuen, 1904.

[3] Zandin H B, Zandin K B. Maynard's Industrial Engineering Handbook. 5th ed. New York: McGraw Hill, 2004.

[4] Valdez R S, Ramly E, Brennan P F. Industrial and systems engineering and health care: Critical areas of research. Rockville: Agency for Healthcare Research and Quality, 2010.

[5] Badiru A B, Omitaomu O A. Handbook of Industrial Engineering Equations, Formulas, and Calculations. Boca Raton: CRC Press, 2011.

[6] Kusiak A. Break through with BIG DATA IEs can play a key role in mining numbers for dramatic improvements. Industrial Engineer, 2015, 47: 38-42.

[7] Gino F, Pisano G P. Toward a theory of behavioral operations. Manufacturing & Service Operations Management, 2008, 10(4): 676-691.

[8] Loch C H, Wu Y. Behavioral operations management, foundation and trend in technology. Information and Operation Management, 2005, 1(3): 121-232.

[9] 江志斌. 论新时期工业工程学科发展. 工业工程与管理, 2015, 20(1): 1-7.

# 第 2 章 医疗健康服务与系统化管理

## 2.1 医疗健康服务

### 2.1.1 医疗健康服务定义[1,2]

根据维基百科定义,医疗卫生(health care or healthcare)服务是通过治疗和预防疾病、病痛、损伤以及其他身体和心理损伤来维持或恢复人体健康的服务活动。医疗卫生服务由受过专门训练并具有资格的医生、助产师、心理咨询师、麻醉师、护士、药剂师等专业人士以及其他相关的医疗专业人士来提供,包括疾病和损伤的治疗、急诊、康复、家庭护理、免疫接种、疾病预防、疾病筛查、精神卫生和心理咨询等,涉及面十分宽。

医疗卫生服务的对象可分为个体和群体,据此可分为医疗健康服务和公共卫生服务。前者是指提供针对每个个体的医疗健康服务,典型的服务机构为医院、诊所;后者是指提供针对整个人群的公共卫生服务,典型的服务机构为卫生防疫站,医院也会承担部分卫生防疫任务。由于公共卫生领域涉及很多的公共产品甚至涉及国家的安全,各国政府在这个系统都是起主导作用的,即政府筹资并直接提供公共卫生服务。医疗健康服务是针对个体的服务,而每个人的健康状况、对医疗健康服务的需要和需求,以及支付能力和支付意愿都千差万别,因此医疗健康服务更加复杂,要求更高,本书主要针对医疗健康服务。

医疗健康服务的根本目的就是维护或恢复人的身体健康。但是,影响健康的因素有很多,包括遗传、营养以及环境因素等,医疗卫生保健只是其中之一。因此,一个人群的健康状况不好,我们不能简单地将其归因于医疗卫生体系运转不好。有些人群健康状况指标(如人均期望寿命)更多的是综合反映一个社会的经济发展和人民生活水平,而另一些指标(如孕产妇死亡率)则较为敏感地反映出一个医疗卫生体系的运转情况。

毫无疑问,人人都需要高质量的医疗卫生服务。那么什么是高质量的医疗卫生服务? 2001 年,美国医学研究院(Institute of Medicine,IOM)在《21 世纪新医疗卫生系统报告》中提出高质量的医疗服务是“安全、有效、以患者为中心、高效及平等的”。美国医疗保健研究与质量局(The Agency for Healthcare Research and Quality,AHRQ)是联邦政府负责改进医疗卫生质量、安全、效率和有效性的权威机构，它把高质量的医疗卫生定义为：在正确的时间、以正确的方法、为患者做正确的事情，从而获得尽可能好的结果。高质量医疗所涉及的安全、效率、有效性、以患者为中心以及平等的属性，恰好都是工业工程所追求的目标。更值得一提的是，后一个定义正是工业工程范畴的精益生产中准时制(just in time，JIT)的内涵。因此，工业工程理论方法是非常有道理，也是非常重要的。

### 2.1.2　医疗健康服务等级

根据医疗健康服务的内容、患者疾病的轻重缓急、服务的地点和医护人员的专业分工，现代医疗健康服务大体上有三层：基本医疗(primary care)、二级医疗(secondary care)以及三级医疗(tertiary care)。

基本医疗不是初级治疗和低水平治疗，而是为人们健康提供基本保障的综合性医疗，通常由基本治疗医师，如全科医生或家庭医生；或者具有资格的独立医师，如理疗师；或者提供基本医疗的非医师人员，如医师助理或全科护士(在英国)；或者临床官(clinic officer，在非洲部分地区)等来提供。基本医疗提供的服务范围非常宽，不仅包括首诊和咨询，更包括预防和临床治疗的许多常见病和高危性疾病，如糖尿病、高血压、高血脂、哮喘、慢性阻塞性肺病、心血管疾病、焦虑症、关节炎、甲状腺疾病等。基本医疗为个人、家庭和社区提供公共卫生服务和临床诊疗服务，体现首诊、综合性和长期连续性的特点，同时还协调各个专科的服务，沟通社会服务网络提供综合性服务。连续性是指患者常规的检查、咨询、预防和健康教育都由协同的医生负责。在美国，基本医疗保健还包括许多基本的孕产妇和儿童卫生保健服务，如计划生育服务和疫苗接种。美国 2013 年的国家健康访谈调查发现，皮肤障碍(42.7%)、骨关节炎和关节疾病(33.6%)、背部问题(23.9%)、脂质代谢紊乱(22.4%)和上呼吸道疾病(22.1%，不包括哮喘)是最常见的基本医疗治疗病种。在美国，基本医疗医师已经开始直接通过基本治疗为保险费用覆盖之外的医疗服务，这是比较常见的特约医疗(concierge medicine)的一种。这种模式下患者按月、季度或者年向医生支付费用，维持两者之间长期的医患关系，享受基本医疗服务。我国目前在推行的社区医疗，实际上就是属于基本医疗的范畴。

二级医疗，也称为急性医疗(acute care)，是针对短期但一般比较严重疾病的治疗，可以是可选择的医疗服务，也可以是急救医疗服务，一般在医院里完成，既可以是专科医院，也可以是综合性医院。

三级医疗服务包括某些专科医生提供的最专业的药物以及手术的治疗，它也是所有医疗服务中最复杂、最专业的，如对于癌症的治疗(cancer treatment)、神经外科(neurosurgery)手术、心血管手术(cardiac surgery)等，主要集中在大型医院。通常，三级医疗是从基本医疗或二级医疗转诊的。

我国依据医院功能、设施、技术力量等对医院资质进行评定。按照《医院分级管理办法》，医院经过评审，确定为三级，每级再划分为甲、乙、丙三个等级。一级医院是直接为社区提供医疗、预防、康复、保健综合服务的基层医院，是初级卫生保健机构。其主要功能是直接对人群提供一级预防，在社区管理多发病常见病患者并对疑难重症做好正确转诊，协助高层次医院做好中间或院后服务，合理分流患者。二级医院是跨几个社区提供医疗卫生服务的地区性医院，是地区性医疗预防的技术中心。其主要功能是参与和指导对高危人群的监测，接受一级医院转诊，对一级医院进行业务技术指导，并能进行一定程度的教学和科研。三级医院是跨地区、省、市以及向全国范围提供医疗卫生服务的医院，是具有全面医疗、教学、科研能力的医疗预防技术中心。其主要功能是提供专科(包括特殊专科)的医疗服务，解决危重疑难病症，接受二级医院转诊，对下级医院进行业务技术指导和培训人才；完成培养各种高级医疗专业人才的教学和承担省级以上科研项目的任务；参与和指导一级、二级预防工作。

尽管美国实行医疗分级，但是医院没有分等级，通过分级诊疗制度和双向转诊制度，实现了医疗资源合理利用。根据美国保险政策的要求，购买健康维护组织(Health Maintenance Organizations，HMO)保险的患者看病首先要找自己的家庭医生，如果家庭医生认为有必要，会将患者转诊给专科医生做进一步的检查、诊断和治疗；如果病情需要住院治疗，家庭医生或专科医生会联系合作医院将患者转入治疗；当病情缓解后，患者再转回医生诊所复诊。尽管中国医院等级分明，但是由于三级医院医保共付比例和收费没有区别或不明显，导致患者在高、低等级医院之间无序流动，高等级医院人满为患，危重患者难以得到及时治疗，而低等级医院门可罗雀，资源闲置浪费。尽管中国也在推行双向转诊制度，但是由于缺乏有效的激励机制和政策约束，实施效果一般。2017年，作为医改重要举措，国家开始推行分级诊疗。但是，需要设计有效的激励机制，如不同等级病种和病程(手术治疗、术后康复)在不同等级医院就诊医保共付比例和医疗不同，需要采用工业工程理论方法从系统的角度进行研究，为政策制度提供科学依据。我们将在后续章节中予以介绍。

### 2.1.3　医疗健康服务支出与国民经济

医疗健康服务是涉及国计民生的重要服务行业，不仅对维护人民群众生命健康发挥着不可替代的作用，而且作为国民经济的主要产业，对经济与社会发展影响巨大。2013年10月，国务院印发了《关于促进健康服务业发展的若干意见》(国发〔2013〕40号)，明确"要广泛动员社会力量，多措并举发展健康服务业"；"到2020年，健康服务业总规模达到8万亿元以上，成为推动经济社会持续发展的重要力量"。

世界银行发布的 2013 年医疗总支出占国内生产总值(GDP)百分比前 20 的国家如表 2.1 所示。2013 年比例超出 10%的国家依次是图瓦卢、美国、马绍尔群岛、荷兰、密克罗尼西亚联邦、塞拉利昂、摩尔多瓦、法国、莱索托、瑞士、德国、比利时、卢旺达、奥地利、加拿大、马尔代夫、丹麦、塞尔维亚、日本、基里巴斯,医疗支出比例从 19.7%到 10.1%。而美国从 2010 年到 2013 年一直维持在 17%以上。中国则排在第 117 位,从 2010 年的 5%微涨到 2013 年的 5.6%,与排位靠前的国家,包括美国等发达国家相比,差距还很大。2014 年美国人均医疗总支出(按平均汇率计算)为 9402 美元,而同期中国仅为 419 美元,差距悬殊。

表 2.1　2013 年医疗总支出占比前 20 的国家(来源于世界银行官方网站)

| 排名 | 国家名称 | 2010 年 | 2011 年 | 2012 年 | 2013 年 |
|---|---|---|---|---|---|
| 1 | 图瓦卢 | 16.8 | 18.5 | 15 | 19.7 |
| 2 | 美国 | 17.1 | 17.1 | 17 | 17.1 |
| 3 | 马绍尔群岛 | 16 | 16 | 15.6 | 16.5 |
| 4 | 荷兰 | 12.1 | 12.1 | 12.7 | 12.9 |
| 5 | 密克罗尼西亚联邦 | 13.8 | 13.7 | 12.8 | 12.6 |
| 6 | 塞拉利昂 | 10.5 | 11.6 | 10.9 | 11.8 |
| 7 | 摩尔多瓦 | 11.7 | 11.4 | 11.8 | 11.8 |
| 8 | 法国 | 11.6 | 11.5 | 11.6 | 11.7 |
| 9 | 莱索托 | 10.9 | 11.9 | 12.1 | 11.5 |
| 10 | 瑞士 | 10.9 | 11.1 | 11.4 | 11.5 |
| 11 | 德国 | 11.6 | 11.2 | 11.3 | 11.3 |
| 12 | 比利时 | 10.6 | 10.6 | 10.9 | 11.2 |
| 13 | 卢旺达 | 11.2 | 11.2 | 11.2 | 11.1 |
| 14 | 奥地利 | 11.1 | 10.9 | 11.1 | 11 |
| 15 | 加拿大 | 11.1 | 10.9 | 10.9 | 10.9 |
| 16 | 马尔代夫 | 5.8 | 8.1 | 11.4 | 10.8 |
| 17 | 丹麦 | 11.1 | 10.9 | 11 | 10.6 |
| 18 | 塞尔维亚 | 10.7 | 10.3 | 10.6 | 10.6 |
| 19 | 日本 | 9.6 | 10.1 | 10.3 | 10.3 |
| 20 | 基里巴斯 | 10.5 | 10.4 | 10.2 | 10.1 |

对于医疗服务支出要辩证地看待。一方面医疗卫生支出有效地增加,表明了

一个国家医疗卫生事业发展水平提高，同时带动消费、医疗卫生设备制造、医药及耗材、物流等服务业发展，促进经济与社会发展，带动 GDP 增长。但是，另一方面，不是医疗卫生支出越高越好，医疗卫生服务成本过高、效率过低导致的无效或低效的高额医疗卫生支出是一种浪费，对于政府和消费者会构成沉重的负担。因此，要提高医疗卫生服务水平，一方面要适度提高支出，另一方面要提高费用的使用效率，需要两者兼顾。

美国医疗费用飞涨、医疗开支巨大，疾病预防和公共医疗投入不足。小布什政府期间(2001—2009)美国医疗保险费用翻番，是工资收入增长速度的 3.7 倍。以医疗费用占 GDP 份额计算，2013 年最高，达到 17.1%。放眼未来，即使按照历史平均增速，到 2040 年这一比例也将达到 34%。而其中 1/4 来自新增老年人口，3/4 则是由医疗成本上涨造成的。2010 年约有 4600 万美国人没有医疗保险，在没有普及医疗保险的前提下，三十年后这一数字将会达到 7200 万。这种预期之下，医疗开支对员工收入、政府赤字及无医疗保险的居民造成了严重威胁。总之，医疗卫生开支已经成为美国国民经济日益沉重的负担。

此外，医疗保障体系饱受无效率和市场失灵之苦。行政成本高昂，医疗投入远胜过其实际效果。信息不对称也使得保险市场充满逆向选择，健康人群得不到合适费用的医疗保险。有学者研究并证实美国其实只需要花费现有 20% 的支出便可以达到同样的效果。另有学者认为需要将健康权作为基本人权，以改革医疗保障费用支付方式作为核心，进一步减少行政浪费。同时，建立对保险人、医疗卫生提供者、患者更加合理的经济激励机制。事实上，奥巴马的医改方案并非全面的医疗覆盖，而是基于可负担的和易获取的医疗健康保障。新医改通过提高效率来减缓医疗费用的增长，并且促使居民生活水准的提高。每降低 1.5 个百分点的医疗保障支出增长速度将会在 2030 年带来 8% 的新增 GDP。医保覆盖面的扩大会带来每年 1 万亿美元的净财富效应，增加劳动力供给，同时会扶助中小企业发展。实施一个建立在现存的医疗卫生体系基础上的改革计划，可能才是务实的选择。因此，美国前总统特朗普一上台就宣称要废止奥巴马医改方案。

与美国相比，中国面临着医疗支出严重不足和效率低下的双重压力[3]。如前所述，2014 年中国的人均医疗总支出不到美国的二十分之一，悬殊太大。此外，中国从 1978 年实施以市场化为主导的医改，导致严重的医疗卫生效率问题。一是药价虚高和市场化行为。我国一直以来实行的是医疗服务低收费政策，为支持公共卫生事业发展，允许医疗机构销售药品时加成 15%。随着药品品种的增多和价格差距的扩大，缺乏有效监控的药品加成政策的弊端凸现出来，患者用药费用的增加已经成为医疗支出的重要部分。据统计，我国 85% 的药品是通过医院来销售的。药品生产企业为了获取更多销售渠道以实现盈利目标，通过"回扣"等不正当的推销手段使其药品成为医生的处方药和药剂师的推荐药。为扩大回扣和盈利空间，药品厂商纷纷大幅度提高出厂价格，将渠道成本转嫁给消费者，消费者不得不为大幅度增长的医疗卫生费用买单。因此，在新一轮医改中，实施医药分家，提高医疗服务价格，控制药品在总医疗支出中的比例。但是效果如何，拭目以待。二是稀缺医疗资源无效或低效使用问题。由于医疗保险共付比例和价格不合理，高等级医院和低等级医院之间没有合理的差别，导致患者无论是大病还是小病、无论是大病的治疗期还是康复期，都拥挤到大医院，导致大医院人满为患，高端医疗资源被贬值使用，管理成本增加，而低等级医院门可罗雀，医疗资源因闲置而浪费。一些地方实行医疗联合体(简称医联体)，推行双向转诊，但是由于缺乏机制，收效甚微。新一轮医改试图推行分级治疗，但是需要有效的行政和经济杠杆调剂机制，需要从工业工程系统化的角度进行研究，提出科学的、定量的机制。我们在后面的章节中将予以介绍。

### 2.1.4　医疗健康服务的结果

医疗健康服务的结果可以从国家、地区、医院以及具体病种等不同层次上进行评价，也可以从经济、社会、医疗等多视角进行评价。

一个国家整体健康状况可以三个基本指标来衡量：不同性别出生时预期寿命(life expectancy at birth by gender)、婴儿死亡率(infant mortality rate)以及营养失常患病率(malnutrition prevalence)。

根据世界卫生组织(World Health Organization，WHO)统计数据，2015年美国男女平均寿命为79.3岁，其他欧美发达国家大多为80岁以上，中国为76.1岁，而同样处于亚洲的日本为83.7岁、新加坡为83.1岁。就婴儿死亡率(每千个一岁以内婴儿死亡人数)而言，2015年美国是5.6‰，其他欧美发达国家不超过5‰，而中国为9.2‰，同处亚洲的新加坡为2.1‰、日本为2‰，而印度则高达37.9‰。根据《2017年我国卫生健康事业发展统计公报》，2017年，我国居民人均预期寿命由2016年的76.5岁提高到76.7岁，婴儿死亡率从7.5‰下降到6.8‰，孕产妇死亡率从19.9/10万下降到19.6/10万，我国居民主要健康指标总体上优于中高收入国家平均水平[4]。

此外，共富基金会(Commonwealth Fund)在比较经济合作与发展组织(Organisation for Economic Co-operation and Development，OECD)国家医疗卫生服务结果时提出了五大类9项指标：医疗质量(quality care)，包括医疗有效性(effective care)、医疗安全性(safe care)、医疗协同性(coordinated care)及以患者为中心的医疗(patient-centered care)；享受医疗机会(access to care)，包括医疗费用(cost related problem)和医疗及时性(timeliness of care)；效率(efficiency)；公平性(equity)；健康生活程度(healthy lives)。报告中将OECD中的美国等11个成员国的医疗支出和各指标排名进行了对比，发现英国在大多数指标上都排位最好，整体排第一，而其医疗支出最低，医疗投入产出比高，可以认为是最好的医疗卫生服务系统。而美国整体排位最后，但是医疗支出最高。研究者认为主要的原因是美国缺乏全覆盖医疗保险，影响了享受医疗机会和公平性指标。另外一个原因是美国医疗信息系统落后于其他国家，导致协同医疗比较困难。此外，美国糖尿病、肥胖病、充血性心力衰竭等慢性病流行程度高，导致健康生活程度指标低。

从医院的角度，医疗服务结果就是医疗人员在一定的医疗设施条件下对患者采取一系列医疗行为所产生的医疗效果。这个效果是否达到了预期的结果？对患者的病情、健康状况和生活质量有无改善？有无副作用？持续有效性有多长？患者是否满意？医院每时每刻都发生着大量的医疗行为，由于患者的情况千差万别，要评判某一个医疗活动是否恰当、是好还是坏，是非常困难的。我们可以通过统计医疗事故、医疗过失而造成患者伤害的发生频率来评价医院的医疗服务效果。如果这些不良事件发生次数相对于患者数量的比例高，就证明医疗服务效果差，反之，医疗服务效果就好。

评价某类疾病的治疗效果也是比较困难的。美国用得比较多的一项重要指标就是经过调整病情严重度后同一类患者的死亡率(severity-adjusted mortality)。意思是说，在治疗过程中对于与同类患者有相似严重程度的患者，患者死亡率高的，治疗效果就比较差，反之，治疗效果就好。

医疗效果的另一项重要指标是患者对医疗的满意度。虽然患者不一定能从技术角度分析评价医疗行为和过程的正确性，但可以从自身健康和生活质量以及感觉的角度反馈医疗的有效性，从这个角度出发，患者对医疗质量的评价是一个必不可少的指标。大多数患者应该是理性的，只要不那么理性的患者在总调查样本中的分布随机均匀，这部分患者并不影响指标的对比结果。而且，采用这一指标能促使医生和医院在医疗过程中加强与患者的沟通，改善医院对患者的各项服务，增进互信，改善医患关系。

## 2.2　医疗健康服务系统

根据系统论的观点，任何一个"体系"或系统的性质都是由它的特定功能和结构所决定的，并按照一定的规则运行。医疗卫生体系是由一定的人、组织和资源集合而成的一种特殊社会组织形态，是以拯救生命，恢复、维持和促进人民的健康为主要目的而存在和发展的一个特殊服务行业。根据世界卫生组织的定义，医疗卫生服务系统是由机构、人员及其行动构成的，其基本目的就是促进、恢复或维持健康。它不仅包括对健康起主导作用的工作，还包括与改善健康直接相关的活动。因此，医疗卫生服务远非提高医疗卫生服务的公共设施，还包括母亲在家护理患病儿童、私人医疗服务机构、行为矫正计划、疾病传染控制行动、医疗保险机构以及职业病预防和职业安全规程等。它还包括医疗卫生服务管理者跨部门之间的行动，如支持教育部推进妇女教育计划，这是众所周知的更好健康的决定性因素。

世界卫生组织还强调，一个好的医疗卫生服务系统应该为人们提供其需要的高质量的服务，无论何时何地。尽管不同的国家服务形态各异，但是需要有健全的财政机制、训练有素和待遇好的人力、可靠的信息作为决策和政策依据，以及维护良好的设施和物流，从而提供高质量的医药和技术。

医疗卫生服务系统是一个广义的概念，可以从不同的视角和不同的层次来理解。从不同的视角来看，整体上，医疗卫生服务系统包括医疗卫生服务提供(医院或其他疾病诊疗机构、公共卫生服务机构等)、医疗服务资源供应、医疗保障以及医疗卫生监管四大部分或子系统，我们可以称其为大系统，其构成如表 2.2 所示。具体来讲，医疗卫生服务提供子系统一方面提供针对整个人群的公共卫生服务，另一方面提供针对每个个体的医疗健康服务。医疗卫生服务提供子系统构成了整个医疗卫生体系的核心部分，这个子系统的运转好坏直接影响到人民的健康保护及其对医疗卫生体系的满意度。医疗服务资源供应子系统是医疗服务重要的支撑系统，提供医疗服务所需的资源，包括物质资源(医疗设备、药品、耗材等)和人力资源(受过专门训练的医生、麻醉师、护士、药剂师等)。医疗保障子系统是医疗卫生服务另外一个重要的支撑系统，解决医疗卫生服务资金及支付问题，包括消费者自付、社会保险、商业保险、社区互助保险等。医疗卫生监管子系统的主要职能有两个方面：其一是制定和不断完善影响整个人群健康以及医疗卫生体系发展方向和运行规则的一系列重大政策和法规；其二是依照这些法规对人们的健康行为以及医疗卫生体系内各个子系统的行为进行规范。政府是监管主体，同时，其他的非政府组织(如行业协会、群众团体等)及新闻媒体等也都发挥着重要的监管作用。

表 2.2　医疗卫生服务大系统构成

| 医疗卫生服务提供 | | 医疗服务资源供应 | 医疗保障 | 医疗卫生监管 |
|---|---|---|---|---|
| 医院或其他疾病诊疗机构 | 公共卫生服务机构 | | | |
| 综合医院<br>专科医院<br>社区医院<br>私人诊所<br>家庭护理<br>康复中心 | 疾病预防<br>检验检疫<br>保健<br>疾病筛查<br>职业病预防<br>宣教与健康指导 | 药品供应<br>医疗耗材<br>医疗器械供应<br>医生<br>护士<br>药剂师 | 消费者自付<br>社会保险<br>商业保险<br>社区互助保险 | 卫生行政<br>新农合<br>卫生监督<br>疾病控制中心<br>药品监管 |

上述医疗卫生子系统相对独立运行，但是彼此之间相互关联。医疗卫生服务

提供子系统是整个系统的核心，一方面，如果这个子系统不存在，其他三个子系统就没有存在的价值或者无法生存；另一方面，没有其他三个子系统提供支撑和监管，医疗卫生服务提供子系统就难以高效、高质量运行，无法为患者和人群提供优质的医疗健康服务。而医疗卫生监管子系统不仅监管医疗卫生服务提供子系统，而且监管医疗服务资源供应和医疗保障子系统，如药品、设备及耗材生产许可、质量监控、价格控制、医护人员资质审核、社会保险经费使用、商业保险支付等。

从局部的角度，医疗卫生服务提供(医院或其他疾病诊疗机构、公共卫生服务机构等)、医疗服务资源供应、医疗保障以及医疗卫生监管各子系统还有各自单元，这些单元相对独立运行又相互协同，共同实现各系统的功能。以医院为例，它是面向个体提供医疗服务最主要的机构。从功能的角度，它由面向各种类型疾病治疗而设置的治疗科室、提供检验和化验的医技科室、运行管理和行政管理室、手术室、药房、后勤保障部门等构成；根据患者接受治疗服务的时空特征，医院可看成由门诊部、住院部以及急诊部构成。

从不同的层次来看，医疗卫生服务系统可以是整个国家、省及不同层次行政区域的整体系统，也可以是由若干医院组成的医联体；可以是医院层面，也可以是门诊、急诊、科室、病区、手术室等不同层面的疾病诊疗单元。本书所涉及的医疗卫生服务可能是不同视角和不同层次的问题，可能是子系统问题，可能是整个系统问题，也可能涉及系统的不同问题。这些问题涉及医疗卫生服务系统的不同方面，如系统的结构、过程或结果等角度。

## 2.3　医疗健康服务面临的挑战[3-8]

随着人口老龄化、医疗健康服务需求变化以及经济、社会、科学技术的发展，当今和未来医疗健康服务面临着许多新的挑战。

### 2.3.1　人口老龄化

随着社会经济的发展、科学技术和人民生活水平的提高，人口预期寿命在不断提高。2015 年，我国人均预期寿命达到 76.6 岁，比 2010 年第六次全国人口普查数据人均预期寿命 74.8 岁增加了 1.8 岁。国际社会将"老龄化社会"定义为 60 岁以上人口数量占总人口数量的 10%或者 65 岁以上人口数量占总人口数量的 7%的社会。我国在 2000 年之前进入老龄化社会，根据 2010 年第六次全国人口普查数据，65 岁以上人口数量占总人口数量的 13.7%，说明我国已经进入严重老龄化时期。根据测算，我国是世界上人口规模最大且老龄化速度最快、最严重的发展中国家。我国目前老年人口数量以 3%的速度增长，预计 10 年后我国老年人口数量将达 2.43 亿，约占总人口数量的 16.9%。且在后续 20 年内，我国老年化进程将不断加快，届时老年人口比例将达 32.73%，并在相当长一段时间维持在这一高水平。人口老龄化对医疗卫生服务的影响表现在两个方面：其一，从一定程度上增加医疗卫生支出；其二，对于医疗卫生服务提出了新需求。

人口老龄化导致医疗卫生服务支出增加的主要原因是随着年龄的增加，身体状况变差。一是表现在老年人慢性病患病率高。调查显示，我国慢性病患者约有 2 亿人，其中以恶性肿瘤、脑血管疾病、心脏疾病致死率最高，总和约占致死人数的 63.34%。我国老年人的慢性病患病率约为全人群慢性病患病率的 4.2 倍，人均同时患有 2～3 种疾病，以高血压、心脑血管疾病、呼吸系统疾病最为多见，且发病人群数量有逐年升高的趋势。二是老年人两周患病率高。两周患病率可较好地反映居民卫生服务需求。有关研究发现，65 岁以上人群两周患病率高达 4.66%，是 25～34 岁人群两周患病率的 4.2 倍；另外，随着年龄段的增长，两周患病率也明显增加。

老年人医疗卫生服务需要创新模式，如家庭护理、居家养老和护理一体化等。

### 2.3.2　医疗卫生支出压力

受老龄化和环境因素的影响，人们对于医疗卫生的需求不断变化、要求不断提高，医疗卫生支出也不断增长。无论对于政府还是个人，负担将不断增加。2017 年，全国财政医疗卫生支出预算 14044 亿元，是 2008 年医改启动前的 4.4 倍；比 2016 年同口径增长 5.1%，比同期全国财政支出预算增幅高出 1.9 个百分点。2017 年医疗卫生支出占全国财政支出的比例提高到了 7.2%，相比于 2008 年医改启动以前医疗卫生支出占全国财政支出的比例 5%，增加了 2.2 个百分点。2008 年到 2017 年九年的时间，由于全国财政收支规模是大幅增长的，医疗卫生支出的相对比例可能不是很高，但是绝对额增幅是很高的。其中，中央财政医疗卫生支出预算安排 3982 亿元，是 2008 年医改启动前的 4.7 倍，比 2016 年同口径增长 7.7%，比同期中央财政支出预算增幅高出 1.6 个百分点。

导致医疗卫生支出的原因是多方面的，包括需求的增加、高额医药费及医疗、医保范围的扩大等。

如何利用工业工程系统化管理方法，提高医疗服务效率，降低医疗成本，是减少医疗卫生支出的重要途径。例如，通过优化医疗保险共付比，实施与病情和病程关联的差异化定价，合理分流患者，让医疗资源在满足治疗需求的前提下得到价值最大化利用。

### 2.3.3　医疗服务可及性与便捷性

一般来说，医疗服务可及性主要是指地理和时间上的可及性，即居民到达最近医疗服务机构的距离以及所需要的时间。世界卫生组织曾将医疗服务可及性定义为：居民为了实现最基本的医疗卫生服务需求，到达初级医疗卫生服务机构的空间便捷性程度。美国医学研究院对可及性定义进一步增强了医疗卫生服务的利用与个人健康状况的联系。具体定义如下：及时有效的个人医疗卫生服务利用以获得尽可能好的健康结果。而便捷性是表征医疗服务质量的更宽的范畴，不仅包括可及性，而且涉及服务过程所花费的时间、寻找和选择合适的医疗资源以及获得医疗服务的难易程度等。

2018 年，国家卫生计生委和国家中医药局印发的《关于印发进一步改善医疗服务行动计划(2018—2020 年)的通知》(国卫医发〔2017〕73 号)(以下简称《通知》)中提到，实施健康中国战略对增强人民群众获得感提出了新要求，医学发展、科技进步、医改深入为持续改善医疗服务创造了更加有利的条件。《通知》提出自2018 年起，医疗机构要建立预约诊疗制度、远程医疗制度、临床路径管理制度、检查检验结果互认制度、医务社工和志愿者制度。除了临床路径管理制度外，其他各条都涉及医疗可及性和便捷性。

就预约诊疗制度而言，《通知》要求三级医院进一步增加预约诊疗服务比例，大力推行分时段预约诊疗和集中预约检查检验，预约时段精确到 1 小时。三级医院优先向医联体内基层医疗卫生机构预留预约诊疗号源。对于预约患者和预约转诊患者实行优先就诊、优先检查、优先住院，引导基层首诊、双向转诊。有条件的医院逐步完善住院床位、日间手术预约服务，探索提供预约停车等延伸服务。预约不是简单地在网上放号，而是需要发展先进预约模型并给出优化算法。一是要优化预约时间分段，时间分段太短，由于交通等原因，患者难以准时到达，而要临时调整就诊时段，增加系统调度难度；时间分段太长，会增加患者等待时间。二是要优化放号数量，根据一周期内不同时段非预约患者数量多少，动态调整放号数量，权衡两类患者的满意度。对于核磁共振等大型医疗设备交叉预约，还要权衡紧急需求和一般检查的需求。

就检查检验结果互认制度而言，《通知》要求各地实现医学检验、医学影像、病理检查等专业医疗质量控制全覆盖。医疗机构通过省级、市级等相关专业医疗质量控制合格的，要在相应级别行政区域内检查检验结果实行互认。医联体内实现医学影像、医学检验、病理检查等资料和信息共享，实行检查检验结果互认。但是，检查涉及医院自身经济利益，除了行政干预外，还要建立激励机制，鼓励医院之间互认和共享检查结果。

### 2.3.4 个性化医疗[9]

传统的健康研究方法是假设驱动的，基于演绎推理，通常是在高度控制的情况下(如随机临床试验中收集的少量数据)进行分析，形成面向疾病统计意义上的平均水平或粗略分组治疗常规。医生根据患者生命体征和病兆诊断疾病，按照疾病诊疗常规以及个人经验确定治疗方案，可能因患者的千变万化导致误诊、过治疗或治疗不足，从而影响治疗效果。随着基因测序、循证医学的发展，基因层面的分层治疗、基于智能决策的个性化治疗或精准治疗，以及跳出治疗常规寻找新型治疗方法和技术成为可能。此外，通过对大量数据的分析和建模，得出症状及病因的相关性，可辅助医生进行更精准的诊断。美国食品药品监督管理局(Food and Drug Administration, FDA)将个性化医疗定义为：在正确的时间以正确的剂量向正确的患者提供正确的药物。然而，它可以更广泛地定义为：为个人量身定制贯穿所有阶段的医疗(预防、诊断、治疗和随访)。

个性化医疗的一个例子是利用基线比较。在传统医学中，使用临床试验和其他研究的人群统计数据来建立基线条件(血压、糖化血红蛋白值、体重指数、低密度脂蛋白胆固醇等)。例如，如果一个患者做了低密度脂蛋白胆固醇测试，他可能被分为低、中、高水平。低密度脂蛋白胆固醇水平高的患者可能会通过一种药物来帮助降低胆固醇水平，因为已经发现低密度脂蛋白胆固醇和心血管疾病之间存在关联。患者是否被划分为"高危"是基于人群研究的。然而，这些统计数据是基于平均值的，通常不按患者的具体特征进行分层。因此，这种处方实际上可能对患者没有帮助。2015年发表在《自然》杂志上的一篇论文[10]研究了美国最畅销的 10 种药物，发现在服用这些药物的患者中，只对二十五分之一到四分之一的人有帮助。例如，最常用的胆固醇处方药可定(Crestor)在每20名服用该药的患者中只对1人有帮助。

信息技术的进步，包括大数据以及新设备的出现，使得获取个人特定的数据成为可能，包括基因、生活的环境等，实现对患者数据的实时感知。基因测试和基因组测序的进步极大地推动了这一领域的发展。

为了使个性化医疗取得完全的成功，需要大力推进电子病历发展与应用，因为个性化医疗需要从电子病历获得大量的数据并进行管理和分析。此外，还有许多问题需要解决，包括隐私和数据所有权。最后，还需要协调数据提供方以获取和共享数据。

### 2.3.5　以人为中心

医疗卫生服务系统服务的对象是患者，而服务主要靠医护人员提供，因此患者和医护人员均是该系统管理需要面对或考虑的中心。

传统的医疗服务关注的是"人的病"，而不是"病的人"。看起来只是两个字顺序颠倒过来，其内涵有天壤之别。在传统的观念下，医院和医护人员更多关注的是如何把患者的病治好，对患者花了多少时间和代价、在治疗过程中的感受如何则关注不够。因此，尽管医院和医护人员都在为患者努力地服务，但是患者的满意度不高，医患矛盾突出。例如，目前所有的医院门诊部布局大多是从系统功能、技术要求等角度考虑，而很少从优化治疗流程、缩短患者就诊时间和便捷患者治疗的角度考虑，导致电梯拥堵、治疗过程排队现象十分严重。手术室上午首台手术患者早早被推进手术室，而主刀医生因查房等其他工作安排，迟迟不能到达手术室，让患者在手术室中忐忑不安地等待，遭受心理煎熬。医院核磁共振等贵重检查设备预约和调度安排更多是从提高设备率的角度考虑，很少从减少患者无效等待时间的角度考虑。例如，某家大型医院放疗科，尽管实施了预约制度，但是预约方式设置得十分不合理，只是从便于医生排队角度，分为上午、下午和晚上三个时段预约，按照先到先服务规则安排该时段内的就诊次序。被安排在某个时段的患者，为了尽早就诊，早早到来登记。而稍稍晚到的患者，有可能要排到最后，必须等待很长时间才能就诊。如果从以患者为中心的角度，优化预约时间段长短(时间槽)，患者等待时间就会大大缩短。

从管理的角度，体现以患者为中心，就是要在医疗资源配置、医疗过程设计和医疗服务过程中营造舒适的就医环境，缩短患者等待时间，在患者的疾病得到高质量救治的同时获得良好的就医体验。

我国的医疗资源匮乏，尤其是大型医院人满为患，医护人员工作节奏快、负荷大。以人为中心的另一个方面就是要为医护人员营造舒适的工作环境，降低工作强度和压力，体现人文关怀。从管理的角度，以医护人员为中心，就是要在工作场所设计、诊疗流程设计、信息系统构建中考虑如何便于医护人员与环境、患者以及设备有效交互，降低工作强度，并建立防错机制，防止医疗差错的出现；在医护人员配备、排班中考虑医护人员工作能力随着时间衰减，以及人的工作极限等人因问题，控制工作负荷。

### 2.3.6　医疗公平性

世界卫生组织将公平定义为各群体之间不存在可避免或可补救的差异，无论这些群体是从社会、经济、人口还是从地理上加以定义的。医疗不平等不仅涉及医疗决定性因素方面的不平等，还涉及获得改善和维持医疗或卫生结果所需的资源。因此，医疗不平等将导致无法避免或克服侵犯公平和人权准则的不平等。

尽管衡量健康公平性的方法没有达成一致意见，但这是一个极其重要的问题，因为有限的资源分配决定是根据这些衡量准则做出的，必须将这些资源用于适当的需要。

使用伤残调整生命年作为关键的健康结果衡量指标，而国内生产总值作为人口财富的衡量指标。因此，公平的定义可以按人均国内生产总值加权的人均伤残调整生命年。关键的结论是，仅仅寻找医疗上的不平等是不够的，经济因素也需要考虑。因为与贫穷国家相比,富裕国家往往拥有更好的卫生基础设施。

无论以何种标准衡量,全球都存在着巨大的医疗不平等。例如,世界卫生组织估计马拉维共和国的人口预期寿命为 47 岁,而日本为 83 岁。此外,挪威每 10000 个人中有 40 名医生,而缅甸每 10000 个人中仅有 4 名医生,这一比例在城市中往往更高,而且与教育、就业和收入高度相关,还因性别和种族/民族而有显著差异。

那么,医疗公平为何如此重要? 玛格丽特·怀特黑德(Margaret Whitehead)的一篇优秀报告也总结了这一点。她认为:

(1) 有一致的证据表明,弱势群体的生存机会更低。

(2) 在城市和农村之间以及同一国家的不同地区之间可以看到死亡率的巨大差别。

(3) 生病的经历有很大的不同。弱势群体不仅承受着比其他群体更沉重的疾病负担,而且经历慢性疾病和残疾的年龄更小。

(4) 健康和幸福的其他方面也表现出类似的生活质量下降的模式。

(5) 虽然有些不平等医疗也许是不可避免的(有人生活在一个温暖的地区,比生活在一个非常寒冷的地区的人更易得疟疾),但是公平的概念意味着可以改变存在着的差异,并且从道德和伦理上有责任去做。

### 2.3.7　适应互联网环境

医疗卫生服务的提供以及医院等医疗卫生服务的组织和运行高度依赖信息资源,互联网(包括移动互联网、物联网以及大数据)技术的发展和应用改变了信息的提供、获取和交互方式,使得信息在多个参与主体间的传递变得更加便捷、及时、多样以及全时空。麦肯锡公司在 2011 年的一项研究中提出大数据可以为组织创造价值的五种方式[10],主要是利用移动互联网和大数据创造新的商业模式、产品和服务。因此,这些改变为创新医疗服务模式集成及全新的医疗资源组织和配置提供了重要的机会,同时也带来了严峻的挑战。未来的医疗资源配置和服务模式具有层次化(分级诊疗)、网络化、社会化以及共享化等特征。

首先,移动互联网和大数据技术颠覆了传统的医疗健康服务模式,改变了健康管理模式、诊疗路径以及患者介入医疗资源的方式,使新的医疗健康服务价值内涵和创造机理变得更加复杂。医疗卫生服务的目的是为人民群众、医疗机构、医保机构、政府、药品供应商等医疗卫生服务所涉及的多利益相关方创造价值。传统的医疗服务以治好疾病、医疗机构获得经济收益等为价值核心,患者都拥挤到大医院导致"看病难"问题,而小医院资源得不到有效利用,形成了资源紧缺和浪费并存的现象。而互联网环境下新型医疗服务模式强调患者从全生命周期的角度去正确的医疗机构接受正确的服务,通过数据挖掘技术能更精准地获得医疗需求、消费行为、组织运行等判定指标，为精准的医疗资源组织和服务奠定基础，增加了新的价值创造途径。其一，移动互联网打破了信息获取的时间和空间限制，使得及时、快速、多形式(文字、图像、视频、音频等)和多载体(移动终端、全球定位系统(GPS)、射频识别(RFID)等)获取和交互信息以及因此而实施的适应性决策成为可能，如 Ginger.io(美国的一家按需心理健康公司)通过移动 APP 来获取患者(如糖尿病患者)的移动、通话、短信等信息，通过与公共卫生研究和健康数据源结合得出相应的诊断结论，如缺乏运动或其他活动可能表明患者身体不适，而不规则的睡眠模式可能预示着焦虑发作即将来临。其二，医疗服务是一个涉及患者、医疗机构、医疗保险等多方协同的复杂过程，基于在这些主体中产生的多源大数据共享和挖掘所获得内在因果、关联、聚类等洞察力，使得智能化的决策成为可能。例如，根据患者就医行为和患者流大数据分析，设计和改善分级诊疗激励机制和进行资源优化配置。其三，医疗服务便捷性、及时性、成本合理化、服务差异化驱动着医疗资源配置和医疗服务模式创新。因此，需要研究以移动互联网和医疗卫生大数据驱动以及医疗服务新需求牵引的医疗服务价值创造新机理与价值创造新路径，包括正确的生活(right living)、正确的医疗(right care)、正确的医疗提供者(right provider)、正确的价值(right value)以及正确的创新(right innovation)等 5R 价值。

其次，在新的价值创造方式下，移动互联网和大数据正在颠覆性地改变传统的医疗健康服务模式和重塑新型的医疗服务体系，使得医疗资源组织、配置和使用及健康服务流程、公共卫生预防干预组织方式等方面将发生巨大的变革，催生了新的医疗服务模式以及医疗资源组织和配置方式。前者包括在线医疗(如"春雨医生")、互联网共享医疗(如"名医主刀")、手机医疗服务推送、家庭医生基本医疗服务、居家养病和养老、社区慢性病管理、基于社交网络的公共卫生疾病预测等(如谷歌的流感预测)以及医疗保险支付新模式(如按病种付费、与医疗效果挂钩的付费等)；后者包括医院辅助的区域检查中心、分级治疗、医联体、重大疾病协作网等。这些新模式有些刚刚推出，有些虽然初衷很好，但是都需要基于移动互联网和大数据挖掘获取新的信息，如个性化医疗推送服务需要利用数据挖掘技术分析患者的就医选择信息，家庭医生与患者的匹配研究需要分析和刻画医生和患者的偏好及医生的技能等信息，且缺乏有效的运作管理和激励机制保障，运行效果不尽如人意。因此，面对个性化的医疗需求，需要研究如何发挥移动互联网快速、便捷、及时获取和交互信息的优势，以及医疗卫生大数据分析与揭示复杂医疗服务系统和过程洞察力的优势，实现多元化需求与有限医疗资源的最佳匹配和使用、医疗服务模式的有效运行，最终为实现患者在时间和空间上有效地分配医疗需求并获取 5R 医疗服务机制路径提供理论指导。

## 2.4　基于工业工程的医疗健康服务系统化管理的必要性

医疗卫生服务是通过治疗和预防疾病、病痛、损伤以及其他身体和心理损伤来维持或恢复人体健康的服务活动。

医疗卫生服务是涉及国计民生的重要服务行业,其支出占 GDP 的比例是衡量一个国家医疗服务发达程度的一个重要标志,一些发达国家接近或超过 20%,而我国这个指标落后较多。但医疗卫生支出并不是越高越好,高成本低效率的服务是一种浪费,其导致的高额费用对政府和患者会构成沉重的负担。因此,需要在适度提高支出以提升医疗卫生服务水平的同时兼顾医疗卫生支出的使用效率。医疗卫生体系是由一定的人、组织和资源集合而成的一种以拯救生命,恢复、维持和促进人民的健康为主要目的而存在和发展的社会组织形态,医疗卫生服务系统从不同层次来看可以划分为不同的系统,如国家以及不同层次行政区域的整体系统,多个医院组成的医联体,门/急诊、住院部和手术室等组成的诊疗单元。一个好的医疗卫生服务系统应该为人们提供高质量的服务,其结果可以从国家、地区、医院等不同层次以及经济、社会、医疗等多视角进行评价,而一个国家整体健康状况可以用不同性别出生时预期寿命、婴儿死亡率以及营养失常患病率三个基本指标来衡量。

随着人口老龄化、医疗卫生服务需求变化以及经济、社会、科学技术的发展,当今和未来医疗卫生服务面临着许多新的挑战,包括应对人口老龄化、应对快速增长的医疗卫生支出压力、满足医疗服务可及性与便捷性要求、个性化医疗、以人为中心、医疗公平性以及适应互联网环境。

## 参 考 文 献

[1] Valdez R S, Ramly E, Brennan P F. Industrial and systems engineering and health care: Critical areas of research. Rockville: Agency for Healthcare Research and Quality, 2010.

[2] NCQA. The Essential Guide to Health Care Quality. https://www.ncqa.org/Portals/0/Publications/ResourceLibrary/NCQA_Primer_web.pdf [2020-10-26].

[3] 周培奇. 医疗支出与宏观经济: 中国和美国的比较. 上海商学院学报, 2010, 11(6): 12-16, 68.

[4] 徐国平, 王家骥. Primary Health Care——基础医疗卫生服务应该在中国新医改中得到正确理解和全面实施. 中国全科医学, 2015, 18(32): 3893-3900.

[5] Davis K, Schoen C, Stremikis K, et al. Mirror on the wall: How the performance of the US health care system compares internationally. Proceedings of the Institution of Civil Engineers, 2010, 86(2): 269-303.

[6] 马旭东, 胡瑞荣, 赵明钢. 中美两国基本医疗卫生体制及有关情况比较. 现代医院管理,

2014, 12(2): 27-32.

[7] 徐晓燕, 魏晋. 老龄化背景下医疗卫生体系构建现状及思考. 数理医药学杂志, 2017, 30(8): 1226-1228.

[8] 刘远立. 什么是合理的医疗卫生体系. 中国卫生经济, 2007, 26(6): 5-7.

[9] Schork N J. Personalized medicine: Time for one-person trials. Nature, 2015, 520(7549): 609-611.

[10] Manyika J, Chui M, Brown B, et al. Big data: The next frontier for innovation, competition, and productivity. Boston: McKinsey Global Institute, 2011.

# 第3章 基于工业工程的医疗健康服务系统化管理框架

## 3.1 医疗服务质量

医疗服务质量定义复杂，不同的人从不同的角度考量，如：

(1) 临床医生、医院管理者或提供临床治疗服务的机构可能对质量评估感兴趣，以便他们能够监测和改进为每一个患者提供的医疗服务。

(2) 医疗卫生监管机构可能感兴趣的是确保由医疗卫生机构(如医院或诊所)提供的医疗服务最低标准，并/或正在努力改善医疗服务质量。

(3) 患者和其他接受医疗服务者可能最感兴趣的是他们可以用来选择临床医生或医疗机构的信息。

关于医疗服务质量有很多定义，其中美国医学研究院提出的定义比较权威，它综合了其他定义的特征并且得到了广泛的认可，即"增加了个人和人口的医疗卫生服务期望的健康结果的可能性，并且达到与目前的专业知识相一致的程度"[1]。根据这个定义，不能期望医疗卫生服务质量无限制地高，它受到当时医疗服务专业知识和技术的限制。

尽管这一定义很有说服力，但它并没有给致力于提出衡量质量方法的研究人员提供多少指导。随后，美国医学研究院报告指出了一个更具体的高质量医疗保健系统的六个目标[1]。

(1) 安全性：避免需要接受治疗的患者受到伤害。

(2) 有效性：为所有需要的人提供基于科学知识的服务，并避免为那些不太需要的人提供服务(避免医疗不足和过渡医疗)。

(3) 以患者为中心：提供尊重和响应患者的偏好、需求以及价值观的医疗服务，并且确保由患者价值观引导所有的临床决策。

(4) 及时性：减少那些接受和提供医疗服务的人的等待甚至有时是有害的延迟。

(5) 高效：避免浪费，尤其是对设备、物资和能源的浪费。

(6) 公平性：提供的医疗在质量上不因个人特征而变化，如性别、种族、地理位置以及社会经济地位等。

上述指标不仅强调追求技术卓越，还强调追求人际关系卓越[2]。人际关系卓越是指医疗服务和患者的喜好与期望相一致的程度、情感和身体的需求，对应的另一个术语是"以患者为中心的医疗服务"。关注人际关系医疗服务的一个重要方面是患者参与决策。这里需要区分关注人际关系上的卓越和患者满意度。患者满意度是一个通常的测度，许多人认为它是医疗服务质量的一个指标。然而，患者可能对低技术的医疗服务质量感到满意。

## 3.2　基于结构-过程-结果的医疗服务系统质量模型

医疗质量管理是一个非常复杂的问题。医疗质量管理先驱阿维迪·多那比第安(Avedis Donabedian)是第一位聚焦医疗服务质量的综合性研究的专家，在其出版的书中予以系统地呈现[2-6]。多那比第安提出，可以通过审核提供医疗服务环境的结构(structure)、测度服务的实际过程(process)以及评估服务的结果(outcome)，来评估是否能够提供高质量的服务。

### 3.2.1　结构-过程-结果三个维度定义

#### 1. 结构维度

结构是指医疗服务发生的系统(如科室、医院、一个区域或城市乃至国家医疗健康服务体系等)的要素。环境结构维度可能包括如下特性：医疗机构资源，医疗机构所处的环境，医疗机构运行的规则、政策等。

越来越多的人认为，结构不仅仅是诊所和医院等医疗机构的组织和运行方式，而且包括其所处的环境和所制定的影响医疗质量的政策。医疗机构所处的环境是医疗质量的一个强有力的外部决定因素，医疗机构必须要受到环境的制约，如遵循国家的法律法规，医院运行势必受经济与社会发展影响，医疗机构必须受社会监督等。政策可能是监测和促进质量的程序或方式，可能是所有医护人员必须遵循的规章制度、考核制度等，也可能是对提高医疗服务质量的激励，这些对如何提供良好的医疗都会产生影响。例如，如果所有员工都清楚各自的作用和责任，那么当有制度来监测医院推荐的制度或程序是否得以遵循时，我们可以期待医疗服务是高质量的。从工业工程的角度，结构涉及医疗服务系统的资源要素(人、设备、物资、能源、信息等)类型、数量、服务能力以及资源使用政策、机制、模式及规则等。

#### 2. 过程维度

过程维度评估患者接受的是否为好的医疗服务，是指医护人员与患者接触过程中相关的各个环节，包括所要做或发生的任何事情，包括各类诊疗、人际交往过程，如提供信息和提供情感支持，以及让患者以与他们的偏好一致的方式参与决策。医疗服务过程涉及医疗服务系统的方方面面。以医院为例，涉及的过程包罗万象，如门诊诊疗、急诊诊疗、入院/出院、住院患者管理、透析、放疗、化疗、检验、手术、日间手术、药物与耗材采购、废弃物处置、餐饮提供、医护人员教育培训等。为分析与改善已有的各类医疗服务流程以及优化设计新流程，从而提高医疗服务效率、降低成本、避免医疗事故和医疗差错，提高患者满意度，完全可以采用工业工程方法，如程序分析、作业分析、动作分析等工作研究方法，秒表测时、工作抽样、预定时间测定、标准资料、学习曲线等作业测定方法，价值流分析方法以及六西格玛质量管理方法等。

3. 结果维度

结果是指因医疗服务而引起患者的健康状况或健康状况的变化(症状改善或迁移)，包括预期的结果(如疼痛的缓解)和意外的结果(如并发症)。虽然"结果"一词有时被用来指诸如胸部 X 线检查率这样的结果，但是这些测度在多那比第安赋予的意义上属于过程维度。还有一个类别被称为中间结果的测度，如糖尿病患者糖化血红蛋白水平和血压。这些中间结果通常与其他健康结果密切相关。

作为医疗措施质量的结果，它们必须反映或者响应所评估的医疗服务中的变化。例如，我们知道测量血压对于监测血压是必要的，而且控制血压会降低心脏病、中风和其他不良结果的概率。我们也知道某些结果(如因心脏病发作而在医院接受治疗后死亡)与医疗服务质量相关。

### 3.2.2　结构-过程-结果三个维度测度

建立结构-过程-结果三维质量模型的目的是通过在三个维度上度量，对整体医疗系统性能与绩效进行系统的评价，为持续改善提供依据。

1. 结果测度

结果测度重要的是衡量诊疗对症状、功能和心理健康的影响。这些类型的结果通常统称为与健康相关的生活质量(health-related quality of life，HRQL)。一种广泛使用的 HRQL 测量方法是 RAND 36 项健康调查，也称为 SF-36，它是一种通用的健康标准[7]，包括身体机能、身体疼痛、因健康问题造成的功能限制、个人或情感问题功能限制、心理健康、社会功能以及一般的健康认知等多个方面。虽然这个量表是综合的、可靠的、有效的，但许多方面的结果与某些患者群体的医疗过程并没有密切的联系。因此，也有许多特定情况的 HRQL 量表。

2004 年，一项倡议提出建立一个患者报告的结果测量的资料库，即患者报告的结果测度信息系统(patient-reported outcomes measurement information system，

PROMIS)，它是一种患者报告的度量，是衡量患者身体、精神和社会福利状况的健康指标体系。PROMIS 的调查方法是评估患者能够做什么以及他们的感觉。PROMIS 的测度可以作为治疗效果临床研究的主要或辅助观测点。

结果测度的一个问题是许多结果往往与医疗质量没有密切联系，部分原因是许多社会和临床因素影响了结果，而这些因素与所提供的治疗无关，这对 HRQL 的测量来说尤其如此。影响治疗后状况的主要因素之一是治疗前的状态，它可能是治疗后健康的预判，需要作为一个控制变量或治疗规程适当性，是视健康状态而定的(如对于健康的患者，某种类型调查的好处大于潜在危害)，因此需要考虑将它们作为分层变量(stratifying variable)。然而，在许多情况下，"治疗前"状态是不可能评估的，因为不可能在患者疾病开始时加以甄别。

结果测度的另一个问题是疾病可能太罕见，以至于无法给我们提供对于所关注对象的一个可靠的质量描述。例如，计算乳腺癌死亡人数是评估健康计划的乳腺癌筛查和治疗方案有效性的一个好方法，但统计数据显示，在过去的任何一年中，50 岁以上的女性乳腺癌死亡率为 1‰。因此，筛查(与不筛查对比)可能只会改变一个群体或诊所的死亡率，当它不是一个非此即彼的情况时，就更难发现两者间的差异。而要发现这种差异，需要一个非常大的样本，样本数量比个体提供者甚至群体实验或小型健康计划都要大得多。

结果测度的再一个问题是，在许多情况下，最相关的结果需要大量的时间才能显化。例如，髋关节置换手术的结果之一可能是置换的持续时间，而且可能需要很多年才能充分感觉到。对质量改善目的的结果测度的问题是即使结果低于最佳，也可能无法提供关于为什么会出现不良结果以及需要改变什么来产生更好结果的见解。

评估结果还有其他的实际困难。收集此类数据所需的数据收集系统在临床环境中通常是不可用的。另外，收集的数据可能也会有偏差。具体来说，对于某些措施，尤其是患者报告的情况下，病情较差的患者可能对调查的反应更少。因此，如果不同情况下的响应率不同，就会产生偏见。

2. 过程测度

过程测度试图回答"这个患者是否接受了正确的治疗"或者"这类患者有多少时间接受了正确的治疗"，这些测度通常是建立在一个过程和结果之间已知关系基础上的。例如，如果检查一个糖尿病患者所接受的医疗质量，人们可能会评估患者是否接受了眼科专家的年度检查，或者患者的脚是否经过了专业的检查。这些措施之所以被使用，是因为研究已经证明了这些过程和重要结果之间的联系，如视网膜病变或足部截肢。在质量评估中接受培训的护士或医疗记录技术人员可以将所做的工作与本应完成的工作进行比较，结果将以符合标准的时间比例来表示。

对于这些措施或标准，通常是首先确定感兴趣的条件，然后综合研究证据，建立以证据为基础的临床治疗指南。一旦确定了医疗过程中某些环节将被使用，则判断一个患者是否适合根据治疗常规接受治疗，确定哪些患者需要按照治疗常规接受治疗，将根据治疗常规接受了治疗的患者人数除以应该适宜接受治疗的患者人数决定。

越来越多的研究人员认识到，仅仅评估个体的医疗过程是不够的，更应该评估群体或众多过程。例如，研究人员试图预防导管相关性血流感染，从先前的研究知道，多种活动，如洗手、设置完整的屏障、氯己定皮肤消毒、导管插入过程中避免股骨部位，以及移走不必要的导管等，对于实现最好的结果是必需的。类似地，预防呼吸机相关性肺炎的措施包括机械通气系列活动以及预防消化性溃疡疾病等。

即使有数据支持过程或规程的适当性和有效性，通常也有多于一种证据支持的方法来治疗一种疾病。例如，对于一种疾病有不同的治疗方法(如前列腺癌放射治疗或手术)，这些不同的方法可能都是有效的。这就产生了一个被称为有效性比较研究的研究领域。

同样重要的是，要认识到对于很多治疗都是"偏好敏感"的，也就是特定的治疗或规程是否合适取决于患者的喜好。

有时候，治疗过程过于复杂以至于难以建立完全明确的标准。例如，确定何时会出现问题或何时可以预防不良事件，可能需要一些临床判断。然而，这些措施往往不那么可靠，而且通常提供的证据不足以依据很强的研究支撑来进行测度。即使使用最谨慎的协议，也不可避免地有许多变化源，只能采用隐形的标准。

过程测度的优点在于它们是非常具体的，便于患者和服务提供者去理解，在许多情况下可以比结果更容易测量。他们也回答了一个医生可能会问的直觉问题："我为患者做了正确的事吗?"一个相关的优点是，它们是可操作的，因为它们表明应该改变什么。它们还可以用于帮助不同的服务提供者进行推断。过程测度的缺点是，我们不知道多少治疗过程与结果有关；而且在治疗复杂病症患者的过程中，有时会有成百上千的事情发生，很难发展和使用足够的指标来形成一个全面的评估。

### 3. 结构测度

结构测度的主要优势和吸引力在于它们是具体的，而且通常易于评估。例如，相对容易确定一个重症监护病房是否 24 小时有专业医生，是否有足够的手术室满足手术治疗要求，关键检查设备配备是否合理，是否有奖励制度，是否有培训体系，一个诊所是否专门从事特定类型的治疗等。

这类措施的主要缺点是，结构与过程、结构与结果之间的联系往往并不完善，因此很难形成这种关联的证据。产生这种情况的原因之一是，结构与过程或结果之间的联系往往非常复杂，因此也很脆弱。另一个弱点是，最容易实现的结构变量往往缺乏专属性。例如，可以很容易地确定一个医护人员是否有处理传染病的专业认证，但要想衡量这种培训的质量，或者医生使用这些知识或技能的程度，则困难得多。

### 4. 质量测度综合性

现有的研究表明，很难从一组症状或疾病的医疗质量产生另一组症状或疾病的治疗质量。例如，对多家医院的多种医疗和外科干预的研究显示，医院在处理过程和结果方面的优先顺序根据干预的不同而有所不同。即使对于一个特定的病例，一个方面或医疗表现良好，也可能无法预测相同病例医疗的不同方面的质量。创新组织，如山间医疗和波士顿医疗改善研究所正致力于研究改善的系统，从而支持跨越大范围流程的更好的治疗。但迄今为止，全面质量改进方法尚未得以广泛普及，足以让人概括基于少数条件、诊断或症状的质量。当对不同类型(如筛查、预防、诊断和治疗等)的医疗功能进行评估时，这种概括尤其成问题。因此，衡量医疗质量的标准必须包括由不同的临床医生或组织提供的不同的医疗度量，甚至是由同一临床医生提供的不同的功能或程序。

开发和使用综合评估是非常复杂和昂贵的。随着美国卫生保健提供者越来越多地采用电子病历，并继续规范信息输入和共享的方式，毫无疑问将会有越来越多的机会来开发基于这些系统的信息更全面的医疗过程度量系统。

## 3.3　基于结构-输入-过程-结果四维度的医疗健康服务系统化管理框架

### 3.3.1　医疗健康服务系统化管理的必要性

尽管工业工程最初专注于制造业，但随着时间的推移，工业工程的范围已经扩展到包括医疗健康服务在内的许多服务行业(如交通、休闲游乐、酒店业、能源和金融)，甚至军事和国土安全及政府管理领域。在过去的几十年里，人们一直特别关注利用工业工程的工具和技术来改善卫生健康服务系统。在美国，美国医学研究院和美国工程院等权威组织明确呼吁加强工业工程工具的应用，以改善医疗服务系统。这种努力面临着巨大的挑战，其主要原因在于医疗卫生服务系统的复杂性，具体体现在以下方面。

(1) 涉及多个利益相关方，包括医疗服务提供者、医疗保险机构、患者、患者所在单位或雇主、监管机构、资助机构、供应商和消费者，各自都有自己的目标，其中一些是共同的，而另一些是相互冲突的。

(2) 卫生健康服务系统是一个多层次的系统，包括：

① 第一个层次仅仅是患者个人；

② 第二个层次是医疗卫生服务涉及的科室或治疗组团体，包括医疗卫生服务专业人员(如临床医生、护士、药剂师以及其他人)；

③ 第三个层次是医疗机构(如医院、诊所、养老院等)，它们通过提供基础设施和互补性资源来支持诊疗科室或治疗组的建立和工作；

④ 最高层次是政治和经济环境(如监管、金融、支付制度和市场)，即机构、医疗卫生服务团队、患者等运作所处的环境。

(3) 每个层次都由多个相互作用的单元组成(如一个诊所或科室里的多个临床医生，一个医院里的多个科室)。

(4) 同一个层次或跨层次的单元之间具有非常松散的组织关系，如临时的会诊小组医生。

(5) 不同单元和不同层次之间的边界是动态的和不确定的。

(6) 这些单元不包含在具有层次化结构和范围限定的系统中。

对于如此复杂的医疗健康服务系统，需要采用工业工程系统化思想，整合相关系统成员利益和资源要素，实现 1+1>2 的集成效应。例如，本书作者团队在国家自然科学基金重点项目资助下，开展了互联网环境下基于价值链的医疗资源整合和集成研究，通过价格和政策机制，优化医疗资源配置，协调医保机构、多级医疗机构、医药供应商及患者等多方利益。

美国医疗保健研究与质量局和美国国家科学基金会(National Science Foundation，NSF)曾召开过一个研讨会，来自工业工程和医疗卫生服务两个领域的专家探索研究两个领域的交集，特别强调医疗健康服务信息技术的支持作用。会议提出了美国理想的医疗卫生服务系统的三个方面要求：新系统、以患者为中心以及工程化[8]。

(1) 新系统。新系统不是现有系统的延伸，而是根本不同的系统。

① 理想的医疗卫生服务系统是一个集成系统，它拥有改善了的能够跨多个接入点的连接，不像目前的系统是支离破碎的。因此，工业工程集成思想在医疗卫生服务中大有可为。

② 未来的医疗卫生服务系统将是全球化的、多文化的、不断增长和适应老龄化人口的系统，理想的系统需要相应地重新设计，而不是当前系统一个增量式的改进。因此，医疗卫生服务系统需要颠覆式创新。

③ 它是无处不在、分布式、响应性、范围宽、灵活及具有弹性的，因此涉及系统工程概念。尤其是在物联网、移动互联网、云计算环境下，这一特征更加

明显。

(2) 以患者为中心。系统的中心应该是患者本人及其家庭。具体地：

① 对于患者及其家庭是个性化的，在整个生命周期中始终如一，能够记忆偏好和特殊性。

② 关于患者及其家庭的健康信息是安全的和数字化的，可以随时在网上阅览和注释。所有的信息，包括个人观察报告、传感器数据、医疗服务机构提供的诊断和处方，都被整合在单独但相互联系的层中。

③ 技术和政策确保他们的隐私永远不会被破坏，而配置选项给他们提供了个性化的灵活性，使他们能个性化地选择与他人共享多少，直到什么时候。

④ 关于患者及其家庭的健康的决定是与他们的跨学科医疗团队合作的，患者及其家庭是团队的核心。当需要做出决定时，医疗团队确保患者及其家庭有指导权和自主权，从而做出明智的选择。

⑤ 患者健康信息系统会给他们提供需要的数据，具有他们更喜欢的可视化选项。

⑥ 患者的医疗卫生服务并不局限于几次急性治疗，应当强调预防和治疗的连续性，重点关注慢性病护理管理；护理服务不仅局限于医疗机构，而且进入了社区。

⑦ 转诊与转院被认为是容易出错的地方，用程序化来预防或缓解这个问题。

⑧ 护理团队共同管理病情(如心脏病、抑郁症、糖尿病)，而不是封闭在医护人员内部。患者有机会获得治疗，当他们需要的时候，资源就会被指派给他们，当他们准备好继续自己的生活时，资源就会被无缝地收回。

⑨ 系统的透明度提高了质量和患者的安全度，在适当的情况下，强制性的公开报告给患者提供选择医疗服务机构和治疗的权力。

(3) 工程化。尽管为大量患者一生中提供个性化医疗的要求是高度变化的，而且难以预测，但是医疗卫生服务系统需要平稳和高效地运行。这需要通过以下工程化方法来保证：

① 工业工程工具已经在其他行业节约成本、提高响应能力以及提高质量方面行之有效，因此所有的利益相关者都通过自下而上和自上而下的方法来利用这些工具。除了推动子系统的改进外，工业工程还能帮助指导实施系统范围的策略。

② 协调不同参与者的相互冲突的目标，为每一个人提供高质量的医疗服务。这个系统能够为临床医生提供激励，让他们的患者恢复和保持健康，并让服务提供者保持高效。

③ 对常见病情的治疗可通过高质量的信息技术来流畅地进行，而对不寻常病情的治疗将得到最先进的通信技术的支持。

④ 医疗过程要有一个国家标准，为专家所熟悉的循证分析和数学建模所认

证，最佳实践应该是默认的实践。

　　⑤ 系统应该是信息的优化，过程结果通常被反馈到过程，从而持续改进。系统的所有部分都共享可归纳的知识，以便相互学习，而不是相互独立。

　　⑥ 通过模拟和模型辅助的随机控制尝试，降低了生物医学知识的发现成本，从而用运筹学技术将研究范围缩小到一些值得尝试的好的解决方案。

　　⑦ 工程师和临床医生应携手并进，不断改进系统，所有的利益相关者都参与到对话中，包括临床医生和患者。要不断推进质量改善，以维持系统的高可靠性。

　　⑧ 像其他行业一样，将信息与数据视为资产，通过动态供应链和产品识别标准对信息与数据进行有效的利用。

　　目前工业工程知识和方法在医疗卫生领域已经有比较广泛的应用，但是这些应用是分割的，仅限于用于改善医疗卫生服务系统的子系统，如一个治疗活动、一个治疗组、一个科室，或者宏观层面上至多一个医院。把重点放在子系统而不是整个系统，强调的是增量，而不是突破性的变化。这种关注于子系统级的增量改善的理由是双重的。首先，工业工程的知识最初只是为了用于具有层次化结构和明确边界的系统而提出的；其次，医疗卫生服务系统的文化和激励结构强调从医疗服务提供者或组织的角度(系统内部的要素)而不是从患者或社会的角度(跨系统组件)来改进。然而，这些仅独立优化每个子系统的工作，并没有且不太可能在整个医疗卫生服务系统的水平上取得突破性的进展。因此，尽管目前的工业工程知识对于在子系统级产生增量的变革是必要的，但是只是扩展知识应用范围将难以在整个系统级上实现突破性的变化。因此，我们需要新的系统化思路，3.3.2节中将阐述这一思路。

　　要实现医疗卫生服务系统突破性的改变，必须突破以下 9 个障碍：

　　(1) 缺乏广泛使用的工业工程工具。

　　(2) 已有工业工程知识不足。

　　(3) 医疗健康信息技术基础设施不足。

　　(4) 传统的医疗健康服务系统结构和文化仅仅强调子系统的改善和短期回报。

　　(5) 缺乏促进工业工程知识使用的普及。

　　(6) 缺乏在工作于医疗健康服务行业的工业工程专业人士之间传播知识的有效方式。

　　(7) 没有清晰的资助架构来支持新工业工程方法的研发。

　　(8) 现有的政策制约着可能的变革程度。

　　(9) 缺乏对于工业工程和医疗健康服务都足够了解的专业人士。

　　尽管推进工业工程在医疗卫生服务系统的系统化应用方面存在众多障碍，但是也存在以下 4 个促进因素：

(1) 对于工业工程改善医疗健康服务的潜力认识在不断增加。

(2) 对于工业工程新工具需求和研发的认识在不断增强。

(3) 利用信息技术实现工业工程方法新进展。

(4) 当前和未来医疗健康服务改革政策向好归因于系统工程的应用。

推进工业工程应用，要聚焦以下三大研究主题：

(1) 知识创新。促进能更好地满足具有复杂性、分布式及随机特征的医疗健康服务需求的工业工程方法创新。

(2) 知识转移。加速工业工程方法转移，应对当前面临的医疗健康服务挑战。

(3) 元知识集成。对有针对性的研究项目获取的贯穿整体的元知识经验进行集成。

三大研究主题进一步可以从突破、可持续以及能力建设三个范畴分类：

(1) 突破。包括对于实现新医疗健康服务系统至关重要的内容。

(2) 可持续。包括可能惠及和改善医疗健康服务系统，但是不会产生突变的内容。

(3) 能力建设。包括拓展与医疗健康服务相关的工业工程知识宽度与深度的内容。

### 3.3.2　医疗健康服务系统化管理四维度模型

从系统控制的角度，一个系统可以用系统的传递特性或传递函数、输入以及输出来描述，其中传递特性是系统内在属性，在时不变系统假设下，系统传递特性是确定的，不会因环境和输入的变化而变化，并且对于给定的输入，系统的输出相应地确定。

前面提到，多那比第安提出从结构、过程以及结果三个维度来评估一个医疗服务系统所提供的医疗服务质量。从系统的角度，这里所讲的结构本质上决定了系统的传递特性，结果就是系统的输出，而过程是针对复杂医疗系统的不同的具体业务的传递特征的刻画，不仅涉及系统传递特性，而且涉及系统输入。因此，多那比第安提出基于结构、过程以及结果的 SPO 三维度模型是一种医疗卫生服务系统质量评估的系统化模型，这一模型主要是从医疗服务质量技术的角度来展开的，而从管理角度考虑不多。结合这一模型和系统的观点，我们提出基于结构-输入-过程-结果的 SIPO 四维度医疗健康服务系统化管理框架，如图 3.1 所示。

这个框架是对多那比第安 SPO 三维度质量模型的进一步拓展，具有以下创新：

(1) 增加了对于输入的管理维度，更加符合系统的观点。从管理的角度，当前医疗健康服务系统对于输入的管理相对薄弱，重视不够，而对于输入的管理，如患者准入方式和数量、医疗物资的供应、资本的投入等输入的有效管理，是影响医疗系统性能的重要方面。

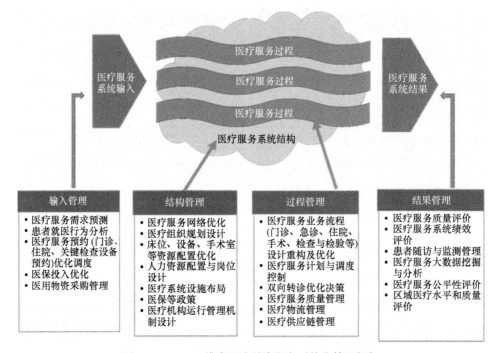

图 3.1　SIPO 四维度医疗健康服务系统化管理框架

(2) 从主要聚焦医疗质量管理拓展到以效率、成本、质量以及价值为目标的全方位医疗服务管理，满足全面与系统地提高医疗健康服务水平的更高需求。

(3) 从整体上体现系统化管理思想，并在四个维度上引入工业工程理论方法及工具，如运筹学、统计学、设施规划与布局、生产调度控制方法、系统建模与仿真、精益生产等，为医疗卫生服务系统定量分析、设计、优化、评价以及运行控制提供了系统化方法论(工业工程被认为是系统化管理创新方法)。

以下对四个维度分别进行定义和描述。

(1) 结构管理维度。

结构管理是指对于医疗卫生服务系统结构要素及其关联，包括组织结构、资源(医护人员、设备设施、物资、资金等)数量及其配置、系统运行机制等，进行分析、优化、规划设计及改善的一系列管理方法，其目的是提高资源利用效率以及组织的整体性能。

基于工业工程系统管理方法的典型结构管理问题包括医疗服务网络优化、医院科室规划、医院布局优化、住院部等医疗服务空间布局优化、人力资源配置优化、关键医疗设施与设备(如核磁共振仪)配置优化与能力规划、医院激励机制设计、资本投入与财务管理、医院政策优化等。所采用的工业工程方法包括运筹优化、能力规划、设施规划与布局优化、人因工程、工程经济学(技术经济分析)等。

(2) 输入管理维度。

输入管理是指对于医疗卫生服务系统输入要素(患者、信息、资金、物资等)、输入形态、方式、数量、频次进行有效管理的系列方法。

基于工业工程系统管理方法的典型输入管理问题包括医疗服务需求预测、预约优化、个性化服务管理、患者就医行为挖掘、医保投入量和投入方式优化、医用物资采购与库存管理等，包括对输入的形态、方式、数量及节奏进行管理与控制等。所采用的工业工程方法包括需求预测、库存管理、工程统计学、运筹优化等。

(3) 过程管理维度。

过程管理是指对于医疗卫生服务系统在一定系统结构下针对一定的输入对具体的医疗服务业务进行管理的系列方法，包括对医疗服务过程的分析、设计、改善、优化、运行控制以及评价等。

基于工业工程系统管理方法的典型过程管理问题包括医疗服务流程(如门诊、急诊、入院与出院、手术、日间手术、检查与检验等)优化、医疗服务计划与调度控制、医疗服务质量控制、医疗物流管理、医疗供应链管理等。所采用的工业工程方法包括运筹优化、工程统计学、生产计划与调度控制、工作研究、人因工程、价值流分析、业务流程重构、精益管理等。

(4) 结果管理维度。

结果管理是指对于在一定的系统结构下，医疗业务所产生的结果进行有效管理的系列方法，包括对结果的跟踪、评价以及后续处理等。

基于工业工程系统管理方法的典型结果管理问题包括医疗服务质量评价、医疗服务系统绩效评价、患者随访与监测管理、医疗服务大数据挖掘与分析、医疗服务公平性评价等。所采用的工业工程方法包括工程统计学、运筹优化、质量管理与可靠性、精益管理等。

(5) 多维度集成管理。

多维度集成管理是指上述 4 个维度中两个以上的联合管理。实际上，在很多情况下，进行某一个维度管理时势必要涉及其他相关维度管理问题。例如，对医疗服务流程进行改善和优化时，必须将此业务流程产生的结果评估作为依据，还必须考虑系统结构优化配置以及系统的输入。因此，在把某个医疗管理问题进行归类时，往往从所有解决问题所涉及的主要维度来进行，并不意味着它是孤立地属于某个维度，而不涉及其他维度。

### 3.3.3　本书框架

医疗卫生服务是一个庞大而复杂的系统，涉及多层次及方方面面，由于篇幅和经验及精力的限制，本书不可能包罗万象。我们只是从作者团队过去近十年研究和解决的问题中筛选具有代表性的问题作为撰写内容，而且这些问题多为当前大多数医疗服务机构还没有解决但今后需要着力解决的重要问题。同时，还要体现工业工程的特征及研究和解决问题的水准，也就是系统化、集成化、最优化、定量化、多目标等。本书分为五篇，具体见表3.1。

表3.1　本书框架

| 篇 | 章 | 撰写作者 |
| --- | --- | --- |
| 基础篇 | 1.工业工程概述<br>2.医疗健康服务与系统化管理<br>3.基于工业工程的医疗健康服务系统化管理框架 | 江志斌 |
| 结构管理篇 | 4.基于分级诊疗的医疗资源优化配置<br>5.医疗信息共享<br>6.医院门诊布局优化<br>7.多类资源的协同配置方法<br>8.兼顾公平性和经济效益的床位优化分配方法 | 江志斌、周利平、李娜、王丽亚 |
| 输入管理篇 | 9.门诊预约优化调度<br>10.入院患者预约优化调度<br>11.急诊患者需求预测 | 耿娜、李娜、陆雨薇 |
| 过程管理篇 | 12.急诊分级诊疗管理<br>13.日间手术室优化调度<br>14.关键资源优化调度<br>15.临床路径工作流建模与变异处理管理<br>16.精益医疗服务价值流分析 | 江志斌、耿娜、周利平 |
| 结果管理篇 | 17.面向医疗健康服务结果的系统化管理方法<br>18.基于多准则决策方法的移动医疗增值因素研究<br>19.基于状态转移的药效评价 | 苗瑞、王修贤 |

　　总而言之，广泛认可的服务质量定义是"增加了个人和人口的医疗卫生服务期望的健康结果的可能性，并且达到与目前的专业知识相一致的程度"。高质量医疗保健系统的六个目标[1]为安全性、有效性、以患者为中心、及时性、高效、公平性。

　　工业工程起源于美国，而且在医疗健康领域得到普遍和深入的应用。美国医学研究院和美国工程院等权威组织明确呼吁加强工业工程工具的应用，以改善医疗服务系统。

　　目前工业工程知识和方法在医疗卫生领域已经有比较广泛的应用，但是这些应用是分割的，仅限于用于改善医疗卫生服务系统的子系统，把重点放在子系统而不是整个系统上，强调的是增量，而不是突破性的变化。因此，尽管目前的工业工程知识对于在子系统级产生增量的变革是必要的，但是只是扩展知识应用范围将难以在整个系统级上实现突破性的变化。因此，我们需要新的系统化思路。

　　为此，本书作者借鉴多纳比第安提出的从结构、过程以及结果三个维度来评估一个医疗服务系统所提供的医疗服务质量的思路，提出基于结构-输入-过程-结果的 SIPO 四维度医疗健康服务系统化管理框架，这个框架是本书所要呈现的基于工业工程的系统化医疗健康服务管理理论方法的枢纽，它将编织起延伸到医疗健康服务系统方方面面的工业工程方法网络。

# 参 考 文 献

[1] Committee on Quality of Health Care in America, Institude of Medicine. Crossing the Quality Chasm: A New Health System for the 21st Century. New York: National Academic Press, 2001.

[2] Donabedian A. The quality of care: How can it be assessed? JAMA, 1988, 260(12): 1743-1748.

[3] Donabedian A. Evaluating the quality of medical care. Milbank Quarterly, 1966, 44(3): 691-729.

[4] Donabedian A. Explorations in Quality Assessment and Monitoring. Vol. 1. The Definition of Quality and Approaches to Its Assessment. Ann Arbor: Health Administration Press, 1980.

[5] Donabedian A. Explorations in Quality Assessment and Monitoring. Vol. 2. The Criteria and Standards of Quality. Ann Arbor: Health Administration Press, 1982.

[6] Donabedian A. Explorations in Quality Assessment and Monitoring. Vol. 3. The Methods and Findings of Quality Assessment and Monitoring: An Illustrated Analysis. Ann Arbor: Health Administration Press, 1985.

[7] Stewart A L, Hays R D, Ware J E, et al. The MOS short-form general health survey. Reliability and validity in a patient population. Medical Care, 1988, 26(7): 724-735.

[8] Valdez R S, Ramly E, Brennan P F. Industrial and systems engineering and health care: Critical areas of research. Rockville: Agency for Healthcare Research and Quality, 2010.

# 第二篇　结构管理篇

# 第4章　基于分级诊疗的医疗资源优化配置

近年来，世界各国的医疗服务领域都面临着严峻的挑战，一方面是医疗资源严重短缺，医疗费用持续上涨，另一方面是不同地域、不同层级的医疗机构之间医疗资源利用率不均衡。面对严峻挑战，世界各国正在积极寻找有效整合医疗服务、实现医疗资源高效利用的可行路径。我国的医疗服务资源紧缺问题尤为突出，人口占全球比例超过五分之一，而医疗资源占比仅有 3%。同时，我国医疗资源利用率不均衡的问题也不容乐观，医疗水平较高的三甲医院医疗资源利用率接近100%，且轻病患者占比过高，导致部分危重患者无法得到及时救治，造成高价值医疗资源的浪费。相比而言，部分一、二级医院尤其是社区医院的医疗资源利用率较低，医疗资源闲置浪费的现象较为突出。因此，现阶段我国医疗服务系统最为紧迫的任务是整合医疗资源，促进医疗资源的高效率、高价值利用，从而有效缓解医疗资源紧缺和利用率不均衡的问题。

## 4.1　针对门诊患者的医保报销比例差异化设计

在美国，在严谨全面的结果研究的支持下，门诊治疗护理路径基本上有明确的指导，明确了在哪里获得治疗，以及每种类型的患者应采取何种治疗护理路径。轻症(如流感)患者到当地诊所就诊(如初级医生)，接受基础医疗服务。这些医生通常充当"看门人"，只有在从医学角度认为专科护理是必要的情况下，才会转至专科护理提供者(通常在综合医院)。相反，包括中国在内的许多国家，即使政府提倡轻症患者到社区医院就诊，也并没有明确的指导方针来规范就医和转诊过程。因此，需要简单护理的患者，如那些需要门诊咨询类似流感症状的患者，通常更喜欢去综合医院而不是社区医院[1]。从医疗服务供给方看，经验丰富的专家必须花费相当长的工作时间来提供基础医疗护理。需要说明的是，在中国的分级医院体系中，医院被分为九类，其中大城市中声誉良好的综合医院排在第一类。这些排在第一类的医院获得了更多来自政府的财政支持，并保有绝大多数的最具资质的专家。此外，中国民众普遍认为，信誉较好的高等级医院可以提供更好的医疗服务，加之对乡镇和农村地方医院医疗服务安全和质量的强烈不信任，工作负荷失衡的现象进一步加剧。

综合医院的资源过度利用(或患者过度拥挤)导致那些急需经验丰富的医护人员提供专业护理的患者需要很长时间的等待,这显然会增加患者的不满和死亡率[2]。与此同时,综合医院的过度拥挤会导致医护人员工作时间延长,当医护人员精疲力竭时,也会增加医疗事故的发生率[3]。另外,许多社区医院收入减少,资源浪费。

世界上许多地方都存在医院之间工作负荷不平衡的问题,其原因可能不同。与中国类似,南非的许多患者即使是小病也直接去综合医院就诊,而不事先咨询当地初级医疗中心[4]。在日本,地区/国家公立医院的医疗资源有时被滥用,许多轻症患者宁愿直接到地区/国家公立医院急诊科就诊,也不愿在社区诊所接受更合适的初级医疗服务[5]。其他的例子如英国、澳大利亚都有免费公立医院和付费私立医院。在这些运作良好的二级医院体系中,患者通常到公立医院接受有政府资助的基础医疗服务,由此导致公立医院过度拥挤。另外,这一体系具备一些灵活性,患者也可以在私立医院获得基础医疗服务。虽然患者必须自掏腰包,但私立医院的等待时间短。关于实行分级医院制度的国家名单,请参阅文献[6]。在不失一般性的前提下,本章将高工作负荷的医院(或医院等级)称为 HWH,低工作负荷的医院(或医院等级)称为 LWH。

既然许多国家都存在工作负荷不平衡的问题,那么在多家医院的护理网络中设法将患者从 HWH 转到 LWH 是非常有必要的。为解决这一基本未得到满足的需求,一个可行方法是向患者提供经济激励,鼓励他们到 LWH 接受治疗。本章考虑了政府宏观层面设计问题,即在门诊费用报销模式下,设定政府对患者的差别补贴(即 G2P-SD)。我们的目标是,通过向在 LWH 就诊的患者提供更多补贴,以适当的金额补贴其医疗开支(即鼓励患者前往 LWH 就诊),从而缓解医院过度拥挤的问题。患者激励设计还必须考虑过度激励的患者的影响,这些患者最初到 LWH,但必须转到 HWH 进行必要的护理。更具体地说,我们考虑这样一种设定:相比在 HWH 接受医疗服务,在 LWH 接受医疗服务可获得政府更高比例的医疗补贴。因此,通过对 LWH 的医疗服务提供更高比例的医疗补贴,政府期望有更多的患者选择 LWH,从而在 LWH 和 HWH 之间实现更平衡的工作负荷,降低 HWH 出现过度拥挤的可能性。策略设计中,我们考虑一个大规模网络和相当数量的 HWH、LWH(如整个上海拥有 163 家 HWH 和 1039 家 LWH),考虑到患者的特点以及政策对患者在 HWH 和 LWH 之间选择的影响,我们向政府提出了 G2P-SD 设计的相关政策建议。借助精心设计的离散选择实验,我们设计了更精确的 G2P-SD 策略,不仅基于患者年龄(目前上海医保采用的属性),还基于患者的其他个体特征。我们的研究同时也可以为处理其他政府补贴策略设计问题提供分析框架(如政府对个人购买私人保险的补贴)。

从 4.2 节起我们回答如下问题。①G2P-SD 对患者在 HWH 和 LWH 之间的选择有什么影响？②患者的选择对系统绩效有什么影响？③对于每一类患者，最优的 G2P-SD 是什么？为了回答第一个问题，我们首先对 G2P-SD 影响下的 HWH 和 LWH 之间的患者选择进行建模。我们进行了一项调查，其中包括一个门诊就诊选择实验，随机生成一些 G2P-SD，评估患者对其产生的反应。然后，我们建立一个离散选择模型，该模型将不同的患者个体特征合并为协变量。我们通过调查确定了四个影响较大的患者属性：年龄、收入、医疗保险类型、HWH 和 LWH 之间的感知质量差异。为了回答第二个问题，我们建立了一个大型的两级排队网络来模拟两类患者到达和随后的网络内的服务流程。在案例研究中，我们考虑了在一个相当大的区域内的典型中国医院系统，从而展示了解决问题的方法。我们建立了一个平均场模型，并推导出绩效指标关于 G2P-SD 的近似解析表达式(即等待时间、使用率和服务吞吐量)。最后，我们制定了一个非线性程序来识别每类患者的最优 G2P-SD(由选择模型中的协变量定义)，在政府资金限制下实现 HWH 和 LWH 等待时间加权和最优。

服务不平衡的类似问题也出现在包含多个地理位置分散的其他服务系统中。例如，共享车辆系统中的乘客可以选择在他们方便的站点取车(或自行车)并归还。这可能导致分布不平衡问题，即有些车站的车辆闲置过多，而其他车站的车辆则难以租用到[7,8]。我们相信这个问题可以通过不同车站之间的差别定价来改变需求从而得到缓解，我们提出的方法预计也会有效。

本章研究的主要贡献有三个部分。首先，我们首次将离散选择模型嵌入最优补贴差别定价策略设计中。在选择模型中，我们得到了中国上海地区 2662 名受访者真实的医院选择的实验数据，该地区存在严重的网络内工作负荷失衡问题。最优补贴差别定价策略设计有效地将患者流的宏观层面设计与运营层面的绩效指标联系起来。

其次，我们也是第一个建立平均场模型来分析医疗服务供给中的大规模排队网络问题。两级排队网络的随机动力学至少需要用多维马尔可夫过程来描述，但由于状态空间爆炸，这一问题仍然难以准确分析。平均场近似是分析大规模排队网络的一种可行方法。

最后，我们首次用实际案例研究中国 G2P-SD 策略设计问题。从分类上看，中国的医院体系是一个双层体系，其中城市和经济比较发达的沿海地区的 HWH 相对较多，农村和内陆地区的 LWH 相对较多。我们考虑了由两种医疗保险覆盖的两个不同的群体。除了验证优化不同年龄组的 G2P-SD 设置的好处(上海目前正在实施一项针对年龄的政策)，我们的案例研究表明，在策略设计中考虑患者收入水平，减少 HWH 和 LWH 感知质量差异，可以进一步提高系统绩效。此外，我们还引入了资金效率的概念，这可以为调整各类患者的补贴资金提供指导。

### 4.1.1　医保补贴差异化设计方法简介

在本节中，我们首先提出了一个基于排队性能的非线性规划模型，以找出在工作负荷不平衡的大规模多医院系统中门诊服务的最优 G2P-SD。该模型考虑了患者医院选择行为及其对服务系统绩效指标的影响。为了便于说明，在本章中将"门诊患者"一词中的"门诊"去掉。基于选择模型，可以对各类患者的医院选择进行区分统计，并确定网络中每个医院每类患者的单位时间患者数量。然后，通过应用平均场理论，我们可以近似估计出所得排队网络模型中的几个性能指标。在此基础上，我们可以用数值方法求解非线性规划问题，为每类患者找出最优 G2P-SD。

为了阐明本章内容中的服务系统，我们根据患者的病情考虑两种类型的患者，并指定他们的就诊路径(图 4.1)。对于病情严重的患者，假设他们必须选择 HWH 就诊。对于轻症患者，假设他们可以在 HWH 和 LWH 之间进行选择，他们的选择取决于 G2P-SD 设置以及许多其他协变量，如年龄组和收入水平。此外，对于选择 LWH 的轻症患者，在 LWH 接受的服务可能不足以治愈，因此这些患者中的一部分将被转诊到 HWH。注意，所有访问 HWH 的患者都将被认为有相同的优先权，因为他们都是基于先到先得原则被安排就诊。

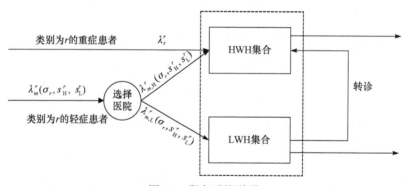

图 4.1　服务系统说明

在选择模型问卷的基础上，将调查对象分类。在不失一般性的前提下，假设 $R$ 是各类患者的集合。对于每类患者 $r \in R$，分别用 $s_H^r$ 和 $s_L^r$ 表示 HWH 和 LWH 的 G2P 补贴设置。在本章中，$s_H^r$(或 $s_L^r$)表示政府为在 HWH(或 LWH)接受服务的 $r$ 类患者报销的费用百分比。因此，HWH 和 LWH 的补贴向量分别表示为 $s_H = (s_H^1, \cdots, s_H^r, \cdots, s_H^{|R|})$ 和 $s_L = (s_L^1, \cdots, s_L^r, \cdots, s_L^{|R|})$。我们分别用 $C_s$ 和 $C_m$ 表示重症和轻症的人均服务费用，假设 HWH 和 LWH 的人均服务费用是相同的，例如，这两类医院费用只涉及在中国任一医院都相同的门诊咨询费，那么对于到 HWH 就

诊的 $r$ 类轻症患者和重症患者，政府报销的费用分别为 $C_m \cdot s_H^r$ 和 $C_s \cdot s_H^r$。同样，对于到 LWH 就诊的 $r$ 类轻症患者，人均费用中政府报销的部分为 $C_m \cdot s_L^r$。

对于给定的患者类别的特征，用 $\boldsymbol{\sigma} = (\sigma_1, \cdots, \sigma_r, \cdots, \sigma_{|R|}) \left( \sum_{r=1}^{|R|} \sigma_r = 1 \right)$ 表示在一些患者来源区域(如中国上海)的类别分布向量。于是，对每类患者 $r \in R$，都可以依据 $\sigma_r$、$s_H^r$、$s_L^r$ 估计患者选择 HWH 或 LWH 的概率，然后确定外部到达率。我们用 $\lambda_{m,H}^r(\boldsymbol{\sigma}, \boldsymbol{s}_H, \boldsymbol{s}_L)$ 和 $\lambda_{m,L}^r(\boldsymbol{\sigma}, \boldsymbol{s}_H, \boldsymbol{s}_L)$ 分别表示 $r$ 类轻症患者访问 HWH 和 LWH 的外部到达率；用 $\lambda_s^r$ 表示 $r$ 类患者访问 HWH 的外部到达率。简单起见，我们进一步用 $\lambda_H(\boldsymbol{\sigma}, \boldsymbol{s}_H, \boldsymbol{s}_L)$ 和 $\lambda_L(\boldsymbol{\sigma}, \boldsymbol{s}_H, \boldsymbol{s}_L)$ 分别表示 HWH 和 LWH 的两个 $|R|$ 维外部到达率。

对于给定的 $\lambda_H(\boldsymbol{\sigma}, \boldsymbol{s}_H, \boldsymbol{s}_L)$，我们用 $W_H(\lambda_H(\boldsymbol{\sigma}, \boldsymbol{s}_H, \boldsymbol{s}_L))$ 表示在 HWH 总的等待时间。注意，我们将所有患者的等待时间作为一个整体来考虑，因为不同类别的患者享有相同的就诊优先级。我们也用 $T_{m,H}^r(\lambda_H(\boldsymbol{\sigma}, \boldsymbol{s}_H, \boldsymbol{s}_L))$ 表示 HWH 的 $r$ 类轻症患者数量，重症患者则不考虑其医院选择，表示为 $T_s^r$。同样地，$r$ 类轻症患者在 LWH 总的等待时间和数量分别表示为 $W_L(\lambda_L(\boldsymbol{\sigma}, \boldsymbol{s}_H, \boldsymbol{s}_L))$ 和 $T_{m,L}^r(\lambda_L(\boldsymbol{\sigma}, \boldsymbol{s}_H, \boldsymbol{s}_L))$。

接下来，给出 G2P-SD 优化问题的非线性规划模型：

$$\min_{\boldsymbol{s}_H, \boldsymbol{s}_L} \alpha W_H(\lambda_H(\boldsymbol{\sigma}, \boldsymbol{s}_H, \boldsymbol{s}_L)) + (1-\alpha)W_L(\lambda_L(\boldsymbol{\sigma}, \boldsymbol{s}_H, \boldsymbol{s}_L)) \tag{4.1}$$

$$\text{s.t.} \quad S_H = N_H \left( \sum_{r \in R} T_{m,H}^r(\lambda_H(\boldsymbol{\sigma}, \boldsymbol{s}_H, \boldsymbol{s}_L)) \cdot C_m \cdot s_H^r + \sum_{r \in R} T_s^r \cdot C_s \cdot s_H^r \right) \tag{4.2}$$

$$S_L = N_L \left( \sum_{r \in R} T_{m,L}^r(\lambda_L(\boldsymbol{\sigma}, \boldsymbol{s}_H, \boldsymbol{s}_L)) \cdot C_m \cdot s_L^r \right) \tag{4.3}$$

$$S_H + S_L \leqslant S_B \tag{4.4}$$

通过调整 G2P 补贴、$\boldsymbol{s}_H$ 和 $\boldsymbol{s}_L$，目标函数(4.1)是最小化整个多医院系统中的加权患者等待时间，HWH 的加权系数为 $\alpha$，LWH 的加权系数为 $1-\alpha$。$\alpha$ 反映了对政策制定者而言，HWH 和 LWH 之间实现以特定等待时间为导向的服务水平的相对重要性。约束条件(4.2)和(4.3)规定了由政府资助的 HWH 和 LWH 的单位时间的总治疗费用(即政府在 G2P 补贴上的单位时间支出)。式(4.2)和式(4.3)中，$N_H$ 和 $N_L$ 分别表示 HWH 和 LWH 的总数量。式(4.4)中，G2P 补贴的两个单位时间支出之和受到预算的限制，用 $S_B$ 表示。

优化模型是一个具有连续目标函数和决策变量约束的非线性多变量最小化问题。因此，可以使用 MATLAB 中的全局优化求解器(Global Optimization Solver)

来求解。最主要的挑战来自如何量化外部到达率 $\lambda_H$、$\lambda_L$，以及基于外部到达率的三类系统性能指标 $W_H(\lambda_H)$、$W_L(\lambda_L)$、$\rho_H(\lambda_H)$、$\rho_L(\lambda_L)$、$T^r(\lambda_H)$、$T^r(\lambda_L)$。为了估计外部到达率，我们建立了一个二元选择模型。为了计算性能指标，我们对大规模的具有两级排队网络的多医院系统进行建模，并推导出平均场近似下的绩效。

### 1. 患者就诊行为的二元选择模型

为了推导出 $\lambda_H(\sigma, s_H, s_L)$ 和 $\lambda_L(\sigma, s_H, s_L)$，我们建立了选择模型来描述各类患者的医院选择概率。首先，设计了一份包含选择实验的问卷。我们招募并调查了一群居住在上海的在线受访者，每个受访者都被给予一个想象中常见的轻微疾病的场景，并被问及在 HWH 和 LHW 之间他/她会考虑就诊的医院选择。在问卷调查中，我们收集了每个受访者的个人标记(如人口统计学特征)，并向受访者解释了 G2P 补贴的含义。然后，在一定的可行范围内随机分配给受访者在 LWH 的 G2P 补贴，并告知其 HWH 目前实行的 G2P 补贴。接下来，要求受访者在 HWH 和 LWH 之间做出选择，他/她会在哪个医院预约就诊。最后，用一组备选项设计一个二元选择实验，备选项组表示为 $C=\{\text{HWH}, \text{LWH}\}$。在调查中，我们基本上把每个受访者当成一个假想的患者，所以在后续内容中使用了"患者"一词。

在完成调查后，我们借助二元选择模型来探索在每个患者的选择行为中哪些患者相关的属性是重要的，也用该模型来测试 G2P-SD 设计(即 LWH 的 G2P 补贴减去 HWH 的 G2P 补贴)在选择行为中起的重要作用，其影响有多大。最后，依据重要性在选择模型中选择一组自变量来区分患者类别。

患者 $i \in \mathbb{I}$ 选择 HWH 和 LWH 的效用方程表示为 $U_H^i = V_H^i + \varepsilon_H^i$ 和 $U_L^i = V_L^i + \varepsilon_L^i$。其中，$V_H^i$ 和 $V_L^i$ 是确定的，$\varepsilon_H^i$ 和 $\varepsilon_L^i$ 是随机的。假设患者的每一个随机组分都是独立的，并且具有相同的耿贝尔分布(Gumbel distribution)。

进一步，对于 HWH 选项，有 $V_H^i = \Phi_s s_H^i$，其中 $\Phi_s$ 是需要估计的独立于患者的参数，$s_H^i$ 是已知的在 HWH 实行的补贴。对于 LWH 选项，有 $V_L^i = \Phi_s s_L^i + \boldsymbol{\varphi} \boldsymbol{x}^i + \nu$，其中 $\Phi_s$ 同上，$s_L^i$ 是向患者 $i$ 陈述的在 LWH 的假设补贴；$\boldsymbol{x}^i = \left(x_1^i, \cdots, x_k^i, \cdots, x_{|R|-1}^i\right)^{\mathrm{T}}$ 为患者 $i$ 所属患者类别的指标变量向量，通过以下虚拟编码方案得到。对于任何来自类别 $r=1$ 的患者 $i$，$\boldsymbol{x}^i = (0,0,0,\cdots)^{\mathrm{T}}$；对于来自任何其他类别 $r$ 的患者 $i$，$\boldsymbol{x}^i$ 中只有第 $r-1$ 项为 1，其他项均为 0。参数向量 $\boldsymbol{\varphi} = (\varphi_1, \cdots, \varphi_k, \cdots, \varphi_{|R|-1})$ 用于量化患者的偏好，这也是需要估计的。最后，令 $\nu$ 为选项特定常数(ASC)。

对于每一个患者 $i \in I$，因为 $\varepsilon_H^i$ 和 $\varepsilon_L^i$ 都服从耿贝尔分布，所以可得到 $\varepsilon_H^i - \varepsilon_L^i$ 在逻辑上是分布式的。假设患者 $i$ 是效用最大化者，那么患者选择 LWH 的概率

表示为

$$p_{\mathrm{L}}\left(\boldsymbol{x}^{i},s_{\mathrm{H}}^{i},s_{\mathrm{L}}^{i}\right):=\mathrm{Pr}\left(U_{\mathrm{L}}^{i} \geqslant U_{\mathrm{H}}^{i}\right)=\mathrm{Pr}\left(\varepsilon_{\mathrm{H}}^{i}-\varepsilon_{\mathrm{L}}^{i} \geqslant V_{\mathrm{L}}^{i}-V_{\mathrm{H}}^{i}\right)=\frac{\mathrm{e}^{V_{\mathrm{L}}^{i}}}{\mathrm{e}^{V_{\mathrm{L}}^{i}}+\mathrm{e}^{V_{\mathrm{H}}^{i}}}=\frac{\mathrm{e}^{\varPhi_{s}s_{\mathrm{L}}^{i}+\boldsymbol{\varphi}\boldsymbol{x}^{i}+\nu}}{\mathrm{e}^{\varPhi_{s}s_{\mathrm{H}}^{i}}+\mathrm{e}^{\varPhi_{s}s_{\mathrm{L}}^{i}+\boldsymbol{\varphi}\boldsymbol{x}^{i}+\nu}}$$

(4.5)

接下来，推导每类患者 $r$ 的选择模型。基于前述规定，有 $x_{l=r-1}=1$，其他项为 0。给定 $s_{\mathrm{H}}^{r}$ 和 $s_{\mathrm{L}}^{r}$ 即 $r$ 类患者在 HWH 和 LWH 的 G2P 补贴，则 $r$ 类患者选择 LWH 的概率为

$$p_{\mathrm{L}}^{r}\left(s_{\mathrm{H}}^{r},s_{\mathrm{L}}^{r}\right)=\frac{\mathrm{e}^{\varPhi_{s}s_{\mathrm{L}}^{r}+\varphi_{k}+\nu_{r}}}{\mathrm{e}^{\varPhi_{s}s_{\mathrm{H}}^{r}}+\mathrm{e}^{\varPhi_{s}s_{\mathrm{L}}^{r}+\varphi_{k}+\nu_{r}}}$$

(4.6)

假设在每个单位时间间隔内，有 $K_{m}$ 个轻症患者和 $K_{s}$ 个重症患者进入多医院系统中。根据上述对每类患者选择 LWH 概率的定义，可以推导出 LWH 和 HWH 的外部到达率，即

$$\lambda_{\mathrm{L}}(\boldsymbol{\sigma},\boldsymbol{s}_{\mathrm{H}},\boldsymbol{s}_{\mathrm{L}})=\sum_{r\in R}\lambda_{m,\mathrm{L}}^{r}(\sigma_{r},s_{\mathrm{H}}^{r},s_{\mathrm{L}}^{r})=K_{m}\sum_{r\in R}\sigma_{r}p_{\mathrm{L}}^{r}\left(s_{\mathrm{H}}^{r},s_{\mathrm{L}}^{r}\right)$$

(4.7)

$$\lambda_{\mathrm{H}}(\boldsymbol{\sigma},\boldsymbol{s}_{\mathrm{H}},\boldsymbol{s}_{\mathrm{L}})=\sum_{r\in R}\lambda_{s}^{r}+\sum_{r\in R}\lambda_{m,\mathrm{H}}^{r}(\sigma_{r},s_{\mathrm{H}}^{r},s_{\mathrm{L}}^{r})=K_{s}+K_{m}\sum_{r\in R}\sigma_{r}\left(1-p_{\mathrm{L}}^{r}\left(s_{\mathrm{H}}^{r},s_{\mathrm{L}}^{r}\right)\right)$$

(4.8)

注意，$\lambda_{\mathrm{H}}(\boldsymbol{\sigma},\boldsymbol{s}_{\mathrm{H}},\boldsymbol{s}_{\mathrm{L}})+\lambda_{\mathrm{L}}(\boldsymbol{\sigma},\boldsymbol{s}_{\mathrm{H}},\boldsymbol{s}_{\mathrm{L}})=K_{s}+K_{m}$。此外，式(4.7)和式(4.8)表示，轻症患者的转诊是出于个人选择。利用上述得到的外部到达率，我们下一步将其作为大型多医院系统的输入量。

2. 分级医疗系统的绩效评估

将多医院系统建模为一个大型的两级排队网络(图 4.2)。在模型中，假设在一

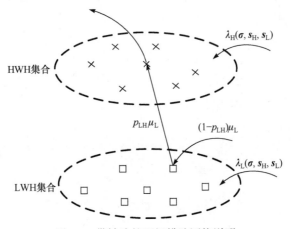

图 4.2　带转诊的两级排队网络说明

级中有 $N_H$ 个具有相同容量的 HWH，在另一级中有 $N_L$ 个具有相同容量的 LWH，还假设所有 HWH 的外部到达率是相同的，所有 LWH 的外部到达率是相同的。依据这一假设，可得每个 HWH 的外部到达率为 $\hat{\lambda}_H(\boldsymbol{\sigma}, s_H, s_L) = \lambda_H(\boldsymbol{\sigma}, s_H, s_L) / N_H$，每个 LWH 的外部到达率为 $\hat{\lambda}_L(\boldsymbol{\sigma}, s_H, s_L) = \lambda_L(\boldsymbol{\sigma}, s_H, s_L)/N_L$。在许多分级医院体系中，如中国城市地区，医院因其类似的服务能力而被列为同一水平。同时，患者作为一个整体，会趋于平均地到每一级的不同医院就诊。因此，上述同质性假设是合理的。此外，为了便于分析，假设每个 HWH、LWH 的到达过程是一个泊松过程。

接下来，假设每个 HWH 和 LWH 的服务时间呈指数分布。HWH 和 LWH 的平均服务率分别表示为 $\mu_H$ 和 $\mu_L$。最后，对于在 LWH 没有得到所需服务的轻症患者，我们考虑将其转诊到 HWH。令 $p_{LH}$ 表示从 LWH 到 HWH 的转诊概率，假设转诊决策是在指数分布的服务过程之后立即做出的，并且是即时发生的。由于状态空间爆炸，对高维马尔可夫过程的分析十分困难。因此，选择应用平均场理论推导排队网络相应极限行为的解析表达式。

利用上述假设，我们构造了一个两级排队网络，其中每个节点(即医院)是一个 M/M/1 队列。此外，假定在患者类别和病情之间没有就诊优先级。接下来，建立一个 $(N_H + N_L)$ 维马尔可夫过程来模拟排队网络中的状态转换。在轻症的情况下，可以假设该排队网络存在极限行为，即充分条件是 $\rho_H(\lambda_H(\boldsymbol{\sigma}, s_H, s_L)) < 1$ 且 $\rho_L(\lambda_L(\boldsymbol{\sigma}, s_H, s_L)) < 1$，其中 $\rho_H(\cdot)$ 和 $\rho_L(\cdot)$ 分别是 HWH 和 LWH 对应两个外部到达率的效用函数。注意，在前面的假设中，各个 HWH 的利用率是相同的，各个 LWH 的利用率也相同。

在不失一般性的前提下，假设系统中有 $m$ 个 HWH 和 $n$ 个 LWH。用 $X_i^{(m)}(t)$ 和 $Y_j^{(n)}(t)$ 分别表示在时间 $t \geq 0$ 时 $HWH_i$ 和 $LWH_j$ 的患者数量，其中 $1 \leq i \leq m$，$1 \leq j \leq n$。过程量：

$$\boldsymbol{S}^{(m+n)}(t) = \left\{ \left( X_1^{(m)}(t), \cdots, X_i^{(m)}(t), \cdots, X_m^{(m)}(t), Y_1^{(n)}(t), \cdots, Y_j^{(n)}(t), \cdots, Y_n^{(n)}(t) \right), t \geq 0 \right\}$$

是一个 $(m+n)$ 维马尔可夫过程。为了便于分析，我们为 $\boldsymbol{S}^{(m+n)}(t)$ 定义了经验测度的两个马尔可夫过程，即 $\boldsymbol{D}^{(m)}(t) = \left( D_0^{(m)}(t), \cdots, D_k^{(m)}(t), \cdots \right)$ 和 $\boldsymbol{Z}^{(n)}(t) = \left( Z_0^{(n)}(t), \cdots, Z_l^{(n)}(t), \cdots \right)$，其中

$$D_k^{(m)}(t) := \frac{1}{m} \sum_{i=1}^{m} I_{\left\{ X_i^{(m)}(t) = k \right\}}$$

$$Z_l^{(n)}(t) := \frac{1}{n} \sum_{j=1}^{n} I_{\left\{ Y_j^{(n)}(t) = l \right\}}$$

其中，$I_{\{X_i^{(m)}(t)=k\}}$ 和 $I_{\{Y_j^{(n)}(t)=l\}}$ 为指标函数；$D_k^{(m)}(t)$ 为在时间 $t$ 时有 $k \geq 0$ 个患者的 HWH 的比例；$Z_l^{(n)}(t)$ 为在时间 $t$ 时有 $l \geq 0$ 个患者的 LWH 的比例。

令

$$\boldsymbol{d}^{(m)}(t) = \left( d_0^{(m)}(t), \cdots, d_k^{(m)}(t), \cdots \right)$$

其中，$d_k^{(m)}(t) = E\left[ D_k^{(m)}(t) \right]$。

令

$$\boldsymbol{z}^{(n)}(t) = \left( z_0^{(n)}(t), \cdots, z_l^{(n)}(t), \cdots \right)$$

其中，$z_l^{(n)}(t) = E\left[ Z_l^{(n)}(t) \right]$。

然后，通过对 M/M/1 队列的到达和服务过程的平均场计算，研究 LWH 对每个 HWH 的影响。在时间 $t$ 时，任一 HWH 的到达率 $\xi^{(m)}(t)$ 表示为

$$\xi^{(m)}(t) = \hat{\lambda}_H + \eta p_{LH} \mu_L \left( 1 - z_0^{(n)}(t) \right) \tag{4.9}$$

对于每个 HWH，其到达过程包括两类到达：到达率为 $\hat{\lambda}_H$ 的直接外部到达和 LWH 到 HWH 的转诊到达。注意，只有当没有空的 LWH 时，转诊患者才可进入 HWH，每个 HWH 接收的转诊患者数量为 $\eta = n/m$。

根据图 4.3(a)，将平均场模型表示为

$$\frac{d}{dt} d_0^{(m)}(t) = -\xi^{(m)}(t) d_0^{(m)}(t) + \mu_H d_1^{(m)}(t) \tag{4.10}$$

$$\frac{d}{dt} d_k^{(m)}(t) = \xi^{(m)}(t) d_{k-1}^{(m)}(t) - \left( \xi^{(m)}(t) + \mu_H \right) d_k^{(m)}(t) + \mu_H d_{k+1}^{(m)}(t), \quad k \geq 1 \tag{4.11}$$

根据图 4.3(b)，将平均场模型表示为

$$\frac{d}{dt} z_0^{(n)}(t) = -\hat{\lambda}_L z_0^{(n)}(t) + \mu_L z_1^{(n)}(t) \tag{4.12}$$

$$\frac{d}{dt} z_l^{(n)}(t) = \hat{\lambda}_L z_{l-1}^{(n)}(t) - \left( \hat{\lambda}_L + \mu_L \right) z_l^{(n)}(t) + \mu_L z_{l+1}^{(n)}(t), \quad l \geq 1 \tag{4.13}$$

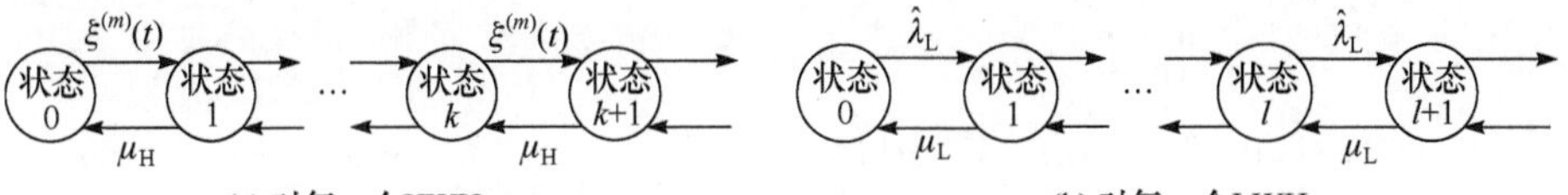

(a) 对每一个 HWH　　　　　　　　　　(b) 对每一个 LWH

图 4.3　排队过程的状态转换关系

在矩阵形式下，上述平均场模型(4.10)～(4.13)可改写为

$$\frac{\mathrm{d}}{\mathrm{d}t}\boldsymbol{d}^{(m)}(t)=\boldsymbol{d}^{(m)}(t)\boldsymbol{V}_{\boldsymbol{d}^{(m)}(t)}, \quad \boldsymbol{d}^{(m)}(t)\boldsymbol{e}=1 \tag{4.14}$$

$$\frac{\mathrm{d}}{\mathrm{d}t}\boldsymbol{z}^{(n)}(t)=\boldsymbol{z}^{(n)}(t)\boldsymbol{W}_{\boldsymbol{z}^{(n)}(t)}, \quad \boldsymbol{z}^{(n)}(t)\boldsymbol{e}=1 \tag{4.15}$$

其中，

$$\boldsymbol{V}_{\boldsymbol{d}^{(m)}(t)}=\begin{pmatrix} -\xi^{(m)}(t) & \xi^{(m)}(t) & & & \\ \mu_{\mathrm{H}} & -\left(\mu_{\mathrm{H}}+\xi^{(m)}(t)\right) & \xi^{(m)}(t) & & \\ & \mu_{\mathrm{H}} & -\left(\mu_{\mathrm{H}}+\xi^{(m)}(t)\right) & \xi^{(m)}(t) & \\ & & & \cdots & \cdots \\ & & & & \cdots \end{pmatrix} \tag{4.16}$$

$$\boldsymbol{W}_{\boldsymbol{z}^{(n)}(t)}=\begin{pmatrix} -\hat{\lambda}_{\mathrm{L}} & \hat{\lambda}_{\mathrm{L}} & & \\ \mu_{\mathrm{L}} & -(\mu_{\mathrm{L}}+\hat{\lambda}_{\mathrm{L}}) & \hat{\lambda}_{\mathrm{L}} & \\ & \mu_{\mathrm{L}} & -(\mu_{\mathrm{L}}+\hat{\lambda}_{\mathrm{L}}) & \hat{\lambda}_{\mathrm{L}} \\ & & \cdots & \cdots \\ & & & \cdots \end{pmatrix} \tag{4.17}$$

利用文献[9]的定理 3，可以证明 $\left\{\boldsymbol{D}^{(m)}(t),t\geqslant 0\right\}$ 和 $\left\{\boldsymbol{Z}^{(n)}(t),t\geqslant 0\right\}$ 在斯科罗霍德空间中的弱收敛性。有关更多信息，请参阅文献[10]的第 3 章。这意味着当 $m\to\infty$、$n\to\infty$ 时，式(4.14)和式(4.15)的极限为下述常微分方程：

$$\frac{\mathrm{d}}{\mathrm{d}t}\boldsymbol{d}(t)=\boldsymbol{d}(t)\boldsymbol{V}_{\boldsymbol{d}(t)}, \quad \boldsymbol{d}(t)\boldsymbol{e}=1 \tag{4.18}$$

$$\frac{\mathrm{d}}{\mathrm{d}t}\boldsymbol{z}(t)=\boldsymbol{z}(t)\boldsymbol{W}_{\boldsymbol{z}}(t), \quad \boldsymbol{z}(t)\boldsymbol{e}=1 \tag{4.19}$$

其中，

$$\boldsymbol{V}_{\boldsymbol{d}(t)}=\begin{pmatrix} -\xi(t) & \xi(t) & & & \\ \mu_{\mathrm{H}} & -(\mu_{\mathrm{H}}+\xi(t)) & \xi(t) & & \\ & \mu_{\mathrm{H}} & -(\mu_{\mathrm{H}}+\xi(t)) & \xi(t) & \\ & & & \cdots & \cdots \\ & & & & \cdots \end{pmatrix}$$

现在我们可以推导出以下平均场极限：

$$\lim_{m\to\infty}\frac{\mathrm{d}}{\mathrm{d}t}\boldsymbol{d}^{(m)}(t)=\frac{\mathrm{d}}{\mathrm{d}t}\lim_{m\to\infty}\boldsymbol{d}^{(m)}(t)=\boldsymbol{d}(t)\boldsymbol{V}_{\boldsymbol{d}(t)} \tag{4.20}$$

$$\lim_{n \to \infty} \frac{\mathrm{d}}{\mathrm{d}t} z^{(n)}(t) = \frac{\mathrm{d}}{\mathrm{d}t} \lim_{n \to \infty} z^{(n)}(t) = z(t) W_{z(t)} \tag{4.21}$$

接着计算由每组平均场方程描述的极限系统的不动点。我们用 $\boldsymbol{\pi}^{\mathrm{H}}$ 和 $\boldsymbol{\pi}^{\mathrm{L}}$ 分别表示 $\boldsymbol{d}(t)$ 和 $\boldsymbol{z}(t)$ 的不动点，也就是说，$\boldsymbol{\pi}^{\mathrm{H}} = \lim\limits_{t \to \infty} \boldsymbol{d}(t)$，$\boldsymbol{\pi}^{\mathrm{L}} = \lim\limits_{t \to \infty} \boldsymbol{z}(t)$，其中，$\boldsymbol{\pi}^{\mathrm{H}} = (\pi_0^{\mathrm{H}}, \pi_1^{\mathrm{H}}, \cdots)$，$\boldsymbol{\pi}^{\mathrm{L}} = (\pi_0^{\mathrm{L}}, \pi_1^{\mathrm{L}}, \cdots)$。定义 $\gamma_{\mathrm{H}} = \lim\limits_{t \to \infty} \lim\limits_{m \to \infty} \xi^{(m)}(t) = \lambda_{\mathrm{H}} + \eta p_{\mathrm{LH}} \mu_{\mathrm{L}} (1 - \pi_0^{\mathrm{L}})$。由式(4.16)可推出

$$V_{\boldsymbol{\pi}^{\mathrm{H}}} = \lim_{t \to \infty} V_{\boldsymbol{d}}(t) = \begin{pmatrix} -\gamma_{\mathrm{H}} & \gamma_{\mathrm{H}} & & & \\ \mu_{\mathrm{H}} & -(\mu_{\mathrm{H}} + \gamma_{\mathrm{H}}) & \gamma_{\mathrm{H}} & & \\ \vdots & \mu_{\mathrm{H}} & -(\mu_{\mathrm{H}} + \gamma_{\mathrm{H}}) & \gamma_{\mathrm{H}} & \\ & & \cdots & \cdots & \\ & & & \cdots & \end{pmatrix}$$

因为 $\lim\limits_{t \to \infty} \left[ \dfrac{\mathrm{d}}{\mathrm{d}t} \boldsymbol{d}(t) \right] = 0^{[11,12]}$，所以有 $\boldsymbol{\pi}^{\mathrm{H}} V_{\boldsymbol{\pi}^{\mathrm{H}}} = 0$ 和 $\boldsymbol{\pi}^{\mathrm{H}} \boldsymbol{e} = 1$，进一步可得 $\pi_k^{\mathrm{H}} = \left( \dfrac{\gamma_{\mathrm{H}}}{\mu_{\mathrm{H}}} \right)^k \left( 1 - \dfrac{\gamma_{\mathrm{H}}}{\mu_{\mathrm{H}}} \right) (k \geqslant 1)$，$\pi_0^{\mathrm{H}} = 1 - \dfrac{\gamma_{\mathrm{H}}}{\mu_{\mathrm{H}}}$。类似地，有 $\boldsymbol{\pi}^{\mathrm{L}} W_{\boldsymbol{\pi}^{\mathrm{L}}} = 0$ 和 $\boldsymbol{\pi}^{\mathrm{L}} \boldsymbol{e} = 1$，进一步可得 $\pi_l^{\mathrm{L}} = \left( \dfrac{\hat{\lambda}_{\mathrm{L}}}{\mu_{\mathrm{L}}} \right)^l \left( 1 - \dfrac{\hat{\lambda}_{\mathrm{L}}}{\mu_{\mathrm{L}}} \right) (l \geqslant 1)$，$\pi_0^{\mathrm{L}} = 1 - \dfrac{\hat{\lambda}_{\mathrm{L}}}{\mu_{\mathrm{L}}}$。

利用 HWH 和 LWH 在每种状态下的极限概率，最终可以推导出相应排队性能指标的近似解析表达式，即 HWH/LWH 的利用率、平均等待时间、$r$ 类患者数量。也就是说，给定 $N_{\mathrm{H}}$、$N_{\mathrm{L}}$、$\lambda_{\mathrm{H}}(\boldsymbol{\sigma}, s_{\mathrm{H}}, s_{\mathrm{L}})$、$\lambda_{\mathrm{L}}(\boldsymbol{\sigma}, s_{\mathrm{H}}, s_{\mathrm{L}})$、$K_s$、$K_m$、$\mu_{\mathrm{H}}$、$\mu_{\mathrm{L}}$ 和 $p_{\mathrm{LH}}$，可得到：

(1) 近似 HWH 利用率 $\rho_{\mathrm{H}}(\lambda_{\mathrm{H}}(\boldsymbol{\sigma}, s_{\mathrm{H}}, s_{\mathrm{L}})) = \dfrac{\lambda_{\mathrm{H}}(\boldsymbol{\sigma}, s_{\mathrm{H}}, s_{\mathrm{L}})}{N_{\mathrm{H}} \mu_{\mathrm{H}}} + \eta p_{\mathrm{LH}} \dfrac{\lambda_{\mathrm{L}}(\boldsymbol{\sigma}, s_{\mathrm{H}}, s_{\mathrm{L}})}{N_{\mathrm{L}} \mu_{\mathrm{H}}}$。

(2) 近似 LWH 利用率 $\rho_{\mathrm{L}}(\lambda_{\mathrm{L}}(\boldsymbol{\sigma}, s_{\mathrm{H}}, s_{\mathrm{L}})) = \dfrac{\lambda_{\mathrm{L}}(\boldsymbol{\sigma}, s_{\mathrm{H}}, s_{\mathrm{L}})}{N_{\mathrm{L}} \mu_{\mathrm{L}}}$。

(3) 在一家 HWH 的近似平均等待时间 $W_{\mathrm{H}}(\lambda_{\mathrm{H}}(\boldsymbol{\sigma}, s_{\mathrm{H}}, s_{\mathrm{L}})) = \dfrac{1}{\mu_{\mathrm{H}} - \dfrac{\lambda_{\mathrm{H}}(\boldsymbol{\sigma}, s_{\mathrm{H}}, s_{\mathrm{L}})}{N_{\mathrm{H}}} - \eta p_{\mathrm{LH}} \dfrac{\lambda_{\mathrm{L}}(\boldsymbol{\sigma}, s_{\mathrm{H}}, s_{\mathrm{L}})}{N_{\mathrm{L}}}}$。

(4) 在一家 LWH 的近似平均等待时间 $W_{\mathrm{L}}(\lambda_{\mathrm{L}}(\boldsymbol{\sigma}, s_{\mathrm{H}}, s_{\mathrm{L}})) = \dfrac{1}{\mu_{\mathrm{L}} - \lambda_{\mathrm{L}}(\boldsymbol{\sigma}, s_{\mathrm{H}}, s_{\mathrm{L}})/N_{\mathrm{L}}}$。

(5) 在一家 HWH 中 $r$ 类患者的近似数量 $T_H^r\left(\lambda_H^r\left(\sigma_r, s_H^r, s_L^r\right)\right) = \dfrac{K_s \sigma_r}{N_H} +$

$\dfrac{\lambda_H^r\left(\sigma_r, s_H^r, s_L^r\right)}{N_H}$。

(6) 在一家 LWH 中 $r$ 类患者的近似数量 $T_{m,L}^r\left(\lambda_L^r\left(\sigma_r, s_H^r, s_L^r\right)\right) = \dfrac{\lambda_L^r\left(\sigma_r, s_H^r, s_L^r\right)}{N_L}$。

利用这些近似量,可以证实非线性规划问题(4.1)~(4.4),并结合所构建的选择模型对其进行数值求解,从而获得针对患者类型的最优 G2P-SD。

### 4.1.2　案例分析

在本节中,我们将上海的两级医院系统作为实际案例进行研究。通过实际的医院选择实验,我们的研究有望为上海市城镇职工基本医疗保险和城乡居民基本医疗保险制定更有针对性的方案提供建议。本节首先简要介绍中国的医院体系,并论证上海市政府对医疗保险实行差别补贴定价的必要性。

#### 1. 背景

《2017 年我国卫生健康事业发展统计公报》指出,中国 HWH 类的高等级医院的初级护理医师日均担负诊疗人次为 7.9,LWH 类的社区卫生服务中心的相应数据为 5.7,从数据中可以看出医院系统中工作负荷的差异显著。当然,在上海这样的大城市,这一差距更大,因为与中国大部分地区相比,上海吸引了更多高质量的医疗资源。上述证据证实了这两级医院之间工作负荷严重失衡的现象。

我们再来看上海的医疗保险情况。G2P 补贴以政府支付部分医疗费用的形式提供给患者。为简便起见,把政府支付的费用占总费用的比例称为补贴比。表 4.1 显示了目前在上海实行的门诊诊疗补贴比。补贴差异,即 HWH 和 LWH 的补贴比差异,包括上海市各类基本医疗保障项目,且这种差异是因年龄而异的。如前所述,G2P-SD 的实施是为了激励患者前往 LWH 进行基础医疗诊疗,几乎所有基础医疗诊疗都被纳入门诊诊疗范畴。

**表 4.1　两种基本医疗保险覆盖下按年龄划分的患者 G2P 补贴比**

| 类别 | 城镇职工医保 | | | | | 城乡居民医保 | | | |
|---|---|---|---|---|---|---|---|---|---|
| | 19~34 岁 | 35~44 岁 | 45~59 岁 | 60~69 岁 | 70 岁及以上 | 0~18 岁 | 19~59 岁 | 60~69 岁 | 70 岁及以上 |
| HWH | 0.5 | 0.5 | 0.6 | 0.7 | 0.75 | 0.5 | 0.5 | 0.5 | 0.5 |
| LWH | 0.65 | 0.65 | 0.75 | 0.8 | 0.85 | 0.7 | 0.7 | 0.7 | 0.7 |

随着城市的发展、人口老龄化和居民收入的增加，上海城乡居民人口比例、人口年龄和收入分布在过去几十年发生了显著变化。因此，来自不同人群的患者数量正在发生变化。与此同时，上海的 LWH 也明显增多，在过去 5 年，LWH 的数量增加了近 10%。这些增多的 LWH 无疑正在改变一些患者的就医行为。综上所述，考虑相应地调整 G2P-SD 的设计应是政府所关心的。此外，在上海的背景下特别值得关注的是两种基本医疗服务保险：城镇职工基本医疗保险和城乡居民基本医疗保险。简便起见，我们将这两种保险分别称为 UE 保险和 URR 保险。UE 保险覆盖上海市职工的基本医疗服务，URR 保险覆盖未成年人和无业人员的基本医疗服务。

为了估计总到达率，我们采用每小时门诊就诊患者总数，分别有重症患者总数和轻症患者总数(即 $K_s$、$K_m$)。根据《2017 年上海统计年鉴》，整个上海的 $K_s = 1665$、$K_m = 9435$。然后，根据 2015 年上海人口 1% 的抽样调查，我们获取了 UE 保险人群和 URR 保险人群的分布，以及这两类人群中各年龄组的分布。注意，在大规模公开可用的数据集中，我们无法获得关于患者收入水平以及 HWH 与 LWH 感知质量差异(PQD)的分布数据。因此，我们从选择实验中采取样本组和调查数据，得到了更细分类的患者数量分布(即 $\sigma_r$)。最后，利用式(4.6)计算得到每类患者的选择概率(即 $p_L^r(s_H^r, s_L^r)$)，我们估计了 $r$ 类轻症患者的各转移路径的人数，并最终根据式(4.7)和式(4.8)对 HWH 和 LWH 的外部到达率进行了估计。注意，$s_H^r$ 和 $s_L^r$ 分别是 $r$ 类患者在 HWH 和 LWH 的补贴比。

通过与多个 HWH(如上海市几家三甲医院)和 LWH(如上海市几个街道社区卫生服务中心)的医生交流访谈，我们可以估算出服务率和转诊概率。基于上述医疗机构门诊医生的平均数量，以及 HWH、LWH 中平均每个医生每小时诊疗的患者数量，我们估计 HWH 和 LWH 的服务率分别为 $\mu_H = 48$，$\mu_L = 8$。根据 2015~2017 年 LWH-HWH 转诊记录，我们估计轻症患者从 LWH 转至 HWH 的概率为 $p_{LH} = 12\%$。最后，通过与上述医院管理人员的访谈，我们得到重症患者和轻症患者的门诊诊疗费用的合理估算，即 $C_m = 300$ 元，$C_s = 1000$ 元。

2. 选择模型

为了描述患者的就医行为，我们设计了一个线上调查问卷(详见本章附录 1)，并于 2018 年 6 月在中国互联网调查平台 www.wenjuan.com 进行了这项调查。共有 2692 名受访者填写了调查问卷，其中 2662 份被认为是有效样本。受访者是匿名的，数据来源可靠，所收集的基本信息包括性别、年龄、收入和保险类型。此外，我们还询问了对 HWH 和 LWH 医疗质量的感知差异，因为很明显，中国医院的工作负荷失衡主要是由于中国患者对 LWH 治疗轻症的医疗质量的低估，以及对 LWH 治疗效果的不信任。另外，URR 保险覆盖未成年人，因此我们也收集了受访者子女的信息，并询问了受访者对子女就医的医院选择。如需了解更多关于上述属性的相关信息，请参阅表 4.2(变量分类)以及本章附录 2 中的附表 2.1 和附表 2.2(描述性统计)。

**表 4.2　UE 和 URR 保险参保人的属性**

| 医保类型 | 属性 | 水平 |
|---|---|---|
| UE | 年龄 | 19～34 岁，35～44 岁，45～59 岁，60 岁及以上 |
| | 收入 | 低于 3000 元，3000～5000 元，5000～10000 元，10000～30000 元，多于 30000 元 |
| | PQD | 无差别，较小，较大，非常大 |
| | SRI | 19～34 岁：在[0,0.45]上连续 |
| | | 35～44 岁：在[0,0.45]上连续 |
| | | 45～59 岁：在[0,0.35]上连续 |
| | | 60 岁及以上：在[0,0.25]上连续 |
| URR | 年龄 | 0～18 岁，19～59 岁，60～69 岁，70 岁及以上 |
| | 收入 | 低于 3000 元，3000～5000 元，5000～10000 元，10000～30000 元，多于 30000 元 |
| | PQD | 无差别，较小，较大，非常大 |
| | SRI | 0～18 岁：在[0,0.45]上连续 |
| | | 19～59 岁：在[0,0.45]上连续 |
| | | 60～69 岁：在[0,0.45]上连续 |
| | | 70 岁及以上：在[0,0.45]上连续 |

　　接下来，在问卷调查中我们提出了一个场景，要求每位受访者想象自己有轻微的病症，如发烧、咳嗽、头痛、肌肉疼痛以及其他症状，因此要选择去某家医院的门诊就诊。然后我们向受访者介绍了 G2P 补贴的相关信息，如 G2P 补贴的定义、当前到上海 HWH 门诊就诊的补贴比。

　　在向每一位受访者呈现场景时，我们也在一定范围内随机指定了 LWH 的补贴比，以探究 G2P-SD 对就诊医院选择的影响。我们设定了 G2P-SD 的可信范围，该范围的下界为 0，上界为 HWH 补贴比与 LWH 补贴比的可实现的最大值 0.95 的差值。由于 LWH 的补贴比只有高于 HWH 的补贴比才有意义，我们将这种差异更具体地称为补贴比增量(SRI)。注意，由于现行 UE 保险政策下 HWH 补贴比因年龄而异(表 4.1)，SRI 抽样的可信范围因受访者的年龄组别而异。表 4.2 给出了 SRI 采样范围。

基于行为数据,我们为每种保险类型参数化了一个二进制选择模型。表 4.3 呈现了选择模型结果,即式(4.5)中 $\Phi_\delta$、$\varphi$、$\nu$ 等参数的估计。我们发现,两种保险类型的 SRI 都有积极影响且影响显著,这意味着增加 LWH 而不是 HWH 的补贴比增量会增强患者到 LWH 就诊的意愿。这一观察结果支持了我们的观点,即制定足够大的 SRI 是一种以经济激励来引导患者选择到 LWH(即正确/合适的医院)就诊从而缓解系统工作负荷不平衡的可行方法。研究结果还表明,年龄是和 SRI 一样重要的因素,尤其是对老年人来说,在其他因素相同的情况下,老年人更愿意去 LWH。这些结果促使我们进一步探索年龄与 SRI 之间的相互作用,完善当前针对年龄的 G2P-SD 策略,进一步改善系统表现。同样,我们发现收入也是一个重要因素,但仅限 URR 保险的参保患者。这是因为这类保险的大部分患者属于无业人员,所以只能依靠这一种保险计划。因此,他们可能对自费医疗支出更敏感。研究结果进一步表明,在其他因素相同的情况下,收入较低的患者更愿意去 LWH。另外,UE 保险参保患者的收入稳定,他们对自费医疗支出不那么敏感。因此,我们选择研究不同收入水平对系统表现的影响,并根据年龄组和收入水平的不同组合,进一步调整 G2P-SD 策略设计。最后,我们的研究结果还表明,LWH 和 HWH 感知质量之间的差异起着重要的作用。也就是说,相对比 HWH,患者对 LWH 的感知质量越差,他们选择 LWH 的可能性就越小。因此,我们选择探究感知质量差异的假设配置分布对系统性能的影响,若质量差异取得更好的表现,则可以为面向群众的关于医疗质量和医患关系的教育活动策划提供思路。

**表 4.3　选择模型系数估计结果**

| 医保类型 | 变量名 | 参数评估 | 标准差 | $p$ 值 |
|---|---|---|---|---|
| | SRI | 6.097 | 0.510 | 0 |
| | 年龄 35~44 岁 | 0.240 | 0.134 | 0.073 |
| | 年龄 45~59 岁 | 0.325 | 0.140 | 0.021 |
| | 年龄 60 岁及以上 | 0.860 | 0.227 | 0.000 |
| UE | 收入 3000~5000 元 | 0.455 | 0.240 | 0.058 |
| | 收入 5000~10000 元 | 0.390 | 0.226 | 0.085 |
| | 收入 10000~30000 元 | −0.141 | 0.253 | 0.577 |
| | 收入 30000 元以上 | −0.792 | 0.431 | 0.066 |
| | PQD 较小 | −0.529 | 0.206 | 0.010 |

续表

| 医保类型 | 变量名 | 参数评估 | 标准差 | $p$ 值 |
|---|---|---|---|---|
| UE | PQD 较大 | −1.657 | 0.202 | 0.000 |
| | PQD 非常大 | −2.041 | 0.255 | 0.000 |
| | ASC | −0.635 | 0.303 | 0.036 |
| URR | SRI | 4.485 | 0.557 | 0.000 |
| | 年龄 19~59 岁 | 0.531 | 0.177 | 0.003 |
| | 年龄 60~69 岁 | 1.194 | 0.290 | 0.000 |
| | 年龄 70 岁及以上 | 2.052 | 0.297 | 0.000 |
| | 收入 3000~5000 元 | −0.630 | 0.189 | 0.001 |
| | 收入 5000~10000 元 | −0.740 | 0.174 | 0.000 |
| | 收入 10000~30000 元 | −1.072 | 0.260 | 0.000 |
| | 收入 30000 元以上 | −1.130 | 0.562 | 0.044 |
| | PQD 较小 | −0.310 | 0.205 | 0.131 |
| | PQD 较大 | −1.172 | 0.216 | 0.000 |
| | PQD 非常大 | −2.256 | 0.421 | 0.000 |
| | ASC | −0.542 | 0.243 | 0.026 |

综上所述，借助选择模型，我们指明了除年龄外影响患者就医行为的两个关键因素，这促使我们对各种 G2P-SD 策略的再设计问题进行了研究。

3. 结果

在本节中，我们给出了上海三个案例的研究报告，主要结果是从 HWH 到 LWH 的补贴比增量。这些研究包括求解 G2P-SD 优化模型，即式(4.1)~式(4.4)，参数设置如前面所述。此外，我们将 HWH 和 LWH 等待时间(即 $W_H$ 与 $W_L$ )之间的加权系数 $\alpha$ 设为 0.5，用于在概念验证阶段平等地处理等待对患者的影响。

在接下来的研究中，为便于说明，我们将从 HWH 到 LWH 的实际补贴比增量表示为 SRI_IE，非线性规划求解得到的补贴比增量(即建议补贴比增量)表示为 SRI_REC 或 SRI_REC_X。在研究中，我们考虑一个假设的队列，将两种保险的参保患者结合起来，并首次为每种保险类型单独建立一个选择模型。

(1) 研究 1: G2P-SD 优化设计对系统的影响是什么？

在这里，我们通过式(4.2)~式(4.4)估计 SRI_IE 设定下政府的实际支出。注意，患者仅分为 4 个年龄组,详细信息参见表 4.2。同时,我们分析了 SRI_IE 设定下的排队网络,并借助式(4.1)估计了 HWH 和 LWH 的等待时间。我们将政府补贴预算 $S_B$ 设为 SRI_IE 设定下政府的实际支出,并通过求解相应的 G2P-SD 优化模型,得到不同年龄组的最优 SRI(即 SRI_REC)以及相应的 HWH 和 LWH 的等待时间。

图 4.4 显示了两种保险类型不同年龄组的两种 SRI 设定的对比。该图显示了各个年龄组中, UE 保险的 SRI 增高(例如, 19～34 岁年龄组, SRI_IE 和 SRI_REC 设定下的 SRI 分别在 15%左右和 18%左右),并且 URR 保险的 SRI 降低(如 0～18 岁年龄组, SRI_IE 和 SRI_REC 设定下的 SRI 分别在 20%和 15%左右)。对于 UE 保险,低龄组的增长更为明显,而对于 URR 保险,老年组的下降更为明显。例如,相比于 SRI_IE 设定下的 SRI, UE 保险的 19～34 岁年龄组在 SRI_REC 设定下的 SRI 增长了近 20%(即(18%–15%)/15%=20%),而 60 岁以上年龄组几乎没有增长; URR 保险的 0～18 岁年龄组在 SRI_REC 设定下的 SRI 降低了约 25%(即(20%–15%)/20%=25%),而 70 岁以上年龄组的 SRI 基本降低为 0。

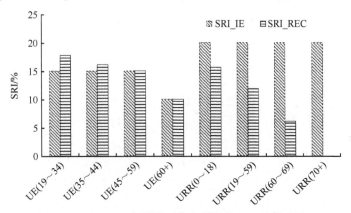

图 4.4　UE 和 URR 保险类型各年龄组的 SRI 比较(研究 1)

此外,图 4.5 还比较了 LWH 的患者数量和实际支出分别占患者总数和补贴支

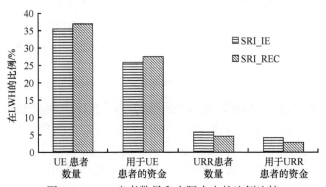

图 4.5　LWH 患者数量和实际支出的比例比较

出的比例，其中患者总数和补贴支出是定值。此外，在某种程度上，图 4.5 暗示
了图 4.4 所示 SRI 变化的结果。随着 UE 保险的补贴差异扩大(至少在两个低龄组)，
鉴于 SRI 的正系数(估计值为 6.097)，显然会有更多的患者选择 LWH。因此，患
者增多将导致 LWH 费用的增加。另外，随着 URR 保险的补贴差异缩小，鉴于
SRI 的正系数(估计值为 4.485)，选择 LWH 的患者明显减少。因此，患者减少将
导致 LWH 费用的减少。

接下来，图 4.6 给出了两种 SRI 设定(SRI_IE 和 SRI_REC)下 HWH 和 LWH
平均等待时间的比较。由图可知，SRI_REC 设定下 HWH 的平均等待时间减少
了 15.79%，而 LWH 的平均等待时间略有增加。研究结果显示，重新分配补贴
预算可以有效缓解 HWH 的拥堵及平衡两级医院的工作负荷。更重要的是在多
医院系统中实现双赢，这种系统在中国即医联体，HWH 往往是领导者，因此
与 LWH 合作伙伴相比，HWH 议价能力更高。

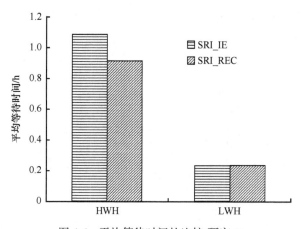

图 4.6  平均等待时间的比较(研究 1)

最后，我们用表 4.4 总结了根据 SRI_REC 设定下重新分配补贴预算的可量化
含义。此外，这里引入了资金效率的概念，以验证两种保险之间对预算分配的考
虑。我们用ΔN 表示 SRI_REC 与 SRI_IE 设定下访问 LWH 的一类患者的数量差异
的绝对值，同样，用ΔS 表示两种 SRI 设定下这类患者的实际支出差值的绝对值，
那么该类患者的资金效率为ΔN/ΔS。资金效率本质上反映了重新分配补贴预算的
成本效益潜力。如表 4.4 所示，我们比较了全部 UE 保险和 URR 保险参保患者的
资金效率值，发现 UE 保险参保患者的资金效率高于 URR 保险参保患者。已知可
分配的预算固定，这个数值有助于解释为什么更多(更少)的资金流向 UE(URR)患
者，这是由于 UE (URR)患者的 SRI 被扩大(缩小)。此外，通过对同一类型保险该
数值在不同年龄组之间的比较，得出了与图 4.4 相同的结论。因此，建议将资金
效率作为最优 SRI 策略设计的指标。

**表 4.4　不同推荐 SRI 下 LWH 的变化情况**

| 医保类别 | 年龄组 | 去 LWH 的患者数 | | | 分配给 LWH 的资金 | | | 资金效率/‰ |
|---|---|---|---|---|---|---|---|---|
| | | 相对变化/% | SRI_IE 设置下的比例/% | SRI_REC 设置下的比例/% | 相对变化/% | SRI_IE 设置下的比例/% | SRI_REC 设置下的比例/% | |
| UE | 19~34 | 9.7 | 36.1 | 39.6 | 13.5 | 8.9 | 10.1 | 34.69 |
| | 35~44 | 3.6 | 41.1 | 42.6 | 5.0 | 4.0 | 4.2 | 34.23 |
| | 45~59 | 0 | 43.0 | 43.0 | 0 | 6.4 | 6.4 | 31.02 |
| | 60+ | 0 | 48.0 | 48.0 | 0 | 6.7 | 6.7 | 28.84 |
| URR | 0~18 | −12.1 | 29.7 | 26.1 | −33.3 | 0.3 | 0.2 | 32.84 |
| | 19~59 | −18.9 | 40.7 | 33.0 | −30.8 | 2.6 | 1.8 | 31.76 |
| | 60~69 | −25.0 | 55.5 | 41.6 | −33.3 | 0.6 | 0.4 | 29.89 |
| | 70+ | −25.2 | 73.0 | 54.6 | −42.9 | 0.7 | 0.4 | 25.75 |

(2) 研究 2：考虑额外的患者特征有什么好处？

在这里，我们进一步根据收入水平对患者进行分类，在选择模型中，收入水平是一个有影响的次要属性(表 4.3)。我们得到以年龄和收入为特征的 20 个患者组别(即每个保险类型各 10 个)，经过与研究 1 相似的设置，得到了针对不同年龄和收入水平的患者的最优 SRI(即 SRI_REC_1)，以及相应的 HWH 和 LWH 的等待时间。

图 4.7 展示了两种保险类型的不同类患者的两种 SRI 设定的比较，图中图例括号内的各项指数表示以人民币计算的收入水平，即 I1 表示小于 3000 元，I2 表示 3000~5000 元，I3 表示 5000~10000 元，I4 表示 10000~30000 元，I5 表示大于 30000 元。从图中可以看出，不同收入水平的 SRI 需要进一步调整。对于 UE

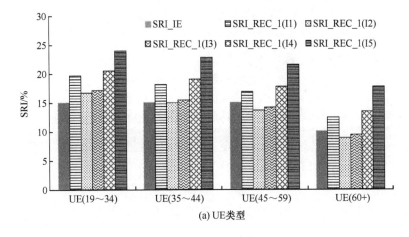

(a) UE类型

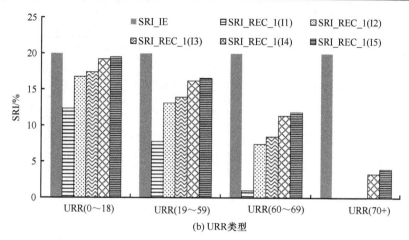

(b) URR类型

图 4.7　UE 和 URR 保险类型不同年龄收入组的 SRI 比较

保险类型，研究结果表明，除了 45 岁以上的中等收入人群的 SRI 会略微降低外，其他人群的 SRI 都应增加，且各年龄段中收入水平最高、次高和最低的人群的 SRI 增幅最大。对于 URR 保险类型，研究结果表明，各个年龄组的 SRI 都应降低，各年龄组中受影响最大的是两个低收入人群。

接下来，图 4.8 比较了三种 SRI 设定(SRI_IE、SRI_REC、SRI_REC_1)下 HWH 和 LWH 的平均等待时间。图中显示了在 HWH 的等待时间进一步减少(18.16%)，以及 SRI_REC_1 设定下在 LWH 的等待时间略有增加。这些结果为医院进一步调整 SRI 政策的有效性提供了令人鼓舞的证据。本章进一步证明了患者就诊选择行为研究的有用性。

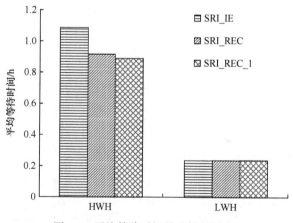

图 4.8　平均等待时间的比较(研究 2)

最后，我们用表 4.5 来说明资金效率作为最优 SRI 策略设计指标的有用性。

通过回顾表 4.5 和图 4.7，我们得出结论：资金效率的值与 SRI 之间存在明显的对应关系。例如，在 UE 保险类型中，最大值出现在 19～34 岁、收入水平>30000元的患者中，这类患者的 SRI 也最大；在 URR 保险类型中，最小值出现在 70 岁以上、收入水平<3000 元的患者中，这类患者的 SRI 也最小。

**表 4.5　资金效率**　　　　　　　(单位：‰)

| 医保类别 | 年龄组 | 收入水平 | | | | |
| --- | --- | --- | --- | --- | --- | --- |
| | | <3000 元 | 3000～5000 元 | 5000～10000 元 | 10000～30000 元 | >30000 元 |
| UE | 19～34 | 35.2 | 34.4 | 34.6 | 35.4 | 36.1 |
| | 35～44 | 34.8 | 33.9 | 34.1 | 35.1 | 35.9 |
| | 45～59 | 31.6 | 30.7 | 30.9 | 31.8 | 32.5 |
| | 60+ | 29.3 | 28.5 | 28.6 | 29.5 | 30.3 |
| URR | 0～18 | 31.9 | 33.2 | 33.3 | 33.8 | 33.8 |
| | 19～59 | 30.4 | 32.2 | 32.4 | 33.0 | 33.1 |
| | 60～69 | 27.9 | 30.3 | 30.7 | 31.6 | 31.8 |
| | 70+ | 21.3 | 26.5 | 27.3 | 28.8 | 29.0 |

(3) 研究 3：对 LWH 的感知质量差异减小的影响是什么？

此研究的灵感来自一个有充分证据的论断，即中国许多人不信任当地的和社区的医院。如前所述，这种不信任加剧了中国分级医院系统的工作负荷不平衡状况。我们的调查数据支持这一观点。例如，数据显示，无论是哪种保险类型，超过 40%的在线受访者认为这两级医院之间存在非常大或相对较大的差异。然而，中国许多医疗专业人士认为，LWH 的实际医疗质量并不像大众所认为的那么差。我们与上海合作医院的交流也表明了这一点。因此，减少感知质量差异(PQD)，换句话说，纠正中国病患的偏见感知，是有益处的。剩下的问题是，假设 PQD减少，会产生多大的影响。回答这个问题可以帮助地方政府在财政激励患者和借助宣传活动纠正人们对 LWH 的质量感知之间做出更好的权衡。如果发现后一种方法有益，我们的方法可以进一步帮助选择实施具有成本效益的公共宣传策略。

在这里，我们采用两类保险的不同 PQD 分布，两种分布的比较如图 4.9 所示。本质上就是将一部分拥有相对较大 PQD 的群体转移到拥有相对较小 PQD 的群体中，这同与我们交流的医疗专业人员的观点相一致。在与研究 1 相同的研究设置中，除了 PQD 分布外，我们考虑 4 个年龄组的患者，得到了每类患者的最优 SRI(即SRI_REC_2)以及相应的 HWH 和 LWH 的等待时间。

图 4.10 展示了两种保险类型各年龄组的三种 SRI 设定对比。图中显示，无论是哪种保险类型，各个年龄组的 SRI 都有所下降。这可以解释如下，随着 PQD 分

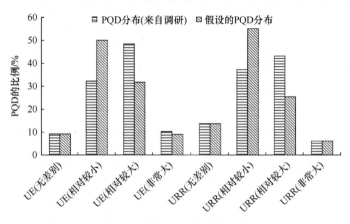

图 4.9 两种 PQD 分布的对比

布的改变，许多人对 LWH 的医疗质量更加信任，在 SRI_REC_2 设定下，他们比在 SRI_IE 设定下更愿意去 LWH。因此，不需要与以前同等水平的 SRI。但是，由于我们进行了 G2P-SD 优化，SRI 的设计基本上还是追随资金效率值的排序。

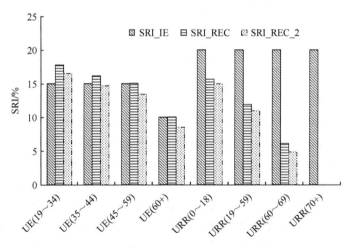

图 4.10 UE 和 URR 保险类型各年龄组的 SRI 比较(研究 3)

图 4.11 展示了三种 SRI 设定(SRI_IE、SRI_REC、SRI_REC_2)下平均等待时间的比较。从图中可以看出，通过更直接的方式改变 PQD 在人群中的分布，可以大大减少 HWH 的平均等待时间，同时 LWH 的平均等待时间略微增加。当然，为了在财政激励和纠正人们对 LWH 质量感知的宣传活动之间做出权衡，评估宣传活动的成本，有必要分析上述两种不同的患者流改变机制之间的增量成本效益。

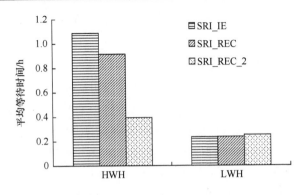

图 4.11　平均等待时间的比较(研究 3)

　　为了在医疗系统内规范人口层面的医疗服务，以维持良好的系统层面的服务表现，政府对患者医疗费用的补贴是一项必不可少的财政激励机制。许多国家的医院系统是分级的，包括不同的医院，各医院的工作量有很大的不同。因此，精心设计这些医院之间的补贴差异可以有效地改善每个患者就医的选择，从而使不同患者群体就诊的多医院系统内的工作量得以重新平衡。综上所述，从政府的角度来看，G2P-SD 可以作为引导患者去"合适"医院就诊的有效杠杆。

## 4.2　针对住院患者的两阶段转诊合作医联体利益匹配性研究

　　我国医联体政策的出发点是平衡不同层级医疗机构之间的资源利用率，希望将部分既可以在上级医院接受治疗，也可以在下级医院接受治疗的患者从上级医院转移到下级医院，释放上级医院紧张的医疗资源，同时提高下级医院医疗资源的利用率。这种情况往往出现在具有两阶段特征的疾病上，一阶段治疗通常是紧急的救治或复杂程度较高的手术治疗，这个阶段的治疗只能由上级医院完成。二阶段治疗是一阶段治疗完成后的后续康复治疗，这个阶段的治疗对医疗服务水平的要求较低，既能在上级医院完成，也能在下级医院完成。

　　医联体按照合作方式可以分为不同的类型，目前我国的医联体主要有三种类型：集团型、紧密型和松散型。集团型医联体是指医联体内各个医疗机构的产权统一归属在某一更高层机构名下，各医疗机构的医疗资源由该高层机构统一调度，实现权责一体化，如镇江市康复医疗集团就属于集团型医联体[13]。部分研究[14,15]表明集团型医联体模式从短期来看具有一定优势，但从长远来看，容易出现医疗资源垄断现象。考虑到我国医疗服务系统的背景，集团型医联体与我国医改的主体方向背道而驰，因此并不鼓励发展该模式。紧密型医联体是指医联体内的各个医疗机构通过托管的方式形成合作，下级医院在保持产权独立的基础上，将自身医疗资源交由上级医院统一管理，同时上级医院有义务保障下级医院的基本收益，武汉市第五医院的"直管"模式就属于该类型医联体的模式。松散型医联体是指医联体内各个医疗机构通过合作协议等方式形成合作，共享管理经验和技术，上级医院和下级医院之间产权独立，各自管理自身的医疗资源。由于实现难度低，该模式已成为我国医联体的主要模式，如上海瑞金-卢湾医联体[13]、北京朝阳区医联体等均属于该模式。紧密型医联体和松散型医联体是我国医联体模式的主要发展方向，在这两种模式下，参与合作的医疗机构之间是独立的产权主体，实现互利共赢至关重要。因此，本节将从运作层面对紧密型医联体进行重点研究。

在紧密型医联体模式下，下级医院在保留产权独立的前提下，将自身医疗资源交由上级医院统管，同时上级医院保障下级医院的基本利益不受损害。因此，该模式医联体的转诊问题主要是上级医院如何进行转诊决策，以确保在各参与主体利益不受损害的前提下提升整个医联体的效益。现阶段是否将患者转诊主要由医院管理者和医生进行大致判断，在患者完成一阶段治疗，即将进入二阶段治疗的节点，医生会根据患者的病情和医院的转诊原则来判断是否建议将患者转出，同时患者是否愿意接受医生的转诊建议也会影响到最终的转诊结果。在实际情况中，患者是否被转出主要由医生决定，并且医生对患者后续康复治疗的过程负责；在另外一些情况中，是否从医院转出会让患者自己决定。在这样的决策流程下，医院实时的病床资源空余数量并没有被考虑在决策因素内。同时，医院医疗资源的历史需求和服务数据没有被充分利用。从医院角度看，实时的病床资源空余数量是影响转诊决策的重要因素，手术阶段带来的收益往往远高于康复阶段，若上级医院转出的患者过少，导致多病床被康复阶段患者占用，使得医院无法接收更多手术阶段的患者，将会给医院的收益造成负面影响，而若上级医院转出了过多的患者，将会损失部分康复阶段患者的收益，同时还会造成珍贵医疗资源的浪费。针对上级医院转诊决策在运作层面上的问题，本节提出一种基于病床资源数量的阈值控制策略，即对于符合转诊条件的患者，在决定是否将患者转出的节点，上级医院查看自身已占用的病床资源数量，若该数量超过某一控制阈值 $K$，则将患者转出，若该数量未超过某一控制阈值 $K$，则将患者留在本院进行二阶段治疗。如何确定一个最优的控制阈值，将在接下来的章节中详细论述。

### 4.2.1　两阶段转诊合作排队网络模型

本节考虑一个由一家上级医院与一家下级医院组成的排队网络，并研究一种具有两阶段特征的医疗服务。该医疗服务的一阶段治疗仅能在上级医院进行，而对于部分符合条件的患者，二阶段治疗既能在上级医院进行，也能在下级医院进行；对于另一部分患者，二阶段治疗只能在上级医院进行。在该系统中，假设上级医院共有 $M$ 张病床，下级医院共有 $N$ 张病床，同时，当有病床空余时，下级医院必须接收上级医院的转诊患者。

该系统排队网络模型如图 4.12 所示，患者以到达率 $\lambda_U$ 到达上级医院，到达率服从泊松分布，若患者到达时上级医院已无空床，则患者将离开该系统。进入上级医院的患者首先接受一阶段治疗，治疗时间为 $\mu_1^U$，服从指数分布。完成一阶段治疗后，患者留在上级医院或转往下级医院进行二阶段治疗，上级医院二阶段治疗时间为 $\mu_2^U$，服从指数分布，下级医院二阶段治疗时间为 $\mu_2^L$，服从指数分布。假设在上级医院中，两个阶段的治疗由同一组医疗人员提供，因此所有病床由两个阶段的患者共同使用。

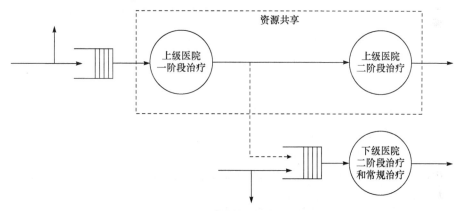

图 4.12　系统排队网络模型

假设所有患者中仅有 $p_c$ 比例患者的病情符合转诊条件。对符合转诊条件的患者，上级医院采用基于病床占用量的阈值策略进行转诊决策，即当病床占用量超过某一阈值 $K$ 时，上级医院将符合条件的患者转往下级医院。在此情况下，上级医院首先询问下级医院有无空床，若下级医院有空床，还需进一步询问患者的转诊意愿。假设患者接受转诊建议的概率为 $p_w$，该概率与患者对自身病情认知、医院选择行为，以及对上下级医院医疗服务质量差异认知有关。假设该概率已知或能以较高精度估计，总体决策过程如图 4.13 所示。对下级医院而言，除了接收上级医院的转诊患者外，还接收直接由外部到达的患者，外部患者以参数为 $\lambda_L$ 的泊松分布到达。

令 $m_1(t)$ 和 $m_2(t)$ 分别为 $t>0$ 时刻上级医院一阶段与二阶段治疗的患者数量，$m(t)=m_1(t)+m_2(t)$ 表示 $t>0$ 时刻上级医院所有患者数量，$n(t)$ 表示 $t>0$ 时刻下级医院患者数量，则系统状态可表示为

$$\{X(t)=(n(t),m(t),m_1(t)),\ t>0\}$$

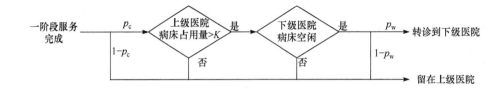

图 4.13　上级医院决策过程

系统状态空间为

$$\{(n,m,m_1), n=0,1,\cdots,N; m=0,1,\cdots,M; m_1=0,1,\cdots,m\}$$

系统状态转移率如下：

(1) $(n,m,m_1) \to (n+1,m,m_1) = \lambda_L$ ，　$0 \leqslant n \leqslant N-1, 0 \leqslant m \leqslant M, 0 \leqslant m_1 \leqslant m$。

(2) $(n,m,m_1) \to (n-1,m,m_1) = n\mu_2^L$ ，　$1 \leqslant n \leqslant N, 0 \leqslant m \leqslant M, 0 \leqslant m_1 \leqslant m$。

(3) $(n,m,m_1) \to (n,m+1,m_1+1) = \lambda_U$ ，　$0 \leqslant n \leqslant N, 0 \leqslant m \leqslant M-1, 0 \leqslant m_1 \leqslant m$。

(4) $(n,m,m_1) \to (n,m,m_1-1) = m_1\mu_1^U$ ，　$0 \leqslant n \leqslant N, 0 \leqslant m \leqslant K, 0 \leqslant m_1 \leqslant m$。

(5) $(n,m,m_1) \to (n,m,m_1-1) = m_1\mu_1^U$ ，　$n=N, K<m \leqslant M, 0 \leqslant m_1 \leqslant m$。

(6) $(n,m,m_1) \to (n,m,m_1-1) = (1-p_c p_w)m_1\mu_1^U, 0 \leqslant n<N, K<m \leqslant M, 0 \leqslant m_1 \leqslant m$。

(7) $(n,m,m_1) \to (n+1,m-1,m_1-1) = p_c p_w m_1\mu_1^U, 0 \leqslant n<N, K<m \leqslant M, 0 \leqslant m_1 \leqslant m$。

(8) $(n,m,m_1) \to (n,m-1,m_1) = (m-m_1)\mu_2^U, 0 \leqslant n \leqslant N, 0 \leqslant m \leqslant M, 0 \leqslant m_1 < m$。

### 4.2.2　采用正则化分解算法求解系统稳态概率

该系统可通过构建马尔可夫链的状态转移矩阵并采用数值方法对稳态概率进行求解。由于该系统包含控制策略且状态为三维，高效并准确地对稳态概率进行求解是该模型的关键所在。本节采用马尔可夫到达过程(MAP)进行辅助建模。MAP 是定义在有限状态连续时间马尔可夫链的计数过程，通常描述为 $D=D_0+D_1$，其中，$D_0$ 和 $D_1$ 通常称为速率矩阵，$D_0$ 由不包含到达的转移率构成(除对角线元素外)，$D_1$ 由包含到达的转移率构成，因此 $D$ 表示整个潜在马尔可夫链的动态过程。

当下级医院病床占用量小于 $N$ 时，转诊过程可看成 MAP，其潜在马尔可夫链反映的是上级医院的病床动态。因此，该 MAP 可表示为 $D=D_0+D_1$，其中，$D_0$ 表示上级医院病床占用量小于等于 $K$ 时的状态转移矩阵(无转诊)，$D_1$ 表示上级医院病床占用量大于 $K$ 时的状态转移矩阵(有转诊)。

$D_0$ 内部结构如下(空元素均为 0，下同)：

$$
\boldsymbol{D}_0 = \begin{pmatrix}
\boldsymbol{A}_1^{(0)} & \boldsymbol{A}_0^{(0)} & & & & \\
\boldsymbol{A}_2^{(1)} & \boldsymbol{A}_1^{(1)} & \boldsymbol{A}_0^{(1)} & & & \\
 & \boldsymbol{A}_2^{(2)} & \boldsymbol{A}_1^{(2)} & \boldsymbol{A}_0^{(2)} & & \\
 & & \ddots & \ddots & \ddots & \\
 & & & \boldsymbol{A}_2^{(M-1)} & \boldsymbol{A}_1^{(M-1)} & \boldsymbol{A}_0^{(M-1)} \\
 & & & & \boldsymbol{A}_2^{(M)} & \boldsymbol{A}_1^{(M)}
\end{pmatrix} \tag{4.22}
$$

其中,

$$
\boldsymbol{A}_0^{(m)} = \begin{pmatrix}
0 & \lambda_U & & & \\
0 & & \lambda_U & & \\
\vdots & & & \ddots & \\
0 & & & & \lambda_U
\end{pmatrix}_{(m+1)\times(m+2)}, \quad 0 \leqslant m \leqslant M-1 \tag{4.23}
$$

$$
\boldsymbol{A}_1^{(m)} =
$$
$$
\begin{pmatrix}
-(\lambda_U + m\mu_2^U) & & & & \\
\mu_1^U & -[\lambda_U + \mu_1^U + (m-1)\mu_2^U] & & & \\
 & 2\mu_1^U & -[\lambda_U + 2\mu_1^U + (m-2)\mu_2^U] & & \\
 & & \ddots & \ddots & \\
 & & & m\mu_1^U & -(\lambda_U + m\mu_1^U)
\end{pmatrix}_{(m+1)\times(m+1)}
$$
$$
0 \leqslant m \leqslant K \tag{4.24}
$$

$$
\boldsymbol{A}_1^{(m)} =
$$
$$
\begin{pmatrix}
-(\lambda_U + m\mu_2) & & & & \\
(1-p_c p_w)\mu_1^U & -[\lambda_U + \mu_1^U + (m-1)\mu_2^U] & & & \\
 & 2(1-p_c p_w)\mu_1^U & -[\lambda_U + 2\mu_1^U + (m-2)\mu_2^U] & & \\
 & & \ddots & \ddots & \\
 & & & m(1-p_c p_w)\mu_1^U & -(\lambda_U + m\mu_1^U)
\end{pmatrix}_{(m+1)\times(m+1)}
$$
$$
K+1 \leqslant m \leqslant M-1 \tag{4.25}
$$

$$
\boldsymbol{A}_1^{(M)} =
$$
$$
\begin{pmatrix}
-M\mu_2^U & & & & \\
(1-p_c p_w)\mu_1^U & -[\mu_1^U + (M-1)\mu_2^U] & & & \\
 & 2(1-p_c p_w)\mu_1^U & -[2\mu_1^U + (M-2)\mu_2^U] & & \\
 & & \ddots & \ddots & \\
 & & & M(1-p_c p_w)\mu_1^U & -M\mu_1^U
\end{pmatrix}_{(M+1)\times(M+1)}
$$
$$
\tag{4.26}
$$

$$A_2^{(m)} = \begin{pmatrix} m\mu_2^{U} & & & \\ & (m-1)\mu_2^{U} & & \\ & & \ddots & \\ & & & \mu_2^{U} \\ 0 & 0 & \cdots & 0 \end{pmatrix}_{(m+1)\times m}, \quad 1 \leqslant m \leqslant M \qquad (4.27)$$

在式(4.23)中，$(m+1)\times(m+2)$矩阵 $A_0^{(m)}(0 \leqslant m \leqslant M-1)$表示患者以到达率 $\lambda_U$ 到达系统，对应系统状态转移(3)。在式(4.24)中，$(m+1)\times(m+1)$矩阵 $A_1^{(m)}(0 \leqslant m \leqslant K)$的主对角线元素等于所在行非对角线元素加和求负，主对角线之下的元素表示患者以速率 $m_1\mu_1^{U}$ 完成一阶段治疗并留在上级医院接受二阶段治疗，对应系统状态转移(4)。在式(4.25)和式(4.26)中，$(m+1)\times(m+1)$矩阵 $A_1^{(m)}(K+1 \leqslant m \leqslant M-1)$ 和$(M+1)\times(M+1)$矩阵 $A_1^{(M)}$的主对角线元素等于所在行非对角线元素加和求负，主对角线之下的元素表示$1-p_cp_w$ 比例的患者以速率 $m_1(1-p_cp_w)\mu_1^{U}$ 完成一阶段治疗，并留在上级医院接受二阶段治疗，对应系统状态转移(6)。在式(4.27)中，$(m+1)\times m$ 矩阵 $A_2^{(m)}(1 \leqslant m \leqslant M)$表示患者以速率$(m-m_1)\mu_2^{U}$ 在上级医院完成二阶段治疗，对应系统状态转移(8)。

$D_1$ 的内部结构如下：

$$D_1 = \begin{pmatrix} 0 & 0 \\ 0 & B \end{pmatrix} \qquad (4.28)$$

其中，

$$B = \begin{pmatrix} 0 & & & & \\ F^{(K+1)} & \ddots & & & \\ & \ddots & \ddots & & \\ & & F^{(M-1)} & 0 & \\ & & & F^{(M)} & 0 \end{pmatrix} \qquad (4.29)$$

其中，

$$F^{(m)} = \begin{pmatrix} 0 & & & & \\ p_cp_w\mu_1^{U} & \ddots & & & \\ & 2p_cp_w\mu_1^{U} & \ddots & & \\ & & \ddots & 0 & \\ & & & mp_cp_w\mu_1^{U} \end{pmatrix}, \quad K+1 \leqslant m \leqslant M \qquad (4.30)$$

在式(4.30)中，$(m+1) \times m$ 矩阵 $\boldsymbol{F}^{(m)}(K+1 \leqslant m \leqslant M)$表示 $p_{\mathrm{c}} p_{\mathrm{w}}$ 比例的患者被转诊到下级医院并以速率 $m_1 p_{\mathrm{c}} p_{\mathrm{w}} \mu_1^{\mathrm{U}}$ 完成二阶段治疗，对应系统状态转移(7)。

将转诊过程看成状态依赖的 MAP，令 $n$ 为水平变量，$(m, m_1)$ 为阶段变量，则该系统的状态转移矩阵可表示为如下分块结构矩阵：

$$
\boldsymbol{Q} = \begin{bmatrix}
\boldsymbol{Q}_{0,0} & \boldsymbol{Q}_{0,1} & & & & \\
\boldsymbol{Q}_{1,0} & \boldsymbol{Q}_{1,1} & \boldsymbol{Q}_{1,2} & & & \\
& \boldsymbol{Q}_{2,1} & \boldsymbol{Q}_{2,2} & \boldsymbol{Q}_{2,3} & & \\
& & \ddots & \ddots & \ddots & \\
& & & \boldsymbol{Q}_{N-1,N-2} & \boldsymbol{Q}_{N-1,N-1} & \boldsymbol{Q}_{N-1,N} \\
& & & & \boldsymbol{Q}_{N,N-1} & \boldsymbol{Q}_{N,N}
\end{bmatrix} \tag{4.31}
$$

其中，

$$
\boldsymbol{Q}_{n,n+1} = \lambda_{\mathrm{L}} \boldsymbol{I} + \boldsymbol{D}_1, \quad 0 \leqslant n < N \tag{4.32}
$$

$$
\boldsymbol{Q}_{n,n-1} = n \mu_2^{\mathrm{L}} \boldsymbol{I}, \quad 1 \leqslant n \leqslant N \tag{4.33}
$$

$$
\boldsymbol{Q}_{n,n} = \boldsymbol{D}_0 - (\lambda_{\mathrm{L}} \boldsymbol{I} + n \mu_2^{\mathrm{L}} \boldsymbol{I}), \quad 0 \leqslant n < N \tag{4.34}
$$

$$
\boldsymbol{Q}_{N,N} = \boldsymbol{G} - N \mu_2^{\mathrm{L}} \boldsymbol{I} \tag{4.35}
$$

在式(4.32)中，$\boldsymbol{Q}_{n,n+1}$ 表示一个转诊患者或外部患者到达下级医院，对应系统状态转移(1)和(7)；在式(4.33)中，$\boldsymbol{Q}_{n,n-1}$ 表示一个患者离开下级医院，对应系统状态转移(2)；在式(4.34)中，$\boldsymbol{Q}_{n,n}$ 表示没有患者到达下级医院，仅有 MAP 的内部转移，表示为 $\boldsymbol{D}_0$，为了保证状态转移矩阵中每行的行和为 0，需要减去 $\lambda_{\mathrm{L}} \boldsymbol{I} + n \mu_2^{\mathrm{L}} \boldsymbol{I}$，这里 $\boldsymbol{I}$ 是与 $\boldsymbol{D}$ 维度一致的单位矩阵；$\boldsymbol{Q}_{N,N}$ 表示下级医院无空余病床的情况，此时转诊到达不再是 MAP，而是由式(4.35)表示，其中矩阵 $\boldsymbol{G}$ 内部结构如下：

$$
\boldsymbol{G} = \begin{pmatrix}
\boldsymbol{C}_1^{(0)} & \boldsymbol{C}_0^{(0)} & & & & \\
\boldsymbol{C}_2^{(1)} & \boldsymbol{C}_1^{(1)} & \boldsymbol{C}_0^{(1)} & & & \\
& \boldsymbol{C}_2^{(2)} & \boldsymbol{C}_1^{(2)} & \boldsymbol{C}_0^{(2)} & & \\
& & \ddots & \ddots & \ddots & \\
& & & \boldsymbol{C}_2^{(M-1)} & \boldsymbol{C}_1^{(M-1)} & \boldsymbol{C}_0^{(M-1)} \\
& & & & \boldsymbol{C}_2^{(M)} & \boldsymbol{C}_1^{(M)}
\end{pmatrix} \tag{4.36}
$$

其中，

$$C_0^{(m)} = \begin{pmatrix} 0 & \lambda_U & & & \\ 0 & & \lambda_U & & \\ \vdots & & & \ddots & \\ 0 & & & & \lambda_U \end{pmatrix}_{(m+1)\times(m+2)} , \quad 0 \leqslant m \leqslant M-1 \qquad (4.37)$$

$$C_1^{(m)} =$$

$$\begin{pmatrix} -(\lambda_U + m\mu_2^U) & & & & \\ \mu_1^U & -[\lambda_U + \mu_1^U + (m-1)\mu_2^U] & & & \\ & 2\mu_1^U & -[\lambda_U + 2\mu_1^U + (m-2)\mu_2^U] & & \\ & & \ddots & \ddots & \\ & & & m\mu_1^U & -(\lambda_U + m\mu_1^U) \end{pmatrix}_{(m+1)\times(m+1)}$$

$$0 \leqslant m \leqslant M-1$$

$$(4.38)$$

$$C_2^{(m)} = \begin{pmatrix} m\mu_2^U & & & & \\ & (m-1)\mu_2^U & & & \\ & & \ddots & & \\ & & & \mu_2^U & \\ 0 & 0 & \cdots & 0 \end{pmatrix}_{(m+1)\times m} , \quad 1 \leqslant m \leqslant M \qquad (4.39)$$

在式(4.37)中，$(m+1)\times(m+2)$矩阵 $C_0^{(m)}$ $(0 \leqslant m \leqslant M-1)$表示患者以到达率 $\lambda_U$ 到达上级医院，对应系统状态转移(3)。在式(4.38)中，$(m+1)\times(m+1)$矩阵 $C_1^{(m)}$ $(0 \leqslant m \leqslant M-1)$的主对角线元素为所在行非对角线元素加和求负，主对角线之下的元素表示患者以速率 $m_1\mu_1^U$ 完成一阶段治疗，并留在上级医院接受二阶段治疗，对应系统状态转移(4)($n=N$)和(5)。在式(4.39)中，$(m+1)\times m$ 矩阵 $C_2^{(m)}$ $(1 \leqslant m \leqslant M)$表示患者以速率$(m-m_1)\mu_2^U$ 在上级医院完成二阶段治疗，对应系统状态转移(8)。

下面运用正则化(RG)分解方法对系统的稳态概率进行计算。RG 分解是一种结构化的分块结构马尔可夫链的性能分析算法框架，通过迭代方式简化计算复杂度[16]。根据 RG 分解，系统稳态概率向量 $\pi = (\pi_0, \pi_1, \cdots, \pi_N)$ 可通过如下迭代过程计算：

$$\pi_n = \pi_0 \prod_{k=0}^{n-1} R_k , \quad 1 \leqslant n \leqslant N \qquad (4.40)$$

其中，$\pi_n = (\pi_{n,0,0}, \pi_{n,1,0}, \pi_{n,1,1}, \cdots, \pi_{n,m,m_1}, \cdots, \pi_{n,M,M})$ 表示第 $n$ 水平的稳态概率向量，$\pi_{n,m,m_1}$ 表示状态$(n,m,m_1)$的稳态概率；$R_k$ 可通过如下方式迭代计算：

$$\boldsymbol{R}_{N-1} = \boldsymbol{Q}_{N-1,N}(-\boldsymbol{Q}_{N,N})^{-1} \tag{4.41}$$

$$\boldsymbol{R}_k = -\boldsymbol{Q}_{k,k+1}\left[\boldsymbol{Q}_{k+1,k+1} + \boldsymbol{R}_{k+1}\boldsymbol{Q}_{k+2,k+1}\right]^{-1}, \quad 0 \leqslant k \leqslant N-2 \tag{4.42}$$

在式(4.40)中，初始状态 $\boldsymbol{\pi}_0$ 可通过 $\boldsymbol{\pi}_0 = \varphi \boldsymbol{v}_0$ 计算，其中 $\varphi$ 为归一化常数，$\boldsymbol{v}_0$ 为马尔可夫链 $\boldsymbol{Q}_{0,0} + \boldsymbol{R}_0\boldsymbol{Q}_{1,0}$ 的稳态概率向量。

### 4.2.3　系统性能指标分析与优化问题构建

令 $\rho_\mathrm{U}$ 表示上级医院的病床利用率，$\rho_1^\mathrm{U}$ 和 $\rho_2^\mathrm{U}$ 分别表示一阶段和二阶段治疗病床利用率；令 $p_l^\mathrm{U}$ 表示上级医院的阻塞概率，$\mathrm{TH}_1^\mathrm{U}$ 和 $\mathrm{TH}_2^\mathrm{U}$ 分别表示一阶段和二阶段患者的产出率，则上级医院性能指标计算如下：

$$\rho_\mathrm{U} = \frac{\sum\limits_{m=0}^{M}\left(m\sum\limits_{n=0}^{N}\sum\limits_{m_1=0}^{m}\pi_{n,m,m_1}\right)}{M} \tag{4.43}$$

$$\rho_1^\mathrm{U} = \frac{\sum\limits_{m_1=0}^{M}\left(m_1\sum\limits_{m=m_1}^{M}\sum\limits_{n=0}^{N}\pi_{n,m,m_1}\right)}{M} \tag{4.44}$$

$$\rho_2^\mathrm{U} = \rho_\mathrm{U} - \rho_1^\mathrm{U} \tag{4.45}$$

$$\mathrm{TH}_1^\mathrm{U} = M\rho_1^\mathrm{U}\mu_1^\mathrm{U} \tag{4.46}$$

$$\mathrm{TH}_2^\mathrm{U} = M\rho_2^\mathrm{U}\mu_2^\mathrm{U} \tag{4.47}$$

$$p_l^\mathrm{U} = \sum\limits_{m_1=0}^{M}\sum\limits_{n=0}^{N}\pi_{n,M,m_1} \tag{4.48}$$

对应的关于阈值 $K$ 的最优化问题可构建为

$$\begin{aligned} \max \quad & P_\mathrm{U}(K) = R_1^\mathrm{U}\mathrm{TH}_1^\mathrm{U}(K) + R_2^\mathrm{U}\mathrm{TH}_2^\mathrm{U}(K) - C_l^\mathrm{U}\lambda_\mathrm{U}p_l^\mathrm{U}(K) \\ \mathrm{s.t.} \quad & 0 \leqslant K \leqslant M \\ & K \in \mathrm{int} \end{aligned} \tag{4.49}$$

该优化问题的目标函数共有三项，第一项 $R_1^\mathrm{U}\mathrm{TH}_1^\mathrm{U}(K)$ 表示一阶段治疗的单位时间收益，其中 $R_1^\mathrm{U}$ 表示一阶段治疗人均收益；第二项 $R_2^\mathrm{U}\mathrm{TH}_2^\mathrm{U}(K)$ 表示二阶段治疗的单位时间收益，其中 $R_2^\mathrm{U}$ 表示二阶段治疗人均收益；第三项 $C_l^\mathrm{U}\lambda_\mathrm{U}p_l^\mathrm{U}(K)$ 表示单位时间阻塞成本，其中 $C_l^\mathrm{U}$ 表示人均阻塞成本。

为了分析上级医院的阈值控制策略对下级医院造成的影响，下面对下级医院性能指标进行分析。

令 $p_l^L$ 为下级医院阻塞率，则

$$p_l^L = \sum_{m=0}^{M} \sum_{m_1=0}^{m} \pi_{N,m,m_1} \tag{4.50}$$

令 $\rho_L$ 表示下级医院病床利用率，则

$$\rho_L = \frac{\sum_{n=0}^{N}(n \sum_{m=0}^{M} \sum_{m_1=0}^{m} \pi_{n,m,m_1})}{N} \tag{4.51}$$

令 $TH_L$ 表示下级医院患者产出率，$TH_n^L$ 表示常规患者产出率，$TH_T$ 表示转诊患者产出率，则

$$TH_L = N\rho_L \mu_2^L \tag{4.52}$$

$$TH_n^L = \lambda_L(1 - p_l^L) \tag{4.53}$$

$$TH_T = TH_L - TH_n^L \tag{4.54}$$

令 $R_n^L$ 表示常规患者人均收益，则对应的常规患者单位时间收益可表示为 $R_n^L TH_n^L$；令 $R_T$ 表示转诊患者人均收益，则对应的转诊患者单位时间收益可表示为 $R_T TH_T$；令 $C_l^L$ 表示人均阻塞成本，则对应的单位时间阻塞成本可表示为 $C_l^L \lambda_L p_l^L$。由此下级医院效益函数可表示为

$$P_L = R_n^L TH_n^L + R_T TH_T - C_l^L \lambda_L p_l^L \tag{4.55}$$

从疾病的角度考虑，转诊患者和常规患者是同质的。但是由于转诊患者的部分诊断、检查和初步诊疗已经在上级医院完成，对下级医院而言，转诊患者收益一般低于常规患者收益，即 $R_n^L > R_T$。

### 4.2.4　基于简化模型的系统特性探讨

本节探讨的紧密型医联体转诊模型有一个较为复杂的转诊过程，包含了上级医院的实施转诊决策，该决策不但依赖于上级医院自身的病床资源数量，同时会受到下级医院的资源限制，这样的一个复杂系统很难推导出一套清晰的解析结果。为了能从理论角度对该系统的特性做一些探讨，本节将对紧密型医联体模型做一定程度的简化，并通过简化的模型探讨紧密型医联体系统存在的一些特性。模型简化的方式是将转诊的控制阈值 $K$、体现患者病情的概率 $p_c$、体现患者转诊医院的概率 $p_w$，以及下级医院无法接收转诊患者的概率整合为一个综合的转诊概率 $p$，这个综合的转诊概率在一定程度上体现了上级医院的转诊倾向。

下面针对上述简化的模型构建一个马尔可夫链。令 $i(t)$ 表示上级医院在 $t>0$ 时

刻一阶段患者的数量，$j(t)$ 表示上级医院在 $t>0$ 时刻二阶段患者的数量，则系统状态可表示为

$$\{X(t)=(i(t),j(t)),\ t>0\}$$

系统状态空间为

$$\{(i,j):\ i+j\leqslant M\}$$

系统状态转移概率如下：

(1)　$(i,j)\rightarrow(i+1,j)=\lambda_{U},\ 0\leqslant i+j\leqslant M-1$。

(2)　$(i,j)\rightarrow(i-1,j)=p\mu_1^{U},\ 0<i\leqslant M,\ 0\leqslant j\leqslant M-i$。

(3)　$(i,j)\rightarrow(i-1,j+1)=(1-p)\mu_1^{U},\ 0<i\leqslant M,\ 0\leqslant j\leqslant M-i$。

(4)　$(i,j)\rightarrow(i,j-1)=\mu_2^{U},\ 0<j\leqslant M,\ 0\leqslant i\leqslant M-j$。

根据这个简化的马尔可夫链模型，可推导出以下结果。

**定理 4.1**　马尔可夫链模型在状态 $(i,j)$ 的稳态概率 $\pi_{i,j}$ 可通过式(4.56)计算：

$$\pi_{i,j}=\frac{\dfrac{\lambda^{i+j}(1-p)^{j}}{i!\,j!\,\mu_1^{i}\mu_2^{j}}}{\displaystyle\sum_{i+j\leqslant M}\frac{\lambda^{i+j}(1-p)^{j}}{i!\,j!\,\mu_1^{i}\mu_2^{j}}} \tag{4.56}$$

**证明**　详见本章附录 3。

令 $p_l^{U}$ 为上级医院的阻塞概率，$\mathrm{TH}_1^{U}$ 为一阶段患者的输出率，$\mathrm{TH}_2^{U}$ 为二阶段患者的输出率。根据定理 4.1，可以对简化的紧密型医联体模型的系统评价指标提出以下命题。

**命题 4.1**　在简化的紧密型医联体模型中，患者阻塞概率 $p_l^{U}$、一阶段患者输出率 $\mathrm{TH}_1^{U}$ 和二阶段患者输出率 $\mathrm{TH}_2^{U}$ 可以通过以下公式计算：

$$p_l^{U}=\frac{\displaystyle\sum_{i=0}^{M}\frac{\lambda_{U}^{M}(1-p)^{M-i}}{i!(M-i)!(\mu_1^{U})^{i}(\mu_2^{U})^{M-i}}}{\displaystyle\sum_{i+j\leqslant M}\frac{\lambda_{U}^{i+j}(1-p)^{j}}{i!\,j!(\mu_1^{U})^{i}(\mu_2^{U})^{j}}} \tag{4.57}$$

$$\mathrm{TH}_1^{U}=\lambda_{U}(1-p_l^{U}) \tag{4.58}$$

$$\mathrm{TH}_2^{U}=\lambda_{U}(1-p_l^{U})(1-p) \tag{4.59}$$

**证明**　详见本章附录 4。

同样还可以对上述系统评价指标与综合转诊概率 $p$ 的关系推导出下列命题。

**命题 4.2** 在简化的紧密型医联体模型中，一阶段患者输出率 $\text{TH}_1^{\text{U}}$ 随着综合转诊概率 $p$ 的增加而单调递增，患者阻塞概率 $p_l^{\text{U}}$ 和二阶段患者输出率 $\text{TH}_2^{\text{U}}$ 随着综合转诊概率 $p$ 的增加而单调递减。

**证明** 详见本章附录5。

沿用式(4.59)对目标函数中各个参数和变量的定义,关于综合转诊概率 $p$ 的优化问题可表述为

$$
\begin{aligned}
\max \quad & P_{\text{U}}(p) = R_1^{\text{U}}\text{TH}_1^{\text{U}}(p) + R_2^{\text{U}}\text{TH}_2^{\text{U}}(p) - C_l^{\text{U}}\lambda_{\text{U}}p_l^{\text{U}}(p) \\
\text{s.t.} \quad & 0 \leqslant p \leqslant 1
\end{aligned}
\tag{4.60}
$$

该优化问题的目标函数共有三项,第一项 $R_1^{\text{U}}\text{TH}_1^{\text{U}}(p)$ 表示一阶段治疗的单位时间收益,其中 $R_1^{\text{U}}$ 表示一阶段人均收益;第二项 $R_2^{\text{U}}\text{TH}_2^{\text{U}}(p)$ 表示二阶段治疗的单位时间收益,其中 $R_2^{\text{U}}$ 表示二阶段人均收益;第三项 $C_l^{\text{U}}\lambda_{\text{U}}p_l^{\text{U}}(p)$ 表示单位时间阻塞成本,其中 $C_l^{\text{U}}$ 表示人均阻塞成本。

由命题 4.2 可知,当更多的患者从上级医院转诊到下级医院时,一阶段患者产生的收益会增加,二阶段患者产生的收益会降低。此外,还可推论出,在一阶段患者收益高于二阶段患者收益的前提下,当综合转诊概率 $p$ 变化时,上级医院的收益会出现三种可能的变化情况。第一种可能的情况是当综合转诊概率 $p$ 从 0 增加到 1 时,上级医院的收益单调递增,在这种情况下,上级医院希望将所有的二阶段患者转诊到下级医院。第二种可能的情况与第一种可能情况完全相反,即当综合转诊概率 $p$ 从 0 增加到 1 时,上级医院的收益单调递减,在这种情况下,上级医院希望留下所有的二阶段患者在本医院完成治疗,没有任何的转诊动力。第三种可能情况介于第一种可能情况和第二种可能情况之间,即当综合转诊概率 $p$ 从 0 增加到 1 时,上级医院的收益先递增再递减,在这种情况下,存在一个最优的综合转诊概率 $p^*$,使得上级医院的收益最大,上级医院希望将其综合转诊概率控制在这个水平上。

上述三种可能情况揭示了上级医院在运作层面可能出现的三种转诊决策行为。第一种情况中,阈值控制策略对转诊决策没有产生任何影响,因为上级医院希望将所有二阶段患者转出以实现收益最大化。第二种情况中,阈值控制策略对转诊决策也没有产生任何影响,在这种情况下,上级医院希望将所有的二阶段患者留在本医院完成治疗。而第三种情况中,上级医院希望通过阈值控制策略将综合转诊概率控制在某一水平上,在这种情况下,最优的综合转诊概率 $p^*$ 对应着一个最优的控制阈值 $K^*$。

本章提出的紧密型医联体转诊决策优化问题可以通过穷举搜索法进行求解,但当解空间的规模过大时,还是需要一个更为高效的搜索算法。基于本节对紧密

型医联体转诊系统特性的探讨以及后续第 5 章中大量的数值实验结果，可以估计该模型的解空间具有单调或单峰的特点。因此，我们针对紧密型医联体转诊决策优化问题提出了一个启发式二分搜索算法，算法流程如下：

(1) 根据控制阈值 $K$ 将解空间按升序进行排列，设置解空间边界的两个边界参数：Left = 0，Right = $M$。

(2) 若 Right − Left = 2，则计算 $K$=Left 的目标函数值 $P_U(\text{Left})$、$K$= Left+1 的目标函数值 $P_U(\text{Left}+1)$、$K$=Right 的目标函数值 $P_U(\text{Right})$，返回 $\{P_U(\text{Left}), P_U(\text{Left}+1), P_U(\text{Right})\}$ 中的最大值以及对应的 $K$ 值，算法结束。

若 Right−Left = 1，则计算 $K$=Left 的目标函数值 $P_U(\text{Left})$、$K$=Right 的目标函数值 $P_U(\text{Right})$，返回 $\{P_U(\text{Left}), P_U(\text{Right})\}$ 中的最大值以及对应的 $K$ 值，算法结束。

否则，设置二分参数 Mid: $= \lfloor (\text{Right} - \text{Left}) / 2 \rfloor$。

(3) 计算 $K$=Mid 的目标函数值 $P_U(\text{Mid})$、$K$=Mid+1 的目标函数值 $P_U(\text{Mid}+1)$。

(4) 若 $P_U(\text{Mid}) > P_U(\text{Mid}+1)$，设置右边界参数 Right=Mid，跳转到步骤(2)；否则，设置左边界参数 Left =Mid，跳转到步骤(2)。

### 4.2.5　案例分析

下面通过基于实际数据的数值实验对紧密型医联体模型进行探讨。以下数值实验的数据来源于上海市某三级甲等医院 A 和上海市某医院 B，医院 B 是与医院 A 进行逆向转诊合作的一家医院。在两家医院进行转诊合作前，医院 A 骨科的病床利用率达到 100%，而医院 B 骨科的病床利用率仅有 30%。由于两家医院的地理位置较为接近，且医院 A 骨科的声誉远高于医院 B，因此医院 B 难以吸引到患者前来就诊，这使得医院 A 在该逆向转诊合作关系中占据主导地位，当医院 B 有空余病床时，必须接受医院 A 的转诊患者。虽然该逆向转诊合作系统是有效的，但在实际运作过程中，由于缺乏清晰可操作的转诊策略，系统运行结果往往不尽如人意，医院 A 希望有一套易于实施、基于阈值的转诊控制策略。在该案例中，医院 A 即为上级医院，医院 B 为下级医院，通过两家医院 2013~2017 年的相关数据分析以及与医院的讨论，设定模型参数 $\lambda_U$、$\lambda_L$、$\mu_1^U$、$\mu_2^U$、$\mu_2^L$、$p_c$、$p_w$、$M$、$N$、$R_1^U$、$R_2^U$、$R_n^L$、$R_T$、$C_l^U$、$C_l^L$ 的基准值分别为 2 人/天、1 人/天、0.25 人/天、0.1 人/天、0.1 人/天、0.7、0.7、30 张、20 张、40000 元/人、20000 元/人、25000 元/人、20000 元/人、8000 元/人、4000 元/人。

数值实验分为两大部分：第一部分主要探讨上级医院的阈值控制策略对自身性能指标的影响以及系统环境变化对最优阈值的影响；第二部分研究上级医院根据系统环境变化控制阈值调整的过程对下级医院收益的影响。

1. 上级医院转诊过程的阈值控制

这里探讨上级医院的阈值控制策略，共做了六组实验，第一组实验研究控制阈值对上级医院收益的影响，第二组实验考虑的是上级医院患者到达率对最优控制阈值的影响，第三组实验探讨治疗时长对控制阈值的影响，第四组实验研究患者病情或转诊意愿对最优控制阈值的影响，第五组实验探讨上级医院阻塞成本对最优控制阈值的影响，第六组实验研究下级医院患者到达率对最优控制阈值的影响。下面将详细介绍每组实验的结果和发现。

1) 实验一：控制阈值对上级医院收益的影响

实验一研究控制阈值的变化对上级医院收益的影响，将除控制阈值 $K$ 以外的参数固定在基准水平，$K$ 从 30 减小到 0，如图 4.14 所示。对资源相对稀缺的上级医院而言，存在一个最优的控制阈值。当控制阈值 $K$ 较大时，系统没有将足够的患者从上级医院转诊到下级医院，导致部分潜在的高价值一阶段患者没有得到有效服务；当控制阈值 $K$ 较小时，系统将过多的二阶段患者从上级医院转诊到下级医院，使得上级医院医疗资源得不到充分利用，导致收益降低。

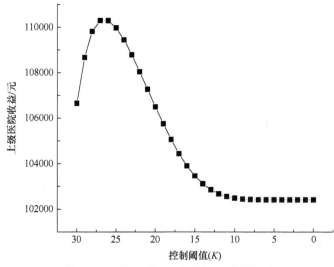

图 4.14　控制阈值对上级医院收益的影响

2) 实验二：上级医院患者到达率对最优控制阈值的影响

实验二探讨在其他参数固定在基准水平的情况下，上级医院患者到达率 $\lambda_U$ 的变化对上级医院最优控制阈值 $K^*$ 的影响，实验结果如图 4.15 和图 4.16 所示。从图 4.15 中可以看出，当上级医院患者到达率增大时，最优控制阈值不断下降，即上级医院转诊的意愿不断增强。随着医疗资源利用率的不断增加，上级医院希望将更多的二阶段患者转诊到下级医院，为相对价值更高的一阶段患者保留足够的医疗资源。图 4.16 显示当上级医院患者到达率达到一个较高的水平时，即使上级医院大程度下降了控制阈值，收益仍旧降低。这是由于下级医院的医疗资源利用率也达到了饱和状态，在两个阶段的收益基本不变、阻塞成本不断升高的情况下，总收益出现下滑。

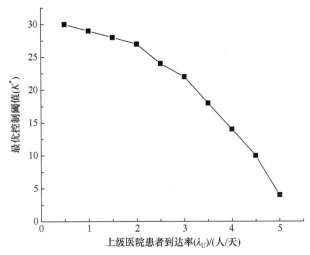

图 4.15　上级医院患者到达率对最优控制阈值的影响

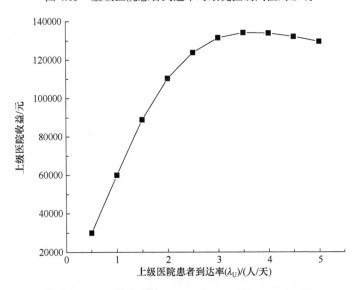

图 4.16　上级医院患者到达率对上级医院收益的影响

实验结果表明，当患者到达率升高时，上级医院应相应降低控制阈值；若患者到达率增加到下级医院医疗资源利用率也达到了饱和的程度，则上级医院需考虑增加新的转诊合作伙伴以减轻资源压力。

3) 实验三：治疗时长对控制阈值的影响

实验三研究一阶段和二阶段治疗时长对控制阈值的影响，实验结果如图4.17～图4.20所示。从图4.17和图4.18可以看出，当一阶段治疗时长减少时，控制阈值和上级医院的收益略有增加。需要注意的是，控制阈值$K$的变化过程中出现了一些水平的阶段，出现这个现象的原因是控制阈值$K$只能取整数值，外部环境参数的变化使得控制阈值$K$增加，但没有达到让其取一个更大整数的程度。接下来这个现象还会继续出现在后续的实验中。类似地，从图4.19和图4.20可以看出，

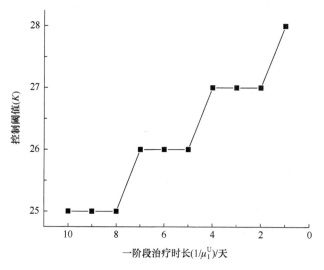

图 4.17　一阶段治疗时长对控制阈值的影响

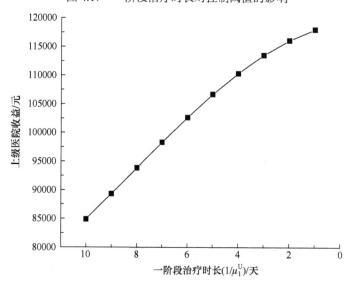

图 4.18　一阶段治疗时长对上级医院收益的影响

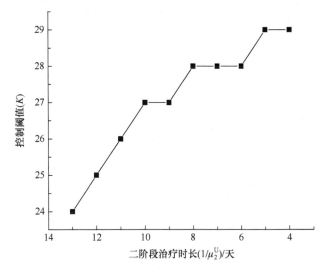

图 4.19　二阶段治疗时长对控制阈值的影响

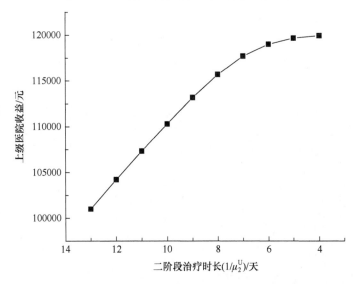

图 4.20　二阶段治疗时长对上级医院收益的影响

当二阶段治疗时长减少时，控制阈值和上级医院的收益也有所增加。这些结果表明，当任一阶段的治疗时长减少时，最优控制阈值增加，降低了出现患者转诊的可能性，即上级医院能够承受更高的资源负荷。

4) 实验四：患者病情或转诊意愿对最优控制阈值的影响

实验四研究患者病情或转诊意愿对上级医院最优控制阈值的影响，由模型结构可知，患者病情或转诊意愿对最优控制阈值的影响具有等同的效应。患者病情或转诊意愿反映的是患者可转诊的概率，具有转诊资格的患者或愿意转诊的患者占比越大，则患者可转诊的概率越大。实验结果如图 4.21 和图 4.22 所示，当患者可转诊概率增大时，上级医院最优控制阈值增大，收益增加。随着患者可转诊概率的增加，上级医院有更大的机会将患者转出，因此需要一个更大的控制阈值以防止患者过量流失。

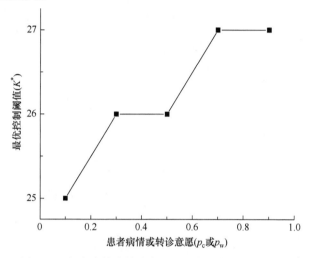

图 4.21　患者病情或转诊意愿对最优控制阈值的影响

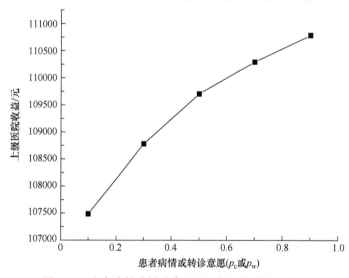

图 4.22　患者病情或转诊意愿对上级医院收益的影响

5) 实验五：上级医院阻塞成本对最优控制阈值的影响

实验五探讨上级医院的阻塞成本如何影响最优控制阈值，实验结果如图 4.23 和图 4.24 所示。从图中可以看出，当上级医院的阻塞成本上升时，最优控制阈值略微下降。出现这个现象的原因是，当上级医院的阻塞成本增加时，拥堵问题给上级医院带来的影响将会超过二阶段患者带来的收益，此时需要采用一个更低的控制阈值来确保更多的二阶段患者能够转诊到下级医院进行治疗，缓解自身的拥堵问题。这个结果表明，当上级医院更关注患者的满意度(体现在目标函数中的阻塞成本)时，会愿意将更多的二阶段患者向外转诊。然而，值得注意的是，当上级医院的阻塞成本显著增加时，如在本次实验中从 0 增加到 16000 元，最优控制阈值仅从 27 下降到 26。这表明上级医院的最优控制阈值对阻塞成本并不敏感，在这种情况下，患者的满意度对医院的决策影响较为有限。

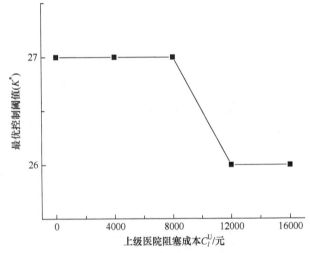

图 4.23　上级医院阻塞成本对最优控制阈值的影响

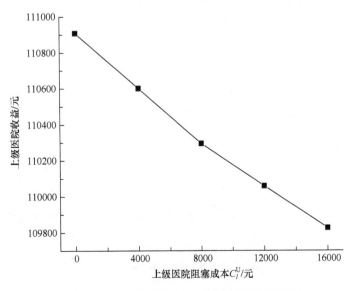

图 4.24　上级医院阻塞成本对上级医院收益的影响

6) 实验六：下级医院患者到达率对最优控制阈值的影响

实验六研究下级医院患者到达率如何影响上级医院的最优控制阈值，结果如图 4.25 和图 4.26 所示。从图中可以看出，当下级医院的患者到达率提高时，上级医院的最优控制阈值和收益均下降。出现这个现象的原因是，当下级医院的患者到达率增加时，其接收上级医院转诊患者的能力会受到一定损害，从而使得更多低价值的二阶段患者无法转出，继续占用上级医院的珍贵医疗资源，致使上级医院的收益下降。而为了应对这种情况，上级医院需要降低自身的控制阈值，确

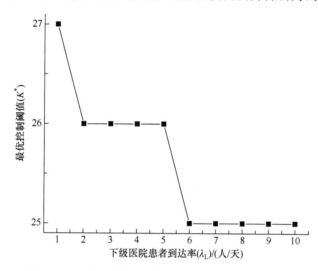

图 4.25　下级医院患者到达率对最优控制阈值的影响

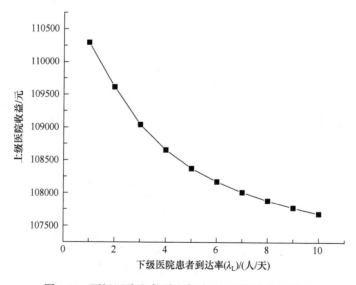

图 4.26　下级医院患者到达率对上级医院收益的影响

保能将合适数量的二阶段患者转诊到下级医院。本次实验结果表明，上级医院在选择合作的下级医院的过程中，当其他条件基本相同时，应更倾向于选择患者到达率低的下级医院，以确保在合作过程中能够更灵活地使用阈值控制策略。

2. 上级医院最优控制阈值对下级医院的影响

这里考虑上级医院在根据外部环境变化调整控制阈值时对下级医院可能造成的影响，总共实施了三组实验，第一组实验研究上级医院患者到达率变化对下级医院的影响，第二组实验考虑上级医院治疗时长变化对下级医院的影响，第三组实验探讨患者病情或转诊意愿变化对下级医院的影响。下面将详细介绍每组实验的内容和结果。

1) 实验一：上级医院患者到达率变化对下级医院的影响

实验一探讨上级医院根据患者到达率变化调整最优控制阈值的过程对下级医院造成的影响，实验结果如图 4.27 所示。当上级医院患者到达率 $\lambda_U$ 较小时($0.5 \leqslant \lambda_U \leqslant 1.5$)，下级医院的收益基本保持不变，在这个阶段，上级医院资源压力较小，没有对外转诊患者的需求，下级医院的收益来源主要是常规患者。当 $\lambda_U$ 进一步增加时($1.5 < \lambda_U \leqslant 4$)，下级医院的收益快速增长，此时下级医院主要受益于转诊合作关系。然而，随着 $\lambda_U$ 不断增加($4 < \lambda_U \leqslant 9$)，下级医院的收益会有所下滑，这是因为对下级医院而言，常规患者比转诊患者具有更高的收益，接受过多的转诊患者会导致下级医院没有足够的资源服务常规患者，另外，过高的资源压力会增加下级医院的阻塞成本。本节假设当下级医院有病床空闲时必须接收上级医院的

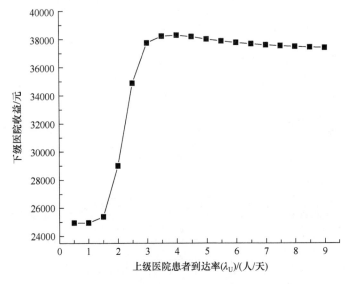

图 4.27　上级医院患者到达率对下级医院收益的影响

转诊患者，而本次实验表明，适量的转诊患者可以增加下级医院的收益，但当转诊患者的流量过大时会引发下级医院的不满。

2) 实验二：上级医院治疗时长的变化对下级医院的影响

实验二研究上级医院根据治疗时长的变化调整控制阈值的过程如何影响下级医院的收益，实验结果如图 4.28 和图 4.29 所示。从图中可以看出，当一阶段和二阶段的治疗时长减少，上级医院根据这个变化调整控制阈值时，下级医院的

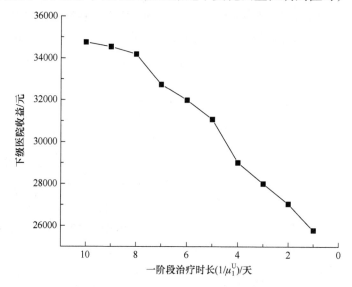

图 4.28　一阶段治疗时长对下级医院收益的影响

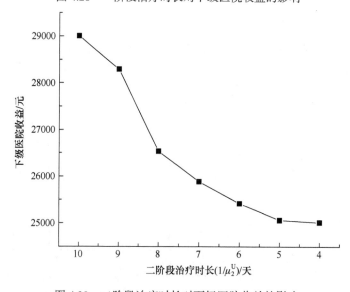

图 4.29　二阶段治疗时长对下级医院收益的影响

收益减少。出现这个现象的原因是当上级医院的治疗时长减少时，资源紧张的压力得到了一定的缓解，上级医院将限制二阶段患者对外转出，转诊患者的减少使得下级医院的收益下跌。

3) 实验三：患者病情或转诊意愿变化对下级医院的影响

实验三研究上级医院根据患者病情或转诊意愿的变化调整控制阈值的过程对下级医院造成的影响，实验结果如图 4.30 所示。当患者病情和转诊意愿提升时，下级医院的收益增加。需要注意的是，当 $p_c$ 或 $p_w$ 从 0.2 增加到 0.4 和从 0.6 增加到 1 时，上级医院没有对控制阈值进行调整，因此转诊患者流量在这两个阶段大幅增加，使得下级医院收益大幅增长。而当 $p_c$ 或 $p_w$ 从 0.4 增加到 0.6 时，上级医院将控制阈值由 26 调整为 27，收紧了对转诊患者流量的控制，因此下级医院的收益在这个阶段仅小幅上涨。

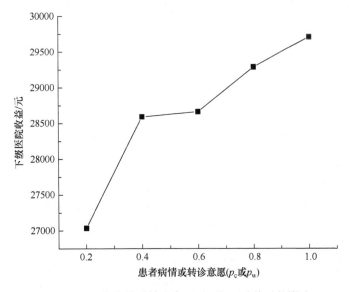

图 4.30　患者病情或转诊意愿对下级医院收益的影响

紧密型医联体的案例来源于上海市某三级甲等医院 A 与上海市某医院 B 组成的医联体，该案例主要研究的问题包括：控制阈值对上级医院收益的影响，上级医院患者到达率对最优控制阈值的影响，治疗时长对控制阈值的影响，患者病情或转诊意愿对最优控制阈值的影响，上级医院阻塞成本对最优控制阈值的影响，下级医院患者到达率对最优控制阈值的影响，上级医院患者到达率变化对下级医院的影响，上级医院治疗时长的变化对下级医院的影响，患者病情或转诊意愿变化对下级医院的影响。通过对这些问题的分析，得到了以下结论：当控制阈值 $K$ 较大时，系统没有将足够的患者从上级医院转诊到下级医院，使得部分潜在的高价值一阶段患者没有得到有效服务，另外，当控制阈值 $K$ 较小时，系统将过多的二阶段患者从上级医院转诊到下级医院，使得上级医院医疗资源得不到充分利用，这两种情况都会导致上级医院收益降低；当患者到达率升高时，上级医院应相应降低控制阈值，若患者到达率增加到下级医院医疗资源利用率也达到了饱和的程度，则上级医院需考虑增加新的转诊合作伙伴以减轻资源压力；当任一阶段的治疗时长减少时，上级医院能够承受更高的资源负荷，此时应提高控制阈值，降低出现者转诊的可能性；当患者可转诊概率增大时，上级医院最优控制阈值增大，收益增加，随着患者可转诊概率的增加，上级医院有更大的机会将患者转出，因此需要一个更大的控制阈值以防止患者过量流失；上级医院的最优控制阈值对阻塞成本并不敏感，在这种情况下，患者的满意度对医院的决策影响较为有限；上级医院在选择合作的下级医院的过程中，当其他条件基本相同时，应更倾向于选择患者到达率低的下级医院，以确保在合作过程中能够更灵活地使用阈值控制策略；适量的转诊患者可以增加下级医院的收益，但当转诊患者的流量过大时会引发下级医院的不满。

## 参 考 文 献

[1] Hu L. Research about the relationship between community hospitals service quality and citizens intention to seek medical care with an example based on Hangzhou. Hangzhou: Zhejiang University, 2007.

[2] Sprivulis P C, da Silva J A, Jacobs I G, et al. The association between hospital overcrowding and mortality among patients admitted via Western Australian emergency departments. Medical Journal of Australia, 2006, 184(5): 208-212.

[3] Derlet R W, Richards J R. Overcrowding in the nation's emergency departments: Complex causes and disturbing effects. Annals of Emergency Medicine, 2000, 35(1): 63-68.

[4] Visser C A, Marincowitz G, Govender I, et al. Reasons for and perceptions of patients with minor ailments bypassing local primary health care facilities. South African Family Practice, 2015, 57(6): 333-336.

[5] Kadooka Y, Asai A, Enzo A, et al. Misuse of emergent healthcare in contemporary Japan. BMC Emergency Medicine, 2017, 17(1): 23.

[6] Qian Q, Guo P F, Lindsey R. Comparison of subsidy schemes for reducing waiting times in healthcare systems. Production and Operations Management, 2017, 26(11): 2033-2049.

[7] Cepolina E M, Farina A. Urban car sharing: An overview of relocation strategies. WIT Transactions on the Built Environment, 2012: 128: 419-431.

[8] Singla A, Santoni M, Bartok G, et al. Incentivizing users for balancing bike sharing systems. National Conference on Artificial Intelligence, Austin, 2015: 723-729.

[9] Li Q L, Chen C, Fan R N, et al. Queueing analysis of a large-scale bike sharing system through

mean-field theory. arXiv Probability arxiv: 1603.09560, 2016.

[10] Ethier S N, Kurtz T G. Markov Processes: Characterization and Convergence. New York: John Wiley & Sons, 1986.

[11] Vvedenskaya N D, Dobrushin R L, Karpelevich F I. Queueing system with selection of the shortest of two queues: An asymptotic approach. Problems of Information Transmission, 1996, 32(1): 20-34.

[12] Mitzenmacher M. The power of two choices in randomized load balancing. IEEE Transactions on Parallel and Distributed Systems, 2001, 12(10): 1094-1104.

[13] 姜立文, 宋述铭, 郭伟龙. 我国区域纵向医联体模式及发展现状. 医学与社会, 2014, 27(5): 35-38.

[14] 方鹏骞, 林振威, 陈诗亮, 等. 医联体联动模式及其核心医院改革前后综合效益分析——以武汉市为例. 中国医院, 2014, 18(7): 14-16.

[15] 王文娟, 蔡媛青, 欧阳雁玲. 我国医联体运行效率的比较研究: 基于新结构经济学的视角. 第十一届中国软科学学术年会, 北京, 2015: 86-94.

[16] Li Q L. Constructive Computation in Stochastic Models With Applications: The RG-Factorizations. Berlin: Springer, 2011.

# 附录 1　医院选择行为问卷

简介

感谢您参加此次关于医院选择的研究报告。您的意见和回应将有助于政府制定医保报销政策，并使您在未来获得更好的就医体验。请注意，本调查中的任何问题都没有正确或错误的答案，我们只对您的看法和反馈感兴趣。这项调查需要3～5 分钟完成。

我们向您保证，您提供的回复不会与任何个人身份信息相关联。此项研究是完全自愿的，您可以随时取消本次研究。我们再次感谢您愿意参加这项研究。如果您需要关于此项目的任何其他信息，请随时与我们联系。

1. 您的社会医疗保险类型(非商业保险)是

A. 城镇职工医疗保险　 B. 城乡居民医疗保险　 C. 不清楚自己的社会医疗保险类型　 D. 没有社会医疗保险

第一部分：关于您的人口统计学信息

第一部分调查包括一些人口统计和其他相关问题。我们只会使用您对这些问题的回答来比较个人的选择。我们向您保证，您的隐私将受到保护。

2. 您的性别?

A. 女　 B. 男

3. 您的年龄?

　　A. 0～18岁　　B. 19～34岁　　C. 35～44岁　　D. 45～59岁　　E. 60～69岁　　F. 70岁及以上

4. 您获得的最高学历是?

　　A. 小学及以下　　B. 初中　　C. 中专(高中或高职)　　D. 大专　　E. 本科及以上

5. 您的职业类型?

　　A. 无业　　B. 学生　　C. 国有企事业单位职工　　D. 私企或外企职工　　E. 个体工商户或私营业主　　F. 农民　　G. 工人　　H. 退休　　I. 其他(请注明)

6. 您的月收入?

　　A. 3000元以下　　B. 3000～5000元　　C. 5000～10000元　　D. 10000～30000元　　E. 30000元以上

第二部分: 选择场景

　　接下来,我们将为您介绍一个情景,我们希望您根据问题做出选择。请注意,没有正确或不正确的答案,您的选择应该根据您自己的偏好、经验和特定的需求。

　　如果您发烧咳嗽,并伴有头痛、肌肉疼痛等症状,需要去医院接受治疗,您有两种选择,即去上级医院(即三甲医院)或下级医院(如社区卫生服务中心)。专家认为,在治疗上述症状方面(发烧咳嗽,并伴有头痛、肌肉疼痛),上级医院和下级医院之间的医疗质量没有显著差异。

7. 您认为,在治疗上述症状方面(发烧咳嗽,并伴有头痛、肌肉疼痛),上级医院和下级医院之间的医疗质量有什么差异?

　　A. 没有差异　　B. 比较小　　C. 比较大　　D. 非常大

8. 您的孩子的年龄?

　　A. 0～18岁(跳转到问题9)　　B. 18岁以上(跳转到问题10)　　C. 没有孩子(跳转到问题10)

9. 假设您的孩子发烧咳嗽,并伴有头痛、肌肉疼痛等症状,需要去医院治疗,假设您的孩子有社会医疗保险,门诊总费用的一部分由政府支付(政府支付的百分比即为报销比例),余下部分由您支付。在上级医院门诊和下级医院门诊就诊的医保报销比例如下表所示。请您根据您对上下级医院医疗质量差异的了解,做出您的选择,即带您的孩子去上级医院还是下级医院就诊。

| | 可选方案 | |
|---|---|---|
| | 上级医院 | 下级医院 |
| 医保报销比例 | 150元 | X元 |
| 您选择去上级医院还是下级医院就诊? | | |

10. 假设您发烧咳嗽，并伴有头痛、肌肉疼痛等症状，需要去医院治疗。您的医保类型是 X(这里的医保类型 X 与第 1 题受访人选择的医保类型一致)，门诊总费用的一部分由政府支付(政府支付的百分比即为报销比例)，余下部分由您支付。在上级医院门诊和下级医院门诊就诊的医保报销比例如下表所示。请您根据您对上下级医院医疗质量差异的了解，做出您的选择，即去上级医院还是下级医院就诊。

| | 可选方案 | |
| --- | --- | --- |
| | 上级医院 | 下级医院 |
| 医保报销比例 | A | B |
| 您选择去上级医院还是下级医院就诊? | | |

# 附录 2　关于在上海案例研究中假设的患者群体的附加信息

根据 2015 年上海市 1%人口抽样调查资料，我们可以获得城镇和城乡人口不同年龄段相应的人口比例，见附表 2.1。

附表 2.1　大规模样本下两类医保上海居民的年龄

| 医保类型 | UE | | | | URR | | | |
| --- | --- | --- | --- | --- | --- | --- | --- | --- |
| 年龄 | 19~34 | 35~44 | 45~59 | 60+ | 0~18 | 19~59 | 60~69 | 70+ |
| 比例/% | 42.0 | 16.4 | 22.1 | 19.5 | 10.5 | 66.9 | 12.3 | 10.3 |

城镇和城乡人口的质量差异感知和收入水平分布来源于选择实验所得到的样本统计，见附表 2.2。

附表 2.2　基于选择实验统计得到的质量差异感知和收入的分布

| PQD | PQD 分布 | | 收入 | 收入分布 | |
| --- | --- | --- | --- | --- | --- |
| | UE | URR | | UE | URR |
| 无区别 | 9.2% | 13.6% | <3000 元 | 6.2% | 27.4% |
| 较小 | 32.2% | 37.2% | 3000~5000 元 | 21.6% | 22.9% |
| 较大 | 48.4% | 43.1% | 5000~10000 元 | 53.2% | 37.4% |
| 非常大 | 10.2% | 6.1% | 10000~30000 元 | 16.6% | 10.6% |
| | | | >30000 元 | 2.5% | 1.8% |

# 附录 3　定理 4.1 证明

当 $M=2$ 时，易得系统稳态概率分布：

$$\pi_{i,j} = \frac{\dfrac{\lambda_U^{i+j}(1-p)^j}{i!\,j!(\mu_1^U)^i(\mu_2^U)^j}}{\displaystyle\sum_{i+j\leqslant 2}\dfrac{\lambda^{i+j}(1-p)^j}{i!\,j!(\mu_1)^i(\mu_2)^j}}, \quad i+j\leqslant 2$$

类似地，可以计算出 $M=3$ 时的系统稳态概率分布：

$$\pi_{i,j} = \frac{\dfrac{\lambda_U^{i+j}(1-p)^j}{i!\,j!(\mu_1^U)^i(\mu_2^U)^j}}{\displaystyle\sum_{i+j\leqslant 3}\dfrac{\lambda^{i+j}(1-p)^j}{i!\,j!(\mu_1)^i(\mu_2)^j}}, \quad i+j\leqslant 3$$

至此，可以假设系统稳态概率分布有如下形式：

$$\pi_{i,j} = \frac{\dfrac{\lambda_U^{i+j}(1-p)^j}{i!\,j!(\mu_1^U)^i(\mu_2^U)^j}}{\displaystyle\sum_{i+j\leqslant M}\dfrac{\lambda^{i+j}(1-p)^j}{i!\,j!(\mu_1)^i(\mu_2)^j}}, \quad i+j\leqslant M$$

这个假设可以通过将假设的稳态概率分布形式 $\pi_{i,j}$ 代入下列流平衡方程组中验证：

$$\begin{cases} \pi_{0,j}(\lambda_U + j\mu_2^U) = \pi_{1,j-1}(1-p)\mu_1^U + \pi_{0,j+1}(j+1)\mu_2^U + \pi_{1,j}p\mu_1^U \\ \pi_{i,j}(\lambda_U + i\mu_1^U + j\mu_2^U) = \pi_{i+1,j-1}(i+1)(1-p)\mu_1^U + \pi_{i-1,j}\lambda_U + \pi_{i,j+1}(j+1)\mu_2^U + \pi_{i+1,j}(i+1)p\mu_1^U \\ \pi_{i,0}(\lambda_U + i\mu_1^U) = \pi_{i-1,0}\lambda_U + \pi_{i,1}\mu_2^U + \pi_{i+1,0}(i+1)p\mu_1^U \\ \pi_{i,M-i}(i\mu_1^U + (M-i)\mu_2^U) = \pi_{i+1,M-i-1}(i+1)(1-p)\mu_1^U + \pi_{i-1,M-i}\lambda_U \end{cases}$$

可以得出假设的 $\pi_{i,j}$ 满足流平衡方程组，由此，定理 4.1 证毕。

# 附录 4　命题 4.1 证明

由排队论公式，有

$$p_l^U = \sum_{i+j=M}\pi_{i,j}$$

$$\mathrm{TH}_1^{\mathrm{U}} = \lambda_{\mathrm{U}}(1 - p_l^{\mathrm{U}})$$

$$\mathrm{TH}_2^{\mathrm{U}} = \lambda_{\mathrm{U}}(1 - p_l^{\mathrm{U}})(1 - p)$$

由定理 4.1，有

$$\pi_{i,j} = \frac{\dfrac{\lambda_{\mathrm{U}}^{i+j}(1-p)^j}{i!\,j!(\mu_1^{\mathrm{U}})^i(\mu_2^{\mathrm{U}})^j}}{\displaystyle\sum_{i+j \leqslant M} \dfrac{\lambda^{i+j}(1-p)^j}{i!\,j!(\mu_1)^i(\mu_2)^j}}$$

因此

$$p_l^{\mathrm{U}} = \frac{\displaystyle\sum_{i=0}^{M} \dfrac{\lambda_{\mathrm{U}}^{M}(1-p)^{M-i}}{i!(M-i)!(\mu_1^{\mathrm{U}})^i(\mu_2^{\mathrm{U}})^{M-i}}}{\displaystyle\sum_{i+j \leqslant M} \dfrac{\lambda_{\mathrm{U}}^{i+j}(1-p)^j}{i!\,j!(\mu_1^{\mathrm{U}})^i(\mu_2^{\mathrm{U}})^j}}$$

命题 4.1 证毕。

# 附录 5　命题 4.2 证明

由式(4.57)求 $p_l^{\mathrm{U}}$ 对 $p$ 的偏导，有

$$\frac{\partial p_l^{\mathrm{U}}}{\partial p} = -\frac{H \displaystyle\sum_{i=0}^{M-1} \sum_{j=0}^{i} I}{\left(\displaystyle\sum_{i=0}^{M} \sum_{j=0}^{i} J\right)^2}$$

其中，

$$H = M\lambda_{\mathrm{U}}^{M}(\mu_1^{\mathrm{U}})^2\mu_2^{\mathrm{U}}[(1-p)\mu_1^{\mathrm{U}} + \mu_2^{\mathrm{U}}]^{M-1}$$

$$I = \frac{(M-1)!(j+1)}{(i-j)!(M-1-i)!}\lambda_{\mathrm{U}}^{M-1-j}(\mu_1^{\mathrm{U}})^{M-1-i+j}(\mu_2^{\mathrm{U}})^i(1-p)^{M-1-i}$$

$$J = \frac{M!}{(i-j)!(M-i)!}\lambda_{\mathrm{U}}^{M-j}(\mu_1^{\mathrm{U}})^{M-i+j}(\mu_2^{\mathrm{U}})^i(1-p)^{M-i}$$

当 $0 < p < 1$ 时，有 $\dfrac{\partial p_l^{\mathrm{U}}}{\partial p} < 0$。

由式(4.58)求 $\mathrm{TH}_1^{\mathrm{U}}$ 对 $p$ 的偏导，有

$$\frac{\partial \mathrm{TH}_1^{\mathrm{U}}}{\partial p} = -\lambda \frac{\partial p_l^{\mathrm{U}}}{\partial p}$$

由 $\dfrac{\partial p_l^{\mathrm{U}}}{\partial p} < 0$，有 $\dfrac{\partial \mathrm{TH}_1^{\mathrm{U}}}{\partial p} > 0$。

由式(4.59)求 $\mathrm{TH}_2^{\mathrm{U}}$ 对 $p$ 的偏导，有

$$\frac{\partial \mathrm{TH}_2^{\mathrm{U}}}{\partial p} = -\frac{R \displaystyle\sum_{i=1}^{2M-1} \sum_{j=0}^{i} S}{\left(\displaystyle\sum_{i=0}^{M} \sum_{j=0}^{i} J\right)^2}$$

其中，

$$R = M\lambda_{\mathrm{U}}\mu_1^{\mathrm{U}}(\mu_2^{\mathrm{U}})^2, \quad S = \alpha_{ij}\lambda^{2M-1-j}(\mu_1^{\mathrm{U}})^{2M-1-i+j}(\mu_2^{\mathrm{U}})^{i-1}(1-p)^{2M-1-i}$$

其中，$\alpha_{ij}$ 是一个常数，当 $M < \infty$ 时，$\alpha_{ij} > 0$。因此，当 $0 < p < 1$ 时，有 $\dfrac{\partial \mathrm{TH}_2}{\partial p} < 0$。命题 4.2 证毕。

# 第 5 章　医疗信息共享

## 5.1　医疗信息共享现状分析

我国政府一直致力于寻找相关方法，合理配置医疗资源，实现资源的真正有效利用，解决困扰国民已久的"看病难、看病贵"问题。近些年，国内许多地区都在积极建设医联体[1,2]，医联体医院间通过使用检查结果互认、双向转诊等功能，达到医疗资源高效利用的目的。而医疗信息共享正是实现上述医联体功能、减少医疗资源浪费的关键[3]。目前，我国医疗信息的共享模式主要有以下三种：

(1) 直接改造原有系统接口，直接实现信息系统的对接。

(2) 大医院向下属医院部署自己的信息系统，使各医疗机构在同一个系统中进行业务操作。

(3) 建立第三方数据共享平台，各级医院将患者的电子病历、健康档案、检查诊疗信息，以及医院有关信息上传到平台，并基于该平台进行信息共享和互相操作。

其中，数据共享平台的模式最为常见，因为它能为患者、医院和社会带来诸多好处[4-6]：首先，影像或非影像等检查检验信息的共享能有效减少重复检查现象，减少患者的看病支出；其次，患者电子病历、健康档案等信息的共享能够给医生提供更完备的患者信息，让患者得到更好、更准确的治疗，对于转诊患者尤其重要；再次，医学研究、诊疗诊断信息等的共享有助于各医院医疗水平的提高，促进整个医疗大环境的提升；最后，医院卫生资源配置信息的共享能提高医疗卫生资源的利用率，减少资源闲置。总而言之，医疗信息共享是必然的发展趋势。

调查发现，由于存在利益冲突、信息共享风险、共享成本等问题，当前医联体内部的信息共享状况并不理想，医院往往不愿意自发参与信息共享。相关原因有：其一，在医院的收入组成中，检查占一大部分，若使用其他医院的检查结果，将会减少该部分收益；其二，医疗信息具有敏感性和时效性，医疗信息的共享存在一定风险性；其三，信息共享工作需要医院付出一定的人力、物力和财力，如把隐性知识或者半显性知识显性化，这些都会间接增加医院的成本。

因此，在当前我国新医改的背景下，理清医疗信息共享的影响因素，并采取有针对性的措施，促进医院间的信息共享显得十分必要。5.2 节～5.4 节分别对信息共享影响因素、信息共享演化过程、信息共享激励机制进行分析研究，揭示信息共享的内在规律，为政府等相关组织和机构制定信息共享政策、策略、激励机制提供理论依据与指导方法。此外，本章还研究如何对共享平台中的海量信息加以分析、利用，从而得到更具实际价值的医疗信息，通过提高共享信息的有效性和价值以促进信息共享的可持续性。5.5 节针对近几年社会关注度极高的"医患关系"、"重复检查"、"过度诊疗"等医疗问题，通过数据分析技术对医疗信息系统中积攒的大量医疗数据进行分析处理，建立多维数据模型，推荐优质处方和病例供医生和患者参考。由此，一方面能让患者得到更有效、合理、实惠的医治；另一方面能引导医生以推荐处方为标杆，为患者选择更合适的处方，减少大处方和过度医疗等不合理情况的发生。5.6 节以孤独症为例研究在共享平台上提供针对一些疾病的早期诊断方法，借助医疗信息共享平台，提高一些疾病诊断的可靠性，为早期干预提供有效建议。该方面的研究探讨了如何通过数据挖掘和数据分析使提供的医疗信息有价值，从而促进医疗健康信息共享的意愿。

# 5.2　医疗信息共享影响因素分析

本节将基于实证研究方法分析医院间医疗信息共享的影响因素。首先通过文献研究以及半结构化访谈建立影响因素的假设模型，然后通过基于情景角色扮演的试验设计，发放问卷收集数据，分析验证之前提出的模型，进而得到影响医院间信息共享的关键因素，从而为之后的研究打下基础。

## 5.2.1　信息共享影响因素研究综述

关于信息共享的影响因素，国外已经有了一些系统性的研究。Ryu 等[7]通过邮件发放调查问卷的方式调查了韩国的 286 位医生，发现医生的主观标准、个人态度以及个人行为控制都是影响信息共享的重要因素。Yagmur 等[8]采用定性与定量结合、调查与案例分析并行的研究方式，探讨了电子信息共享的特性、代理人的特质、环境属性以及一些其他因素对地方政府与国家机构电子信息共享的影响，从而为政府促进机构间的信息共享提供建议。Shin 等[9]研究了中国社会文化因素对信息共享问题的影响，发现人与人之间的关系、传统的儒家思想以及集体主义意识都对信息共享具有重要作用。Chen 等[10]采用案例研究与基于情景的试验设计相结合的混合方法，研究了影响买家与供应商之间进行信息共享的相关因素，发现供应商对买家的依赖性、买家的专业性以及买家所采取的强制力均对两者之间的信息共享具有重要影响。

在医院间信息共享的影响因素这一研究领域，国内外系统性的研究还比较欠缺。干芊[11]通过对深圳 8 家医院发放无记名调查表，收集了医疗信息共享的影响因素，包括电子签名尚未得到法律认可、医疗档案所有权归属问题模糊、资金投入不足、缺乏人才等。Zhou 等[12]采用案例研究的方法，调查了 24 位医疗从业人员，指出缺乏政府的针对性政策引导、缺乏明确的医疗信息共享需求以及缺乏信息的互操作性，是医院间转诊服务时医疗信息共享的三大障碍。

随着我国各行各业信息化建设的不断推进，信息共享的紧迫性也日益凸显，关于跨部门的信息共享障碍、影响因素等的研究也日益深入。胡平等[13]结合信息扩散理论，提出了三类影响我国政府部门之间进行信息共享的因素，包括支持信息共享的资源、推进信息共享的动力以及部门领导对信息共享的认识，并在陕西省宝鸡市进行了实际问卷调查，得出了影响政府信息共享的相关因素，并提出了推进政府部门间信息共享的政策建议。龚立群等[14]从技术视角、组织管理以及法律和政策视角构建了跨部门政府信息资源共享影响因素模型，研究发现，信息安全、信息技术能力、信任、激励和奖励以及法律和政策的保障都对跨部门政府信息共享具有非常显著的正向影响。吕欣等[15]归纳了影响电子政务信息共享绩效的影响因素，采用多层回归分析研究了各因子的影响作用，研究得出信息安全因素以及便利程度是信息共享中需要考虑的首要因素，信任是实施信息共享的重要软环境。陈寒璐等[16]总结了近年来供应链信息共享方面的实证研究，发现企业间关系、利益、信任、激励等因素均对信息共享有影响。

上述有关信息共享的研究大多集中于政府部门间、供应链中以及 P2P(对等网络)等方面，针对医疗信息共享方面的研究比较欠缺，并且考虑到我国医疗问题的特殊性，上述研究成果并不能直接应用于我国的医疗信息共享实践。

在本节医院医疗信息共享的影响因素研究中，采用案例实证研究和数理实证研究相结合的方法，其中案例实证研究中采用的是半结构化访谈的方式，数理实证研究中采用的是基于情景角色扮演的试验设计方法。

### 5.2.2 假设模型构建

#### 1. 因素选取

根据信息共享方面的综述文献[17-19]，公共部门之间的跨组织信息共享是包含信息系统构建、组织结构改变、业务流程重组的特殊信息技术项目，并受到技术、组织管理和政治政策等三大方面因素的影响，具体介绍如下。

(1) 技术方面。鉴于信息技术项目的本质，公共部门之间的跨组织信息共享自然会受到信息技术方面的因素影响。不同组织之间的软硬件系统各不相同，因而在整合不同平台、不同格式标准的信息时，会存在一定技术上的难度。此外，考虑到信息具有敏感性，信息共享系统的等级权限与安保能力也应受到重视。目前越来越多的管理信息系统由外包完成，承包商之间的竞争以及承包商对招标者业务需求的了解程度、后续的产品支持服务都会影响信息共享工作。同时，对于使用信息系统的组织本身，其信息技术能力也会影响信息共享工作。

(2) 组织管理方面。参与共享的组织机构间的地理位置、价值追求、组织文化、目标追求等存在的差异乃至矛盾均会影响跨组织信息共享。同时，信任是建立跨组织信息共享关系的关键，在共享体系中，明确角色、尊重自主权以及适当的权威有利于建立组织之间的信任。另外，领导力也能成为促进跨组织信息共享的强大推力。除此之外，若后续缺乏适当的资金激励、补偿、人才储备、设备与网络支持等，也将妨碍信息共享工作的有效开展。

(3) 政治政策方面。法律法规与政策对跨组织信息共享有直接影响，对公共组织或单位更是如此。若关于信息隐私安全的法律法规不健全，信息共享工作就会受到质疑与阻碍；若关于信息共享的法律法规缺失，该工作就不会在公共机构中受到高优先度关注，导致支持相关工作的资金资源减少。相反，过于严厉的法律法规也会妨碍组织间信息共享。

结合现阶段我国的医疗大环境，以及对医院信息公开的相关研究，最终提取出 19 个潜在影响因素，并将它们归纳为以下五类。

(1) 外部强制力 f1：政策与法规(来自国家的强制力)、公众监察、绩效评估(来自信息共享活动中第三方的强制力)。

(2) 技术能力 f2：信息系统的安全管理能力、信息技术外包(指外包可能造成的功能不适用、不完善、后续支持不足等)、信息技术能力、软硬件和系统差异(改造、对接等需要的技术能力支持)。

(3) 效益-风险比 f3：缺乏资源(信息共享工作所需的物质成本、设备资金等)、利益冲突、激励与奖赏(信息共享的物质利益)、风险(与收益相比，进行共享存在的物质风险)。

(4) 认可与认识 f4：领导力(对信息共享活动领导者或共享对象的认可)、担心失去信息权力权威(指组织有着"信息拥有者"而非"信息管理者"的错误认识)、对改变的抗拒(非物质层面上对新事物或改变的抗拒，源于缺乏认识与认可)、未认识到好处(对于信息共享能为社会、医院和患者带来怎样的价值缺乏认识)。

(5) 信任 f5：担忧失去资产或竞争优势(人才、技术、经验等)、担忧收到的信息质量、担忧信息被对方滥用、担忧失去自主权。

2. 半结构化访谈

为了获取医疗机构的工作人员关于上述五大因素对医疗信息共享影响的真实看法，这里选取两个受访对象进行半结构化访谈，它们均为上海市医联体及医疗信息共享的先行者，有着丰富的院间信息共享经验，但在等级和规模上有所区别，分别是大型医院和中小型医院的代表。该样本选择能够保证研究的外部效度，确保结果具有可推广的普遍代表性与适用性。两所医院的具体情况如表 5.1 所示。

表 5.1　访谈调查对象简介

| 医院 | 等级 | 简介 | 受访代表 |
|---|---|---|---|
| 甲医院 | 三级(市卫健委主管) | 一所三级甲等大型综合性医院。核定床位 1766 张，设有 45 个临床医技科室。上海申康医院发展中心"医联工程"成员，"医联工程"包括 23 家市级医院，各家医院的临床信息交换平台可以实现检查检验结果、门诊处方、住院病历首页等临床信息的共享。上海市持社保卡就医的患者在这些医院就医时，经授权的医生就可以通过医生工作站调阅该患者近一个月来在本院以及其他医院的就诊记录、门诊处方、住院病历首页、检查检验结果，并可以调阅到部分医学影像 | A 主任，门诊部主任，同时是医院社区联络办公室主任 |
| 乙医院 | 二级(区卫健委主管) | 一所集医疗、护理、科研、康复、保健于一体的二级综合性医院。医院核定床位 135 张，主要收治内科、外科、骨科患者。上海第一个医联体成员单位，也是医联体试点改革成员单位，转型专业康复医院 | B 院长，同时兼任医联体中大型医院方的专家主任 |

　　形式上，此次半结构化访谈以一个大巡游问题(grand tour question)接一个小巡游问题(mini-tour question)开始，在了解大致背景情况的同时拉近与受访者的距离；后续用一系列的结构性问题(structural question)，具体了解受访者对五大因素的看法和态度；同时，为了明确问题或深入了解情况，根据实际情况提出了不在大纲上的追问问题(probing question)。部分访谈问题如下：

　　(1) 请您为我介绍一下医院的医疗信息化程度。请问医疗信息或档案是否能跨院共享？

　　(2) 您能否回忆一下医院医疗信息共享的建设工作，当初是出于哪些方面的考虑/什么因素使得您决定进行这项工作的？当时是否考虑过为将来跨院信息共享做准备？

　　(3) 您认为医疗信息共享能带来哪些好处？又存在哪些风险？

　　(4) 共享工作的实施是否受到了政策法规的鼓励支持？有没有外部的考核评价体系？

　　(5) 具体的技术工作是怎么展开的，如自研、外包？院内信息技术能力如何？

　　(6) 决定实施前，是否与共享平台内医院建立了信任？

　　(7) 您觉得以上哪些因素的影响力较大？

　　(8) 您所期望的医疗信息共享环境是怎样的？

　　通过对访谈内容进行整理，两所医院的信息共享实际状况如表 5.2 所示，信息共享工作中的实际影响因素情况如表 5.3 所示。

　　在文献研究和半结构化访谈的基础上，提出如下假设。

　　H1：外部强制力与医疗机构的医疗信息共享意愿呈正相关。

　　H2：技术能力与医疗机构的医疗信息共享意愿呈正相关。

H3：效益-风险比与医疗机构的医疗信息共享意愿呈正相关。

H4：认可与认识和医疗机构的医疗信息共享意愿呈正相关。

H5：信任与医疗机构的医疗信息共享意愿呈正相关。

**表 5.2　访谈调查对象信息共享的实际状况**

| 医院 | 信息共享情况 |
|---|---|
| 甲医院 | 本院属于上海"医联工程"成员，成员间医疗信息可以相互共享。另外，本院自主与区内所有社区卫生服务中心建立了共通互联、远程诊断、专家预约的深度合作，是区域分级诊疗的推动者 |
| 乙医院 | 与其所在的区域医联体中大型医院的院间信息共享尚不畅通；不愿意完全互联互通，担忧较多；主动性、动力不强 |

**表 5.3　访谈调查对象信息共享的实际影响因素情况**

| 因素 | 甲医院 | 乙医院 |
|---|---|---|
| 外部强制力 | 市卫健委和政府有针对信息共享的明确规定要求；医联平台内有绩效考核系统，但考核不针对共享工作 | 区卫健委努力推动，但未形成鼓励支持的政策法规；政府只起牵头作用；管理不统一，条块分割严重 |
| 技术能力 | 医联平台系统实际与本院系统平行运行，且易用性差、速度较慢，调用易死机，繁忙的工作人员不太愿意使用；管理信息系统是外包完成的(与绝大多数医院一样，且外包是大趋势，但是自主掌握核心技术是未来追求)，本院计算机中心技术实力不强；本院医疗影像管理、查询系统处于先进地位，通过专网与区内卫生服务中心联通，患者可以通过微信查询，工作人员引以为傲；有意推进人工智能图像诊疗 | 不同行政部门主管下，医疗卫生机构的信息系统差异较大，不同体系的医院跨院共享非常困难；信息系统外包有许多不同承包商，接口、标准、格式、软硬件差异很大；大量数据堆积难以迁移至新系统；许多"共享"只是通过多系统并行实现；外包容易造成系统不符合实际工作要求、不易用、后续支持问题；管理信息系统是外包完成的，中小体量医院无法培养一支专门的技术团队 |
| 效益-风险比 | 医联平台建设推进时，政府出资，资金和设备方面支持充足；能够降低人力成本；医疗信息安全问题、质量问题仍令人担忧；医疗机构营收模式仍有问题，包括信息共享在内很多方面其实受制于此，但信息的价值客观存在 | 信息共享会为医疗工作带来便利；区卫健委努力推动，但未形成明确补贴或激励方案；信息安全问题是重大风险，如发生事故与信息泄露，会带来不必要的风险；医疗机构营收模式可能会对医院高层的信息共享决策造成阻碍；资金是共享工作实行的一大瓶颈和主要影响因素 |
| 认可与认识 | 接入医联平台并未影响本院内部工作流程(并行运行)；医疗信息共享对广大患者有好处，有利于高质量医疗资源下沉到社区；作为国家重点学科、相关技术领先位置，应该做区域引领，响应社区卫生服务需求；信息共享也能获得患者和社区医疗卫生工作者的认可与美誉；如果信息质量好，能推进信息统计、人工智能诊疗更加精确高效，减轻医疗工作人员负担；不认为信息共享会导致本院失去优势或权威；本院在社区互联中有领导力，促进了社区卫生服务中心共享信息 | 信息管理系统与信息共享在医院内部并未深入，不引起管理或流程上的改革；信息共享提供便利，但还未做到必需的程度；医疗信息敏感，利益复杂，大数据处理利用不好开展；医疗信息共享确实会导致一些技术、经验上的优势或权威丧失，但并不造成顾虑；新技术总会引起出于习惯的抵触；电子信息化已被认可，但对医疗信息共享的认识与认可还有距离 |
| 信任 | 医联平台内成员之间相互信任；社区卫生服务中心对市级大医院(本院)更加信任 | 与共享医院之间的信任程度不深，责任义务尚不明确；担忧自己的信息被泄露或滥用 |

### 5.2.3 模型验证分析

针对上述假设，下面采用定量研究的方式，通过试验设计的量化手段，验证且修正第一阶段提出的假设。具体工作如下：

(1) 以基于试验设计的情景角色扮演试验问卷为载体，收集在几大因素不同水平下受试者的信息共享意愿。

(2) 对收集的数据进行分析，包括操控性检验、初步分析、bootstrap 分析，通过量化结果检验之前提出的假设。

#### 1. 试验设计

该研究共有五个自变量(第一阶段得出的五个因子)和一个因变量(进行跨院医疗信息共享的意愿)。为准确详细地获得试验数据，研究采用完全析因设计，考虑到试验次数的限制，各个因子均为两水平，因此有 $2^5$ 共 32 种不同的因子水平组合。之后使用软件 Minitab 生成要求的试验设计表，用 "1" 和 "0" 分别表示因子水平的 "高" 与 "低"，如表 5.4 所示。根据研究目标场景，编写确定了情景的角色与大背景，具体情景描述如表 5.5 所示。

**表 5.4 试验设计表**

|  | C1 | C2 | C3 | C4 | C5 | C6 | C7 | C8 | C9 |
|---|---|---|---|---|---|---|---|---|---|
|  | 标准序 | 运行序 | 中心点 | 区组 | 外部强制力 | 技术能力 | 效益-风险比 | 认可与认识 | 信任 |
| 1 | 29 | 1 | 1 | 1 | 0 | 0 | 1 | 1 | 1 |
| 2 | 10 | 2 | 1 | 1 | 2 | 0 | 0 | 1 | 0 |
| 3 | 12 | 3 | 1 | 1 | 2 | 1 | 0 | 1 | 0 |
| 4 | 5 | 4 | 1 | 1 | 0 | 0 | 1 | 0 | 0 |
| 5 | 22 | 5 | 1 | 1 | 2 | 0 | 1 | 0 | 1 |
| 6 | 15 | 6 | 1 | 1 | 0 | 2 | 1 | 1 | 0 |

**表 5.5 不同因素水平下情景描述表**

| 因素 | 水平高 | 水平低 |
|---|---|---|
| 外部强制力 | ①当前医疗信息共享工作相关法律法规健全完善；②政策法规明确要求并支持鼓励开展相关工作，信息共享工作将被公众及政府监督管理，纳入考核评估体系 | ①当前医疗信息共享的相关法律法规不健全或缺失；②政策法规并未明确要求开展相关工作，没有针对信息共享工作的监管或考核机制 |

续表

| 因素 | 水平高 | 水平低 |
|------|--------|--------|
| 技术能力 | ①目前的管理信息系统由本院自主研发或参与研发，支持良好，运转高效，利用充分；<br>②系统的安全保障能力强，权限管理有力，不易被破解入侵；<br>③院中有专业的信息技术工作人员。面对信息共享工作，有能力针对新共享平台进行改造对接，实现平稳过渡 | ①目前信息系统是外包完成的，仅仅利用了部分基础功能，后续支持不足；<br>②本院系统权限管理较弱，信息安全保障不足，有被入侵的可能；<br>③本院信息技术人才不足，缺乏针对新共享平台进行改造对接的能力，大量信息无法平稳过渡 |
| 效益-风险比 | 进行相关对接改造工作需要大量资源和成本(用于人才设备的引进或将工作外包)。<br>①本院有充足的预算和人力支持该工作；<br>②本院认为信息共享工作成功实施后，能提高诊疗效率、资源利用率等，为本院带来收益。信息共享有一定风险，但是本院认为收益大过成本与风险 | 进行相关对接改造工作需要大量资源和成本(用于人才设备的引进或将工作外包)。<br>①本院目前资金预算和人力并不充裕；<br>②本院认为信息共享工作的回报收益不足，而风险相对较大，甚至反而可能侵害本院的已有利益，得不偿失 |
| 认可与认识 | ①已有一所或几所成功参与信息共享的先行医院；<br>②本院充分认识到信息共享工作对本院、患者和社会的好处；<br>③信息共享将引起设备与工作流程等方面的改变，但工作人员愿意接受和学习；<br>④由于本院拥有大量相关信息，和其他医院共享能够促进整个医疗系统更加合理有效地管理、利用人民的医疗健康信息 | ①信息共享工作中缺乏先行的榜样医院；<br>②由于没有经验和先例，并不了解开展信息共享工作能够对本院带来的具体好处；<br>③信息共享将引起设备与工作流程等方面的改变，对此本院工作人员有抗拒、抵触情绪；<br>④由于本院拥有大量相关信息，积累了医疗工作知识经验方面的权威，共享将会导致这种权威丧失 |
| 信任 | ①与信息共享对象医院建立了良好关系和信任，同时有院间公约或承诺；<br>②共享的信息完整可信，质量高，外流或被滥用的可能性很小；<br>③信息技术和人才受到保护；<br>④技术或流程的规范制定由各家医院参与讨论，本院的看法和情况能被采纳和关注 | ①医疗信息十分敏感，本院对信息共享对象及环境缺乏信任，同时没有相关公约或承诺；<br>②担忧获得的信息质量与可信度，同时担忧自己的信息被泄露或滥用；<br>③本院信息技术上的一些竞争优势可能被抄袭照搬，造成资产、人才流失；<br>④本院信息技术工作及流程规范可能不得不跟随他人制定的标准，失去原来的自主权 |

在问卷中，受试者进行跨院医疗信息共享的意愿通过七级量表测量。其中等级 1 表示拒不开展信息共享，等级 4 代表中立态度，等级 7 代表积极主动开展信息共享并促进相关改革。

为了帮助数据处理时分析因果关系，同时检验受试者感知的因子水平差异，问卷中添加了用于操控性检验的感知问题。这些问题位于共享意愿量表后，五个问题与五大因素一一对应，同样以七级量表测量，其中 1 代表最低，7 代表最高。

该情景角色扮演试验的受试者共 96 名，受试者均有全职工作经验并涉及一定的管理工作。该调查共发放 192 份问卷，回收 172 份，其中有效问卷 116 份。

2. 数据分析

在问卷的感知问题部分中，受试者被要求对情景中外部强制力、技术能力、效益-风险比、认可与认识、信任这五大因素的水平程度打分(1～7 分)。因此，需要确认在每个因素高低水平下，感知问题的回答确实受因子设置水平操控，具有高低不同的区别。采用异方差 $t$ 检验方法进行因素操控性检验的结果如表 5.6 所示。

表 5.6　操控性检验结果

| 操控因子 | 序号差(低水平–高水平)的 95%置信区间 | $p$ 值 |
| --- | --- | --- |
| 外部强制力 | (−45.28, −24.45) | 0 |
| 技术能力 | (−55.37, −38.18) | 0 |
| 效益-风险比 | (−45.58, −24.92) | 0 |
| 认可与认识 | (−45.31, −25.05) | 0 |
| 信任 | (−36.93, −14.33) | 0 |

可以看出，所有感知问题的回答确实受因子设置水平操控，$p$ 值均为 0，具有显著的高低差异。由于相对样本总体数量为 116，序号差至少在总数的 10%以上，可以说因子高低水平的操控不仅显著，而且差异明显。操控性检验结果证明问卷操控性良好，试验设计实行良好，可以继续进行数据分析。

在对试验设计数据进行处理时，拟合模型的选择至关重要，综合考虑后，决定采用二阶全因素模型。另外，考虑到 bootstrap 方法对试验设计有着明显的鲁棒性优势，对试验设计产生的中等规模数据分析极有帮助，具体表现在：

(1) 能有效处理离群值的影响。

(2) 对试验样本少的情况，bootstrap 的运用可看成试验数据的重抽样扩展和刀切法(jackknife)的应用。

(3) 对方差不齐的数据也可以完美兼容，得出精确的结果。据此，决定采用 bootstrap 方法对数据进行分析。

该研究的数据来源于试验设计，因此模型中预测因子的值是人为固定的(高水平/低水平)，这种情况下需要使用残差的自助重抽样。参考相关文献结果，为取得 99%的置信度水平，将该重抽样次数选为 1499。该研究 bootstrap 自助重抽样的实现基于 R 语言及其扩展包 car，分析结果如表 5.7 所示。可以看出，bootstrap 重抽样确实对模型系数进行了一定的修正，且修正量有正有负。

表 5.7　bootstrap 分析结果

| 因子 | 原回归值 | 重抽样修正量 | 2.5%分位数 | 97.5%分位数 | 重抽样标准差 | 显著性判断 |
|---|---|---|---|---|---|---|
| 截距 | 3.242 | −0.024 | 2.464 | 4.070 | 0.404 | — |
| f1 | 1.050 | 0.019 | 0.121 | 1.902 | 0.460 | 显著 |
| f2 | 0.245 | 0.027 | −0.702 | 1.083 | 0.464 | 不显著 |
| f3 | 1.093 | 0.004 | 0.120 | 1.985 | 0.469 | 显著 |
| f4 | 1.375 | −0.002 | 0.437 | 2.253 | 0.463 | 显著 |
| f5 | 0.153 | 0.025 | −0.792 | 0.989 | 0.449 | 不显著 |
| f1:f2 | 0.479 | −0.022 | −0.314 | 1.330 | 0.411 | 不显著 |
| f1:f3 | −0.653 | −0.001 | −1.458 | 0.212 | 0.415 | 不显著 |
| f1:f4 | −0.592 | 0.003 | −1.414 | 0.227 | 0.417 | 不显著 |
| f1:f5 | −0.469 | −0.012 | −1.271 | 0.314 | 0.408 | 不显著 |
| f2:f3 | −0.179 | −0.005 | −0.937 | 0.693 | 0.426 | 不显著 |
| f2:f4 | −0.608 | 0.011 | −1.415 | 0.287 | 0.425 | 不显著 |
| f2:f5 | 0.379 | −0.034 | −0.498 | 1.217 | 0.425 | 不显著 |
| f3:f4 | 0.008 | 0.005 | −0.755 | 0.929 | 0.424 | 不显著 |
| f3:f5 | −0.097 | 0.004 | −0.864 | 0.730 | 0.403 | 不显著 |
| f4:f5 | 0.421 | −0.005 | −0.365 | 1.228 | 0.405 | 不显著 |

　　使用重抽样后的系数作为回归模型的系数，拟合试验中不同因子水平下的打分作为拟合值，将试验获得的观察值与拟合值进行比较，对它们的差(即残差)进行分析，结果如图 5.1～图 5.4 所示。由图可知，模型拟合的残差符合正态分布(Anderson-Darling 正态性检验，$p=0.172$)，均值接近于 0，且与拟合值相比均呈随机、无明显规律的散布(残差-拟合值散点图中出现平行线趋势的原因在于，拟合值 $\hat{y}$ 与观察值 $y$ 均是非连续的，因此残差 $\varepsilon=y-\hat{y}$ 像一组平行线。然而，对于固定的横坐标即固定的预测值，残差的分布随机散布在 0 周围)。因此，可认为该模型合理有效，对非噪声部分有很强的解释能力。

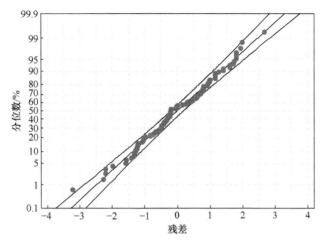

图 5.1　残差正态概率

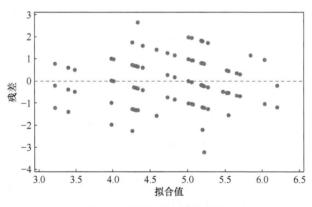

图 5.2　残差-拟合值散点图

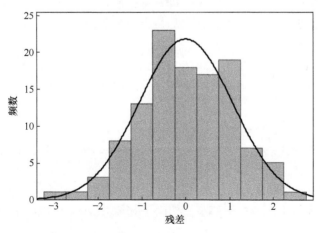

图 5.3　残差直方图

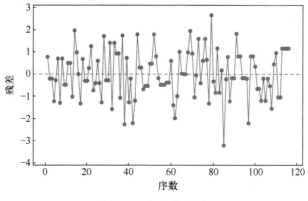

图 5.4　残差-序数图

3. 数据分析结果

由于 bootstrap 重抽样方法对数据分布没有要求也不进行假设,获取的数据(本处为回归方程系数)无法用参数方法检验显著性。然而,bootstrap 可以在多次重抽样中建立数据的经验概率分布,通过检验数据在某给定显著性水平下的置信区间来获得该数据的显著性,其检验原则为:若该置信区间不包含 0,则在此给定的显著性水平下,该数据显著。

由表 5.7 可知,在 95%置信区间(0.05 显著性水平下)内,不包含 0 的因素分别为截距、外部强制力 f1、效益-风险比 f3、认可与认识 f4。而置信区间包含 0 的非显著因素为技术能力 f2、信任 f5,以及所有的两因素交互作用。

(1) 截距项系数(bootstrap 修正后,后同)为 3.218,即在所有因素均呈低水平时,受试者态度为不太愿意共享医疗信息。

(2) 外部强制力项系数为 1.069,即外部强制力水平由低上升为高时,受试者对信息共享的意愿大约上升 1.1 个等级(用七级量表衡量,后同)。这一结果支持了研究第一阶段提出的假设 H1。

(3) 效益-风险比项系数为 1.097,即效益-风险比水平由低上升为高时,受试者对信息共享的意愿大约上升 1.1 个等级。这一结果支持了研究第一阶段提出的假设 H3。

(4) 认可与认识项系数为 1.373,即认可与认识水平由低上升为高时,受试者对信息共享的意愿大约上升 1.4 个等级。这一结果支持了研究第一阶段提出的假设 H4。

(5) 技术能力项系数为 0.272,即技术能力水平由低上升为高时,受试者对信息共享的意愿大约上升 0.3 个等级。但由于其系数 95%置信区间未能排除 0,其效果不显著,这一结果无法支持研究第一阶段提出的假设 H2。

(6) 信任项系数为 0.178，即信任水平由低上升为高时，受试者对信息共享的意愿大约上升 0.2 个等级。但由于其系数 95% 置信区间未能排除 0，其效果不显著，这一结果无法支持研究第一阶段提出的假设 H5。

此次研究表明，外部强制力、效益-风险比、认可与认识因素水平的提高能够显著地提升医疗机构的信息共享意愿。下面将综合我国公立医疗机构的环境特点、访谈结果以及数据分析，对数据分析结果进行探讨。

(1) 认可与认识因素是影响力最为显著的因素。学习成功经验、充分认识信息共享工作的优势、接受并适应设备与工作流程等变革、端正"信息管理者"的态度，将使医疗机构的信息共享意愿得到有效提高。然而根据访谈结果，实际上能做到这几点且对医疗信息共享充分认可的公共医疗机构十分罕见。因此，需要政府加强医疗信息共享的定点示范、宣传普及，更需要引进科学的管理思想，不断探索平衡医院营利性与公益性的经营模式。

(2) 外部强制力的提高能够显著提升医疗机构的信息共享意愿。政府在施加这种外部强制力时，需以明确的法律法规形式执行，以使信息共享工作在公共医疗机构中得到高优先度关注。同时更要通过完善的法律法规，促进医疗机构之间的相互信任、规范信息使用与安全、降低信息共享风险。目前针对信息共享工作本身的绩效考核、管理监督还存在缺失，该方面机制的完善能有效提高医院的信息共享意愿。

(3) 效益-风险比的提高也能显著提升医疗机构的信息共享意愿。这一因素是实际访谈中医院最为关注的部分。随着医疗改革的推进与"医药分离"政策的施行，我国公立医疗机构的传统营利模式面临着变革与摸索，但其社会公益事业单位的本质并未发生变化。在非营利性经营模式下，医院本身并不单纯追求利益最大化，所以对信息共享的长期收益并不十分敏感。此外，进行医疗信息共享工作也没有明确的短期、直接收益，信息本身的固有价值无法直接得到物质体现。相对地，医院追求降低风险，而医疗信息的敏感性及共享可能带来的风险使得医院避免医疗信息的共享。因此，在不改变公立医疗机构的行政管理体系、公益事业单位的本质属性以及非营利性经营的前提下，对该因素的提升可着手于信息共享的奖励机制与政策优惠，对医疗信息风险、责任的保障和明确。

(4) 技术能力因素的显著性在该试验中没有得到支持。一大原因是目前绝大多数医院和管理者将该因素的部分影响(信息系统安全保障、改造对接的技术要求)通过信息技术外包转移至医院以外。而该因素的另一部分(系统的功能性、易用性、后续支持等)似乎并没有对医院工作人员和管理者产生影响。究其原因，除了技术上的巨大难度以外，目前医疗信息共享工作主要由政府推进，院方的认可与认识程度不高，并不关心信息化与信息共享在工作中的融入或对效率与收益的提升，存在"交差"和"应付"的思想。

(5) 信任因素的显著性在该试验中也没有得到支持。原因可能在于政府牵头推进的医疗信息共享过程中，因为有政府相关文书，院方便不经历对环境、对象的考察过程。同时，信息质量可信度的问题早在文字资料档案时期就已存在，也未因电子化和信息化而发生改变，而技术标准、流程规范等问题完全没有因信息化或信息共享而改变，因而该因素实际上很少被考虑到。

# 5.3　医疗信息共享演化博弈分析

本节将继续深入探讨分析在政府奖惩政策作用下医院群体的信息共享行为。首先，根据当前医联体的信息共享模式，分析政府收益和医院收益的影响因素与组成情况；之后，基于演化博弈理论，建立双方的演化博弈模型；进而分析医院群体参与信息共享的演化趋势；为政府预测医院间的医疗信息共享行为，制定促进信息共享的精准化政策提供参考。

## 5.3.1　信息共享演化分析研究综述

有关信息共享演化过程分析的国内外研究也有很多。Zhang 等[20]针对 P2P 中的信息资源共享行为，通过建立演化博弈模型，分析了信息共享行为的动态演化过程。研究表明，信息共享演化方向与参与者的收益矩阵和网络的初始状态有关，其中合作利润、初始合作成本、参与者的资源差异是影响信息资源共享的关键因素。Tosh 等[21]针对多个参与者进行信息共享应对网络攻击这一问题，通过为每个参与者建立动态的成本-收益激励机制，建立了非合作信息共享博弈模型，分析了不参与共享的影响和后果，并采用演化博弈理论的方法分析了参与者自发达到演化稳定的条件。研究表明，在该激励机制下参与者可以提高其信息共享以获得更多收益，从而达到双赢的结果。谈正达等[22]针对产业集群的知识共享问题，基于演化博弈论的方法，深入分析了其共享状态的动态演变过程，研究得出企业的知识吸收转化能力、产业集群的文化环境、企业间的知识水平差异在企业的信息共享过程中具有重要影响。孙锐等[23]则对动态联盟的知识共享机制进行了演化博弈分析。结果表明，参与共享双方的知识水平、知识可共享程度、知识转化能力和潜在风险都会影响企业知识共享策略的选择。刘戍峰等[24]针对信息技术外包知识共享障碍的问题，建立了信息技术外包知识共享行为的演化博弈模型，通过求解复制动态方程以及演化稳定策略，得到知识可共享量、知识互补程度、信任、知识共享成本和风险以及激励机制等是影响信息技术外包知识共享行为的关键因素。王瑞花[25]提到创新组织内的持续知识共享会提高组织的创新速度并带来增值效应，在分析微观企业创新组织内知识共享特征的基础上，采用演化博弈理论研究了创新组织内知识共享行为的演化轨迹，研究得出降低共享成本、提高员工的知识共享能力，并建立一定的激励机制等能极大地促进共享行为的发生。

上述研究表明，演化博弈理论对揭示参与主体间的相互作用机理、促进知识信息共享以及为政府提供监督管理等指导具有极大帮助。但到目前为止，有关政府监管下医院间医疗信息共享的演化行为研究甚少，政府在制定促进医疗信息共享的精准化政策上仍然缺乏有效的指导。为此，本章首次将演化博弈理论引入医疗信息共享的问题中，构建了政府-医院两者之间的演化博弈模型；基于该模型，讨论了政府和医院两个主体的演化稳定策略；据此深入揭示政府监管下的医院信息共享行动的演化特征，为政府制定政策促进医疗信息共享的成功实施提供有效的参考意见。

### 5.3.2　问题描述与模型假设

1. 问题描述

由于信息共享问题的复杂性，医疗信息共享在现实中大多表现为多部门、多主体联动协作的方式。在我国医联体中，最常见的信息共享模式是建立第三方的数据共享平台，其运作模式如图 5.5 所示。该模式下，参与共享的医院群体可以将自己的共享信息上传至医疗信息共享平台，并可以使用平台上其他医院贡献的信息；参与监管的卫生部、财政部、药监局等政府各部门作为政府群体联合推动多个医院间的信息共享，通过信息平台收集各医院的共享情况等信息进而对医院的相关行为进行激励或惩罚。

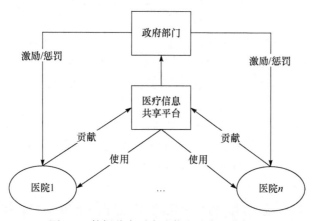

图 5.5　数据共享平台式信息共享运作模式

在上述信息共享运作模式中，主要涉及政府、医院和患者三类主体。其中，政府作为推动医疗信息共享的主体，可对医院实行"监管"或"不监管"的策略；

医院作为信息共享的行为主体，可以选择"参与信息共享"或"不参与信息共享"的策略；而患者作为医院主体的服务对象和政府主体的关注对象，其就医体验同时受到政府和医院的关注，因此患者是影响两者决策的重要因素。本章通过患者对政府和医院的口碑评价对这种影响进行衡量。

在医疗信息共享行动中主要存在政府主体和医院主体两类决策群体，双方均为有限理性。其中，政府和医院均为相对泛化的概念，分别指代参与医疗信息共享监督管理的政府各部门和直接参与医疗信息共享的各医院机构。医院的行为策略空间为(参与信息共享，不参与信息共享)，简记为 $(s, \bar{s})$。相应的政府各部门也有两类行为策略：监管医院的共享行为并给予激励或惩罚，或者不监管医院的共享行为，简记为 $(g, \bar{g})$。

### 2. 模型假设

为了更清楚地对模型进行解释，现结合国内相应的实际情况做出如下假设。

**假设 5.1** 政府和医院两类群体各自的总数保持相对稳定，进而群体规模均可标准化为 1。在时刻 $t$，医院群体中选择参与信息共享策略的比例为 $x(t)$，政府群体中选择监管策略的比例为 $y(t)$，并满足 $0 \leqslant x(t) \leqslant 1$，$0 \leqslant y(t) \leqslant 1$。

**假设 5.2** 社会中整体医疗服务质量提升的环境质量 $E$ 与参与医疗信息共享的医院比例 $x$ 正相关。这种环境质量提升具有公共外部特性，无论医院是否参与共享，也无论政府有没有进行监管，都可以享受这种医疗服务质量提升的好处。进而，把医院和政府的环境收益分别简记为 $E_1(x)$ 和 $E_2(x)$。

医疗信息共享行为越普及，社会上医疗服务氛围越好、医疗水平越高，患者可以感知到看病不再困难、诊疗费用明显下降等好的社会效益。在这里，考虑到信息共享是个正反馈系统，选择医疗信息共享的医院个体越多，个体间信息交互越频繁，越有利于社会整体医疗水平的提高，即 $E$ 值越大，所以这里可以假设 $E$ 是和医院群体中选择进行医疗信息共享的比例 $x$ 正相关的函数。结合图 5.5 中的信息共享运作模式，在常见的星型网络拓扑结构下，假设每个医院个体参与医疗信息共享的信息量相当，那么当有 $n$ 个医院个体参与医疗信息共享时，每个医院个体能够获取另外 $n-1$ 个来源的信息。因此，在这里可以假设 $E_1 = k_1 x$、$E_2 = k_2 x$，其中，$k_1$ 和 $k_2$ 都是常数，衡量信息共享对整个医疗环境的影响程度与信息共享的质量、频率等有关。

**假设 5.3** 就医院而言，参与信息共享时，由于信息质量、信息的准确性等因素，医院在使用的过程中可能存在一定的风险，我们把这些付出称为医院的直接成本 $c_1$；在有政府监管的情况下，医院选择共享策略可以得到来自政府的激励收益 $e$；如果选择不共享策略，会受到政府的惩罚成本 $f$。此外，医疗信息共享会促进医疗信息的有效使用，减少医院的一些重复检查等工作，从而间接地减少医院的收入，我们把这部分称为医院的间接成本 $c_2$。

参与信息共享的医院越多，医院将拥有越多能够重复使用的信息，从而间接成本越大。因此，假设医院的间接成本 $c_2$ 与参与信息共享的医院比例 $x$ 正相关。在这里，假设 $c_2 = bx$，其中 $b$ 是常数，衡量信息共享对医院现有收益的影响程度与共享信息的可重用性等因素有关。再则，患者是医院医疗水平提升的一大受益群体，他们期望医院能充分参与医疗信息共享。在这里，将患者的影响用激励收益和惩罚成本来量化表示，当医院选择信息共享策略时，社会整体医疗水平得以提升，患者也就因此享受到了信息共享带来的益处，因此会给予医院好的口碑，吸引更多人去这些医院就诊，医院就获得了这种形式的激励收益，记为 $R_1$；反之，当医院选择信息不共享策略时，患者就没办法享受到相应的益处，会对医院有意见，倾向于去选择医疗信息共享的医院就诊，因此医院患者数量减少、口碑变差，得到惩罚成本，记为 $R_2$。

**假设 5.4** 就政府而言，选择监管策略需要政府财政上对人力、物力的支持，会产生监管的固定成本 $c_3$；在政府选择监管策略的情况下，政府需要给参与信息共享的医院进行激励，激励成本为 $e$；政府还会对不参与信息共享的医院进行惩罚，得到罚金收入 $f$。此外，患者对政府也起到一定的影响。当医院不参与信息共享时，如果政府选择监管，则会在患者心目中树立起一个积极负责有作为的形象，有效地提高了政府的声誉，这对政府也是一种收益，记为 $R_3$；但是如果政府不监管，则会让患者觉得政府不作为，从而声誉受损，积累一定的社会不稳定因素，相当于政府会付出相应的成本，记为 $R_4$。

### 5.3.3 演化博弈模型

1. 模型构建

基于以上假设，建立模型的具体参数如表 5.8 所示。结合表 5.8 中的模型参数及上述假设，得到政府和医院双方博弈支付矩阵，如表 5.9 所示。

表 5.8 模型参数及含义

| 变量 | 含义 | 变量 | 含义 |
|---|---|---|---|
| $E_1$ | 医院的环境收益 | — | — |
| $c_1$ | 医院参与信息共享的直接成本 | $c_2$ | 医院参与信息共享的间接成本 |
| $R_1$ | 医院口碑变好带来的激励收益 | $R_2$ | 医院口碑变差带来的惩罚成本 |
| $e$ | 来自政府部门的激励收益 | $f$ | 来自政府部门的惩罚成本 |
| $c_3$ | 政府采取监管措施的固定成本 | $E_2$ | 政府的环境收益 |
| $R_3$ | 政府得到患者好评带来的收益 | $R_4$ | 政府得到患者差评带来的成本 |
| $x$ | 医院群体参与信息共享的比例 | $y$ | 政府群体选择监管的比例 |

表 5.9  政府和医院的演化博弈收益矩阵

| 医院 / 政府 | 参与信息共享 | 不参与信息共享 |
|---|---|---|
| 监管 | $k_2x - c_3 - e$<br>$k_1x - c_1 - bx + e + R_1$ | $-c_3 + f + R_3$<br>$-f - R_2$ |
| 不监管 | $k_2x$<br>$k_1x - c_1 - bx + R_1$ | $-R_4$<br>$-R_2$ |

根据政府和医院双方不同策略下的支付，可以得到双方的期望收益。由此得到，在政府不同策略组合下，医院选择参与信息共享策略时的期望收益 $K_1^s$ 为

$$K_1^s = y(k_1x - c_1 - bx + e + R_1) + (1-y)(k_1x - c_1 - bx + R_1) = (k_1 - b)x + ey - c_1 + R_1 \quad (5.1)$$

在政府不同策略组合下，医院选择不参与信息共享策略时的期望收益 $K_1^{\bar{s}}$ 为

$$K_1^{\bar{s}} = y(-f - R_2) + (1-y)(-R_2) = -fy - R_2 \quad (5.2)$$

在医院不同策略组合下，政府选择监管策略时的期望收益 $K_2^g$ 为

$$K_2^g = x(k_2x - c_3 - e) + (1-x)(-c_3 + f + R_3) = k_2x^2 - (e + f + R_3)x + f + R_3 - c_3 \quad (5.3)$$

在医院不同策略组合下，政府选择不监管策略时的期望收益 $K_2^{\bar{g}}$ 为

$$K_2^{\bar{g}} = x(k_2x) + (1-x)(-R_4) = k_2x^2 + R_4x - R_4$$

由此，得到医院和政府的期望收益分别为

$$K_1 = xK_1^s + (1-x)K_1^{\bar{s}} = (k_1 - b)x^2 + xy(e + f) + x(R_1 + R_2 - c_1) - fy - R_2 \quad (5.4)$$

$$K_2 = yK_2^g + (1-y)K_2^{\bar{g}} = k_2x^2 + xy(-e - f - R_3 - R_4) + y(f + R_3 + R_4 - c_3) + R_4x - R_4 \quad (5.5)$$

值得一提的是，医院和政府双方期望收益函数中的环境收益部分表现为与医院参与共享的比例 $x$ 的平方正相关，这与梅特卡夫定律不谋而合。梅特卡夫定律表示，网络的价值与网络规模的平方成正比。对医疗信息共享来说，也一样如此。随着更多医院的加入，已参与共享的医院因其他医院的加入而获得了更多的信息共享交流机会，而越多的信息交流碰撞越有利于整个社会医疗环境的提升，形成一种很强的正反馈作用和增值作用。

进一步，将通过建立复制动态方程分析政府和医院双方的行为演化过程。根据 Malthusian 方程，医院群体中选择参与信息共享的比例的增长率与选择该策略所获得的期望收益和医院群体期望收益之差成正比，由此可得

$$x' = x(K_1^s - K_1) = x(1-x)\left[(k_1 - b)x + y(e + f) + (R_1 + R_2 - c_1)\right] \quad (5.6)$$

同理，得到政府群体的复制动态方程为

$$y' = y(K_2^g - K_2) = y(1-y)\left[x(-e - f - R_3 - R_4) + R_3 + R_4 + f - c_3\right] \quad (5.7)$$

　　记 $k = k_1 - b$ 表示信息共享带来的收益系数，为环境收益系数与间接成本系数之差；$I = e + f$ 表示政府的激励惩罚力度，为政府给的激励和惩罚之和；$P_1 = R_1 + R_2$ 表示患者对医院的关注程度，为医院口碑变好带来的收益与口碑变差引起的成本之和；$P_2 = R_3 + R_4$ 表示患者对政府的关注程度，为政府得到患者好评的收益和得到患者差评的成本之和。由此得到政府和医院博弈的复制动态方程为

$$\begin{cases} x' = x(1-x)F(x,y) = x(1-x)\big[kx + yI + (P_1 - c_1)\big] \\ y' = y(1-y)G(x,y) = y(1-y)\big[-x(I + P_2) + P_2 + f - c_3\big] \end{cases} \tag{5.8}$$

由 $x' = 0$，$y' = 0$，可得如下命题。

**命题 5.1**　演化博弈系统存在 4 个双种群采取纯策略的均衡点：$(0，0)$、$(0，1)$、$(1，0)$ 和 $(1，1)$；可能存在 2 个单种群采取纯策略的均衡点：$\left(\dfrac{c_1 - P_1}{k}，0\right)$ 和 $\left(\dfrac{c_1 - P_1 - I}{k}，1\right)$。各均衡点存在的条件分别为：$0 < c_1 - P_1 < k$，$0 < c_1 - P_1 - I < k$。

　　当 $0 < I - P_1 - k(P_2 + f - c_3)/(I + P_2) < I$ 且 $0 < P_2 + f - c_3 < I + P_2$ 时，演化博弈系统还可能存在 1 个双种群均采取混合策略的均衡点 $(x^*, y^*)$，其中 $x^* = \dfrac{P_2 + f - c_3}{I + P_2}$，$y^* = \dfrac{k(P_2 + f - c_3)/(I + P_2) + P_1 - I}{-I}$。

　　**证明**　对于演化博弈系统，当 $x = 0$ 或 1，$y = 0$ 或 1 时，$x' = 0$，$y' = 0$ 恒成立，因此 $(0，0)$、$(0，1)$、$(1，0)$ 和 $(1，1)$ 是系统的均衡点。当 $y = 0$，$0 < x < 1$ 时，若 $kx + (P_1 - c_1) = 0$，同样有 $x' = 0$，$y' = 0$，进而，若满足 $0 < c_1 - P_1 < k$，则 $\left(\dfrac{c_1 - P_1}{k}，0\right)$ 是系统的均衡点；同理可证，当 $0 < c_1 - P_1 - I < k$ 成立时，$\left(\dfrac{c_1 - P_1 - I}{k}，1\right)$ 也是系统的均衡点。当 $0 < x < 1$，$0 < y < 1$ 时，若 $F(x^*, y^*) = G(x^*, y^*) = 0$，同样有 $x' = 0$，$y' = 0$。解方程组得到 $(x^*, y^*)$ 为系统可能存在的均衡点。若存在，则必须满足 $0 < P_2 + f - c_3 < I + P_2$，$0 < I - P_1 - k(P_2 + f - c_3)/(I + P_2) < I$。进而，满足 $0 < x^* < 1$，$0 < y^* < 1$。证毕。

　　2. 均衡点分析

　　由复制动态方程求出的均衡点不一定是系统的演化稳定策略(ESS)，因此对于系统演化最终得到的双方的稳定策略选择还需进一步分析。根据 Friedman 提出的方法，系统均衡点的稳定性可通过复制动态方程的雅可比矩阵的局部稳定性分析进行判断。由复制动态方程，得到系统的雅可比矩阵为

$$J = \begin{bmatrix} \dfrac{\partial x'}{\partial x} & \dfrac{\partial x'}{\partial y} \\[2mm] \dfrac{\partial y'}{\partial x} & \dfrac{\partial y'}{\partial y} \end{bmatrix}$$

$$= \begin{bmatrix} -3kx^2 - 2x(yI + P_1 - c_1 - k) + yI + P_1 - c_1 & x(1-x)I \\[2mm] -y(1-y)(I + P_2) & (1-2y)\left[-x(I+P_2) + P_2 + f - c_3\right] \end{bmatrix}$$

$$(5.9)$$

计算矩阵 $J$ 在命题 5.1 中 7 个均衡点的行列式和迹的值及符号，可判断出其局部稳定性，结果见命题 5.2。

**命题 5.2**　基于先前的假定，系统可能存在的 ESS 只有(0，0)、(0，1)、(1，0) 和(1，1)，其他可能存在的均衡点为鞍点或者不稳定点。其中：

(1) 当 $P_1 - c_1 < 0$ 且 $P_2 + f - c_3 < 0$ 时，(0，0)是系统的 ESS。

(2) 当 $I + P_1 - c_1 < 0$ 且 $c_2 - f - P_2 < 0$ 时，(0，1)是系统的 ESS。

(3) 当 $k + P_1 - c_1 > 0$ 时，(1，0)是系统的 ESS。

(4) (1，1)不可能是系统的 ESS。

**证明**　首先计算出各均衡点处的行列式 Det($J$)和迹 Tr($J$)，如表 5.10 所示。

表 5.10　各均衡点的行列式和迹

| 均衡点 | 行列式 | 迹 |
|---|---|---|
| (0, 0) | $(I + P_1 - c_1)(c_3 - f - P_2)$ | $e + P_1 - c_1 + c_3 - P_2$ |
| (1, 0) | $(k + P_1 - c_1)(e + c_3)$ | $c_1 - P_1 - k - e - c_3$ |
| (0, 1) | $(I + P_1 - c_1)(c_3 - f - P_2)$ | $e + P_1 - c_1 + c_3 - P_2$ |
| (1, 1) | $(c_1 - k - I - P_1)(e + c_3)$ | $c_1 - k - f - P_1 + c_3$ |
| $\left(\dfrac{c_1 - P_1}{k}, 0\right)$ | $(P_1 + k - c_1)(c_1 - P_1) \times$ $[(P_2 + f - c_3) - (c_1 - P_1)(I + P_2)/k]/k$ | $(P_1 + k - c_1)(c_1 - P_1)/k +$ $(P_2 + f - c_3) - (c_1 - P_1)(I + P_2)/k$ |
| $\left(\dfrac{c_1 - P_1 - I}{k}, 1\right)$ | $(k + P_1 + I - c_1)(c_1 - P_1 - I) \times$ $[(c_1 - P_1 - I)(I + P_2)/k - (P_2 + f - c_3)]/k$ | $(k + P_1 + I - c_1)(c_1 - P_1 - I)/k +$ $(c_1 - P_1 - I)(I + P_2)/k - (P_2 + f - c_3)$ |
| $\left(\dfrac{P_2 + f - c_3}{I + P_2},\right.$ $\left.\dfrac{k(P_2 + f - c_3)/(I + P_2) + P_1 - I}{-I}\right)$ | $-(P_2 + f - c_3)(e + c_3)/\left[I(I + P_2)\right] \times$ $[k(P_2 + f - c_3)/(I + P_2) + P_1 - c_1] \times$ $[k(P_2 + f - c_3)/(I + P_2) + P_1 + I - c_1]$ | $k(P_2 + f - c_3)(e + c_3)/(I + P_2)$ |

如果在某均衡点处满足 Det($J$)>0 且 Tr($J$)<0 ，则复制动态方程的均衡点是(渐近)局部稳定的，该均衡点是 ESS。如果在某均衡点处满足 Det($J$)<0 ，则复制动态方程的均衡点是鞍点。如果在某均衡点处满足 Det($J$)>0 且 Tr($J$)>0 ，则复制动

态方程的均衡点是不稳定点。对于演化博弈系统必然存在的均衡点(0, 0)、(0, 1)、(1, 0)和(1, 1)，由表 5.10 容易判断各点为 ESS 的条件如命题 5.2 所示。对于均衡点 $(x^*, y^*)$，若存在该均衡点，则必有 $0 < I - P_1 - k(P_2 + f - c_3)/(I + P_2) < I$ 且 $0 < P_2 + f - c_3 < I + P_2$，因此 $\mathrm{Tr}(\boldsymbol{J}) > 0$，进而 $-I < k(P_2 + f - c_3)/(I + P_2) + P_1 - c_1 < 0$ 时，$\mathrm{Det}(\boldsymbol{J}) > 0$，$(x^*, y^*)$ 为不稳定点，反之则为鞍点。

对于均衡点 $\left(\dfrac{c_1 - P_1}{k}, 0\right)$，由命题 5.1 可知，若存在该均衡点，则必有 $0 < c_1 - P_1 < k$；当 $(P_2 + f - c_3) - (c_1 - P_1)(I + P_2)/k > 0$ 时，该点为不稳定点，反之该点为鞍点。

同理可证 $\left(\dfrac{c_1 - P_1 - I}{k}, 1\right)$ 为鞍点或不稳定点。证毕。

### 5.3.4 演化结果分析

基于上述对演化模型均衡点及其局部稳定性的分析，综合命题 5.1 和命题 5.2 可得医疗信息共享中医院和政府主体在不同情形下的演化博弈过程。鉴于系统演化具有多重复杂路径，下面将分情形深入讨论。

1. 情形 1：$P_1 - c_1 > 0$

**推论 5.1** 当 $P_1 - c_1 > 0$ 时，系统只有一个 ESS，即(1, 0)，政府不监管，医院全部参与信息共享。

推论 5.1 表明，不管系统的初始状态如何，只要医院主体参与信息共享的内部收益(口碑好带来的收益−共享的风险成本)大于不进行共享的内部收益(口碑变差带来的成本)，系统最终将演化至好的状态，即医院主体全部参与到医疗信息共享的行动中，进而各医院间信息共享更为频繁，整个社会的医疗环境水平将会得到极大提高。情形 1 下的系统动态演化图如图 5.6 所示。

2. 情形 2：$P_1 - c_1 < 0$

当 $P_1 - c_1 < 0$ 时，有三种子情形。

1) 子情形 2.1：$I + P_1 - c_1 < 0$ 且 $k + P_1 - c_1 > 0$

**推论 5.2** 当 $I + P_1 - c_1 < 0$ 且 $k + P_1 - c_1 > 0$ 时，系统存在三个可能的 ESS，即(0, 0)、(0, 1)和(1, 0)。其中：

(1) 当 $P_2 + f - c_3 < 0$ 时，存在两个可能的 ESS，即(0, 0)和(1, 0)；

(2) 当 $P_2 + f - c_3 > 0$ 时，存在两个可能的 ESS，即(0, 1)和(1, 0)。

推论 5.2 表明，当医院参与信息共享的内部收益小于不参与信息共享的内部收益，且政府给予的外部激励和惩罚力度较小时，医院可能演化至全部不参与信

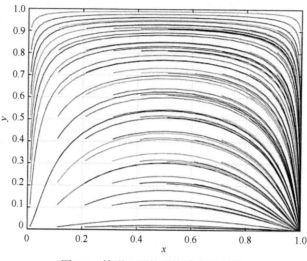

图 5.6　情形 1 下的系统动态演化图

息共享。但是当潜在的医疗环境变好，带来的潜在收益比信息共享带来的潜在间接成本大，且足以弥补医疗信息共享所付出的风险成本时，医院依然可能演化至全部参与信息共享的状态，具体演化为哪种状态则与医院当前的共享比例和政府的监管比例有关。子情形 2.1 下的系统动态演化图如图 5.7 所示。

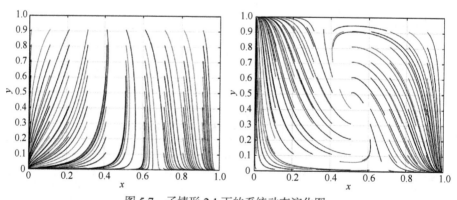

图 5.7　子情形 2.1 下的系统动态演化图

2) 子情形 2.2：$I+P_1-c_1>0$ 且 $k+P_1-c_1>0$

**推论 5.3**　当 $I+P_1-c_1>0$ 且 $k+P_1-c_1>0$ 时，系统存在两个可能的 ESS，即(0，0)和(1，0)。其中：

(1) 当 $P_2+f-c_3<0$ 时，存在两个可能的 ESS，即(0，0)和(1，0)；

(2) 当 $P_2+f-c_3>0$ 时，存在唯一的 ESS，即(1，0)。

推论 5.3 表明，即使医院参与信息共享的内部收益小于不参与信息共享的内部收益，但是当政府给的外部激励和惩罚力度比较大，潜在的医疗环境变好带来的潜在收益比信息共享带来的潜在间接成本大，且足以弥补医疗信息共享付出的风险成本时，医院很可能最终演化至全部参与信息共享的状态。尤其是在政府给的惩罚力度相对较大时，医院由于害怕不进行信息共享会受到惩罚，会演化至全部参与信息共享。子情形 2.2 下的系统动态演化图如图 5.8 所示。

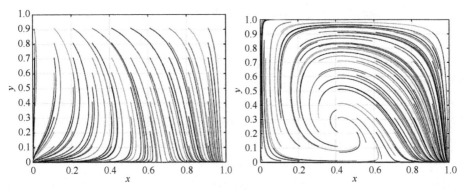

图 5.8　子情形 2.2 下的系统动态演化图

3) 子情形 2.3：$k + P_1 - c_1 < 0$

**推论 5.4**　当 $k + P_1 - c_1 < 0$ 时，系统存在两个可能的 ESS，即(0，0)和(0，1)。其中：

(1) 当 $P_2 + f - c_3 < 0$ 时，存在唯一的 ESS，即(0，0)；

(2) 当 $I + P_1 - c_1 < 0$ 且 $P_2 + f - c_3 > 0$ 时，存在唯一的 ESS，即(0，1)。

推论 5.4 表明，当医院参与信息共享的内部收益小于不参与信息共享的内部收益，且潜在的医疗环境变好带来的潜在收益无法弥补医疗信息共享付出的风险成本时，不管政府许诺的激励和惩罚力度有多大，医院将最终演化至都不参与信息共享的状态。子情形 2.3 下的系统动态演化图如图 5.9 所示。

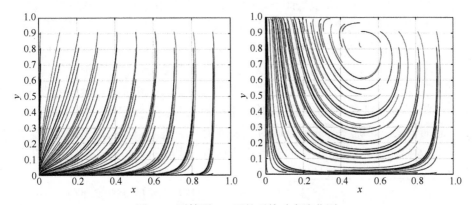

图 5.9　子情形 2.3 下的系统动态演化图

### 5.3.5　演化结果总结与讨论

通过上述分析，易得如下结论：

**结论 5.1**　参与信息共享不是医院主体的稳定状态的充要条件为：$P_1 - c_1 < 0$ 且 $k + P_1 - c_1 < 0$。

结论 5.1 表明，当 $P_1 - c_1 < 0$ 时，医院主体不能从参与信息共享中获得内部收益，而且 $k + P_1 - c_1 < 0$，医院看不到明显的信息共享带来医疗环境提升的长期收益，此时不管政府给多大的激励和惩罚力度，通过长期的反复博弈、模仿学习，有限理性的医院最终都会趋向于选择不参与信息共享。值得一提的是，如果此时政府采取较小的激励力度，但在制定惩罚政策时采用较大力度的惩罚措施，则监管策略将成为政府的 ESS。这意味着推动信息共享已经成为政府一厢情愿的事情，甚至在现实中会演变为政府为了监管而监管，脱离实际，劳民伤财。

结论 5.1 给出了医院群体无论如何都不会进行信息共享的充要条件，这可为政府在监管过程采取监管策略是否有效提供评估和警示作用。一旦政府发现当前状态处于上述条件时，应及时采取措施，如呼吁患者增强对医院的医疗信息共享行为的关注(提高 $P_1$)、降低医院的共享成本(降低 $c_1$、提高 $k$)和引导医院共享更加有价值的信息(提高 $k$)，从而将医院从不进行信息共享的方向上纠正回来。

**结论 5.2**　参与信息共享是医院主体唯一的稳定状态的充要条件为：$P_1 - c_1 > 0$ 或者 $P_1 - c_1 < 0$、$I + P_1 - c_1 > 0$、$k + P_1 - c_1 < 0$ 且 $P_2 + f - c_3 > 0$。

结论 5.2 刻画了医疗信息共享得以实施的充要条件，在该条件下所有医院将参与到医疗信息共享的行列中来。其中，$P_1 - c_1 > 0$ 能够充分保障医疗主体主动融入信息共享的行动中，因为此时参与信息共享的内部收益大于不参与信息共享的内部收益。如果该条件在现实中难以满足，如信息共享风险成本过大，患者对医院监督力度不足，对医院是否参与信息共享不太重视，并不会因为医院是否参与信息共享而给出太好或太差的评价。此时，政府引导作用将对于医疗信息共享行动的成功实施不可或缺。一方面，政府要制定足够有吸引力的奖惩机制，使得 $I + P_1 - c_1 > 0$ 得以满足；另一方面，在制定奖惩机制时，要给以相对较严厉的惩罚措施，从而使得 $P_2 + f - c_3 > 0$ 得以满足。最重要的是，政府要引导医院共享更多有价值的信息，从而让医疗信息共享为整个社会医疗环境的提升带来更大的价值，医院能够看到未来医疗环境提升带来的潜在收益，使得 $k + P_1 - c_1 > 0$ 得以满足。总而言之，结论 5.2 表明，政府只要致力于通过一系列扶持引导政策，保障医院主体在参与医疗信息共享时获得切身利益，看到医疗信息共享带来的好的潜在收益，则依然可以形成健康有效的医疗信息共享环境。

结论 5.2 给出了医院群体通过长期的反复博弈、模仿学习将演化至全部进行信息共享的充要条件，这给政府部门制定监管激励惩罚措施提供了很好的方向。

政府部门通过努力，如加大医院信息共享的宣传力度，引导患者关注医院的信息共享行为(提高 $P_1$)；建立完善医疗信息共享的规范，引导医疗资源的有效利用，降低医院的共享成本(降低 $c_1$、提高 $k$)；引导医院增加彼此的交流，共享更有价值的信息(提高 $k$)等，从而引导医院向着信息共享的方向发展，让信息共享成为各个医院的共识，形成一种良好的信息共享氛围。

# 5.4　医疗信息共享激励机制设计

本节将结合对医院个性化等方面的考虑，研究如何为不同的医院个体设计最有效的激励机制，以进一步提高医院对信息共享的参与度和努力程度。

## 5.4.1　信息共享激励机制研究综述

在医疗信息共享方面，国内外现有文献主要是从信息系统建设的角度展开研究[26-28]，解决了共享的经济风险、隐私保密和安全性等问题[29-31]，尚且缺乏从医疗体系的信息共享激励机制等制度规范设计上的研究。

将范围扩展到信息共享激励机制研究领域，Huang 等[32]从信息质量、信息容量、信息技术等方面建立了评价供应链信息的评价体系，并提出了一种根据企业所提供的信息质量和容量进行利润分配的激励机制，该机制能够激励企业自发共享自己的私有信息，从而提高供应链的整体性能。Wu 等[33]基于社交网络理论和博弈理论，针对 P2P 共享中的低共享与搭便车行为，通过引入计数器，用户共享可获得一定的计数，而下载需要消耗一定的计数，通过设计这样的一种激励机制，促进用户自发参与信息共享。Gong 等[34]基于声誉机制建立了在社会网络服务中信息共享的显式激励机制，并与无声誉机制的激励模型进行了对比，发现在考虑声誉机制时，营销人员将更加努力在社交网络上进行信息共享。

此外，国内也有很多促进信息共享的激励机制方面的研究。陈国庆等[35]针对供应链中的信息共享难题，提出采取信息激励、优惠激励、团队信任激励等激励方式，促进信息共享，实现供应链成员的双赢。张旭梅等[36]针对客户无缺陷退货中的双边道德风险问题，提出从促进制造商和零售商努力合作的角度出发，运用委托代理理论设计了双方的收益共享合同，分析了努力弹性系数、最优收益激励系数、产品单位收益等参数对合同的影响。戴琳琳等[37]针对供应链中核心制造企业和供应商订单信息共享的合作性与风险性问题，基于博弈理论，采用价格补偿机制为制造企业和供应商构建了合作时的利益分配函数，从而促进双方的信息共享行为，实现制造企业与供应商之间的利益最大化。刘加伶等[38]基于委托代理理论，构建了不对称信息下的企业信息共享激励模型，通过对企业激励行为与员工信息共享行为的博弈分析，得到将员工的激励报酬与企业利益直接相关联，能够促进员工进行信息共享。

上述研究大多集中于企业、供应链和P2P等方面的信息共享激励机制，尚且缺乏针对医疗体系信息共享中激励机制等制度规范设计上的研究。由此，本节将结合我国医院间医疗信息共享的特性，采用委托代理理论为政府等有关部门制定促进医疗信息共享的激励机制，提高代理人的信息共享努力程度，促进信息共享行为的发生。

### 5.4.2　模型构建

#### 1. 问题描述及假设

医疗资源共享的独特性带来了重重阻碍，使该共享难以自发顺利进行，而医院作为公益性的公共卫生组织机构，受到政府部门的监督和管理，由此，政府部门可以通过制定相应的激励机制促进医院间的资源共享。下面基于委托代理理论，以政府部门为委托人、医院为代理人，建立两者之间的委托代理模型，使医院在追求自身利益最大化的同时实现政府部门期望的最大化信息共享社会效益。在此基础上，做出以下基本假设：

(1) 政府部门和医院间存在利益关系，两者均为追求自身利益最大化的理性人。

(2) 政府部门可以设计适当的激励机制促使医院医疗信息共享的顺利进行，激励的方式为政府部门给予医院一定程度上的转移支付激励。

(3) 医疗信息共享的结果除受医院努力程度的影响外，还受其他难以把握的不确定性因素的影响。

#### 2. 模型函数

##### 1) 信息共享效益函数

Grilliches在1979年提出了信息生产函数的概念，指出信息作为一种资源，可以产生效用。根据Grilliches的模型，信息共享效益与医院在信息共享上所做的努力程度呈线性关系。本节研究的是一个多阶段激励模型，即在每个阶段，医院会做出决策，决定该阶段的努力程度。医院共享医疗信息后，会对全社会有一个预期的基本效益，且努力程度不同，效益也会不同。此外，受社会环境如通货膨胀等不确定性因素的影响，医院医疗信息共享的效益也存在一定的不确定性。根据中心极限定理，如果某个量由大量独立随机因素构成，那么这个量满足正态分布。由于医院贡献和使用信息是两种不同的行为，会产生不同的社会效益，如贡献自身的处方、专利等会使得其他医院获得技术进步效用，使用信息平台中其他医院贡献的信息(如检查结果)能为患者节省成本等。因此，根据医院贡献和使用

信息的努力程度，建立信息共享效益函数，即

$$\pi(a_{1t}, a_{2t}, \theta) = \varphi_1(q, s)a_{1t} + \varphi_2(p, r)a_{2t} + \theta \qquad (5.10)$$

式中，$\varphi_1(q,s)a_{1t}$ 为医院贡献信息的效用；$\varphi_2(p,r)a_{2t}$ 为医院使用信息的效用。下面为了便于说明，取 $\varphi_1(q,s) = qsf_1$，$\varphi_2(p,r) = prf_2$，可得

$$\pi(a_{1t}, a_{2t}, \theta) = qsf_1 a_{1t} + prf_2 a_{2t} + \theta \qquad (5.11)$$

式中，$\pi(a_{1t}, a_{2t}, \theta)$ 为医院在 $t$ 阶段进行信息共享所能产生的预期社会效益；$q$ 为医院的信息存量；$s$ 为医院信息与平台信息的互补性，其实际意义为医院贡献出其自身拥有而平台中没有的信息量占医院总信息存量的比例，显然 $s \leqslant 1$，在实际医联体模式下，各医院的就诊情况等流程信息会自动导入信息共享平台中，因此这里的互补信息不包括上述流程信息；$p$ 为整个医疗信息共享平台的信息存量；$r$ 为医院对平台中信息的可用性，其实际意义为可供医院使用的信息占整个共享平台信息的比例，因为部分医院可能由于硬件设施等条件而无法使用其他医院提供的其并不具有的信息，使得互补性并不等于可用性，因此定义了可用性这一概念，显然 $r \leqslant 1$；$f_1$ 为医院所贡献的单位医疗信息的预期效益；$f_2$ 为医院所使用的医疗信息共享平台中单位医疗信息的预期效益；$a_{it}(i=1,2)$ 为 $t$ 阶段医院贡献或使用信息的努力程度，本章定义为信息价值增值的倍数，如要进行信息贡献或使用，医院有一个最基本的准备时间和成本花费，此时 $a_{it} = 1$，除了最基本的准备时间外，还可能花费更多时间对信息进行标准化、编码化、提取转义等处理，也可能雇佣专业人员整理维护数据库等，使得贡献或使用的信息具有更高的质量，从而使得共享的信息效益增加，这时 $a_{it} \geqslant 1$；$\theta$ 为影响最终效益的不确定性因素，如社会环境的变化(如通货膨胀等)可能造成预期效益的变化，根据中心极限定理，如果某个量由大量独立随机因素构成，那么这个量满足正态分布，因此假设变量 $\theta \sim N(0, \mu)$，即 $E(\theta) = 0$，$D(\theta) = \mu$。

2) 信息共享投入成本函数

医院参与信息共享需要付出成本。一方面，将信息整理出来用于共享会产生成本，将自己的信息贡献出去也可能产生医院自身社会地位削弱等风险成本；另一方面，使用其他医院贡献的信息也需要花费一定的成本，而且使用其他医院的检查结果等信息也会产生收入减少等潜在风险成本。为此，下面假设医院参与信息共享的成本包括贡献成本和使用成本两部分，假设医院的信息共享投入成本为努力程度的二次函数，构造医院的信息共享投入成本函数为

$$c(a_{1t}, a_{2t}) = (b_1 + v_1)a_{1t}^2 + (b_2 + v_2)a_{2t}^2 \qquad (5.12)$$

式中，$c(a_{1t}, a_{2t})$ 为信息共享投入成本；$a_{1t}$ 为 $t$ 阶段信息贡献努力程度，$a_{2t}$ 为 $t$ 阶段信息使用努力程度；$b_1$ 为信息贡献努力成本系数；$v_1$ 为信息贡献风险成本系

数；$b_2$ 为信息使用努力成本系数；$v_2$ 为信息使用风险成本系数。

不难得出，在上述成本函数中

$$c'(a_{1t}) = 2(b_1 + v_1)a_{1t} > 0 \tag{5.13}$$

$$c''(a_{1t}) = 2(b_1 + v_1) > 0 \tag{5.14}$$

$$c'(a_{2t}) = 2(b_2 + v_2)a_{2t} > 0, \quad c''(a_{2t}) = 2(b_2 + v_2) > 0 \tag{5.15}$$

这表明无论是贡献还是使用医疗信息，随着信息增值倍数的提高，需要付出更多成本。以上这些情况符合实际，说明假设的投入成本函数具有一定的合理性。

3) 激励合同函数

政府部门和医院并没有强制的隶属关系，因此为了激励医院更努力地参与到信息共享中，政府部门需要与医院建立相应的激励合同。现有研究大多采用线性合同的形式，所涉及的思想也最满足人们日常生活的情况，因此下面假设本章的激励合同函数也具有线性形式。对医院来说，效益可以分为两部分，一部分是固定的激励奖励，另一部分是根据其共享信息后创造的效益给予的奖励，因此建立激励合同函数为

$$s(\pi) = \gamma + \beta\pi \tag{5.16}$$

式中，$s(\pi)$ 为激励合同函数；$\pi = \pi(a_{1t}, a_{2t}, \theta)$ 为信息共享效益函数；$\gamma$ 为给予医院激励合同的基本份额；$\beta$ 为信息共享激励系数，$0 \leqslant \beta \leqslant 1$，当 $\beta = 1$ 时，意味着医院承担着全部效益和风险，当 $\beta = 0$ 时，意味着医院不承担任何效益和风险。

4) 信息共享期望效用函数

医院医疗信息共享一方面会给医院带来激励合同效益，另一方面医院也会害怕效益函数中不确定性因素可能带来的风险损失。下面考虑将医院划分为风险中性和风险规避两种类型，由此分别确定其参与信息共享的期望效用函数。当政府部门为风险中性，即医院对信息共享所涉及的风险不敏感时，医院的期望效用等于医院的期望效益。政府部门的实际效益为

$$w_1 = \pi(a_{1t}, a_{2t}, \theta) - s(\pi) = qsf_1a_{1t} + prf_2a_{2t} + \theta - \gamma - \beta(qsf_1a_{1t} + prf_2a_{2t} + \theta) \tag{5.17}$$

政府部门的期望效益为

$$EV(w_1) = E[\pi(a_t, \theta) - s(\pi)] = -\gamma + (1 - \beta)(qsf_1a_{1t} + prf_2a_{2t}) \tag{5.18}$$

医院的实际效益为

$$w_2 = s(\pi) - c(a_{1t}, a_{2t}) = \gamma + \beta(qsf_1a_{1t} + prf_2a_{2t} + \theta) - (b_1 + v_1)a_{1t}^2 - (b_2 + v_2)a_{2t}^2 \tag{5.19}$$

医院的期望效益为

$$EV(w_2) = E[s(\pi) - c(a_{1t}, a_{2t})] = \gamma + \beta(qsf_1a_{1t} + prf_2a_{2t}) - (b_1 + v_1)a_{1t}^2 - (b_2 + v_2)a_{2t}^2$$

$$\tag{5.20}$$

当医院为风险规避型时，即医院对效益的不确定性因素风险敏感，假设其效用

函数具有不变绝对风险规避特征，即 $u(w_2) = 1 - \exp(-\rho w_2)$。其中 $\rho$ 是医院的 Arrow-Pratt 风险绝对规避系数，且有 $\rho = -u'' / u'$，$\rho$ 越大，表示医院越害怕风险。

医院的风险成本表示为

$$F = \rho \text{Var}(s) / 2 = \rho \beta^2 \mu / 2 \tag{5.21}$$

因此，风险规避型医院的期望效益为

$$\text{EV}(w_2) - F = \gamma + \beta(qsf_1 a_{1t} + prf_2 a_{2t}) - (b_1 + v_1)a_{1t}^2 - (b_2 + v_2)a_{2t}^2 - \rho \beta^2 \mu / 2 \tag{5.22}$$

3. 激励模型

根据模型的基本假设，医院在追求最大化自身期望效用函数时，面临着两个约束，即参与约束 IR 和激励相容约束 IC。其中参与约束体现了医院在信息共享时获得的期望效用不能小于不参与信息共享的最大效用；而激励相容约束体现了医院会以自身利益的最大化为目标，选择使自身效用最大的努力程度。本模型从政府部门的角度出发，政府部门制定激励合同使得自身的利益最大。

考虑到医院参与医疗信息共享和政府部门的监管是多阶段的博弈过程，而博弈双方的行为和策略选择必须追求整个博弈过程效益的最大化，因此基于上述已确定的函数建立多阶段医院和政府部门之间的激励模型，即

$$\max \text{EV} = \max_{\gamma, \beta, a_{1t}, a_{2t}} \left\{ -n\gamma + (1 - \beta)\left( qsf_1 \sum_{t=1}^{n} a_{1t} + prf_2 \sum_{t=1}^{n} a_{2t} \right) \right\} \tag{5.23}$$

$$\text{s.t.} \quad (\text{IR}) \begin{cases} \gamma + \beta(qsf_1 a_{1t} + prf_2 a_{2t}) - (b_1 + v_1)a_{1t}^2 - (b_2 + v_2)a_{2t}^2 \geqslant \overline{u} & (\text{风险中性型}) \\ \gamma + \beta(qsf_1 a_{1t} + prf_2 a_{2t}) - (b_1 + v_1)a_{1t}^2 - (b_2 + v_2)a_{2t}^2 - \rho\beta^2\mu / 2 \geqslant \overline{u} \\ & (\text{风险规避型}) \end{cases}$$

$$(\text{IC}) \ a_{it}^* \in \text{argmax} \left\{ \gamma + \beta(qsf_1 a_{1t} + prf_2 a_{2t}) - (b_1 + v_1)a_{1t}^2 - (b_2 + v_2)a_{2t}^2 \right\}, \forall a_{it} \in A, i = 1, 2$$

式中，$A$ 为医院贡献和使用医疗平台信息的努力程度的集合；EV 为政府部门的期望效用；$\overline{u}$ 为医院不接受激励合同时能得到的保留效用；$a_{it}^*$ 为医院选择的最佳努力程度策略。

### 5.4.3　两种条件下的激励模型

1. 完全信息条件下的激励模型

在完全信息条件下，医院参与信息共享所付出的努力程度是完全可以被政府部门监测到的。因为只要政府部门监测到医院 $a_{it} < a_{it}^*$，就支付给医院 $s \ll$

$s(a_{1t}^*, a_{2t}^*)$，所以医院绝不会选择 $a_{it}$ ，$a_{it}^*$ 肯定能达成。因此，此时激励相容约束完全不起任何作用，任何的定价策略都可以通过参与约束 IR 来实现。

1) 医院为风险中性型

当医院为风险中性型时，激励模型为

$$\max \text{EV} = \max_{\gamma, \beta, a_{1t}, a_{2t}} \left\{ -n\gamma + (1-\beta)\left( qsf_1 \sum_{t=1}^{n} a_{1t} + prf_2 \sum_{t=1}^{n} a_{2t} \right) \right\} \tag{5.24}$$

s.t.　$(\text{IR})\gamma + \beta(qsf_1 a_{1t} + prf_2 a_{2t}) - (b_1+v_1)a_{1t}^2 - (b_2+v_2)a_{2t}^2 \geqslant \bar{u}$

在最优情况下，政府部门没有必要支付给医院超过 $\bar{u}$ ，即

$$\gamma + \beta(qsf_1 a_{1t} + prf_2 a_{2t}) - (b_1+v_1)a_{1t}^2 - (b_2+v_2)a_{2t}^2 = \bar{u} \tag{5.25}$$

将 $\gamma$ 代换，代入上述目标函数，即

$$\max \text{EV} = \max \left\{ n\beta(qsf_1 a_{1t} + prf_2 a_{2t}) + (1-\beta)\left( qsf_1 \sum_{t=1}^{n} a_{1t} + prf_2 \sum_{t=1}^{n} a_{2t} \right) \right.$$
$$\left. -n\left[ (b_1+v_1)a_{1t}^2 + (b_2+v_2)a_{2t}^2 \right] - n\bar{u} \right\} \tag{5.26}$$

最优化一阶条件为

$$\begin{cases} \dfrac{\partial(\text{EV})}{\partial a_{1t}} = n\beta qsf_1 + (1-\beta)qsf_1 - 2n(b_1+v_1)a_{1t} = 0 \\[3mm] \dfrac{\partial(\text{EV})}{\partial a_{2t}} = n\beta prf_2 + (1-\beta)prf_2 - 2n(b_2+v_2)a_{2t} = 0 \\[3mm] \dfrac{\partial(\text{EV})}{\partial \beta} = n(qsf_1 a_{1t} + prf_2 a_{2t}) - \left( qsf_1 \sum_{t=1}^{n} a_{1t} + prf_2 \sum_{t=1}^{n} a_{2t} \right) = 0 \end{cases} \tag{5.27}$$

由 $n(qsf_1 a_{1t} + prf_2 a_{2t}) - \left( qsf_1 \sum_{t=1}^{n} a_{1t} + prf_2 \sum_{t=1}^{n} a_{2t} \right) = 0$ 可得，要使得上述等式对于任意 $n$ 都成立，需要满足 $a_{i1} = a_{i2} = \cdots = a_{in}(i=1,2)$ ，即每阶段的努力程度 $a_{it}$ 与阶段 $t$ 无关。

当 $n=1$ 时，解得 $a_{1t}^* = \dfrac{qsf_1}{2(b_1+v_1)}$ ，$a_{2t}^* = \dfrac{prf_2}{2(b_2+v_2)}$ ，$\beta$ 取[0,1]内的任何值。

当 $n \neq 1$ ，$\beta^* = 1$ 时，医院要承担全部风险和效益，对式(5.27)求解可得

$$a_{1t}^* = \frac{qsf_1}{2(b_1+v_1)}, \quad a_{2t}^* = \frac{prf_2}{2(b_2+v_2)}, \quad \gamma^* = \bar{u} - \frac{(qsf_1)^2}{4(b_1+v_1)} - \frac{(prf_2)^2}{4(b_2+v_2)}$$

当 $n \neq 1$ ，$\beta^* \neq 1$ 时，解得

$$a_{1t}^* = \frac{qsf_1[(n-1)\beta+1]}{2n(b_1+v_1)}, \quad a_{2t}^* = \frac{prf_2[(n-1)\beta+1]}{2n(b_2+v_2)}$$

$a_{it}^*$ 与 $n$ 有关，与之前的结论矛盾，所以这种情况不存在。

2) 医院为风险规避型

当医院为风险规避型时，激励模型为

$$\max EV = \max_{\gamma,\beta,a_{1t},a_{2t}} \left\{ -n\gamma + (1-\beta)\left( qsf_1\sum_{t=1}^n a_{1t} + prf_2\sum_{t=1}^n a_{2t} \right) \right\} \tag{5.28}$$

s.t.　$(IR)\gamma + \beta(qsf_1 a_{1t} + prf_2 a_{2t}) - (b_1+v_1)a_{1t}^2 - (b_2+v_2)a_{2t}^2 - \rho\beta^2\mu/2 \geqslant \overline{u}$

在最优情况下，将参与约束 IR 通过 $\gamma$ 代入目标函数得到

$$\max EV = \max \left\{ n\beta(qsf_1 a_{1t} + prf_2 a_{2t}) + (1-\beta)\left( qsf_1\sum_{t=1}^n a_{1t} + prf_2\sum_{t=1}^n a_{2t} \right) \right.$$
$$\left. -n\left[ (b_1+v_1)a_{1t}^2 + (b_2+v_2)a_{2t}^2 \right] - \rho\beta^2\mu/2 - n\overline{u} \right\} \tag{5.29}$$

最优化一阶条件为

$$\begin{cases} \dfrac{\partial(EV)}{\partial a_{1t}} = n\beta qsf_1 + (1-\beta)qsf_1 - 2n(b_1+v_1)a_{1t} = 0 \\[2mm] \dfrac{\partial(EV)}{\partial a_{2t}} = n\beta prf_2 + (1-\beta)prf_2 - 2n(b_2+v_2)a_{2t} = 0 \\[2mm] \dfrac{\partial(EV)}{\partial\beta} = n(qsf_1 a_{1t} + prf_2 a_{2t}) - \left( qsf_1\sum_{t=1}^n a_{1t} + prf_2\sum_{t=1}^n a_{2t} \right) - \rho\mu\beta = 0 \end{cases} \tag{5.30}$$

解此方程组，可得

$$a_{1t}^* = \frac{qsf_1}{2(b_1+v_1)}, \quad a_{2t}^* = \frac{prf_2}{2(b_2+v_2)}, \quad \beta^* = 0$$

$a_{1t}^*$、$a_{2t}^*$、$\beta^*$ 均与 $n$ 无关。此结果说明在风险规避时，医院不承担任何风险，只能获得固定收入，此时

$$\gamma^* = \overline{u} + \frac{(qsf_1)^2}{4(b_1+v_1)} + \frac{(prf_2)^2}{4(b_2+v_2)}$$

3) 完全信息条件下的最优激励机制分析

(1) 风险中性型医院进行医疗信息共享时，其信息贡献和使用的努力程度与共享过程的阶段数无关。风险中性型医院倾向于承担所有风险和可变效益，共享可长期进行下去；风险规避型医院倾向于不承担任何风险和可变效益，只获得固

定收入，因此其每阶段都会以当期利益最大化进行一次性的短期共享。

(2) 在完全信息条件下，风险中性型医院和风险规避型医院会选择相同的努力系数，且努力系数与信息存量、互补性或可用性以及单位信息价值正相关，与成本系数和风险系数负相关。由此可以推断，当医院信息存量大，可供贡献的信息多，或者当医疗信息共享平台信息存量大，可供其他医院使用的信息多时，医院更倾向于付出更大的努力，因此信息共享平台也是一个自身存在正反馈能够不断发展的平台。

(3) 完全信息条件下的共享激励合同满足帕累托最优，因为无论医院为风险中性型还是风险规避型，其最优努力水平下的努力边际期望利润都要等于其努力的边际成本。

### 2. 不完全信息条件下的激励模型

在不完全信息条件下，政府部门无法完全观测到医院的信息共享努力程度，只能观测到由医院的努力程度和随机因素决定的信息共享效益。因此，在不完全信息条件下，参与约束和激励相容约束都是起作用的，在这种情况下，激励相容约束即 $(IC)a_{it}^* \in \mathrm{argmax}\left\{\gamma + \beta(qsf_1a_{1t} + prf_2a_{2t}) - (b_1+v_1)a_{1t}^2 - (b_2+v_2)a_{2t}^2\right\}$ 不能忽视。在给定 $\gamma$、$\beta$ 时，IC 转化为 $\max\left\{\gamma + \beta(qsf_1a_{1t} + prf_2a_{2t}) - (b_1+v_1)a_{1t}^2 - (b_2+v_2)a_{2t}^2\right\}$，求一阶偏导得 $a_{1t} = \dfrac{\beta qsf_1}{2(b_1+v_1)}$，$a_{2t} = \dfrac{\beta prf_2}{2(b_2+v_2)}$，与 $n$ 无关。

1) 医院为风险中性型

当医院为风险中性型时，激励模型为

$$\max EV = \max_{\gamma,\beta,a_{1t},a_{2t}}\left\{-n\gamma + (1-\beta)\left(qsf_1\sum_{t=1}^{n}a_{1t} + prf_2\sum_{t=1}^{n}a_{2t}\right)\right\} \tag{5.31}$$

s.t. (IR) $\gamma + \beta(qsf_1a_{1t} + prf_2a_{2t}) - (b_1+v_1)a_{1t}^2 - (b_2+v_2)a_{2t}^2 \geqslant \bar{u}$

(IC) $a_{1t} = \dfrac{\beta qsf_1}{2(b_1+v_1)}$，$a_{2t} = \dfrac{\beta prf_2}{2(b_2+v_2)}$

将参与约束 IR 和激励相容约束 IC 代入目标函数，得到

$$\max EV = (2-\beta)\left[\frac{n\beta(qsf_1)^2}{4(b_1+v_1)} + \frac{n\beta(prf_2)^2}{4(b_2+v_2)}\right] - n\bar{u} \tag{5.32}$$

最优化一阶条件为

$$(1-\beta)\left[\frac{(qsf_1)^2}{2(b_1+v_1)} + \frac{(prf_2)^2}{2(b_2+v_2)}\right] = 0 \tag{5.33}$$

求解得

$$\beta^* = 1, \quad a_{1t}^* = \frac{qsf_1}{2(b_1 + v_1)}, \quad a_{2t}^* = \frac{prf_2}{2(b_2 + v_2)}, \quad \gamma^* = \overline{u} - \frac{(qsf_1)^2}{4(b_1 + v_1)} - \frac{(prf_2)^2}{4(b_2 + v_2)}$$

此时，最优激励下的医院努力程度与完全信息条件下相同，医院承担全部效益和风险，政府部门无须对其进行激励。

2) 医院为风险规避型

当医院为风险规避型时，激励模型为

$$\max \mathrm{EV} = \max_{\gamma, \beta, a_{1t}, a_{2t}} \left\{ -n\gamma + (1-\beta)\left( qsf_1 \sum_{t=1}^{n} a_{1t} + prf_2 \sum_{t=1}^{n} a_{2t} \right) \right\} \tag{5.34}$$

s.t.　(IR) $\gamma + \beta(qsf_1 a_{1t} + prf_2 a_{2t}) - (b_1 + v_1)a_{1t}^2 - (b_2 + v_2)a_{2t}^2 - \rho\beta^2\mu/2 \geqslant \overline{u}$

　　　(IC) $a_{1t} = \dfrac{\beta qsf_1}{2(b_1 + v_1)}, \quad a_{2t} = \dfrac{\beta prf_2}{2(b_2 + v_2)}$

将参与约束 IR 和激励相容约束 IC 代入目标函数，得到

$$\max \mathrm{EV} = (2-\beta)\left[ \frac{n\beta(qsf_1)^2}{4(b_1 + v_1)} + \frac{n\beta(prf_2)^2}{4(b_2 + v_2)} \right] - n\overline{u} - \frac{n\rho\beta^2\mu}{2} \tag{5.35}$$

最优化一阶条件为

$$(1-\beta)\left[ \frac{(qsf_1)^2}{2(b_1 + v_1)} + \frac{(prf_2)^2}{2(b_2 + v_2)} \right] - \rho\beta\mu = 0 \tag{5.36}$$

求解得

$$\beta^* = \frac{X}{X + \rho\mu}, \quad a_{1t}^* = \frac{\beta qsf_1}{2(b_1 + v_1)} = \frac{Xqsf_1}{2(b_1 + v_1)(\rho\mu + X)}, \quad a_{2t}^* = \frac{\beta prf_2}{2(b_2 + v_2)} = \frac{Xprf_2}{2(b_2 + v_2)(\rho\mu + X)}$$

其中，$X = \dfrac{(qsf_1)^2}{2(b_1 + v_1)} + \dfrac{(prf_2)^2}{2(b_2 + v_2)}$；$\beta^*$、$a_{1t}^*$、$a_{2t}^*$ 均与 $n$ 无关。根据激励的有效性，政府部门对医院的激励合同报酬最多不能超过信息共享产生的全部效益，即 $\beta^* = \dfrac{X}{X + \rho\mu} \leqslant 1$，因为 $\rho\mu > 0$，所以 $\beta^* \leqslant 1$ 显然成立。

3) 不完全信息条件下的最优激励机制分析

(1) 医院信息共享努力程度与共享过程的阶段数无关。这是由于医院具有完全理性，每阶段都以同等条件最优化自身利益，而政府部门也希望医院能进行长期的医疗信息共享。

(2) 医院努力的成本和风险系数不大于其信息存量和信息互补性或可用性以及单位信息价值乘积的一半。以贡献努力系数为例，当医院为风险中性型时，$b + v_1 = \dfrac{qsf_1}{2a_{1t}^*}$；当医院为风险规避型时，$b + v_1 = \dfrac{\beta qsf_1}{2a_{1t}^*}$，由于 $a_{1t} \geqslant 1$ 且 $\beta \leqslant 1$，结论

显然成立。

(3) 对于风险规避型医院，通过将最优激励系数$\beta^*$对各个参数求偏导，可得最优激励系数随着医院的信息存量、信息互补性或可用性以及单位信息预期效益的增加而增大，随着医院的努力成本系数、风险系数及效益的风险规避系数以及随机因素方差的增加而减小。

(4) 医院的医疗信息共享收入必须与其共享预期效益相关，而不能仅仅提供固定收入。因为在不完全信息条件下，如果激励系数$\beta=1$，激励相容约束要求

$$a_{1t}^* = \frac{\beta q s f_1}{2(b_1 + v_1)}, \quad a_{2t}^* = \frac{\beta p r f_2}{2(b_2 + v_2)}$$，所以$a_{1t} = a_{2t} = 0$，激励失效。因此，政府部门在制定激励机制时，需考虑医院的成本系数、风险系数、信息存量及互补性或可用性等因素，采用固定收入与效益分成的方式，以避免不完全信息下的激励失效。

### 5.4.4 数值分析

为了更好地对激励模型进行验证分析，下面通过构造参数对上述解析结果进行数值分析，以便发现其潜在的规律趋势。由于完全信息情况下的最佳激励系数均为定值，且风险中性型医院可以作为风险规避型医院在风险绝对规避系数$\rho$为0时的一种特例，因此仅需对不完全信息下的风险规避型医院进行数值分析。该数值分析在MATLAB平台下进行，参数选取和结果如下。

图5.10显示了激励合同的最佳激励系数($\beta^*$)与医院的风险绝对规避系数($\rho$)之间的关系。由图可得：

(1) 当医院为风险中性型时($\rho = 0$)，最佳激励系数($\beta^*$)为常数，而与风险方

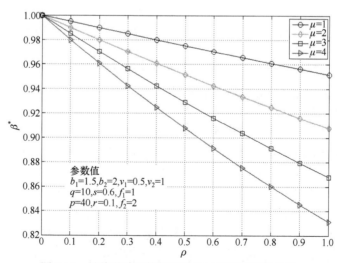

图5.10 最佳激励系数与风险绝对规避系数的关系

差系数无关，此时医院对风险表现为无差异性。

(2) 当医院为风险规避型时($\rho > 0$)，最佳激励系数($\beta^*$)随着风险绝对规避系数($\rho$)的增加而减小。因为随着风险绝对规避系数的增加，医院的风险厌恶程度增高，更倾向于接受更多的固定基本激励份额($\gamma$)和更少的可变激励份额($\beta\pi$)。

(3) 当医院为风险规避型且风险绝对规避系数固定时，最佳激励系数随着风险等级(即随机因素方差$\mu$)的增加而减小，因为风险规避型医院的效益随着$\mu$的增加而减少。

图 5.11 和图 5.12 显示了激励合同的最佳激励系数($\beta^*$)与医院和平台信息互补性($s$)及平台信息可用性($r$)之间的关系。由图可得：

(1) 最佳激励系数($\beta^*$)随着医院与平台信息互补性($s$)的增加而增大，因为当医院与平台信息互补性很强时，即医院拥有很多其特有的医疗信息，整个医疗信息共享的效益会增加，医院也倾向于获得更多的效益分成。

(2) 最佳激励系数($\beta^*$)随着平台信息可用性($r$)的增加而增大，因为当信息共享平台中具有更多医院能使用的信息时，医院能通过使用这些信息创造更大的社会效益，获得更多的效益分成。可以推断，随着医疗信息平台的不断发展，越来越多的医院参与到信息共享中，社会效益也会不断增加，因此医疗信息共享平台是正反馈的系统。

图 5.13 和图 5.14 显示了激励合同的最佳激励系数($\beta^*$)与医院所贡献的单位医疗信息预期效益($f_1$)及医院所使用的医疗信息共享平台中单位医疗信息预期效益($f_2$)的关系。由图可得：

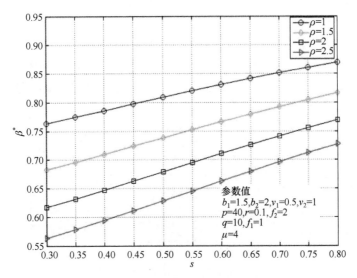

图 5.11　最佳激励系数与互补性的关系

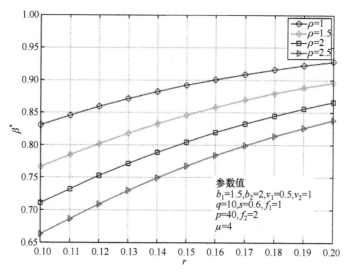

图 5.12 最佳激励系数与可用性的关系

(1) 最佳激励系数($\beta^*$)随着医院贡献的单位医疗信息预期效益($f_1$)的增加而增大。因为当医院贡献更高质量的信息(体现为该信息对其他医院价值更高,可被广泛使用或使用后效益很大等)时,能创造更大的预期效益,医院也倾向于获得更多的效益分成。

(2) 最佳激励系数($\beta^*$)随着医院使用的单位医疗信息预期效益($f_2$)的增加而增大。因为医院使用高质量的信息能带来更大的预期效益,医院也倾向于获得更多的效益分成。

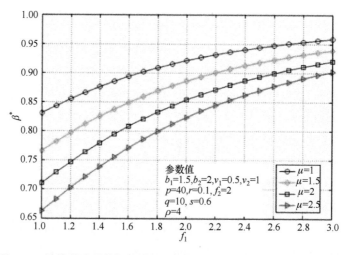

图 5.13 最佳激励系数与医院所贡献的单位医疗信息预期效益的关系

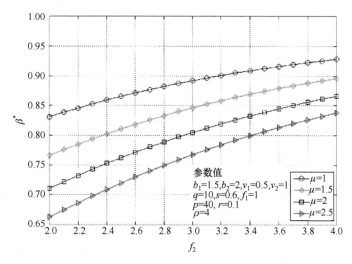

图 5.14　最佳激励系数与医院所使用的单位医疗信息预期效益的关系

## 5.5　基于多维数据的医疗处方共享

我国目前仍存在大处方、重复检查、过度使用抗生素和激素等过度医疗问题，主要表现为处方开具不合理。为解决该问题，可以从信息共享平台上的众多医疗处方中获取较优的数个医疗处方，即低价有效的处方，以此为医生和患者提供处方选择建议，改善过度医疗的现状，为实现有价值的医疗信息共享提供一条途径。

在本节研究中，首先建立多维数据模型，模型包含患者医疗情况表、药方信息表、住院信息表等九个数据表。然后针对门诊和住院两种情形，建立各自的多维排优模型，例如，门诊情形下考虑药方费用和检查费用的二维排优；住院情形下考虑药方费用、激素费用、抗生素费用、检查费用、住院时间的多维排优。最后针对多维排优模型，使用算法从众多医疗处方中筛选出较优的数个医疗处方。

### 5.5.1　医疗处方共享研究综述

数据挖掘是当前炙手可热的一门集信息学、统计学、管理学、机器学习等学科于一体的交叉学科，数据挖掘通过仔细分析大量数据来揭示新的关系、趋势和模式[39]，该技术现已在商业、金融、工业等领域得到广泛应用并取得了卓越的成果。

在国内，数据挖掘技术在医疗方面的研究主要体现在应用方面。利用数据挖掘中的一些基础方法，如分类、聚类、关联规则、神经网络、粗糙集理论等，对特定的医疗数据做数据挖掘处理。例如，利用 BP 神经网络对胆囊炎患者的住院天数进行分类预测，使得医院可以根据分类结果对医疗资源进行合理安排[40]。又如，利用分类决策树方法对医疗数据进行分析，得出影响死亡率的几个重要因素，并开发医疗质量决策支持系统，持续改进医疗质量[41]。

在国外，数据挖掘技术在医疗方面的分析方法研究数量居多。这些研究没有使用数据挖掘的基础方法或者是以此为基础，而是尝试用一些适合问题环境或者效率更高的新方法进行数据挖掘和分析。例如，文献[42]提出一种"前缀-树"的方法来发现医疗数据中的关联规则，并制定一个排名列表提供决策支持，而且不仅仅用传统置信度和支持度指标，还提出一种信息价值指标来不断提高推荐列表的质量。又如，文献[43]提出一种数据切割分类方法(data cutting and sorting method)用来改进关联规则中传统的 Apriori 算法，减少了该算法中的扫描次数，提高了计算效率。

针对本节研究内容相关的医学信息处理领域，国内外学者做了不少研究。文献[44]设计了适合医学环境的医疗数据分析平台，构建了多层体系结构和框架，提出针对医院信息管理系统的设计框架。利用数据统计和数据挖掘技术来处理数据，采用 Apriori 算法、时间序列分析等针对诊疗数据和药品数据进行分析，如利用时间序列分析对患者的就诊数量、药品信息的时间变化进行研究，可获得这些数据关于时间的变化趋势。文献[45]提出目前医院的信息系统部分数据只是处于低层次的应用，面对这些宝贵的医疗数据，医院迫切需要数据挖掘和分析工具从积累的就诊数据中分析出更深层次的、高价值的信息，从而为医院的管理决策提供高价值的决策信息，并且该文献利用聚类算法建立数据挖掘模型，对某医院门诊信息资源中有用字段进行挖掘分析，尝试将分析结果用于医院管理决策及医疗质量管理等方面。文献[46]针对医院床位供不应求的问题，尝试用数据分析和数据挖掘的方法对医院床位相关信息进行处理，减缓医院床位需求溢出问题，并提升医疗质量。

在医疗处方共享方面，利用数据挖掘技术对医疗数据进行分析与应用的研究层出不穷，但目前鲜有研究涉及优质处方的推荐与共享。因此，在本节相关研究中将利用数据分析等相关技术对治疗信息进行分析并找出推荐案例，以此通过推荐优质处方进行信息共享，进而提升医疗信息共享的质量。

### 5.5.2　面向治疗信息共享的多维数据模型建模

1. 门诊/住院治疗信息多维数据模型主题分析

对于一位门诊患者和一位住院患者，他们在整个医疗过程中所涉及的数据信息存在不少差别，因为门诊患者一般的看病过程就是挂号、检查、诊断、配药，而住院患者除了上述方面，还需要经历住院、手术治疗等过程，因此门诊患者相关的治疗信息主要是检查和药方信息，而住院患者还伴有住院及手术信息。另外，对门诊患者和住院患者推荐处方时考虑的目标不尽相同：门诊的目标是药品尽量便宜，做的检查尽量少；而住院还要考虑住院时长、住院过程中使用的激素和抗生素药品必须得到控制等。因此，需要建立门诊和住院两个主题的多维数据模型，以便分别对它们进行分析。

借助数据库的管理工具，可以方便快速地设计所需要的多维数据模型，星型模型则是利用商业智能模块建立的。下面将在上述平台分别建立门诊与住院治疗信息的多维数据模型。

2. 门诊治疗信息多维数据模型的建立

1) 需求分析

在门诊诊疗过程中会产生大量且类型多样的数据，因此需要在其中选取一部分数据，用以解决"看病贵"、"重复诊疗"的问题。

首先，患者和医生的基本信息数据是必要组成部分，主要包括患者和医生的代码、姓名、性别、年龄等。有了这部分数据后，就可以对某些特定人群进行分析，如分析特定科室医生的不同配药方案及其效果，从而对开处方比较合理的医生加以鼓励，对乱开处方的医生则要给予批评。

其次是诊疗过程中涉及的数据，这里选取症状、检查、诊断、药方这四部分数据。有了这些数据做基础，才可以利用算法分析处方的优劣。利用检查和药方信息，可以找到患者所做的检查和医生开的药方及费用；利用症状和诊断数据，可以帮助用户进行详细的分类筛选。

最后，在多维数据模型中，不可避免地要涉及时间信息，时间维是联机分析处理中几乎必需的维度，所以一般都要设置时间维。不过在本节，由于算法及多维分析都没有涉及时间维，在建立多维数据模型时可以省略时间维。

通过以上需求分析，最终在门诊多维数据模型中设置以下六个维度：症状维、诊断维、患者维、医生维、检查维、药方维。

2) 维表设计

以下是门诊治疗信息多维数据模型中涉及的维度及其层次。

(1) 症状维：症状清单 ID、症状 ID；

(2) 诊断维：诊断 ID、诊断名称；

(3) 患者维：患者 ID、姓名、性别、年龄、民族、籍贯、联系方式；

(4) 医生维：医生 ID、姓名、性别、年龄、职称、科室、联系方式；

(5) 检查维：检查清单 ID、检查 ID；

(6) 药方维：药方清单 ID、药品 ID；

(7) 时间维：日期、年、月、周、日(如要建立)。

需要注意的是，每条治疗记录只有一个诊断(病种)，但可以有多个检查、多个配药、多个症状，故每条治疗记录与症状、药品及检查都是一对多关系，在数据库中设计了药品字典、检查字典、症状字典三个字典，所有药方、检查项目和症状都可以在对应字典中查找到。三个字典设计如下。

(1) 症状字典：症状 ID、症状名称；

(2) 检查字典：检查 ID、检查项目、检查结果、检查费用；

(3) 药品字典：药品 ID、药品名称、药品费用、药品类别。

门诊治疗信息中各维度的层次结构及字典层次结构如表 5.11～表 5.20 所示。

**表 5.11　症状维层次结构**

| 列名 | 数据类型 | 可否为空 | 说明 |
|---|---|---|---|
| 症状清单 ID | nchar | Not null | 症状清单 ID 与症状 ID 是一对多关系，症状清单 ID 表示患者的症状集合，一个症状清单 ID 可对应多个症状 |
| 症状 ID | nchar | Not null | 每个症状所对应的代码 ID |

**表 5.12　症状字典层次结构**

| 列名 | 数据类型 | 可否为空 | 说明 |
|---|---|---|---|
| 症状 ID | nchar | Not null | 同症状维 |
| 症状名称 | nchar | Not null | 症状的名称，如感冒、发热、头疼等 |

**表 5.13　诊断维层次结构**

| 列名 | 数据类型 | 可否为空 | 说明 |
|---|---|---|---|
| 诊断 ID | nchar | Not null | 诊断即指患者所得的疾病，可用 ICD-10 码 |
| 诊断名称 | nchar | Not null | 诊断(疾病)名称 |

**表 5.14　患者维层次结构**

| 列名 | 数据类型 | 可否为空 | 说明 |
|---|---|---|---|
| 患者 ID | nchar | Not null | 患者身份代码 |
| 姓名 | nchar | | |
| 性别 | nchar | | |
| 年龄 | int | | |
| 民族 | nchar | | |
| 籍贯 | nchar | | |
| 联系方式 | nchar | | |

**表 5.15　医生维层次结构**

| 列名 | 数据类型 | 可否为空 | 说明 |
|------|---------|---------|------|
| 医生 ID | nchar | Not null | 医生身份代码 |
| 姓名 | nchar | | |
| 性别 | nchar | Not null | |
| 年龄 | int | Not null | |
| 职称 | nchar | Not null | 医生的级别 |
| 科室 | nchar | Not null | 医生所属的科室 |
| 联系方式 | nchar | | |

**表 5.16　检查维层次结构**

| 列名 | 数据类型 | 可否为空 | 说明 |
|------|---------|---------|------|
| 检查清单 ID | nchar | Not null | 检查清单 ID 与检查 ID 是一对多关系，检查清单 ID 表示患者所做检查集合，一个检查清单 ID 可对应多个检查 |
| 检查 ID | nchar | Not null | 检查项目对应的代码 ID |

**表 5.17　检查字典层次结构**

| 列名 | 数据类型 | 可否为空 | 说明 |
|------|---------|---------|------|
| 检查 ID | nchar | Not null | 同检查维 |
| 检查项目 | nchar | Not null | 检查项目名称 |
| 检查结果 | nchar | Not null | |
| 检查费用 | money | Not null | |

**表 5.18　药方维层次结构**

| 列名 | 数据类型 | 可否为空 | 说明 |
|------|---------|---------|------|
| 药方清单 ID | nchar | Not null | 药方清单 ID 与药品 ID 是一对多关系，药方清单 ID 表示所有药品的集合，一个药方清单 ID 可对应多种药品 |
| 药品 ID | nchar | Not null | 药品对应的代码 ID |

**表 5.19 药品字典层次结构**

| 列名 | 数据类型 | 可否为空 | 说明 |
|---|---|---|---|
| 药品 ID | nchar | Not null | 同药方维 |
| 药品名称 | nchar | Not null | |
| 药品费用 | money | Not null | |
| 药品类别 | nchar | Not null | 药品的类别,主要用来区分激素类药品和抗生素类药品 |

**表 5.20 时间维层次结构**

| 列名 | 数据类型 | 可否为空 | 说明 |
|---|---|---|---|
| 日期 | datetime | Not null | 完整的日期形如 2015-1-1 12:00:00 |
| 年 | int | Not null | 年份 |
| 月 | int | Not null | 月份(1~12) |
| 周 | int | Not null | 表示某月的第几周 |
| 日 | int | Not null | 表示某周的第几日(1~7) |

### 3) 事实表设计

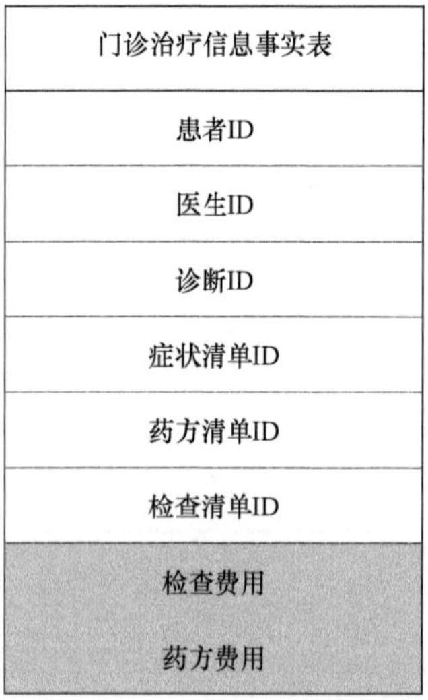

图 5.15 门诊治疗信息事实表

门诊治疗信息事实表如图 5.15 所示。

在门诊二维排优中,两个排优目标即为事实表中的两个度量数据:检查费用、药方费用。原因是考虑到检查和配药在实际看病过程中占总看病费用的比例都非常大,一般门诊看病的主要花费就在这两项上,且过度诊疗的现象基本也出于此,故在门诊治疗信息的多维数据分析中,设置检查费用和药方费用为目标是合理且可行的。

在门诊治疗信息数据库中,检查费用可以通过检查清单 ID,再通过检查字典得到每项检查的费用,计算总和得到事实表中总的检查费用;药方费用可以通过药方清单 ID,再通过药品字典得到每个药品的费用,计算总和得到总的药方费用。

### 4) 门诊治疗信息多维数据模型设计

门诊治疗信息多维数据星型模型如图 5.16 所示。整个门诊多维数据模型维度由患者维、医生维、诊断维、症状维、检查维、药方维六个维度构成,并辅以检查字典、症状字典、药品字典三个字典提供药品、检查项目、症状的细目。度量数据有两个,一是检查费用,二是药方费用。其中检查费用可以由检查维通过检查字典找到；药方费用可以由药方维通过药品字典找到。通过对这两个目标进行排优，能很大程度上反映门诊的医疗情况，以便推荐出合适的处方。

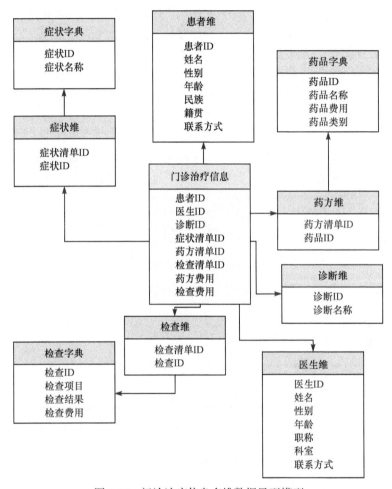

图 5.16　门诊治疗信息多维数据星型模型

### 3. 住院治疗信息多维数据模型的建立

#### 1) 需求分析

住院多维数据模型的目标上升至 5 个，多出了 3 个目标：激素费用、抗生素费用、住院时间。前两个目标可以在药品字典中根据药品类别来判断，而住院时间这项数据在门诊多维数据模型中是无法找到的，所以在住院多维数据模型中，根据需求，需要在住院多维数据模型中建立住院维，这样就可以在住院维中找到住院时间度量。

　　考虑到住院患者很有可能做过手术而门诊患者基本不会做手术,在住院多维数据模型中添加了手术维。然而,并没有把手术费用列为目标,因为住院患者也不是百分百会做手术,所以若要对所有住院患者做数据分析,把手术费用列为目标不是太合理;若先通过是否做过手术筛选出做过手术的住院患者,则可以将手术费用加入目标后进行分析。这里,不考虑是否做过手术的相关情况,但是为了住院多维数据模型的完整性,仍建立了手术维。

　　综上所述,在住院多维数据模型中建立了两个新维度:住院维、手术维。而其他维度参照门诊多维数据模型,也都加入住院多维数据模型中,易发现这些维度在住院多维数据模型中也都是必要的。

　　2) 维表设计

　　症状维、诊断维、患者维、医生维、药方维、检查维、时间维这七个维度的设计同门诊多维数据模型。除此之外,住院多维数据模型新增手术维与住院维这两个维度,如表 5.21 和表 5.22 所示。

**表 5.21　手术维层次结构**

| 列名 | 数据类型 | 可否为空 | 说明 |
| --- | --- | --- | --- |
| 手术清单 ID | nchar | Not null | |
| 手术 ID | nchar | Not null | |
| 手术名称 | nchar | Not null | |
| 切口等级 | nchar | | |
| 手术费用 | money | | |

**表 5.22　住院维层次结构**

| 列名 | 数据类型 | 可否为空 | 说明 |
| --- | --- | --- | --- |
| 住院清单 ID | nchar | Not null | |
| 入院时间 | date | Not null | |
| 出院时间 | date | Not null | |
| 住院天数 | int | Not null | |
| 出院小结 | nchar | | |

　　手术维:手术清单 ID、手术 ID、手术名称、切口等级、手术费用;

　　住院维:住院清单 ID、入院时间、出院时间、住院天数、出院小结。

　　症状字典、检查字典、药品字典三个字典的设计也同门诊多维数据模型。需要注意的是,住院多维数据模型中药品字典中的药品类别十分重要,因为它关系到事实表度量数据设计中的激素费用和抗生素费用。

3) 事实表设计

住院治疗信息事实表如图 5.17 所示。

在住院治疗信息事实表中，度量数据增加到五个：药方费用、激素费用、抗生素费用、检查费用、住院时间。其中药方费用和检查费用的选取依据与门诊相同。选取激素费用和抗生素费用为度量的原因是在住院过程中，激素和抗生素的使用量较大，且根据合理用药监测的相关文献，在住院过程中，需要控制激素和抗生素的使用，减少对患者的伤害。选取住院时间为度量则是因为住院时间的长短是衡量住院治疗效果的一个重要标准。

在住院治疗信息数据库中，药方费用和检查费用的查找同门诊；激素费用和抗生素费用同样从药品字典中查找，不过需要先对药品字典中的药品类别进行限定，再计算总和。住院时间可通过住院维中的住院天数直接获得。

4) 住院治疗信息多维数据模型设计

经过上述讨论，住院治疗信息多维数据星型模型如图 5.18 所示。整个住院多维数据模型维度由患者维、医生维、诊断维、症状维、检查维、药方维、手术维、住院维八个维度构成。度量数据有五个，分别为药方费用、检查费用、抗生素费用、激素费用、住院时间，这五个度量数据能够在多方面较好地反映住院医疗的情况，以便推荐较好的处方。

| 住院治疗信息事实表 |
| :---: |
| 患者ID |
| 医生ID |
| 诊断ID |
| 症状清单ID |
| 检查清单ID |
| 药方清单ID |
| 手术清单ID |
| 住院清单ID |
| 药方费用 |
| 激素费用 |
| 抗生素费用 |
| 检查费用 |
| 住院时间 |

图 5.17　住院治疗信息事实表

### 5.5.3　门诊治疗处方二维排优方法

在 5.5.2 节的门诊多维数据模型的事实表设计中设置了两个度量：药方费用、检查费用，因为它们最能反映患者的实际需求，也是患者最关心的两个指标。因此，下面将分别通过用药方费用和检查费用来限制配药及检查的合理性，找到推荐处方，这里药方费用和检查费用都是越小越好。

这个问题可以归结为一个二维排优问题，它是一个极大向量(帕累托最优)问题，即要同时对两个维度进行排序，导出较好的结果作为推荐。下面采用 Skyline 查询的思想，利用循环嵌套(block-nested-loops，BNL)算法对门诊二维排优问题进行处理。Skyline 查询主要应用于多目标决策系统、城市导航系统、数据挖掘与可视化系统以及地理信息系统等。具体来说，Skyline 查询是指从给定的一个 $N$ 维空间的对象集合 $S$ 中选择一个子集，该子集中的点都不能被 $S$ 中的任意一个其他点所控制，满足这个条件的点称为不被支配点(skyline point，SP)。这里的控制关

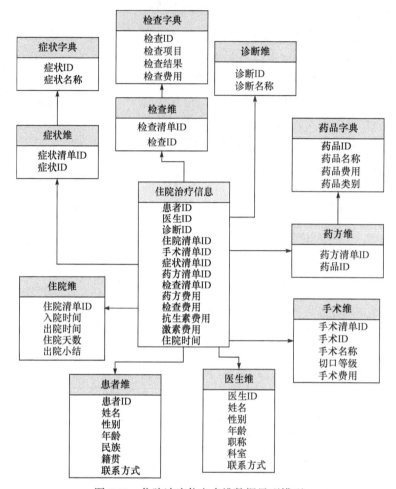

图 5.18　住院治疗信息多维数据星型模型

系是指给定一个 N 维空间中的多个对象(对象集 S)，若存在这样两个对象：$P=(p_1,$ $p_2, \cdots, p_n)$, $Q=(q_1, q_2, \cdots, q_n)$，对象 P 在所有维上的属性值都不比对象 Q 差，且至少在一维上的属性值优于对象 Q，则称 P 控制 Q。

### 1. 门诊二维排优循环嵌套算法思路

Skyline 查询根据不同的需要，算法的研究非常多，在门诊部分，根据其维度低的特点，选取 BNL 算法来实现门诊二维排优。该算法对维度敏感度高，但在低维度及 SP 点较少的情况下处理效率高。显而易见，在相同大小数据集的情况下，低维度上的 SP 点明显要少于高维度数据集，所以选择 BNL 算法符合门诊二维排优的需求。根据文献，BNL 算法的复杂度最好情况下为 $O(n)$，最坏情况下为 $O(n^2)$，其中 n 是数据量。

以下是 BNL 算法伪代码:

| 符号 | 符号说明 |
| --- | --- |
| $M$ | 待处理点集: 一系列 $d$ 维点 |
| $R$ | 输出 SP 点集 |
| $p<q$ | 点 $p$ 被点 $q$ 控制 |

**BNL 算法($M,d$)**

```
1: 初始化 R = ∅ ; m=0; n=0
2: Save(R, M[0])
3: For(m<M.Count; m=m+1)  do
4:     For(n<R.Count; n=n+1)  do
5:          if(p>q) then R.Delete(q)
6:          if(p<q) then break
7: if (p 和所有 R 中点都不存在控制关系 or p 控制 R 中的点) then 在 R 中加入 p
8: Return R
```

以下是具体的文字步骤:

(1) 建立一个空的 Skyline 点队列。

(2) 建立待处理点队列,把待处理点数据全部导入待处理点队列。

(3) 将待处理点队列中的第一个点放入 Skyline 点队列。

(4) 将待处理点队列中下一个点 $p$ 与 Skyline 点队列中的点 $q$ 进行比较,会产生以下情况:

① $p$ 控制 $q$。在 Skyline 点队列中删除 $q$,加入 $p$,并继续将 $p$ 与 Skyline 点队列中的其他点进行比较,若 $p$ 控制它们,则将这些点删除。

② $q$ 控制 $p$。不再比较 $p$ 与 Skyline 点队列中的其他点,直接处理待处理点队列中的下一点。

③ $p$ 和 $q$ 没有控制关系。继续比较 $p$ 与 Skyline 点队列中其他点的关系,若 Skyline 点队列中所有点都与 $p$ 没有控制关系,则在 Skyline 点队列中加入 $p$。

(5) 经过循环后直至待处理点队列中的点都处理完毕,程序结束。

(6) 输出 Skyline 点队列,此时队列中的点都为 SP 点。

2. 算法实现

根据算法思路,在 Visual Studio 2013 平台上编写 BNL 算法,并通过 SQL Server 2014 的数据接口导入 100 条测试数据进行试验。一共设置了 3 种诊断(即 3 个病种,ID 分别为 1、2、3),在测试数据中,药方费用和检查费用均是[20,80]内的正态随机数。整个算法除了 BNL 算法部分,首先还需要通过 C#连接 SQL 数据库对选中的诊断进行查询,之后再利用 BNL 算法对查询结果进行处理。针对某病种(诊断 ID 为 1),通过查询在事实表中得到了 34 条记录,其药方费用-检查费用图如图 5.19 所示。可以看到,根据 Skyline 查询的定义,4 个三角形点即为所需要的 4 个 SP 点。通过 C#的 ListView 控件,能将 BNL 算法得到的结果集反映在界面上,如图 5.20 所示。

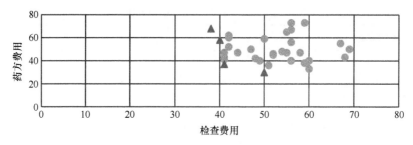

图 5.19　某病种药方费用-检查费用图

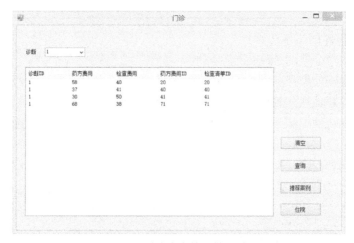

图 5.20　循环嵌套算法输出结果

　　将图 5.19 和图 5.20 进行比较,不难发现输出的 4 个点的药方费用与检查费用和药方费用-检查费用图中的 4 个三角形点一致,说明 BNL 算法有效准确地输出了我们想要得到的 SP 点,由此一来,就可以通过查询这些记录的药方清单和检查清单,得到这几个门诊治疗过程中配了什么药,以及做了什么检查,这就构成了推荐处方信息库。

3. 结果分析

1) SP 点之间的关系

在前文的算法实现中,程序输出了 4 个结果点,并用(药方费用,检查费用)

的形式表示，分别为(37，41)、(58，40)、(30，50)、(68，38)。不难发现，这 4
个点两两之间比较的关系都是一维高、另一维低。例如，比较(37，41)和(58，40)
这两个点，可以发现 37<58 但 41>40，符合 SP 点的定义，这两个点之间没有绝
对的控制关系。如果患者希望配好一点的药，少做一点检查，那么他可能会选择
检查费用更低的(58，40)，如果患者希望药品费用低一些，那么他会选择(37，41)。
患者可以通过浏览推荐处方库后再做决定，推荐处方库的作用就是对治疗信息数
据库中的数据进行筛选，把 SP 点作为推荐处方输出，再供用户进行二次筛选，
这样不仅直观，而且能直接为用户提供决策支持。

　　2) SP 点与非 SP 点之间的关系

　　图 5.21 是对于诊断 1 所有记录的一部分，任意取一个点，如第五条记录(62，42)，
不难发现这个点无论是在药方费用还是检查费用上都要劣于 SP 点中的(37，41)，
符合 Skyline 查询中的相关定义。这表明(37，41)对于(62，42)来说是一个具有绝
对优势的案例，没有任何理由将(62，42)存入推荐处方库，这样一来，通过筛选
就大大减少了用户所要选择的数量，通过程序，用户完全可以在几个较优方案中
选择一个而完全不需要浏览这些被其他方案"击败"的方案。

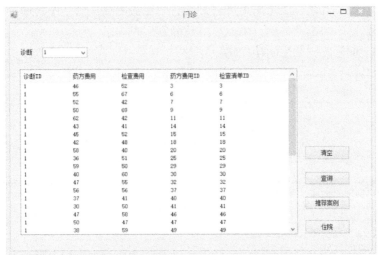

图 5.21　某病种部分诊断记录(BNL 算法)

　　4. 算法拓展

　　在多目标优化中，设置的所有目标越小越好，即在算法中，全序关系为 C。
由此利用反向思维，如果设置所有目标越大越好，那么就能发现一些药方费用高、
检查费用也高的案例，即所有案例中比较差的案例。这样就可以将全序关系改变

后算法得到的结果作为监控案例，通过发现监控案例，就可以尝试去减少这些案例的发生。

在上面的例子中，算法得到了 4 个推荐案例供用户进行选择，但在实际情况中，有些用户可能会觉得 4 个结果有些少，他们需要更多的结果，然后再从中进行选择。由此想到，如果在源数据中删除第一次算法运行所得到的结果之后再运行一次算法，就能得到更多的结果。

根据算法的定义，删除第一次算法运行得到的结果之后，第二次运行算法得到的结果肯定要比第一次得到的结果差，但是在实际应用中，第二次算法得到的结果可能在处方的细节上与第一次算法有所不同，如果用户对具体处方内容是关心的，那么第二次算法运行所得到的结果也是有一定意义的。例如，某个用户希望医生给他开具药方 A，但在第一次算法运行所得到的结果中，这些推荐案例的药方中并没有 A，显然该位用户的需求没有得到满足。在这种情况下，如果系统可以通过在源数据中删除第一次算法运行的结果并再次运行算法得到更多结果，且第二次推荐案例的某个案例中有医生给患者开具了药方 A，那么这位用户的需求就可以得到满足。

综上所述，上述方法是简单可行并具有一定实际意义的，不妨通过重复运行算法来得到更多的推荐案例，由此更好地满足用户需求。

以下是重复运行算法的伪代码：

| 符号 | 符号说明 |
| --- | --- |
| $M$ | 源数据点集：一系列 $d$ 维点 |
| $R_1$ | 前一次运行算法输出 SP 点集 |
| $R_2$ | 再次运行算法输出 SP 点集 |

**More Result For BNL**

```
1：初始化 R₂=∅
2：if ( p∈R₁ && p ∈ M ) then Delete M(p)
3：RUN(BNL 算法(M,d))
4：Return R₂
```

### 5.5.4　住院治疗处方多维排优方法

1. 多维排优与二维排优的比较及其解决思路

在 5.5.3 节中，使用了 Skyline 查询的 BNL 算法来完成门诊二维排优的部分。

但针对目标更多的住院排优部分，在门诊二维排优中使用的方法不适合照搬过来处理高维的排优问题，主要原因有：随着维度的增长，Skyline 查询中的 SP 点的数量也会同时增加，因为根据 SP 点的定义，维度越高，SP 点的要求也会变得越松。因此在高维排优问题中，传统的 BNL 算法并不能有效地解决问题，因为用户仍需要面对数量巨大的 SP 点集，使得 Skyline 查询的意义变小。

因此，在住院多维排优问题中，放弃门诊二维排优中使用的 BNL 算法，采用适合多维排优、能输出适当数量结果集的方法是非常有必要的。

### 2. 住院多维排优 One-Scan 算法思路

为了较好地解决住院多维排优问题，最终选择使用 $k$-控制 Skyline 查询中的 One-Scan 算法。该算法借鉴了 BNL 算法的思路，所以复杂度同样是最好情况下为 $O(n)$，最坏情况下为 $O(n^2)$，$n$ 是数据量。该算法以下面两个性质为基础，假设一个数据点 $p \in D$ 不是一个 $k$-控制 SP 点，那么有：

**性质 5.1**　数据集 $D$ 中必有一个传统 SP 点 $k$-控制点 $p$。

**性质 5.2**　数据点 $p$ 有可能不被任何一个 $k$-控制 SP 点所 $k$-控制。

为了判定数据点 $p$ 是否 $k$-控制，根据性质 5.2，不能只用数据集 $D$ 中的所有 $k$-控制 SP 点与 $p$ 比较，因为 $p$ 可能不是 $k$-控制 SP 点，即 $p$ 不被任何一个 $k$-控制 SP 点所 $k$-控制。根据性质 5.1，只要再将 $p$ 与所有传统 SP 点进行比较(而不是整个数据集 $D$)，就能判断点 $p$ 是不是 $k$-控制 SP 点。因此，One-Scan 算法先计算出传统 SP 点集，再通过对传统 SP 点集进行筛选，得到 $k$-控制 SP 点集合。

在算法进行过程中，会同时维护两个数据集：数据集 $D$ 中候选 $k$-控制 SP 点集 $R$；数据集 $D$ 中候选非 $k$-控制传统 SP 点集 $T(T$ 中的数据点不在 $R$ 中)，$T$ 起到筛选作用，最终输出结果为 $R$。

另外，在算法一开始采用预排序的手段，将数据集 $D$ 中所有点按某一维的值进行预排序。这样做的目的是减少算法的开销，使得传统 SP 点能更早地被发现。

One-Scan 算法的伪代码如下：

---
**One-Scan 算法($D$, $S$, $k$)**

1：对数据集 $D$ 中所有点按某一维的值进行预排序
2：初始化候选 $k$-控制 SP 点集 $R = \varnothing$
3：初始化候选非 $k$-控制传统 SP 点集 $T = \varnothing$
4：for 每个点 $p \in D$ do
5：　　初始化 isUniqueSkyline = true(第一个点自动加入 $T$)
6：　　for 每个点 $p' \in T$ do
---

```
 7:           if( p 控制 p′ ) then
 8:              在 T 中删除 p′
 9:           else if( p′ 控制 p) or ( p′ = p ) then
10:              isUniqueSkyline = false
11:              break 退出内循环
12: if (isUniqueSkyline) then
13:    初始化 isDominant = true(第一个点自动加入 R)
14:    for 每个点 p′ ∈ R   do
15:       if ( p′ k-控制 p) then
16:          isDominant = false
17:       if ( p k-控制 p′ ) then
18:          在 R 中删除 p′，在 T 中加入 p′
19: if (isDominant) then
20:       在 R 中加入 p
21: else
22:       在 T 中加入 p
23：return   R
```

One-Scan 算法的文字描述如下：

对于任意在数据集 $D$ 中的点 $p$，点 $p$ 首先和 $T$ 中的点比较(步骤 5~11)：如果 $T$ 中的一个点 $p′$ 被点 $p$ 控制，则点 $p′$ 不是 SP 点，它被移出 $T$；反之，如果点 $p′$ 控制点 $p$，则证明点 $p$ 不是 SP 点，那么点 $p$ 可以被忽略。如果点 $p$ 是一个 SP 点，那么点 $p$ 会与 $R$ 中的点进行比较(步骤 13~22)：如果对于 $R$ 中一个点 $p′$，点 $p$ $k$-控制点 $p′$，那么点 $p′$ 不是一个 $k$-控制 SP 点，它被移出 $R$；反之，如果点 $p′$ $k$-控制点 $p$，则点 $p$ 不是 $k$-控制 SP 点。最后，点 $p$ 如果控制了 $R$ 中的点，则在 $R$ 中加入点 $p$；反之，在 $T$ 中加入点 $p$。当数据集 $D$ 中的所有点都被处理后，$R$ 中就包含了所有的 $k$-控制 SP 点。

### 3. 算法实现

在 Visual Studio 2013 平台上编写 One-Scan 算法，在 SQL Server 2014 中导入 100 条测试数据，同样设置有 ID 为 1、2、3 的三种诊断。在算法中，设定 $k=4$。

在测试数据中，药方费用为[700,1300]内的正态随机数，检查费用为[170,230]内的正态随机数，激素费用与抗生素费用为[80,120]内的正态随机数，住院时间为[10,30]内的正态随机数。

整个算法除了 One-Scan 算法部分，还需要通过 C#连接 SQL 数据库对选中的诊断进行查询，之后再利用 One-Scan 算法对查询结果进行处理。针对诊断 1，算法输出结果如图 5.22 所示。

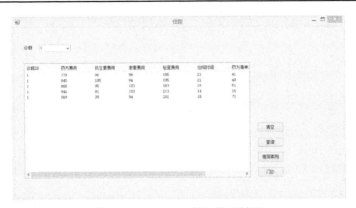

图 5.22 One-Scan 算法输出结果

4. 结果分析

1) $k$-控制 SP 点之间的关系

根据算法结果，针对诊断 1，导出了 5 个推荐处方，用向量(药方费用，抗生素费用，激素费用，检查费用，住院时间)的形式可表示为(779，96，96，185，23)、(845，105，94，195，21)、(889，95，103，183，19)、(946，91，103，213，14)、(989，99，94，201，18)。下面任意取其中的两点进行分析，如(779，96，96，185，23)和(989，99，94，201，18)，不难发现，前一个点在药方费用、抗生素费用、检查费用三个维上优于后一个点，而在其他两个维上劣于后一个点。如果对所有结果点进行两两比较，可以发现它们之间的关系都是三个维优、两个维劣或是两个维优、三个维劣。因为这里设置的 $k=4$，所以这些结果点之间没有4-控制关系，它们两两之间都是 3-控制关系而没有 4-控制关系的点，符合 $k$-控制SP 点的定义。

2) $k$-控制 SP 点与非 $k$-控制 SP 点之间的关系

图 5.23 是诊断 1 所有记录的一部分，下面任意取一个非结果点，如第三条记录(806，102，98，196，21)进行分析，不难发现这个点是被结果点中(779，96，96，185，23)4-控制的，在药方费用、抗生素费用、激素费用、检查费用四个维上，该点都要劣于结果点(779，96，96，185，23)，只有住院时间上优于该结果点。因此，根据 $k$-控制 Skyline 查询的定义，该点肯定会被排除在结果集外，算法运行结果也表明了这点。如果再把其他不在结果点集中的点与结果点集中的点进行比较，不难发现结果点集肯定存在至少一个点 4-控制或者完全控制结果点集外的点，说明 One-Scan 算法正确有效地完成了 $k$-控制 Skyline 查询(这里 $k=4$)。

3) Skyline 查询结果与 $k$-控制 Skyline 查询结果的比较

为了证明 $k$-控制 Skyline 查询的优势，对住院的测试数据进行传统的 Skyline查询，得到图 5.24 所示结果。

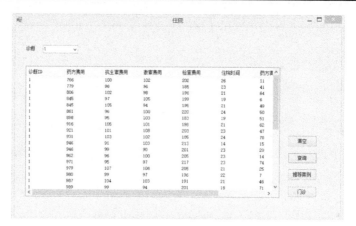

图 5.23　某病种部分诊断记录(One-Scan 算法)

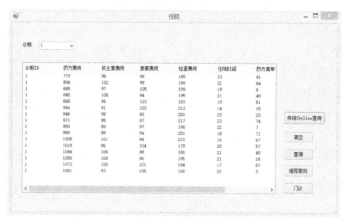

图 5.24　传统 Skyline 算法结果

利用传统 Skyline 查询方法进行住院五维排优，一共可以得到 16 个结果点，而 $k$-控制 Skyline 查询的结果点仅有 5 个，由此可以直观地看出，$k$-控制 Skyline 查询有效地筛选了传统 Skyline 查询的结果集，输出了少量并且在传统 Skyline 查询结果集中较优的点集。因此，用 $k$-控制 Skyline 查询来解决住院多维排优问题是有效且适用的。

**5. 算法拓展**

该部分操作与 5.5.3 节拓展部分内容类似，因此不再赘述。

## 5.6　基于深度学习的疾病早期诊断

孤独症(autism)主要表现症状为社会交往障碍、语言沟通障碍、狭隘兴趣、重复刻板行为。近二十年来，孤独症的患病率增长了 6~7 倍，且患病率还有很大可能被低估。在中国，大约每 10000 名儿童中就有 14 名患有孤独症。由于孤独症的症状表现纷杂不一，家长又缺乏专业知识，发现异常时往往较晚，且实际诊断过程中易受家长主观影响，幼儿易被误诊为其他疾病或者低估疾病严重程度甚至漏诊，不利于早期干预或后期治疗。

本节研究采用反向传播(back-propagation，SP)神经网络原理，基于栈式稀疏自编码器，结合 Softmax 分类器建立深度神经网络；之后，建立孤独症影响因素和孤独症严重程度衡量指标的深度神经网络模型；最后，使用网格搜索法和 5 次 5 折交叉验证法来验证模型的准确性，并寻找最佳超参数组。

这一研究能够很大程度上提高疾病诊断的可靠性，为孤独症分级诊疗的实施提供有效建议，促进了医疗资源的合理利用，为实现有价值的医疗信息共享提供了另一种方法。

### 5.6.1　孤独症诊断研究综述

目前关于孤独症的病因尚未有一个明确的解释，但普遍认为其是由遗传及环境等多种因素共同导致的，这导致孤独症发现往往较晚。同时，各医院诊断流程不一、各医生资质水平不一，得出的结论可能不一致，因此家长往往多次问诊，易耽误诊断，而孤独症的预后效果又差，故早期诊断成为其重要的研究发展方向。Skafidas 等[47]使用基因通路分析预测是否患孤独症可得到 85.6%的准确率，但对遗传基因不同的汉族人群预测不太准确，仅有 56.4%的准确率。Zhao 等[48]使用静息状态功能磁共振成像的多级高阶功能网络和多个线性支持向量机(support vector machine，SVM)分类器诊断孤独症，得到了 81%的准确率，但通过此方式实现早期诊断需要大量的医疗资源。Altay 等[49]使用线性判别分析分类器与 $K$ 近邻法，分别实现了 90.8%和 88.5%的准确预测，但其基于行为症状数据，需要专业人员花费大量时间进行观察，且往往导致发现较晚，不利于早期干预和治疗。Singh 等[50]使用基于皮层厚度特征的 LPBoost 分类器，得到的最终准确率接近 90%，但其样本太少，孤独症样本仅有 16 个，健康对照样本仅 11 个。上述研究均为辅助诊断是否患孤独症。

另一方面，准确诊断孤独症病情严重程度也是十分重要的研究方向。在实际诊断过程中，医生对儿童的观察时间有限，很可能导致诊断过于片面，低估病情严重程度。此外，医生也易受缺乏专业知识的家长的主观表述影响而给出不客观的结论。Moradi 等[51]使用皮层厚度测量数据来估计孤独症诊断观察计划表(ADOS)评分，从而提供关于疾病严重性的信息，但其预测结果并不十分理想，同时存在其回归模型中连续性假设可能不正确的局限性。Eussen 等[52]经试验发现形式思维障碍中的非逻辑性思维症状对未来的孤独症严重程度有显著影响，故建议对学龄期孤独症儿童的非逻辑性思维进行评估以提出未来应对方案。此研究仅提出了一个重要的预测因子，且其对象是早期已被诊断为孤独症的患者，而实际中孤独症患者难以被及时发现。同时，测试非逻辑性思维分数需要专业评估者以及大量时间，难以普及实践。Hoogenhout 等[53]发现评估心理技能理论可以可靠地区分孤独症的严重程度，但是其研究对象为轻度、中度以及重度孤独症患者，并未考虑非孤独症患者，同时也无法对没有基本语言理解能力者做出有效判断。Jiao 等[54]使用单核苷酸多态性预测孤独症的症状严重程度，得到的最高分类准确率较低，仅为 67%。此研究仅考虑了遗传因素，并未考虑环境因素，故准确率较低，且同样无法对非孤独症患者做出预测。

综上所述，目前的研究多局限于辅助诊断是否患病，少数对孤独症严重程度进行预测的研究又存在准确率低、无法预测非孤独症患者及部分特殊孤独症患者等问题。同时，现有研究大多依赖于专业的知识和技术，需要大量的医疗资源，导致较高的预诊及确诊成本，在实施过程中遇到了许多困难。由此，本节研究旨在使用尽可能少的医疗资源综合考虑遗传因素和环境因素对非孤独症、轻中度孤独症及重度孤独症三类病情进行预测，并选取预测准确率高的模型作为预测模型，以帮助可能患病者自行预估病情，并辅助医生准确诊断，促进医疗资源的有效利用，为孤独症分级诊疗的实施提供建议。

### 5.6.2　孤独症严重程度预测的数据选择与噪声检测

#### 1. 孤独症数据获取与选择

本节研究所使用的数据来源于上海市精神卫生中心。孤独症的诊断基于第四版精神疾病诊断和统计手册(DSM-IV)[55]和儿童孤独症评定量表(CARS)。在收集所有样本后，再对 DSM-IV 诊断结果和 CARS 结果相符合的样本进行筛选，共得到 130 个样本，包含 34 个非孤独症患者、49 个轻中度孤独症患者以及 47 个重度孤独症患者。该样本集的人口学特征，如年龄、性别、家庭经济状况等统计数据的均值、极值如表 5.23 所示。

表 5.23　孤独症数据

| 属性 | 非孤独症 | 轻中度孤独症 | 重度孤独症 |
| --- | --- | --- | --- |
| 样本数 | 34 | 49 | 47 |
| 年龄/月 | 53.06(22,137) | 63.43(22,238) | 80.89(27,170) |
| 性别(男：女) | 3.25：1 | 7.17：1 | 5.71：1 |
| 家庭经济(人均月收入)/元 | 4320(3000,6000) | 4410(2000,6000) | 3300(1000,5000) |
| CARS 得分 | 23.97(18,29) | 33.18(30,36) | 43.13(37,59) |

注：括号中的数据表示最小值和最大值。

接着，根据相关病因研究并结合院方意见，选取较常见的孤独症影响因素，最终选定了表 5.24 中的因素。

表 5.24　孤独症影响因素

| 影响因素 | 变量类型 | 取值 | 说明 |
| --- | --- | --- | --- |
| 基因异常 | 分类型 | 0,1 | 0-否，1-是 |
| 新生儿黄疸 | 分类型 | 0,1 | 0-否，1-是 |
| 分娩方式-顺产 | 分类型 | 0,1 | 0-否，1-是 |
| 分娩方式-剖宫产 | 分类型 | 0,1 | 0-否，1-是 |
| 分娩方式-其他 | 分类型 | 0,1 | 0-否，1-是 |
| 孕期疾病史 | 分类型 | 0,1 | 0-否，1-是 |
| 孕期服药史 | 分类型 | 0,1 | 0-否，1-是 |
| 出生时窒息 | 分类型 | 0,1 | 0-否，1-是 |
| 出生时体重-不足 2500g | 分类型 | 0,1 | 0-否，1-是 |
| 出生时体重-2500～4000g | 分类型 | 0,1 | 0-否，1-是 |
| 出生时体重-大于 4000g | 分类型 | 0,1 | 0-否，1-是 |
| 孕周-不足 37 周 | 分类型 | 0,1 | 0-否，1-是 |
| 孕周-37～40 周 | 分类型 | 0,1 | 0-否，1-是 |
| 孕周-大于 40 周 | 分类型 | 0,1 | 0-否，1-是 |
| 母乳喂养时间-无 | 分类型 | 0,1 | 0-否，1-是 |
| 母乳喂养时间-1～3 个月 | 分类型 | 0,1 | 0-否，1-是 |
| 母乳喂养时间-4～6 个月 | 分类型 | 0,1 | 0-否，1-是 |
| 母乳喂养时间-7～9 个月 | 分类型 | 0,1 | 0-否，1-是 |
| 家庭类型-两代 | 分类型 | 0,1 | 0-否，1-是 |
| 家庭类型-三代 | 分类型 | 0,1 | 0-否，1-是 |
| 家庭类型-单亲 | 分类型 | 0,1 | 0-否，1-是 |
| 睡觉时仅父亲陪伴 | 分类型 | 0,1 | 0-否，1-是 |
| 睡觉时仅母亲陪伴 | 分类型 | 0,1 | 0-否，1-是 |
| 睡觉时父母陪伴 | 分类型 | 0,1 | 0-否，1-是 |

| 影响因素 | 变量类型 | 取值 | 说明 |
|---|---|---|---|
| 睡觉时其他人陪伴 | 分类型 | 0,1 | 0-否，1-是 |
| 主要抚养人-父亲 | 分类型 | 0,1 | 0-否，1-是 |
| 主要抚养人-母亲 | 分类型 | 0,1 | 0-否，1-是 |
| 主要抚养人-父母 | 分类型 | 0,1 | 0-否，1-是 |
| 主要抚养人-祖/外祖父母 | 分类型 | 0,1 | 0-否，1-是 |
| 父亲职业-个体 | 分类型 | 0,1 | 0-否，1-是 |
| 父亲职业-技术人员 | 分类型 | 0,1 | 0-否，1-是 |
| 父亲职业-行政人员 | 分类型 | 0,1 | 0-否，1-是 |
| 父亲职业-体力劳动者 | 分类型 | 0,1 | 0-否，1-是 |
| 父亲职业-无业/待业 | 分类型 | 0,1 | 0-否，1-是 |
| 父亲职业-其他 | 分类型 | 0,1 | 0-否，1-是 |
| 母亲职业-个体 | 分类型 | 0,1 | 0-否，1-是 |
| 母亲职业-技术人员 | 分类型 | 0,1 | 0-否，1-是 |
| 母亲职业-行政人员 | 分类型 | 0,1 | 0-否，1-是 |
| 母亲职业-体力劳动者 | 分类型 | 0,1 | 0-否，1-是 |
| 母亲职业-无业/待业 | 分类型 | 0,1 | 0-否，1-是 |
| 母亲职业-其他 | 分类型 | 0,1 | 0-否，1-是 |
| 母亲职业接触毒物可能性 | 分类型 | 0,1 | 0-否，1-是 |
| 父亲职业接触毒物可能性 | 分类型 | 0,1 | 0-否，1-是 |
| 家庭人均月收入 | 连续型 | [1,6] | 取整处理 |
| 父亲文化程度 | 连续型 | [6,22] | 取整处理 |
| 母亲文化程度 | 连续型 | [6,22] | 取整处理 |
| 父亲生育年龄 | 连续型 | [22,42] | 取整处理 |
| 母亲生育年龄 | 连续型 | [22,38] | 取整处理 |
| 父亲抑郁量表得分 | 连续型 | [20,80] | 取整处理 |
| 父亲焦虑量表得分 | 连续型 | [20,80] | 取整处理 |
| 母亲抑郁量表得分 | 连续型 | [20,80] | 取整处理 |

| 影响因素 | 变量类型 | 取值 | 说明 |
| --- | --- | --- | --- |
| 母亲焦虑量表得分 | 连续型 | [20,80] | 取整处理 |
| 父亲陪孩子时间 | 连续型 | [1,4] | 取整处理 |
| 母亲陪孩子时间 | 连续型 | [1,4] | 取整处理 |
| 孩子每日看电视时间 | 连续型 | [1,4] | 取整处理 |

孤独症样本集的 CARS 得分分布如图 5.25 所示。根据 CARS 对孤独症病情严重程度的定义，将数据划分为三类：非孤独症、轻中度孤独症、重度孤独症，分别以标签 0、1、2 来表示，作为模型的输出变量。经处理，得到孤独症样本严重程度分布如图 5.26 所示。

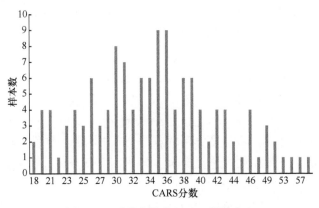

图 5.25　孤独症样本 CARS 得分分布

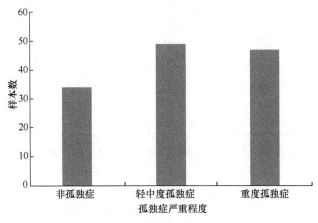

图 5.26　孤独症样本严重程度分布

2. 有序多类数据噪声样本检测算法

1) 现有噪声样本检测算法的缺陷

医学疾病的分类与其他分类问题不同，部分分类是存在有序性的，如乳腺癌常从轻至重分为未见异常到确诊为恶性的六级检查结果。因此，在此类问题上，准确分类显得尤其重要，若将轻等级错误归为重等级，会造成患者不必要的担忧，而若将重等级错误归为轻等级，则易耽误患者治疗甚至使其失去生命，故医学上的多数疾病分类是有序的。由于大多可获取的医疗数据集的标签质量不一定高，往往对这些原始数据集进行离群点检测，并将检测得到的数据作为噪声样本去除，以为后续模型的训练做准备。

有序多分类问题和无序多分类问题的离群点检测有着显著不同。假设现有疾病 A 有三类诊断结果，从轻至重以 0 级、1 级、2 级结果来表示。

显然，存在于高严重程度类别的点群分布中的低严重程度类别的离群点比存在于低严重程度类别的点群分布中的高严重程度类别的离群点对机器学习的影响更大，因为模型对前者的错误学习会导致其将高严重程度的新样本误判为低严重程度，从而导致漏诊或误诊为轻等级；而通过对后者的学习则会导致其将低严重程度的新样本判别为高严重程度，从而导致过诊断为重等级。显然漏诊和误诊比过诊断更严重，所需付出的成本更高。而且，上述两种情形下的级别差别越大，漏诊和误诊的成本就会越高。因此，在检测有序多分类问题的离群点时，需要先尽可能检测那些处于高严重程度类别的点群分布中的低严重程度类别的离群点。对于疾病 A，离群点的检测优先程度为：$o_{02} > o_{01} > o_{12} > o_{20}, o_{21}, o_{10}$，其中，$o_{ij}$ 表示属于 $i$ 级但分布于 $j$ 级点群分布的点。

传统的无序多分类问题的离群点检测方法常常是将三个类别的样本点割裂开后，分别检测三个类别的离群点。此时会产生如下问题：

(1) 检测不到、检测不全。使用局部异常因子(local outlier factor，LOF)算法及孤立森林算法时，部分甚至全部 0 级点没有被检测到，造成漏检。

(2) 误检测较多正常样本。当某一类别的点相比于其他类别点离本类别点群较远，且比其他类别的点群更接近于本类别的点群时，认为它不一定是离群点，也可能是特殊情况下产生的正确数据。为了专注于前面所述的危害程度更大的离群点，通常将这些样本认为是正常样本。若使用传统的离群点检测方法，则很容易将此类样本误认为噪声样本。过多的误检易导致模型失去许多有学习价值的样本，从而导致模型过拟合，泛化能力过低。例如，使用最近邻规则(edited nearest neighbor，ENN)算法时，检测出异常点数量占到样本总量的 30.6%。

综上所述，传统方法在有序多分类问题的离群点检测上存在着许多的不足，因此有必要提出一种新的方法，以减少漏检和误检。

2) OMND 算法

本节研究提出了一种针对有序多分类问题的噪声样本检测算法(ordered multiclassfication noisy sample detection algorithm，OMND 算法)，按严重程度从轻到重的顺序，对每个类别的样本集中的每个样本计算其异常得分并去除异常得分最高的样本，循环数次直到去除目标个数或目标比例的样本。OMND 算法设计如下。

输入：多分类样本数据集 $L$($L_i$ 表示第 $i$ 类数据集，$i$ 越大则第 $i$ 类标签代表的病情越严重)、参数 $k$ 和 $q$、待去除的样本比例 $p$。

(1) 从 $L_0$ 数据集开始，按如下公式计算此数据集内每个样本的异常得分。

$$\text{score}_i = \left| \sum_{j=1}^{k} \frac{y_i - y_j}{d_{ij}^q} \right| \tag{5.37}$$

式中，$k$、$q$ 为人为设定的参数；$y_i$ 为样本 $i$ 的标签，即严重程度等级；$y_j$ 为与此样本欧氏距离最小的 $k$ 个样本中的第 $j$ 个样本的标签；$d_{ij}$ 为点 $i$ 和点 $j$ 的欧氏距离。

(2) 选出此数据集中异常得分最大的样本视为噪声样本，并从此数据集中去除，得到新的 $L_0$ 数据集。

(3) 重复步骤(1)和(2)，直到去除的样本比例 $p$ 的数据点或执行步骤(2)时所有样本的异常得分均为 0。

(4) 重复步骤(1)～(3)，直到将所有类别的数据集中的异常样本都去除。

输出：删除各类别异常样本后的剩余数据集 $L'$。

3. 人工生成测试数据试验

为了验证所提出的 OMND 算法在有序多类数据上的检测准确性，本章生成了二维正态分布下不同离群比例、不同数据量的三个类别的多个数据集，并使用 LOF 算法、孤立森林算法和 ENN 算法进行对比分析。三类数据的标签分别为 0、1、2。在生成相应类别的正常数据时，也按离群比例为每个类别生成符合其他类别分布的数个异常数据，以观察算法对这些异常数据的检测情况。对于检测结果，更关注整体准确率及类 0、类 1 的漏报率和类 1、类 2 的误报率。

假设每类数据个数用 $n$ 表示，离群比例用 $p$ 表示，同时 $k$ 设为 5，$q$ 设为 0.5，则各情况下的检测结果如下。

1) $n$=100、$p$=0.1

$n$=100、$p$=0.1 时各算法检测结果对比如表 5.25 所示。

表 5.25 结果对比($n$=100、$p$=0.1)

| 指标 | LOF 算法 | 孤立森林算法 | ENN 算法 | OMND 算法 |
|---|---|---|---|---|
| 整体准确率 | 0.964 | 0.964 | 0.936 | 0.973 |
| 0 级整体准确率 | 0.991 | 0.945 | 0.982 | 0.973 |
| 0 级检测 $F_1$-score | 0.947 | 0.700 | 0.909 | 0.857 |
| 0 级检测漏报率 | 0.100 | 0.300 | 0 | 0.100 |
| 0 级检测误报率 | 0 | 0.030 | 0.020 | 0.020 |
| 1 级整体准确率 | 0.927 | 0.982 | 0.918 | 0.982 |
| 1 级检测 $F_1$-score | 0.333 | 0.900 | 0.690 | 0.900 |
| 1 级检测漏报率 | 0.800 | 0.100 | 0 | 0.100 |
| 1 级检测误报率 | 0 | 0.010 | 0.090 | 0.010 |
| 2 级整体准确率 | 0.973 | 0.964 | 0.909 | 0.964 |
| 2 级检测 $F_1$-score | 0.824 | 0.800 | 0.667 | 0.800 |
| 2 级检测漏报率 | 0.300 | 0.200 | 0 | 0.200 |
| 2 级检测误报率 | 0 | 0.020 | 0.100 | 0.020 |

2) $n$=100、$p$=0.2

$n$=100、$p$=0.2 时各算法检测结果对比如表 5.26 所示。

表 5.26 结果对比($n$=100、$p$=0.2)

| 指标 | LOF 算法 | 孤立森林算法 | ENN 算法 | OMND 算法 |
|---|---|---|---|---|
| 整体准确率 | 0.833 | 0.933 | 0.897 | 0.975 |
| 0 级整体准确率 | 0.833 | 0.900 | 0.925 | 0.958 |
| 0 级检测 $F_1$-score | 0 | 0.700 | 0.816 | 0.878 |
| 0 级检测漏报率 | 1.000 | 0.300 | 0 | 0.100 |
| 0 级检测误报率 | 0 | 0.060 | 0.090 | 0.030 |
| 1 级整体准确率 | 0.833 | 0.983 | 0.900 | 1.000 |
| 1 级检测 $F_1$-score | 0 | 0.950 | 0.760 | 1.000 |
| 1 级检测漏报率 | 1.000 | 0.050 | 0.050 | 0 |
| 1 级检测误报率 | 0 | 0.010 | 0.110 | 0 |
| 2 级整体准确率 | 0.833 | 0.917 | 0.867 | 0.967 |
| 2 级检测 $F_1$-score | 0 | 0.750 | 0.714 | 0.900 |
| 2 级检测漏报率 | 1.000 | 0.250 | 0 | 0.100 |
| 2 级检测误报率 | 0 | 0.050 | 0.160 | 0.020 |

3) $n$=1000、$p$=0.1

$n$=1000、$p$=0.1 时各算法检测结果对比如表 5.27 所示。

**表 5.27　结果对比($n$=1000、$p$=0.1)**

| 指标 | LOF 算法 | 孤立森林算法 | ENN 算法 | OMND 算法 |
|---|---|---|---|---|
| 整体准确率 | 0.909 | 0.944 | 0.947 | 0.973 |
| 0 级整体准确率 | 0.909 | 0.938 | 0.960 | 0.969 |
| 0 级检测 $F_1$-score | 0.020 | 0.660 | 0.820 | 0.830 |
| 0 级检测漏报率 | 0.990 | 0.340 | 0 | 0.170 |
| 0 级检测误报率 | 0.001 | 0.034 | 0.044 | 0.017 |
| 1 级整体准确率 | 0.909 | 0.955 | 0.931 | 0.964 |
| 1 级检测 $F_1$-score | 0 | 0.750 | 0.714 | 0.800 |
| 1 级检测漏报率 | 1.000 | 0.250 | 0.050 | 0.200 |
| 1 级检测误报率 | 0 | 0.025 | 0.071 | 0.020 |
| 2 级整体准确率 | 0.910 | 0.938 | 0.951 | 0.985 |
| 2 级检测 $F_1$-score | 0.020 | 0.660 | 0.777 | 0.920 |
| 2 级检测漏报率 | 0.990 | 0.340 | 0.060 | 0.080 |
| 2 级检测误报率 | 0 | 0.034 | 0.048 | 0.008 |

4) $n$=1000、$p$=0.2

$n$=1000、$p$=0.2 时各算法检测结果对比如表 5.28 所示。

**表 5.28　结果对比($n$=1000、$p$=0.2)**

| 指标 | LOF 算法 | 孤立森林算法 | ENN 算法 | OMND 算法 |
|---|---|---|---|---|
| 整体准确率 | 0.833 | 0.905 | 0.907 | 0.955 |
| 0 级整体准确率 | 0.833 | 0.895 | 0.923 | 0.951 |
| 0 级检测 $F_1$-score | 0.010 | 0.685 | 0.809 | 0.853 |
| 0 级检测漏报率 | 0.995 | 0.315 | 0.015 | 0.145 |
| 0 级检测误报率 | 0.001 | 0.063 | 0.090 | 0.030 |
| 1 级整体准确率 | 0.833 | 0.928 | 0.883 | 0.935 |
| 1 级检测 $F_1$-score | 0 | 0.785 | 0.724 | 0.805 |
| 1 级检测漏报率 | 1.000 | 0.215 | 0.080 | 0.195 |
| 1 级检测误报率 | 0 | 0.043 | 0.124 | 0.039 |
| 2 级整体准确率 | 0.833 | 0.892 | 0.917 | 0.980 |
| 2 级检测 $F_1$-score | 0 | 0.675 | 0.794 | 0.940 |
| 2 级检测漏报率 | 1.000 | 0.325 | 0.035 | 0.060 |
| 2 级检测误报率 | 0 | 0.065 | 0.093 | 0.012 |

对上述结果进行分析可知，在上述四种情况下，OMND 算法对样本检测的整体准确率均优于其他三种算法，在 0 级检测漏报率和 1 级检测漏报率上要优于 LOF 算法和孤立森林算法，可以有效去除低严重程度等级噪声样本，同时，在 1 级检测误报率和 2 级检测误报率上也要优于孤立森林算法和 ENN 算法，可以减少错误去除正常的高严重程度等级样本的情况。OMND 算法在漏报率上不及 ENN 算法，但这是因为 ENN 算法本身会去除过多样本，包括离群样本及众多正常样本，所以其漏报率偏低的同时误报率也偏高。同时，OMND 算法在误报率上不及 LOF 算法，这是因为 LOF 算法本身对离群数据和正常数据的密度差别要求很大，当离群数据较多、较均匀地分散在其他级别分布中时，很难检测出离群点，所以其误报率偏低的同时漏报率也较高。综合考虑准确率、漏报率及误报率三个指标，可证明 OMND 算法的优越性。

4. OMND 算法在孤独症数据上的应用

在建立孤独症严重程度预测模型前，需要对原始数据进行数据清洗。孤独症原始数据从以下表格中获取：儿童基本情况表、儿童孤独症评定量表(CARS)、儿童 DSM-IV 诊断结果表、父母抑郁自评量表(SDS)、父母焦虑自评量表(SAS)。原始数据中存在如下问题：

(1) 由于数据采集在孤独症门诊进行，难以获得大量的普通不患病样本。这导致将样本数据分为非孤独症、轻中度孤独症及重度孤独症三类后，非孤独症样本相比于其他类别的样本要少一些。

(2) 数据录入的时间跨度长，录入者不断更换，可能存在录入格式不一致的问题。同时，在数据录入的过程中，难以识别每个人的手写字体，也可能存在数据录入错误的问题。

(3) 家长不了解儿童、与儿童接触时间过少，导致内容填写的准确性不高。

(4) 采集各类信息所需时间较长，而就诊时间一般很短，导致家长缺乏观察和思考时间，填写匆忙，降低填写准确性。

(5) 诊断过程中，医生缺乏足够的观察时间，同时易受家长主观描述影响，导致诊断过于片面，对病情的诊断结论可能不准确。

(6) 主诊医生经验不一，少部分医生因自身水平限制而给出错误结论。

在使用 OMND 算法去除噪声样本之前，对数据进行整理，如使用 Excel 对样本的相关量表得分进行计算、将文化程度的单位转化为年，以及将职业划分为数类等，从而得到有效、可用的信息。

接下来，将 OMND 算法应用于孤独症样本集上。输入孤独症数据，设置 $k=5$，$q=0.1$，对每个类别，按约 5% 的离群比例对样本进行筛选，从而将八个样本视为噪声样本予以删除。

新样本集的 CARS 得分分布如图 5.27 所示，严重程度分布如图 5.28 所示。

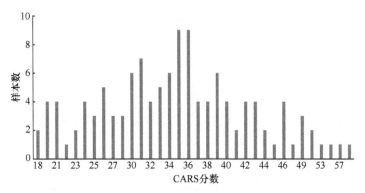

图 5.27 经 OMND 算法处理后的孤独症样本 CARS 得分分布

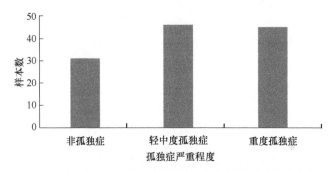

图 5.28 经 OMND 算法处理后的孤独症样本严重程度分布

### 5.6.3 基于栈式稀疏自编码器的孤独症严重程度预测

1. 数据预处理

在建立模型前，需要根据数据的特点进行数据预处理。

对于分类型变量，使用 One-hot 编码方式进行处理，如出生体重变量有三种取值：小于 2500g、2500～4000g、大于 4000g，若某样本的出生体重为 2500～4000g，为此变量的第二种取值，则为此样本的此变量赋予 (0, 1, 0) 的值。

对于连续型变量，使用最大值最小值归一化方法，即 Min-Max 标准化法对数据进行线性变换，以归至 [0, 1]，使得神经网络能够更容易地收敛到正确的最优解。Min-Max 标准化的公式为

$$x' = \frac{x - x_{\min}}{x_{\max} - x_{\min}} \tag{5.38}$$

训练集数据的预处理方式也会应用于测试集，以便检验模型。

## 2. 栈式稀疏自编码器

栈式稀疏自编码器(stacked sparse auto encoder, SSAE)是由稀疏自编码器堆叠而成的一种深度神经网络, 其核心思想是通过各稀疏自编码器的输入层和隐含层逐步提取高阶特征。

### 1) 自编码器

自编码器是一种由编码器和解码器构成的三层 BP 神经网络, 其输出节点数和输入节点数相同, 通过最小化重建误差来训练数据特征。自编码器结构如图 5.29 所示。

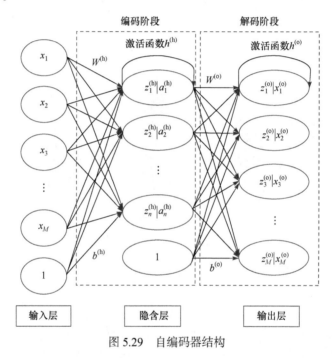

图 5.29　自编码器结构

在编码阶段, 编码器将输入数据映射到隐含层以提取输入数据的特征, 表达式为

$$Z = h^{(h)}\left(W^{(h)}X + b^{(h)}\right) \tag{5.39}$$

在解码阶段, 解码器将隐含层特征映射到输出层, 以实现对输入数据的复现, 表达式为

$$\hat{X} = h^{(o)}\left(W^{(o)}Z + b^{(o)}\right) \tag{5.40}$$

式中, $h^{(h)}$、$h^{(o)}$ 分别是隐含层和输出层的激活函数, 通常为非线性函数, 如 Sigmoid 函数为

$$S(x) = \frac{1}{1 + e^{-x}} \tag{5.41}$$

如果 $N$ 为样本总数，$M$ 为样本维度数，那么自编码器损失函数的表达式为

$$J(W, B) = \frac{1}{N} \sum_{n=1}^{N} \sum_{m=1}^{M} \left\| x_{mn} - \hat{x}_{mn} \right\|^2 \tag{5.42}$$

考虑权重衰减项以防止过拟合，则自编码器的损失函数更新为

$$J(W, B) = \frac{1}{N} \sum_{n=1}^{N} \sum_{m=1}^{M} \left\| x_{mn} - \hat{x}_{mn} \right\|^2 + \lambda \left( \left\| W^{(\mathrm{h})} \right\|_F^2 + \left\| W^{(\mathrm{o})} \right\|_F^2 \right) \tag{5.43}$$

2) 稀疏自编码器

稀疏自编码器通过对隐含层的输出添加稀疏项，使大多神经元被抑制，从而学习到更优的特征表达。具体方式为加入稀疏惩罚项，即神经元的平均输出激活值的函数。神经元 $i$ 的平均输出激活度量表达式为

$$\rho_i = \frac{1}{N} \sum_{n=1}^{N} Z_i(x_n) = \frac{1}{N} \sum_{n=1}^{N} h(w_i x_n + b_i) \tag{5.44}$$

常用的稀疏项约束为 KL 散度，即

$$\mathrm{KL}\left( \rho \,\|\, \hat{\rho}_i \right) = \rho \ln \frac{\rho}{\hat{\rho}_i} + (1 - \rho) \ln \frac{1 - \rho}{1 - \hat{\rho}_i} \tag{5.45}$$

其中，$\rho$ 为可设定参数。

考虑稀疏惩罚项后，得到稀疏自编码器的损失函数为

$$J(W, B) = \frac{1}{N} \sum_{n=1}^{N} \sum_{m=1}^{M} \left\| x_{mn} - \hat{x}_{mn} \right\|^2 + \lambda \left( \left\| W^{(\mathrm{h})} \right\|_F^2 + \left\| W^{(\mathrm{o})} \right\|_F^2 \right) + \beta \sum_{i=1}^{n^{(1)}} \mathrm{KL}\left( \rho \,\|\, \hat{\rho}_i \right) \tag{5.46}$$

式中，$n^{(1)}$ 为其隐含层节点数。

栈式稀疏自编码器由稀疏自编码器堆叠而成，取每个稀疏自编码器中编码后得到的隐含层输出作为下一个稀疏自编码器的输入，并继续提取更高阶的特征。最后将训练好的高维特征作为输出层的输入，即可使用对应标签进行有监督的训练。栈式稀疏自编码器结构如图 5.30 所示。

3. Softmax 分类器

栈式稀疏自编码器的输出可接 Softmax 分类器以实现模型分类。Softmax 函数为

$$a_i = \frac{e^{z_i}}{\sum_{j=1}^{K} e^{z_j}} \tag{5.47}$$

式中，$a_i$ 为 Softmax 分类器判断此样本属于第 $i$ 类的概率；$z_i$ 为 Softmax 分类器的第 $i$ 个输入；$K$ 为类别个数。

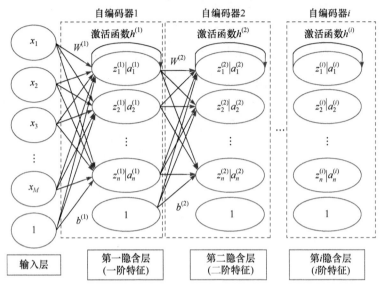

图 5.30　栈式稀疏自编码器结构

### 4. 建立基于栈式稀疏自编码器的预测模型

构建模型前，需要将去除噪声样本后的孤独症样本集分为训练样本集和测试样本集，使用训练样本集训练神经网络模型，再使用测试样本集验证模型的泛化能力。下面随机取出 5 个 0 类样本、9 个 1 类样本、9 个 2 类样本作为测试集。随后，依据前面提到的基本原理和上述样本集，基于栈式稀疏自编码器和 Softmax 分类器建立深度神经网络模型。对于每个稀疏自编码器，使用 Sigmoid 函数作为隐含层和输出层的激活函数进行训练，并将上一稀疏自编码器的隐含层输出用作下一稀疏自编码器的输入，从而一步步获得输入数据的有效高阶特征。接着，使用获得的最高阶特征作为 Softmax 分类器的输入，并以样本孤独症严重程度作为输出的标签进行有监督训练，获得输出层参数。最后，对模型整体再度进行有监督训练以微调网络参数，从而提高模型的分类精度。图 5.31 为孤独症影响因素和孤独症严重程度的深度神经网络模型。

确定模型基本结构之后，还需要对超参数进行设置和调节。其中，正则化系数、稀疏惩罚项系数按经验分别设置为 $3 \times 10^{-6}$ 和 $3 \times 10^{-5}$，学习算法使用 Adam 算法，并采用 Early stop 和 Save best 技术保留验证集上最好的模型。

在 BP 网络中，隐含层规模的确定主要依赖于具体问题，这直接影响网络的预测结果，是神经网络学习的重要因素。对于隐含层层数和各隐含层节点数这两个超参数的调节，使用深度学习中常用的网格搜索法，即通过遍历给定的参数组合来对模型进行优化。具体操作是：为各待定参数预设范围，然后取在验证集上表现最优的参数组。

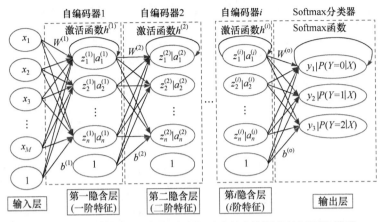

图 5.31 孤独症影响因素和孤独症严重程度的深度神经网络模型

同时，在数据样本较少的情况下，若只进行一次试验，由于训练样本和测试样本的选取方式不同，偶然性很大，模型结果可能缺乏可靠性，模型本身也缺乏普适性。交叉验证(CV)法[56]常用于验证模型性能，基本思想是在将原始数据集分为训练数据集和测试数据集后，再将含有 $N$ 个样本的训练数据集分为训练集和验证集，然后使用训练集训练模型，并将模型在验证集上的表现用于评价模型性能。常见的交叉验证法有 $k$ 折交叉验证和留一验证。留一验证是每次仅留一个样本用于验证，一共进行 $N$ 次，并综合考虑这 $N$ 次的预测结果作为最终结果。$k$ 折交叉验证则是将用于训练的数据随机分为 $k$ 份，每次使用 $k-1$ 份作为训练集，使用剩下的 1 份作为验证集，一共进行 $k$ 次，并综合考虑这 $k$ 次的预测结果作为最终结果。为了进一步保证评价的准确性，有时还会采用重复的 $k$ 折交叉验证法，即重复多次使用 $k$ 折交叉验证法后，将得到的预测结果再次平均作为最终结果。

下面将结合网格搜索法和交叉验证法对超参数进行选取。本次共选取 5 次 5 折交叉验证，即将用于训练的样本随机等分为 5 份，依次取其中 4 份作为训练集，剩余 1 份作为验证集，并重复 5 次上述过程，输出结果取平均值。然后将隐含层层数、各隐含层节点数作为需要确定的参数，给出一定的取值范围，如表 5.29 所示。

表 5.29 超参数预设

| 超参数 | 最小值 | 步长 | 最大值 |
|---|---|---|---|
| 隐含层 1 节点 $n^{(1)}$ | 10 或 20 或 30 | 10 | 50 |
| 隐含层 2 节点 $n^{(2)}$ | 10 或 20 | 10 | $n^{(1)}$ |
| 隐含层 3 节点 $n^{(3)}$ | 10 | 10 | $n^{(2)}$ |

当隐含层层数为 1 时，隐含层 1 节点数 $n^{(1)}$ 最小值取 10；当隐含层层数为 2 时，

隐含层 1 节点数 $n^{(1)}$最小值取 20，隐含层 2 节点数 $n^{(2)}$最小值取 10，以步长为 10 依次选值，最大值不能超过 $n^{(1)}$；当隐含层层数为 3 时，隐含层 1 节点数 $n^{(1)}$最小值取 30，隐含层 2 节点数 $n^{(2)}$最小值取 20，以步长为 10 依次选值，最大值不能超过 $n^{(1)}$，隐含层 3 节点数 $n^{(3)}$最小值取 10，以步长为 10 依次选值，最大值不能超过 $n^{(2)}$。

模型技术流程如图 5.32 所示。

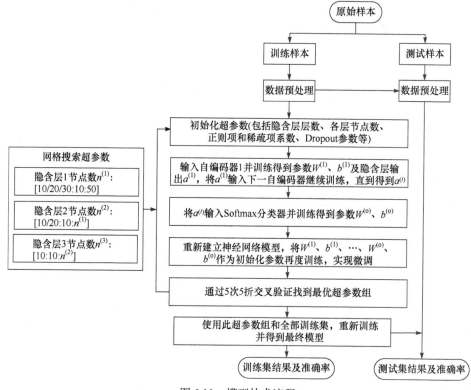

图 5.32　模型技术流程

5. 模型结果

经试验，不同隐含层层数、节点数与整体准确率的关系如图 5.33～图 5.35 所示。

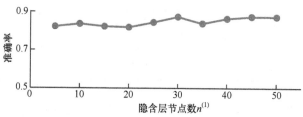

图 5.33　单层稀疏自编码器节点数和整体准确率的关系

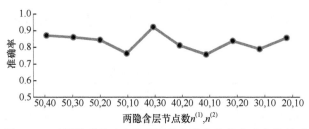

图 5.34　两层栈式稀疏自编码器节点数和整体准确率的关系

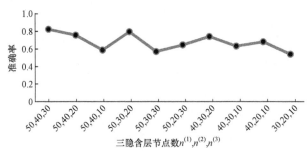

图 5.35　三层栈式稀疏自编码器节点数和整体准确率的关系

由图可知，两隐含层的栈式稀疏自编码器表现最好，节点数分别为 40、30，因此为模型设置此组超参数，再重新使用全部训练集对模型进行训练。神经网络参数如表 5.30 所示。

表 5.30　神经网络参数

| 参数 | 数值 |
| --- | --- |
| 输入层节点数 | 54 |
| 隐含层 1 节点数 | 40 |
| 隐含层 2 节点数 | 30 |
| 输出层节点数 | 3 |
| 隐含层激活函数 | Sigmoid |
| 输出层激活函数 | Softmax |
| 学习算法 | Adam |
| 稀疏性参数 | 0.1 |
| 隐含层 Dropout 概率 | 0.5 |
| 最大迭代数 | 10000 |

经试验，得到基于栈式稀疏自编码器的分类模型在测试集上对孤独症严重程度的预测准确率可达到 0.8696，对非孤独症的预测 $F_1$-score 可达到 0.8000，对轻

中度孤独症的预测 $F_1$-score 可达到 0.8235，对重度孤独症的预测 $F_1$-score 可达到 0.9474，其他指标如表 5.31 所示。

表 5.31　模型结果

| 指标 | 结果 |
| --- | --- |
| 整体准确率 | 0.8696 |
| 0 级精确率 | 0.8000 |
| 0 级召回率 | 0.8000 |
| 0 级 $F_1$-score | 0.8000 |
| 1 级精确率 | 0.8750 |
| 1 级召回率 | 0.7778 |
| 1 级 $F_1$-score | 0.8235 |
| 2 级精确率 | 0.9000 |
| 2 级召回率 | 1.0000 |
| 2 级 $F_1$-score | 0.9474 |

### 5.6.4　孤独症严重程度预测的讨论与分析

1. OMND 算法对孤独症严重程度预测的有效性验证

为验证 OMND 算法对孤独症严重程度预测的有效性，将测试集样本固定，对训练样本集进行相应处理，并分别使用得到的新训练样本集训练模型，以对结果进行分析。

1) 未经噪声样本检测的模型结果

使用两隐含层节点数分别为 40、30 的基于栈式稀疏自编码器模型对未经噪声样本检测的数据集进行训练和验证，得到整体准确率为 0.8261，结果如表 5.32 所示。

表 5.32　使用原始样本集的模型结果

| 指标 | 结果 |
| --- | --- |
| 整体准确率 | 0.8261 |
| 0 级精确率 | 0.8000 |
| 0 级召回率 | 0.8000 |
| 0 级 $F_1$-score | 0.8000 |

续表

| 指标 | 结果 |
| --- | --- |
| 1 级精确率 | 0.8571 |
| 1 级召回率 | 0.6667 |
| 1 级 $F_1$-score | 0.7500 |
| 2 级精确率 | 0.8182 |
| 2 级召回率 | 1.0000 |
| 2 级 $F_1$-score | 0.9000 |

2) 经现有噪声样本检测算法检测后的模型结果

使用两隐含层节点数分别为 40、30 的基于栈式稀疏自编码器模型对经孤立森林算法检测处理后的数据集进行训练和验证，得到整体准确率为 0.8261，结果如表 5.33 所示。

表 5.33 使用孤立森林算法后的模型结果

| 指标 | 结果 |
| --- | --- |
| 整体准确率 | 0.8261 |
| 0 级精确率 | 0.8000 |
| 0 级召回率 | 0.8000 |
| 0 级 $F_1$-score | 0.8000 |
| 1 级精确率 | 0.8571 |
| 1 级召回率 | 0.6667 |
| 1 级 $F_1$-score | 0.7500 |
| 2 级精确率 | 0.8182 |
| 2 级召回率 | 1.0000 |
| 2 级 $F_1$-score | 0.9000 |

3) 经 OMND 算法检测后的模型结果

使用两隐含层节点数分别为40、30的基于栈式稀疏自编码器模型对经OMND算法检测处理后的数据集进行训练和验证，得到整体准确率为 0.8696，结果如

表 5.34 所示。

表 5.34　使用 OMND 算法后的模型结果

| 指标 | 结果 |
| --- | --- |
| 整体准确率 | 0.8696 |
| 0 级精确率 | 0.8000 |
| 0 级召回率 | 0.8000 |
| 0 级 $F_1$-score | 0.8000 |
| 1 级精确率 | 0.8750 |
| 1 级召回率 | 0.7778 |
| 1 级 $F_1$-score | 0.8235 |
| 2 级精确率 | 0.9000 |
| 2 级召回率 | 1.0000 |
| 2 级 $F_1$-score | 0.9474 |

2. SSAE 模型的讨论与分析

1) 学习算法对模型的影响

为了快速稳定地收敛到最优解，需要为模型选择合适的学习算法。下面将使用 SGD 算法、AdaGrad 算法、RMSProp 算法和 Adam 算法训练模型，并对比这四种算法的训练结果。使用两隐含层节点数分别为 40、30 的基于栈式稀疏自编码器的模型及经 OMND 算法检测并去除噪声样本后的数据集进行训练和交叉验证，得到的验证结果如表 5.35 所示。由表可知，Adam 算法最优，模型的预测性能最好。

表 5.35　使用四种优化算法的模型结果

| 指标 | SGD 算法 | AdaGrad 算法 | RMSProp 算法 | Adam 算法 |
| --- | --- | --- | --- | --- |
| 整体准确率 | 0.8483 | 0.8382 | 0.8685 | 0.9597 |
| 0 级 $F_1$-score | 0.9652 | 0.9652 | 0.9831 | 1.0000 |
| 1 级 $F_1$-score | 0.8129 | 0.7974 | 0.8430 | 0.9401 |
| 2 级 $F_1$-score | 0.7733 | 0.7650 | 0.7800 | 0.9405 |

2) 正则项系数对模型的影响

图 5.36 显示了正则项系数 $\lambda$ 对模型分类表现的影响。由图可知，随着 $\lambda$ 的减小，防止过拟合的作用减弱，$\lambda$ 过大时，模型又会失去分类能力，当 $\lambda = 10^{-4}$ 时，模型的验证效果最好，故本章认为 $\lambda = 10^{-4}$ 是孤独症严重程度分类问题的最佳正则项系数。

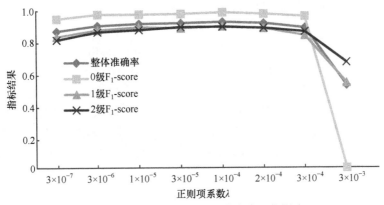

图 5.36　正则项系数对模型分类表现的影响

3) 稀疏性参数对模型的影响

稀疏性参数 $\rho$ 对模型分类表现的影响如图 5.37 所示。根据对稀疏性参数 $\rho$ 的定义，$\rho$ 越小则网络的稀疏性约束越强，$\rho$ 越大则网络的稀疏性约束越弱，这里研究稀疏性约束强弱对模型分类能力的影响，具体操作为改变 $\rho$ 的值后训练模型，观察其对模型整体准确率、三个严重程度类别对应的 $F_1$-score 的影响，如图 5.37 所示。此外，也对不添加稀疏性约束的网络进行了训练，判断稀疏性约束的必要性。由图可知，添加稀疏性约束时的各项指标均高于不添加稀疏性约束时的

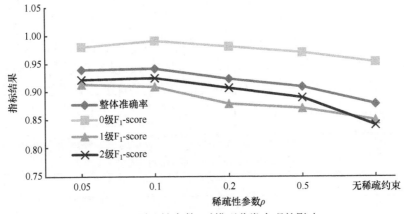

图 5.37　稀疏性参数 $\rho$ 对模型分类表现的影响

各项指标，说明添加稀疏性约束有助于提高模型分类能力。在添加稀疏性约束情况下，当 $\rho > 0.1$ 时，各项指标随着 $\rho$ 的增加而变差，这说明被抑制的隐含层单元数过少，导致模型较难获得有效的特征表示，当 $\rho < 0.1$ 时，被抑制的隐含层单元数又过多，导致特征表示不完全，以上两种情形均不利于模型对孤独症严重程度进行准确分类。当 $\rho = 0.1$ 时，模型的表现最好，故本章认为 $\rho = 0.1$ 是孤独症严重程度分类问题的最佳稀疏性参数。

4) Dropout 概率对模型的影响

隐含层 Dropout 概率对模型分类表现的影响如图 5.38 所示。Dropout 方法以一定概率将隐含层单元暂时从网络中丢弃，每次都训练不同的网络结构，以防止过拟合，提高模型的泛化能力。由图可知，Dropout 概率在 0.1~0.6 时，模型的表现效果均良好，Dropout 概率为 0.2 时，模型的表现最好。当 Dropout 概率大于 0.6 时，网络结构过于简单，少量神经元难以表达输入数据的特征，模型的分类能力急剧下降。因此，认为 Dropout 概率为 0.2 是孤独症严重程度分类问题的最优参数。

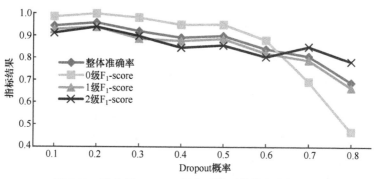

图 5.38　隐含层 Dropout 概率对模型分类表现的影响

3. 与其他分类方法的比较

将本章提出的方法与一对多支持向量机多分类模型(OVR SVM)(经调节参数，设置惩罚系数为 1.5)和 CART 决策树(经调节参数，设置最大深度为 5)相比较，可知所提出的 SSAE 模型在各类严重程度的预测上均优于其他模型，如表 5.36 所示，尤其是在轻中度孤独症及重度孤独症的预测上，可以有效地避免漏诊或误诊为轻等级，从而对孤独症进行预测及辅助诊断。

表 5.36　使用三种不同模型的结果

| 指标 | OVR SVM 模型 | CART 模型 | SSAE 模型 |
|---|---|---|---|
| 整体准确率 | 0.5652 | 0.6087 | 0.8696 |
| 0 级精确率 | 1.0000 | 0.5000 | 0.8000 |

续表

| 指标 | OVR SVM 模型 | CART 模型 | SSAE 模型 |
| --- | --- | --- | --- |
| 0 级召回率 | 0.4000 | 0.6000 | 0.8000 |
| 0 级 $F_1$-score | 0.5714 | 0.5455 | 0.8000 |
| 1 级精确率 | 0.4706 | 0.5556 | 0.8750 |
| 1 级召回率 | 0.8889 | 0.5556 | 0.7778 |
| 1 级 $F_1$-score | 0.6154 | 0.5556 | 0.8235 |
| 2 级精确率 | 0.7500 | 0.7500 | 0.9000 |
| 2 级召回率 | 0.3333 | 0.6667 | 1.0000 |
| 2 级 $F_1$-score | 0.4615 | 0.7059 | 0.9474 |

# 参 考 文 献

[1] 黄培, 易利华. 3 种不同类型医联体模式的实践与思考. 中国医院管理, 2015, 35(2): 16-19.

[2] 袁海鸿, 潘新宇, 谢月华, 等. 基于医疗联合体的区域医疗信息平台建设. 中国医院管理, 2016, 36(7): 77-78.

[3] Bardhan I R, Ayabakan S, Zheng E, et al. Value of health information sharing in reducing healthcare waste: An analysis of duplicate testing across hospitals//Proceedings of the 35th International Conference on Information Systems, Auckland, 2014: 1-19.

[4] Hamouda I B, Feki M, Boughzala I, et al. Understanding knowledge sharing in health care system// Proceedings of the Mediterranean Conference on Information Systems, Samos, 2015: 1-14.

[5] Prokosch H U, Ganslandt T. Perspectives for medical informatics. Reusing the electronic medical record for clinical research. Methods of Information in Medicine, 2009, 48(1): 38-44.

[6] Geissbuhler A, Safran C, Buchan I, et al. Trustworthy reuse of health data: A transnational perspective. International Journal of Medical Informatics, 2013, 82(1): 1-9.

[7] Ryu S, Ho S H, Han I. Knowledge sharing behavior of physicians in hospitals. Expert Systems with Applications, 2003, 25(1): 113-122.

[8] Yagmur B S, Ankara M S. An investigation of the factors that influence electronic information sharing between state and local agencies//Proceedings of AMCIS, Dallas, 2002: 2454-2460.

[9] Shin S K, Ishman M, Sanders G L. An empirical investigation of socio-cultural factors of information sharing in China. Information & Management, 2007, 44(2): 165-174.

[10] Chen J, Zhao X D, Lewis M, et al. A multi-method investigation of buyer power and supplier motivation to share knowledge. Production and Operations Management, 2016, 25(3): 417-431.

[11] 干芹. 深圳公立医院医疗信息共享制约因素研究//中华医学会全国医学信息学术会议, 重庆, 2014: 335-337.

[12] Zhou L H, Nunes M B. Barriers to knowledge sharing in Chinese healthcare referral services: An

emergent theoretical model. Global Health Action, 2016, 9(1): 29964.

[13] 胡平, 张鹏刚, 叶军. 影响地方政府部门间信息共享因素的实证研究. 情报科学, 2007, 25(4): 548-556.

[14] 龚立群, 高琳. 跨部门政府信息资源共享影响因素的实证研究. 情报资料工作, 2012, 33(4): 61-65.

[15] 吕欣, 裴瑞敏, 刘凡. 电子政务信息资源共享的影响因素及安全风险分析. 管理评论, 2013, 25(6): 161-169.

[16] 陈寒璐, 修冰倩. 供应链信息共享影响因素实证研究综述. 经营管理者, 2016, (21): 167.

[17] Yang T M, Maxwell T A. Information-sharing in public organizations: A literature review of interpersonal, intra-organizational and inter-organizational success factors. Government Information Quarterly, 2011, 28(2): 164-175.

[18] Wang S, Noe R A. Knowledge sharing: A review and directions for future research. Human Resource Management Review, 2010, 20(2): 115-131.

[19] Wilson T D. Information sharing: An exploration of the literature and some propositions. Information Research, 2010, 15(4): 372-379.

[20] Zhang Q, Xue H F, Kou X D, et al. An evolutionary game model of resources-sharing mechanism in P2P networks//Workshop on Intelligent Information Technology Application, Zhangjiajie, 2007: 282-285.

[21] Tosh D, Sengupta S, Kamhoua C, et al. An evolutionary game-theoretic framework for cyber-threat information sharing//IEEE International Conference on Communications, London, 2015: 7341-7346.

[22] 谈正达, 王文平, 谈英姿. 产业集群的知识共享机制的演化博弈分析. 运筹与管理, 2006, 15(2): 56-59, 64.

[23] 孙锐, 赵大丽. 动态联盟知识共享的演化博弈分析. 运筹与管理, 2009, 18(1): 92-96.

[24] 刘戌峰, 艾时钟. IT外包知识共享行为的演化博弈分析. 运筹与管理, 2015, 24(5): 82-90.

[25] 王瑞花. 创新组织内知识共享的演化博弈. 运筹与管理, 2016, 25(4): 31-38.

[26] 吴汝明, 辛小霞, 邹赛德. 区域医疗信息共享平台研究与实现. 医学信息学杂志, 2011, 32(1): 19-23.

[27] Li Z R, Chang E C, Huang K H, et al. A secure electronic medical record sharing mechanism in the cloud computing platform//IEEE 15th International Symposium on Consumer Electronics, Singapore, 2011: 98-103.

[28] Gupta A K, Mann K S. Sharing of medical information on cloud platform—A review. IOSR Journal of Computer Engineering, 2014, 16(2): 8-11.

[29] Perera G, Holbrook A, Thabane L, et al. Views on health information sharing and privacy from primary care practices using electronic medical records. International Journal of Medical Informatics, 2011, 80(2): 94-101.

[30] Hammerman A, Greenberg D. Estimating the budget impact of new technologies added to the National List of Health Services in Israel: Stakeholders' incentives for adopting a financial risk-sharing mechanism. Health Policy, 2009, 89(1): 78-83.

[31] Kiyomoto S, Tanaka T, Miyake Y, et al. Development of security functions for a medical

information sharing platform. Systems and Computers in Japan, 2007, 38(11): 49-63.

[32] Huang M X, Pan Q, Cheng Y M, et al. An incentive mechanism of information sharing in supply chain//International Conference on Management Science and Engineering, Harbin, 2007: 711-716.

[33] Wu T Y, Lee W T, Guizani N, et al. Incentive mechanism for P2P file sharing based on social network and game theory. Journal of Network and Computer Applications, 2014, 41: 47-55.

[34] Gong Y P, Fan P. Research on the dynamic incentive mechanism of information sharing in social network services based on reputation mechanism. Cluster Computing, 2019, 22(2): 5025-5031.

[35] 陈国庆, 黄培清. 供应链中的信息共享与激励机制. 上海交通大学学报, 2007, 41(12): 2032-2037.

[36] 张旭梅, 田萍, 沈娜利. 制造商与零售商共同努力减少无缺陷退货的收益共享合同. 技术经济, 2010, 29(5): 110-113.

[37] 戴琳琳, 孙利波. 基于博弈论的核心企业与供应商订单信息共享研究. 机械制造, 2013, 51(7): 81-82.

[38] 刘加伶, 伍星旭. 基于委托代理理论的企业信息共享激励机制. 重庆理工大学学报(自然科学版), 2014, (7): 97-101.

[39] 王光宏, 蒋平. 数据挖掘综述. 同济大学学报(自然科学版), 2004, 32(2): 246-252.

[40] 刘燕峰. 数据挖掘及决策支持技术在医院中的应用研究. 杭州: 浙江大学, 2012.

[41] 郑西川, 秦环龙, 厉永灏. 基于数据挖掘和决策支持的医疗质量分析. 中国医院管理, 2006, 26(4): 22-24.

[42] Duan L, Street W N, Xu E. Healthcare information systems: Data mining methods in the creation of a clinical recommender system. Enterprise Information Systems, 2011, 5(2): 169-181.

[43] Huang Y C. Mining association rules between abnormal health examination results and outpatient medical records. Health Information Management Journal, 2013, 42(2): 23-30.

[44] 王学松, 郭强. 医疗数据分析及数据挖掘方法的应用. 电子技术与软件工程, 2014, (2): 218-219.

[45] 左嵩, 张雄, 刘礼德. 基于数据挖掘的门诊信息资源分析. 现代生物医学进展, 2013, 13(23): 4568-4572, 4594.

[46] Teow K L, El-Darzi E, Foo C, et al. Intelligent analysis of acute bed overflow in a tertiary hospital in singapore. Journal of Medical Systems, 2012, 36(3): 1873-1882.

[47] Skafidas E, Testa R, Zantomio D, et al. Predicting the diagnosis of autism spectrum disorder using gene pathway analysis. Molecular Psychiatry, 2014, 19(4): 504-510.

[48] Zhao F, Zhang H, Rekik I, et al. Diagnosis of autism spectrum disorders using multi-level high-order functional networks derived from resting-state functional MRI. Frontiers in Human Neuroscience, 2018, 12: 184.

[49] Altay O, Ulas M. Prediction of the autism spectrum disorder diagnosis with linear discriminant analysis classifier and $K$-nearest neighbor in children//The 6th International Symposium on Digital Forensic and Security (ISDFS), Antalya, 2018: 1-4.

[50] Singh V, Mukherjee L, Chung M K, et al. Cortical surface thickness as a classifier: Boosting for autism classification//International Conference on Medical Image Computing and Computer-

Assisted Intervention, Heidelberg, 2008: 999-1007.

[51] Moradi E, Khundrakpam B, Lewis J D, et al. Predicting symptom severity in autism spectrum disorder based on cortical thickness measures in agglomerative data. NeuroImage, 2017, 144: 128-141.

[52] Eussen M L, de Bruin E I, van Gool A R, et al. Formal thought disorder in autism spectrum disorder predicts future symptom severity, but not psychosis prodrome. European Child & Adolescent Psychiatry, 2015, 24(2): 163-172.

[53] Hoogenhout M, Malcolm-Smith S. Theory of mind predicts severity level in autism. Autism, 2017, 21(2): 242-252.

[54] Jiao Y, Chen R, Ke X, et al. Single nucleotide polymorphisms predict symptom severity of autism spectrum disorder. Journal of Autism and Developmental Disorders, 2012, 42(6): 971-983.

[55] Gmitrowicz A, Kucharska A. Developmental disorders in the fourth edition of the American classification: Diagnostic and statistical manual of mental disorders (DSM IV-optional book). Psychiatria Polska, 1994, 28(5): 509-521.

[56] 陈雪芳, 杨继臣. 交叉验证KNN支持向量预选取算法在说话人识别上的应用. 科学技术与工程, 2013, 13(20): 5839-5842, 5847.

# 第6章　医院门诊布局优化

## 6.1　门诊大楼优化布局要求

在经济迅速发展的今天，随着人口基数变大、人口老龄化问题凸显以及健康意识日益增强，人们的医疗需求不断增长，我国医院尤其是大型医院的就诊量在不断提高，据统计[1]，2018 年全国医疗卫生机构总诊疗人次达 83.1 亿人次，其中公立医院诊疗 30.5 亿人次，创历史新高。门诊是人们就医的第一站、是医院的重要窗口，门诊就医环境、患者就医体验直接影响患者满意度。除了就诊流程、医护人员配置、医护人员水平和服务态度外，门诊布局对于门诊服务质量和患者满意度起着重要作用。因此，应采取专业化、科学方法进行门诊布局。

### 6.1.1　门诊大楼布局的重要性

我国医院的主体是以承担公益事业为主要任务的公立医院，长期发展目标以提高社会效益为第一位。医疗是劳动密集型产业，医院也是最复杂的建筑类型，每家医院均由各种医疗服务和职能部门组成，如临床检查、检验、急诊和手术等。多样化的医疗服务使得医院布局设计的方方面面都需要由专业人员来设计、负责。医疗卫生服务正在发生变化，提供诊疗的环境也将发生变化。同时，科技的高速发展使得非常复杂的技术和设备、更多的诊断方式和治疗方法可以为医院所用，这要求现代医院布局需要具有灵活性，以应对不断变化的医疗需求和技术迭代。新的设备技术、新的治疗方法、疾病的变化以及患者群体的变化都影响着医院的布局。

医院每天需要接纳最广泛的患者群，患者对医院的评价标准大都基于就诊成本、可及性、服务质量和医疗质量，美观便利的医院布局是患者感知就诊质量的一个重要方面。目前，我国有些医院在规划布局上存在许多问题[2]，例如，科室划分混乱、功能错乱；空间划分不合理，科室面积不能根据人流量合理分配；公共区域过分拥挤，电梯口、消防通道口常产生拥堵现象；各功能区域和各楼层的导诊台分布不均、位置不合理，无法及时分散病患人流；导医标识不清晰，主要检查科室布局分散等，这些医疗系统设计中存在的问题不仅会使得患者就医时间成本增加，产生疲惫、焦躁等负面情绪，还可能导致许多与健康相关的风险和危害。有大量证据表明[3]，医院物理环境的设计不合理会导致医疗失误、人员受伤、患者康复慢和医护离职率高等问题，不仅降低了医院工作效率，而且所造成的经济损失更大。

因此，医院布局会影响就诊结果和患者满意度，重新考虑门诊大楼的布局规划至关重要。合理的布局设计将有助于提高空间资源、科室资源的利用效率，降低医院运营成本；有利于改善患者就医体验，提高患者满意度，提升医疗服务质量；降低交叉感染风险，提高医疗安全，减少医疗事故的发生；优化人流、物流，使就诊流程有序、清晰，营造优良的就医环境。

### 6.1.2　现代门诊大楼的布局要求

随着门诊医疗服务需求的日益增长，对开发新医疗卫生设施和重新设计现有医疗门诊的需求也日益增加。过去，建筑公司和医院规划的相关管理部门在进行门诊大楼布局设计时的工作重点更多地放在安全规范和建筑标准上，而较少关注患者对就诊及时性等其他方面的需求。这已很难满足如今医疗服务业的需求，现代医院就诊布局应将医院门诊布局设计策略与提高社会效益联系起来，应当遵循安全规范和建筑标准，保证医疗服务质量，遵循就诊流程、考虑各科室之间的关联性，尽量改善人流强度、提升就诊体验，减小医用电梯负荷等问题。

#### 1. 遵循安全规范和建筑标准

设计有效的门诊布局问题十分复杂，除了考虑不良的门诊大楼布局设计可能产生的不良事件和患者不满情绪之外，还要根据门诊大楼建筑要求和医疗场所安全规范来进行适当规划，如电梯的空间大小、楼梯的位置和宽度、诊查室(如放射科)相对于等候区的位置、标准化的就诊单元(如检查室必须遵循预定的长度和宽度标准)。

整体建筑设计指南(Whole Building Design Guide，WDBG)委员会[4]提到，医院大楼应是集高效率、灵活性、安全性于一体，同时保证清洁卫生、无障碍、治疗环境舒适美观的建筑。其中应：

(1) 公共区域和私人区域布局不冗余。主要门诊科室保持一定的独立性，避免串科，公共空间组合有序。

(2) 拥有有效的运输系统，其中可能包括电梯、手动或自动推车以及重力或气动滑槽，以保证运输流通畅，有效运输人流、物流和处理医疗垃圾。

(3) 对具有相似系统要求的功能区域进行分组或合并。

(4) 考虑清洁系统、采光通风、患者隐私安全性等指标。

#### 2. 保证医疗服务质量

医院门诊提供服务质量的好坏直接影响到门诊的医疗秩序和诊治质量。如果缺乏对实际医院工作情况和患者人流强度的考虑，那么门诊大楼设施规划布局可能会忽略评估就诊质量的一些关键要素，包括就诊是否及时、是否高效和是否以患者为中心等。以患者为中心优化医院门诊布局反映了医疗系统进行医院门诊布局设计方式的重大变化，这是一个积极的趋势。医院就诊布局应将医院门诊布局设计策略与主要的预期结果(如减少医疗交叉感染风险，降低受伤概率，分散人流、物流以及提高患者满意度)联系起来，而不再是只考虑满足即时空间需求的规划成本。当患者发现不需要经过很长步行距离或可以马上接受新的诊治时，就会感觉到就诊质量的改善，极大地缓解了患者在就诊过程中的焦虑感。因此，重新考虑医院门诊设施设计、保证医疗服务质量，是医疗卫生保健的方式和体验发生变化的关键要素。

### 3. 遵循就诊流程、考虑各科室之间的关联性

在考虑门诊布局时，必须设计有效的门诊布局解决方案，以适应不同科室的特征和体系结构的约束。例如，虽然患者在就诊期间会先到一个科室就诊，但是就诊过程中可能需要到其他门诊科室去向不同医生寻求更多的诊断服务。因此，医院门诊大楼布局的设计必须考虑并适应门诊大楼内患者流量的特征和不同科室间的相关性。

除病情特殊需要办理住院甚至转院的患者之外，前来门诊大楼就诊的患者的一般流程如图 6.1 所示。从图中可以看到，患者到医院就诊流程主要包括预检、挂号、候诊、就诊、缴费、检查、取药等，其中预检区、挂号区一般为患者进入医院的首要目的地，缴费区、取药区一般为患者离开医院之前的必经之地，因此基于对就诊流程的考虑，预检区、挂号区、缴费区和取药区应安排在医院入口/出口附近。患者在首诊后可能要检验或检查，然后复诊；有些患者可能要转到其他科室继续就诊；有些患者在结束门诊诊疗之前，可能要进行一些处置，如注射、推拿、打石膏等。如今电子缴费、挂号系统普及，还可以根据患者流量分布，将缴费机、挂号机适量安排在人流密度高的楼层，起到引流的作用。

同时，在布局过程中，将相关联的科室布局在一起，有利于组成专病中心，进行专家会诊，促进医护人员之间的交流协作，提高工作效率；有利于减少患者在科室间的频繁移动，节约有限的门诊空间资源[5]；按科室相关性划分的门诊布局也会使科室分布清晰明了，更加人性化，减少患者因为走错科室而带来的步行时间的增加和就诊满意度的下降。

可根据不同系统专业方向对科室进行划分，将专业方向类似的医师就近安排，例如，将泌尿系统专业的相关科室(如泌尿外科、肾病内科)以及相关的检验科室(如碎石中心、治疗室、尿动力检测室等)安排在一个诊疗区域，将神经内科、神经外科安排在一个诊疗区域[5]。主要的辅助检查科室(如化验室、超声科、放射

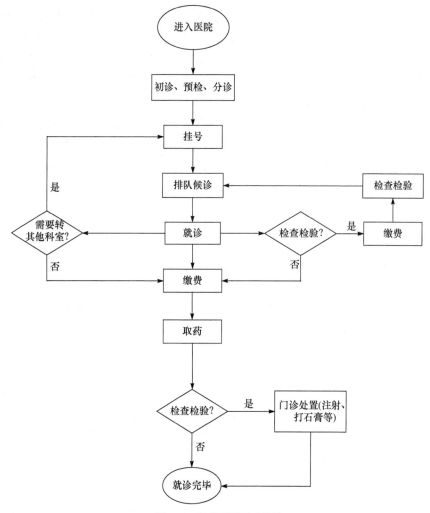

图 6.1　患者就诊流程图

科和 CT(计算机断层扫描)室与其他门诊科室相关性极大，大部分内科和外科患者在就诊过程中都需进行辅助检查，许多疾病(如冠心病、脑血栓等)需要到两个以上的检查科室进行辅助检查。患者往往耗费了大量等待时间和就诊时间在检查类项目上，因此此类检查科室的布局规划问题应着重考虑科室相关性，例如，将心电图中心安排在心血管内科和胸心外科楼层附近，将放射科布局在放射检查需求最多的骨科、康复科、疼痛科、胸外科、心血管内科、呼吸内科楼层附近，尽量保证流程有序性，着重进行人流引流，避免患者频繁移动，提高检验效率和就诊效率。同时，还需考虑肿瘤放化疗科等科室可能产生直接对人体有害或累积对人体有害的射线，将其优先安排于密闭程度更高的地下楼层，降低安全隐患。

除了考虑各个科室间的相关性，每个系统科室内各诊室之间也会因为患者就诊流程差异而产生路径多样性，在进行规划布局时也应予以考虑。例如，骨科是涉及患者流动路径的复杂门诊科室之一[6]，患者通常需要石膏固定和放射科等附属部门的服务。骨科门诊就诊患者可能发生的患者路径包括到达诊室、办理登记手续、装/卸石膏、进行 X 线检查以及医生诊疗、结账、取药并最终离开医院。每个患者在就诊期间可能会经历这些活动的不同子集，并且顺序也可能会有所不同。由于患者就诊期间可能接受不同科室提供的几种服务，并且某一患者路径并非适用于所有患者，因此诊室布局的设计必须考虑与每种可能的患者路径相关的多样性和不确定性。

### 4. 改善人流强度、提升就诊体验

医院卫生系统中的运输流可分为六类，分别为患者、医护人员、药物、医疗用品、信息和医疗设备。优化整个系统中患者、医护人员和材料的运输问题是医院布局规划中的一个主要问题，是医疗卫生机构管理中的主要挑战之一。目前医院布局主要存在物流系统低效的问题，运输成本高昂，物资浪费巨大，信息交互缓慢，后勤保障不足。医院布局中的运输问题可以从宏观层面着手，合理规划医疗车辆放置，以使患者获得所需服务的时间最小化，以及便利医护人员的步行距离。或者在微观层面进行患者和物料运输流分析，考虑运输流(即患者、医护人员、物料、信息)的数量和成本，如在两两科室之间考虑医患流量。

在许多门诊大楼中，患者通常会到另一栋建筑物或另一楼层进行进一步的诊治。而近年来，为满足多种多样的患者的就诊需求，改善服务环境，高层门诊楼正在成为越来越多大型医院的不二选择。高层门诊楼虽然具备资源集中化、节约土地资源、空间利用率大等优点，但它所带来的巨大的人流强度和密度也是不可避免的问题。对于大型医院高层门诊楼，患者就诊意味着出现高低楼层来回奔波的问题严重。调查研究显示，患者的就诊体验及患者在医院就诊过程中所用的时间和所转移的楼层数目存在鲜明的反比关系，即随着在科室之间的来回走动不断增多，患者的就诊满意度也随之逐渐下降。因此，对高层门诊楼来说，更加人性化的门诊布局对患者满意度的影响尤为突出。以患者为中心的门诊布局规划提高患者就诊及时性的重要性变得更加清晰。

目前，鲜有对高层门诊空间科室布局领域的研究，现有医院的门诊布局多只以功能区域为划分，而忽略了门诊高楼人流强度的差异。设计有效的门诊布局的主要考虑因素之一是了解每个科室的人流强度和科室之间的流动频率。由于在门诊高楼中所显示的各个环节一般不会安排在同一楼层进行，所以患者在楼层间转移的过程就产生了人流强度。在这个过程中，由于缺少各门诊科室之间的协作，患者往往在进行下一步诊治之前耗费了大量的步行时间和等待时间，同时，布局

问题还会导致患者就诊时间延迟、等待时间过长、就诊流程步行距离过长、高峰时期人员密集等问题。这里定义人流强度的计算公式为

$$W = \sum_{j=1}^{m} D_j W_j \qquad (6.1)$$

其中，$D_j$ 为到第 $j$ 楼层就诊的患者就诊流程中楼层转移期望；$W_j$ 为就诊流程中在第 $j$ 楼层就诊需要转移楼层的患者人数；$m$ 为门诊楼层数。由于无法通过统计挂号数的方式得到具体的陪护人员数量，在式(6.1)中，$W_j$ 一般不包括前来医院的陪护人员所产生的人流强度。

将患者总就诊时间(length of stay，LOS)[6]表示为住院时间或从患者到达医院门诊大楼到离开门诊大楼的时间段，可以用 LOS 和人流强度来量化患者的就诊体验。步行距离对 LOS 的影响大小取决于患者的步行速度。先前的研究表明，成年人的舒适步行速度为 1.26～1.46m/s，老年人在医院的步行速度可能低至 0.43m/s，过长的步行距离将使人感到疲惫不适。由此看来，尽管步行时间仅占总就诊时间的一小部分，但极大地影响了患者的就诊体验和就诊满意度。此外，行动不便的患者和老年患者占门诊患者的近 20%，如何更安全、便利地就诊对他们的就诊体验来说尤为重要。合理的规划布局、信息共享有助于医院具备更快的处理能力、更好的服务和患者体验，避免医院出现人流过度聚集产生的安全隐患等问题。当患者在就诊时不用耗费大量的步行时间和等待时间时，患者就医过程中的焦虑感被极大地缓解，和谐的医疗环境也将促进高效的医患沟通和良好的医疗关系。

### 5. 减小医用电梯负荷

如果将医院门诊大楼看成一个整体，将门诊大楼的内部结构和连接设施看成它的分支模块，那么在医院门诊大楼里，竖向电梯和自动扶梯就是连接各楼层的主要工具。竖向电梯和自动扶梯在特点上各有千秋，竖向电梯提升高度范围更大、支持人货齐运、速度更快；自动扶梯则流量更大、更适合迅速处理人流强度暴增的紧急情况。高层建筑的竖向交通主要依赖于电梯运输，经常会出现电梯等待时间过长以及人满为患的拥挤现象。

在高层门诊大楼，竖向电梯和自动扶梯必不可少，自动扶梯连接各个楼层，往往可以满足患者到低楼层的就诊需求；竖向电梯直接连接高低层，使患者就诊更加方便。但是医院门诊竖向电梯满载、各楼层停靠导致电梯过慢、人群过度聚集导致无法引流的问题时有发生。同时，由于医院门诊的特殊性，患者借助电梯到达某一科室就诊之后，很可能又要借助电梯去另一科室检查，因此医院高层门诊大楼的科室布局会对竖向电梯的流量产生很大影响，竖向电梯和自动扶梯的合理排布也会在很大程度上减小竖向交通的压力。

除供患者搭乘的电梯外，医院还需单独配备手术专用电梯、病房专用电梯、工程专用电梯和备用电梯等来保证医疗救治环节的通畅完整、分工明确，避免电梯交叉使用带来的功能混乱问题，降低医院运作效率。由此可见，门诊大楼的布局规划必须考虑电梯负荷问题，避免人流聚集造成的安全隐患，减少电梯等待时间，基于不同楼层科室的总门诊量，再考虑所在楼层数以及自动扶梯的人流分担作用，可以评估出各楼层停靠电梯需求，优化竖向电梯楼层停靠配置。

## 6.2　医院布局规划方法

如 6.1 节中提到的，新建或改造现有的门诊大楼不仅成本高昂，而且耗时耗力，因此有策略地进行医院门诊大楼布局设计，考虑门诊布局对患者就医体验和门诊所提供的护理质量的影响至关重要。

医疗卫生系统内部人流和物流效率低下是不合理的布局规划带来的首要问题，为此不妨借鉴其他领域(尤其是运营管理)中生产和质量问题的解决方案。过去五十年来，在工业环境中对此类问题已经进行了详尽的研究，在生产系统内的不同位置之间移动产品有时不仅不会增加效益，还会导致产品损坏或操作人员受伤。布局规划是重要的工业工程技术之一，旨在确定布局区域中设施的位置和相对位置，目的是最大限度地减少行走或装卸成本。Shayan 等[7]将布局定义为一种优化问题，旨在根据设施、物料流和其他要素之间的关系来确定最佳布局。布局规划问题考虑在固定空间内以最优的方式布置单元，以最小化单元之间的距离和相关的处理成本。有关布局问题的研究开始于制造业工厂如何通过减少步行距离来提高工人绩效的问题。目前已经有适合不同类型生产系统的布局方法，从而解决内部人流和物流问题。

支持布局研究的技术和工具最初应用于工业问题，在过去的二十年中，关于布局问题的研究已扩展到服务领域的空间设计，如机场航站楼、火车站、港口、超市和医疗卫生机构。医疗服务从系统的观点来看，也是投入-变换-产出的过程，变换过程的运作与管理和制造系统存在许多共同的规律。因此，可以利用工业工程方法促进医院医务的高效运作，从而提高患者服务满意度，实现双赢。近年来，关于医疗卫生系统布局规划的研究数量有所增加，许多工业工程布局规划工具均应用于医院布局问题。如功能布局(functional layout)工具[8]，该布局方法一般以优化各设备相对位置的方式来安排由流程组成的工作中心，旨在将相似的设备或功能组合在一个区域内，其中不同区域内有为不同操作流程安排的合适机器，然后根据已确定的操作顺序，将正在加工的零件从一个区域移动到另一个区域。功能布局适用于小批量生产各种非标准产品，该布局方法在医院布局中常常被应用于产科病房和重症监护室等需要提供特定类型复杂医疗服务的区域。

通常，医疗卫生机构布局设计的关键在于规划问题的规模，即宏观设计或微观设计[9]。宏观设计将病房、门诊诊室和急诊科等主要职能部门分配到医院大楼内的相应位置，微观设计需要确定每一个职能部门内部的空间分配。门诊各科室的布局设计就是一个微观设计问题，需要考虑在其中如何规划布置检查室、候诊区、医师工作区、护士站和走廊等单元。但是，影响医疗卫生系统中布局规划的因素可能与制造业中的因素有所不同，尤其是在要考虑的流程方面。虽然在工业工程中分析物料流是获得适当布局的关键，但是这种物流量在医疗卫生系统等同于人，即患者、家属和医护人员的流动。

在过去的几年中，为了提供更多以患者为中心的设计布局，许多研究引入并广泛使用了多种物理空间的规划方法。例如，共同创造(co-creation)[6]设计是指患者、医生和护士在布局设计过程中发挥积极作用的过程，该过程已证实可以增强医院职工的敬业度和患者的满意度。设计思维(design thinking)通过强调和鼓励患者及医院职工参与设计过程的所有主要步骤，以激发设计师的即席思维，但是设计思想并未显示出与布局效益有直接关系。循证设计(evidence-based design，EBD)采用实践中的最佳结果，被广泛用于改善医疗成效。通过循证设计，医院门诊专注于物理环境的作用(如光和噪声)，以改善患者和医护人员的外在感受。尽管如此，循证设计很少考虑设施规划与患者或医护人员人流强度之间的关系，以及其对患者体验和护理质量的最终影响。

布局规划不仅可以作为旧医院的改善工程，更是新医院的设计标准。一个拥有良好布局的医院门诊，可以全面提升服务效率和服务质量，降低医疗成本，提升患者满意度。尽管医疗卫生系统与工业系统存在一些相似之处，但其布局规划可能会涉及其他复杂性。有关解决医院布局问题的工具和技术的研究主要包括五个领域的工作，即系统布局规划、仿真建模、数学建模、多准则决策分析和精益生产。

### 6.2.1　系统布局规划

系统布局规划(systematic layout planning，SLP)由 Muther 在 1973 年提出，是设施布局规划的主要方法之一。SLP 以设施布置为基础，以图表分析为手段，旨在根据给定的操作规则、策略和布局需求来确定最佳替代方案。SLP 是设计项目进行布置的一套有条理的、循序渐进的、对各种布置都适用的方法。总的来说，SLP 首先对物流以及非物流关系进行分析，然后以图表的形式分析，得到作业单位位置以及相关图，使原本定性的设施布局设计转化为具有定量关系的布局设计，最后进行评估选优，选取出最佳的平面布置方案。

SLP 方法中有 5 个基本要素：产品和物料(P)、每种物品的数量(Q)、加工流程或搬运路线(R)、支持生产过程中的服务或辅助部门(S)、时间因素(T)，这五个要素是进行问题研究的基础，所有问题都是建立在这五个指标体系的分析之上。SLP 方法具有严格的操作过程，每项布置设计通常要经过四个阶段，即确定位置、总体规划、详细布置以及实施，每一步都必须规范进行，才能保证方法的准确性。四个阶段要按照顺序进行，其中第二阶段和第三阶段即总体规划和详细布置则是 SLP 的主要内容。SLP 需要执行 11 个步骤，如图 6.2 所示[10]。

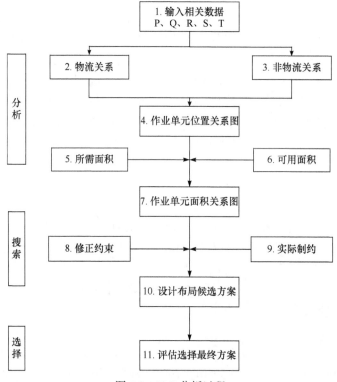

图 6.2　SLP 分析过程

　　SLP 实施步骤从整个生产活动的 PQRST 分析(步骤 1)开始。在步骤 2 和 3 中，将整个生产区域中的所有物料流汇总到一个完整的图表中，并分析产品相关作业单元的物流关系和非物流关系。步骤 4 在空间上定位每个作业单元，绘制作业单元位置关系图。所需面积和可用面积步骤(步骤 5 和 6)根据每个作业单元的规模，确定要分配给每个作业单元的占地面积。在步骤 7 中，结合实际可用面积和根据实际情况计算的每个作业单元的所需面积，绘制作业单元面积关系图。在步骤 8 和 9 中将考虑其他设计约束和限制，对作业单元面积关系图进行合理调整，在步骤 10 中设计替代布局的候选方案。在最后一步，进行可行方案的评估选择。

　　与一般的流程规划图相比，SLP 考虑了两两作业单元之间是否满意、是否符合需求等主观评价，如考虑[9]：

(1) 服务功能，如商场中婴儿床、更衣室等的位置。这些单元的特点是很少或没有物料流动，但是其相对于其他单元的位置对布局的质量可能很重要。

(2) 环境，如难闻的气味或噪声可能是影响布局满意度的重要因素。

(3) 物料流动可能不重要的地方，但是可能是信息流动很重要的地方。

这些和类似的因素可以囊括在对两个单元的亲密关系中，并可以在关系图中予以综合。

SLP 方法在设施布置领域有很广阔的应用空间和很大的影响力度，在医院布局优化问题中也有很多实践。例如，单独使用 SLP 或与模糊约束理论、聚类分析等其他技术结合使用解决医疗保健布局中的问题。同时，SLP 已与整数编程、Diamond 算法和仿真建模等方法一起使用应用于布局问题[11-14]。

进行系统布局规划时，起初要对所生产的产品进行相关性分析，根据产品 P 和产量 Q 来确定它的生产路线、辅助服务部门和生产时间安排。在以患者为中心的医院规划布局问题中，一般将患者作为直接影响各作业环节的相互关系、生产系统的构成等关键步骤的基础要素产品 P；将生产路线 R 设置为患者的就诊路线 (流程)；将时间因素 T 设置为预计每位患者的就诊时间和预计每天的接诊量。相关作业单元的物流关系以患者在各个科室间流动的相互关系呈现，而非物流关系可以为当日就诊进度、季节因素等。在绘制作业单元面积关系图时，应当结合门诊大楼实际情况，根据各诊室的实际需求计算所需面积，还需要考虑道路的布局、必备医疗设备以及辅助装置等因素。最后，结合医院的实际情况和患者的实际需求形成多个可行方案，通过对技术、效率及其他相关因素进行评价，进而比较各方案，最终选择最优的布局方案[15]。

### 6.2.2 仿真建模

医院设施布局往往受到多方面的约束和限制，新的布局可能带来新的风险，仿真建模可以在模拟的环境中对医院布局规划、医疗保健政策、药物操作和流行病学研究进行无风险开发和评估。

仿真建模能够发现医疗系统里的相互关系并且量化新的变化带来的影响，帮助医院决定最优布局和优先级。同时，可以捕捉医院的工作流程和人流强度并进行分析，给出交互式模型的反馈。这些模型可以帮助医院识别风险和挑战，并最终形成一个完善的解决方案。仿真模型捕捉医疗系统的动态变化并且量化其表现，增进了医疗从业者、管理部门和设计师之间的了解及合作。仿真系统利用无与伦比的建模能力及可视化功能无风险地实现了创新。

自从 Delon 的开创性工作以来，多项研究已在医疗保健布局规划中使用了仿真技术。例如，通过仿真患者流量模型提供多种方法来提高门诊的运营效率和患者满意度。更有意义的是，Abraham 等[16]开发了一种数字仿真工具，允许患者选择房间的大小和类型，以及分配床和医疗设备的空间。

离散事件仿真(discrete-event simulation, DES)[9]模型能够展示现实世界体系的动态行为，同时还考虑了运动的高度不确定性和随机性。医疗卫生领域中 DES 模型通常应用于评估资源利用率和医护人员效率，并预测与患者相关的指标(如平均住院时间和等待时间)。所有仿真模型都是由随机输入的参数构建的，这些参数一般使用概率分布函数嵌入模型中。医疗保健领域所需的 DES 模型的输入数据参数一般为临床数据库中的现有数据集或由门诊运营情况实地采样而得。

得克萨斯 A&M 大学的团队[17]利用 AnyLogic 仿真建模软件开发了一个 DES 模型，为印第安纳大学 Health Arnett 医院提供了一种有利于门诊医生和患者的调度方法。将患者分组，输入门诊预约量、未就诊患者比率、医生排班时间表等参数，在模型中按患者不同优先级安排就诊、转诊，计算未到达率，输出不同患者类型的就诊数量和科室每日最大容量等，达到了提高医生效率和设施利用率、降低医生加班时间、减少患者等待时间的目的。

在考虑患者步行距离最小化布局的问题上，Vahdat 等[6]使用 AnyLogic 仿真建模软件开发了数据驱动的 DES 模型，以评估不同布局设计对患者就诊及时性的影响，同时考虑了临床不确定性和随机患者路径。该模型搜集了某医院骨科诊室两年内约 120000 例患者就诊情况并进行了全面的数据分析，如医生每日出勤率、平均就诊率、患者的到达模式等。患者到达模式被建模为基于一天中的不同时间而变化的非平稳泊松过程。此外，从数据库中提取患者与医护之间的面诊数据，包括患者在就诊过程中与医生相遇的次数和方式。依托数据分析，DES 模型为患者就诊流程中的每个过程拟合了三角分布，并根据患者的不同就诊流程进行概率分布建模，同时抓取每个模拟患者的步行距离数据。最终模型准确性结果表明，DES 模型在 95%的置信区间上与科室真实数据具有统计一致性，可用于分析不同布局对患者体验的影响。

### 6.2.3　数学建模

设施布局问题(facility layout problems，FLP)是一类运筹学问题，是设施布局设计中研究最深入、最著名的优化问题。FLP 旨在确定布局区域中设施的位置和各单元相对位置，最大限度地减少物料搬运和物流成本。FLP 布局效率通常由基于距离的物流成本或基于单元邻接关系的目标来衡量。

有很多方法可以解决 FLP，尽管数学建模不是用于布局研究的特定工具或技术，但是 FLP 的很多模型如二次分配问题(quadratic assignment problem，QAP)已经频繁应用于医院布局规划问题。根据医院门诊布局中存在的局限性，存在几种定义布局问题的公式[18, 19]。Meller 等[18]首先介绍了最能解决门诊科室布局问题的公式，其中布局问题被定义为在给定的矩形平面内找到 $n$ 个矩形设施的非重叠平面正交布置以最小化总行驶距离的过程。Drira 等[19]将布局问题分为离散表示和连续表示。

FLP 的离散表示主要通过 QAP 建模进行搜索。布局问题的 QAP 模型由 Koopmans 等[20]首次提出，并被证明是 NP(非确定性多项式)完全问题。在离散形式中，每个单元只能分配给设施中一组特定且预先定义的离散位置，在早期布局模型中，通常假定所有单元都具有相同的大小和形状。许多研究通过启发式方法以及线性方法和非线性方法对 QAP 进行轻微重构，提供解决方案混合优化。

QAP 最直接的形式可以解释为确定大小相等的对象(如以其中心表示的单元)的相对位置，从而最大限度地减少与各个单元之间运输相关的成本问题。其数学建模公式如下所示[21]：

$$\min \quad CDIST = \sum_{i \in M} \sum_{j \in M} \sum_{p \in N} \sum_{q \in N} x_{ip} x_{jq} c_{ij} d_{pq} \tag{6.2}$$

$$\text{s.t.} \quad \sum_{p \in N} x_{ip} = 1, \quad i \in M \quad \text{(每个单元都被布局)}$$

$$\sum_{i \in M} x_{ip} \leqslant 1, \quad p \in N \quad \text{(每个位置上至多有一个单元)}$$

$$x_{ip} \in \{0,1\}, \quad i \in M, \quad p \in N$$

式中，$M = \{1,2,\cdots,m\}$，表示需要布局的以中心表示的单元集合；$N = \{1,2,\cdots,n\}$，表示位置集合(可以放置以中心表示的单元的独立位置的集合，以中心点表示)，$n \geqslant m$；$c_{ij}(i \in M, j \in M)$ 表示从单元 $i$ 到单元 $j$ 的运输流和/或单元 $i$ 和单元 $j$ 之间距离的先验评价；$d_{pq}(p \in N, q \in N)$ 表示位置 $p$ 到位置 $q$ 的距离；$x_{ip}(i \in M, p \in N) = \begin{cases} 1, & \text{单元}i\text{布局在位置}p \\ 0, & \text{其他} \end{cases}$。

若将单元 $i$ 布局在位置 $p$，将单元 $j$ 布局在位置 $q$，此时满足 $x_{ip} = x_{jq} = 1$ 且对总运输成本的贡献为 $x_{ip} x_{jq} c_{ij} d_{pq}$。同时每一个位置上尽可能布局一个单元且每个单元都必须被布局，因此确定将 $m$ 个单元分配给 $n$ 个位置中的 $m$ 个位置，以使总成本最小化的布局问题可以表示成式(6.2)的形式。

QAP 被用以解决诸如科室和病床的位置以及科室、病房大小和容量等问题，另外，还考虑了医院医护人员和患者，包括护士分配对患者安全的影响等。QAP 模型在 1972 年首次用于医疗机构的设计，在德国某医院解决了 30 个科室宏观设计的问题[22]。同样，Elshafei[23]在医院规划布局中使用了 QAP 模型，对医院内 19 个大小相等的科室进行建模。目前，QAP 公式已扩展到每个单元面积不等的情况。离散表示还可以促进对随时间变化的动态布局问题进行建模。但是，对于考虑单元方向(垂直或水平)以及考虑单元之间所需距离的假设，QAP 模型并不适用[19]。

在 FLP 的连续表示中,我们所要布局的平面并没有被分割成一个个的离散位置,只要各个单元不重叠,所有大小和形状不等的单元都可以被安排在平面上的任何位置。几何表示如图 6.3 所示。

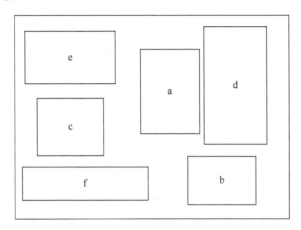

图 6.3　MIP 问题平面展示图[18]

Montreuil[24]将布局设计和物料流网络设计集成到直接生成网络布局的过程中,首次提出了混合整数规划(mixed integer programming,MIP),用于连续表示的设施布局问题,其中使用了二进制变量来避免各单元的重叠。此外,Meller 等[18]引入了 FLP 的另一个 MIP 公式,Sherali 等[25]对其进行了改进,使用了两组二进制变量来水平或垂直定位两个单元的相对位置。MIP 模型通过定义连续平面空间中非重叠单元的位置,最大限度地减少了患者平均在诊所的步行距离。Meller 等[26]对 MIP 公式进行进一步改进,并增强了最佳设施布局模型,以考虑可变大小和固定位置单元的放置以及标准单元,从而最佳地解决了最多布局 11 个单元的实例。启发式算法已用于求解 FLP 的 MIP 模型。Rossi 等[27]使用混合整数编程分别分析了医院和手术室的布局。

考虑各单元面积约束的 MIP 模型[18]为

$$\min \sum_{j>i} f_{ij}\left(d_{ij}^x + d_{ij}^y\right) \tag{6.3a}$$

$$\text{s.t.} \quad 4\left(l_i^x + l_i^y\right) \geqslant 3\sqrt{a_i} + f \times 2l_i^{\max}, \quad \forall i \tag{6.3b}$$

$$l_i^{\max} \geqslant l_i^s, \quad \forall i, s \tag{6.3c}$$

$$d_{ij}^s = \left|c_i^s - c_j^s\right|, \quad \forall f_{ij} \neq 0, j > i, s \tag{6.3d}$$

$$l_i^s \leqslant c_i^s \leqslant L^s - l_i^s, \quad \forall i, s \tag{6.3e}$$

$$\sum_{s=x}^{y}\left(z_{ij}^{s}+z_{ji}^{s}\right)\geqslant 1, \quad \forall j > i \tag{6.3f}$$

$$z_{ij}^{s}+z_{ji}^{s}\leqslant 1, \quad \forall j > i, s \tag{6.3g}$$

$$c_{i}^{s}+l_{i}^{s}\leqslant c_{j}^{s}-l_{j}^{s}+L^{s}\left(1-z_{ij}^{s}\right), \quad \forall i \neq j, s \tag{6.3h}$$

$$lb_{i}^{s}\leqslant l_{i}^{s}\leqslant ub_{i}^{s}, \quad \forall i, s \tag{6.3i}$$

$$c_{i}^{s}\geqslant 0, \quad \forall i, s \tag{6.3j}$$

$$d_{ij}^{s}\geqslant 0, \quad \forall i \neq j, s \tag{6.3k}$$

$$z_{ij}^{s}\in\{0,1\}, \quad \forall i \neq j, s \tag{6.3l}$$

式中，$s$ 表示方向 $(s=x,y)$；$L^{s}$ 表示 $s$ 方向上可布局空间的边长；$a_{i}(i=1,\cdots,n)$ 为单元 $i$ 布局所需空间，$n$ 为所需布局科室总数；$ub_{i}^{s}$、$lb_{i}^{s}(i=1,\cdots,n)$ 分别为单元 $i$ 在方向 $s$ 上半边长度的上限和下限；$f_{ij}(i,j=1,\cdots,n)$ 为单元 $i$ 和 $j(i<j)$ 之间的运输流(物流、人流)；$d_{ij}^{s}(i,j=1,\cdots,n)$ 为单元 $i$ 和 $j$ 在方向 $s$ 上的直线距离；$c_{i}^{s}(i=1,\cdots,n)$ 为单元 $i$ 的质心相对于原点$(0，0)$的位置；$l_{i}^{s}(i=1,\cdots,n)$ 为单元 $i$ 在方向 $s$ 上的半边长度；$z_{ij}^{s}(i,j=1,\cdots,n)$ 为防止两单元布局重叠的 0-1 变量，表示两单元之间在 $s$ 方向上的相对位置，具体定义为：$z_{ij}^{s}=\begin{cases}1, & 单元i在s方向上在单元j之前\\0, & 其他\end{cases}$。

模型(6.3)中，我们使用约束(6.3b)来表述布局区域的面积约束，$f$ 一般取 0.95，该面积约束具有很好的鲁棒性，对单元形状不规则时也适用[18]。约束(6.3d)表示单元 $i$ 和 $j$ 的质心之间的直线距离，约束(6.3e)确保单元 $i$ 的布局不会超出可用面积，约束(6.3f)和约束(6.3g)确保单元 $i$ 和 $j$ 至少在一个方向上分开，而约束(6.3h)使用 0-1 变量 $z_{ij}^{s}(i,j=1,\cdots,n)$ 来防止 $i$ 和 $j$ 在方向 $s$ 上重叠。目标函数为两两单元质心距离与相应运输流乘积的加和，通过最小化目标函数来达到优化总运输流的目的。

此外，很多研究人员使用了其他建模方法来进行布局规划。布局优化问题利用数学建模进行模型优化，建模的方式还有很多种，文献[28]提出了五个数学模型，可以根据需求变化来产生布局。文献[29]使用启发式方法以及 Opti-TRANS 软件来分析医院的患者流量。文献[30]将禁忌搜索应用于一家拥有 28 个科室的医院。文献[31]通过禁忌搜索和 $k$-均值聚类法进行医院布局，而文献[32]使用整数规划和聚类的方法将医院的临床部门分组进行问题求解。

#### 6.2.4  多准则决策分析

多准则决策分析(MCDA)是一种决策分析方法,是指在具有相互冲突、不可共度的有限(无限)方案集中进行选择的决策。与不基于特定标准的决策工具相比,MCDA 具有多种优势,它综合了实际情况和价值观,提供了结构化和透明的操作过程,所选标准明确清晰、可调整;不同解决方案之间可以量化成各种标准进行比较;展现了不同价值判断标准,各个决策阶段可以有明确分工,是参与决策过程的不同各方之间进行交流的重要手段,使得探讨利益相关方的偏好成为可能。

多准则决策问题分为多准则评估问题和多准则设计问题。多准则评估问题由若干个备选方案组成,这些替代方案在解决过程的开始阶段就已明确。该问题即为决策者(DM)找到最佳替代方案,或者找到一组好的替代方案。对这些方案按照优劣进行排序或分类,或者给出优劣程度的数量结果,而方案的优劣由若干属性给以定量或定性表述。排序是指将备选方案放置在一组优先排序的类中(如分配信用等级),而分类是指将备选方案分配到非有序组(如根据患者的症状进行诊断)。在多准则设计问题(多目标数学规划问题)中,替代方案没有明确已知,通过求解数学模型找到替代方案(解决方案)。其中,备选方案的数量集是非常庞大的。

直观地,MCDA 问题可以表示为

$$\begin{aligned} \max \quad & q \\ \text{s.t.} \quad & q \in Q \end{aligned} \tag{6.4}$$

其中,$q$ 为 $k$ 个准则函数(目标函数);$Q$ 为可行域,$Q \subseteq \mathbf{R}^k$。

如果 $Q$ 被明确定义(通过一组替代方法),所产生的问题称为多准则评估问题;如果 $Q$ 是隐式定义的(通过一组约束),则产生的问题称为多准则设计问题。

涉及多个标准的决策问题出现在我们生活的方方面面,例如,购买汽车时,既希望将成本降到最低,又希望新车具备舒适性、安全性和燃油经济性等优势。因此,在 MCDA 中做出决策通常归结为判断问题,它一般不存在唯一最优解决方案,解的优劣由决策者的偏好决定,因此对决策者来说,如何权衡各项标准至关重要。

MCDA 寻找帕累托解的方法有很多,下面我们介绍加权求和求解方法的主要流程[33]。

1. 明确决策环境

决策环境代表了决策过程的当前状况、关键参与者和利益相关者。明确了决策环境,可以帮助我们为实现决策目标优化分配资源、促进有关各方之间的沟通协调。同时,可以利用 SWOT 分析(企业战略分析)找出当前决策环境的优势和劣势,以及威胁和机遇;利用 PEST 分析(宏观环境分析)识别并过滤掉进行决策分析的环境中的不确定性。

2. 确定可用的选择

MCDA 将多个不同的选择相互比较，每个选择通常是根据通过/不通过(go/no go)的方式制定的，在分析开始前后，所有的选择都可能会被更改、替代、更新。

3. 确定决策目标并选择代表价值水平的标准

与每一个选择相关的后果各不相同，MCDA 最终的目标就是选择符合价值水平的结果，因此需要建立多个不同标准。这里每一个评价标准都应有明确的定义，通过这些标准可以衡量和比较不同的选择，以及表达每个选择所带来的不同价值水平。

4. 衡量每个标准并判断相对重要性

MCDA 的决策准则分析主要来自专家讨论、利益相关者调查、案例研究和参考既定的准则。仅选择正确的标准不足以组合和分析不同的选择范围，不同标准对决策的影响体现了其相对重要性，是在进行决策分析时必须要考虑的重要因素。例如，成本是选购新车的标准之一，但是当选择范围内有五辆车且每辆车的价格相差 1000 元时，这一标准突然失去了重要性。若每辆车相差 10000 元，这对于买家来说可能变为一个更重要的标准。因此，不同标准的权重不仅体现了各个选项之间的差异，还体现了这种差异的相关性。

5. 利用平均权重和分数来计算不同选择的得分

通过将每个准则与一个正权重相乘并加权求和，将多个准则组合为一个准则，那么所产生的单一准则问题的解决方案就是原问题的一个有效的解决方案，通过改变权重，加权总和可用于生成设计问题的有效极点解。计算加权得分后，可以根据给定的不同偏好得分对结果进行排序，以判断哪个选项最合适。

在此基础上，许多算法都被应用于求解 MCDA 问题。

(1) 多目标交互式规划算法：计算阶段与决策阶段交替进行，可以用来求解决策者价值函数不明确的情况。

(2) 模糊理论方法：引入了模糊集，作为经典集概念的扩展，许多 MCDA 算法都使用此思想来建模和解决模糊问题。

(3) 层次分析法(AHP)：首先将决策问题分解为子问题的层次结构，然后将各个标准的相对重要性评估转换为数值(权重或优先级)，计算每个替代方案的得分。

(4) 逼近理想解排序法(TOPSIS)：构造加权规范化决策矩阵，以靠近理想解和远离负理想解两个基准作为方案排序的准则，以此来选择最满意的方案。

(5) 多准则决策法(ELECTRE)：通过构造一系列的弱支配关系来淘汰劣方案，

从而逐步缩小方案集，直到决策者能从中选出最满意的方案为止。

近年来，由于传统卫生保健系统决策方法的局限性，越来越多的研究者和决策者将 MCDA 应用于医院布局规划的优先级设定和方法制定。文献[34]借鉴了专家意见来选择最佳的布局替代方案，而文献[35]利用员工和患者评估问卷对医院布局提出改进建议。文献[36]使用 4 阶段系统方法来分析数据并确定布局如何提高医护人员的工作效率。文献[37]将模糊约束与 MCDA 结合以找到最佳的设施布局替代方案。文献[38]提出了一种加权评分系统来设计药房，决策标准包括效率、成本、可行性、安全性和环境影响等。该系统依靠人体工程学，更有效地分配了空间布局，改善了药品运输距离和员工效率。

### 6.2.5　精益生产

精益生产考虑到为最终客户创造价值以外的任何目标的资源支出都是浪费的，是应当被淘汰的，它的概念在 20 世纪 50 年代由丰田汽车大规模引入。因此，实施精益生产的主要目标是以更少的工作创造更多的价值。为了识别和消除浪费，需要对特定服务流程中涉及的每个步骤和每个动作进行映射，并分析流量，识别非增值工作(muda)、过度负担(muri)和不均匀性(mura)[39]。精益实施的重点是在正确的时间、正确的数量、正确的位置将正确的东西运送到正确的地方，以实现完美的工作流程，同时将浪费最小化，灵活且能够更改。

精益原则在布局设计领域上应用颇多。例如，在丰田汽车生产系统中，精益原则提出的 U 形布局比其他布局更有效，它便利了单一流程，促进了不同单元之间的交流，占地面积通常也更少。总而言之，精益是将浪费"显现化"的工具和技术，可以识别和消除浪费，提高效率，减少生产时间成本，提升服务水平。

常用的精益工具有以下几个[39]。

#### 1. 5S

5S 分别为分类(sort)清除冗余；整理(set in order)剩余物品；清洁(shine)并检查工作区域；标准化(standardize)管理；长期保持(sustain)。总体来说，5S 消除了因工作区域组织不善而造成的浪费。

#### 2. 减少设置时间

减少设置时间(single-minute exchange of dies，SMED)代表减少设置或转换过程的时间，这种方法可以最大限度地减少从一个产品生产过程切换到另一个产品的时间，包括在生产过程中使设置过程外部化，进化内部设置，消除不必要的操作，并将设置过程标准化。这种快速过渡有助于优化生产设备中的可用设备，降低制造成本和库存水平，较小的批量可实现更灵活的调度，改进了对客户需求的响应能力，标准化的转换流程也提高了一致性和总体质量。

### 3. 价值流图

价值流图(value stream mapping，VSM)是一种非常有用的精益管理工具，可用于分析跨多个流程的物料流、信息流和相关的循环时间。价值流是向客户交付产品或提供服务所必须付出的行动(包括增值活动和非增值活动)。价值流图提供了可视化的解决方案路线图，除了显示产品采取的步骤外，还显示每个步骤的过程性能和每个步骤的时间。使用价值流图可以帮助了解价值流中的废物来源并绘制未来状态图，使用价值流映射和工作流分析的结果来改进流程的宏观和微观布局。如图 6.4 所示的价值流图，展示了台湾南部一个医疗中心的患者就诊经历的步骤以及等待时间，价值流图的上半部分描绘了患者流向和信息流向，下部列出了各就诊流程的等待时间和周期时间。

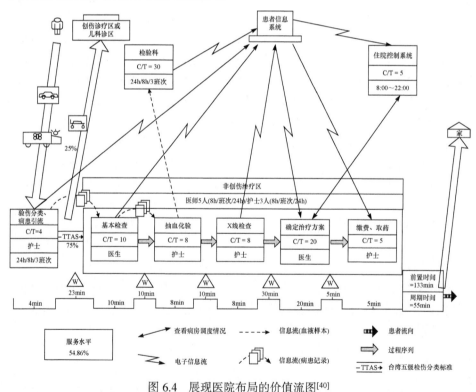

图 6.4　展现医院布局的价值流图[40]

图 6.4 的价值流图虽然没有对患者就诊过程进行准确分类，但是可以确定一般的以线性顺序发生的患者就诊流程。分诊通常是患者经历的初始阶段，包括对患者基本身体功能的简短评估，如临床测量脉搏频率、体温、呼吸频率和血压。

在大多数部门中，这些工作都由一名护士完成。大多数患者在分诊时将被进行评估，然后转移到另一个区域。通常，病情较轻的患者必须等待，直到所有较严重的紧急情况都得到首先治疗。患者分流后第一步通常是由医生获取患者的病史并确定主要诉求。进行身体检查后，可以执行其他操作，例如，在第二步中抽血，在第三步中进行 X 线检查，这可以由医生和护士进行。第一步到第三步可以视为连续流。一旦可以通过电子方式获得诊断测试结果，医生将执行第四步，制定有关治疗的决定。经过第五步药物治疗和出院后，患者可以离开急诊室。使用价值流图，可以充当视觉辅助工具，确定非增值时间，将批处理过程转换为一体式流程，简化工作流程，最后可执行仿真以优化人员分配、最小化等待时间和最大化服务水平。

### 4. 全面生产维护

全面生产维护(TPM)方法侧重于主动和预防性维护，以最大限度地延长设备的运行时间，是通过减少故障和故障的发生频率来提高设备可靠性的技术。TPM对全系统建立共同责任，鼓励全体人员更多地参与，通过增加运行时间，减少周期时间并消除缺陷，可以非常有效地提高生产率。

精益是一种相对较新的管理实践，就像在工厂中试图消除不必要的移动一样，我们也试图消除医院服务过程中不必要的运动。精益的管理哲学以人的发展为核心，追求长期的社会效益和经济效益的统一。医院管理中的精益管理通过降低错误发生率和等待时间提高为患者提供医疗服务的质量。"精益"的概念从 20世纪 90 年代开始引入医疗卫生行业，还提出将精益作为解决医疗卫生行业当前问题的有效方法。精益已被证明是提高患者安全性和就诊服务质量、降低医院运营成本的有效方法，同时它可以防止医疗服务流程出错、延误，并提高医护人员的工作效率和满意度。但是，在现有的医疗卫生系统管理文化中，精益系统的实施是具有挑战性的经验，特别是与布局设计和改进有关的内容。

精益生产工具逐渐被用于评估医疗设施的布局。Soriano-Meier 等[41]通过SERVPERF 调查表使用了精益生产工具来评估北安普敦总医院临床部门的分配，从服务质量、提供服务的平均运输距离以及患者在系统中花费的时间等方面探讨了医院布局对医疗服务质量的影响。在医院药房的布局设计上，利用了Kaizen(持续改善)、Kanban(看板管理)和 5S 等精益工具，大大减少了药房工作人员的行走时间和取药时间，确保了药房服务流程的高质量和一致性。Hicks 等[42]将 3P(production、preparation、process)应用于英国一家医院的新内镜检查单元。Wang 等[40]使用价值流图和细胞制造设计思想，通过仿真来减少急诊室的等待时间并最大化服务水平。

# 6.3 科室布局优化实例

合理的科室布局可以尽量让大多数患者在就诊时"少走路、少爬楼、少等待"，既可以提高患者对医院服务的满意度，也可以有效地提高医院的就诊效率，进而为医院带来更大的收益。在满足这些需求时，许多研究中提出了新的数学方法来进行医院门诊大楼的布局设计，主要通过最小化患者就诊时的步行距离来提高就诊质量和患者满意度。考虑到就诊过程中患者的体验，可以提供更及时和有效的诊治。在案例介绍中，依托上海市某医院进行门诊大楼建模优化布局分析，根据某医院实际情况，优化门诊科室布局，优化人流强度。

## 6.3.1 某医院概况

某医院是一所集医疗、教学和科研为一体的三级甲等综合性医院。作为上海某著名大学的多个附属医院之一，该医院同时也是这所大学最大的临床教学基地。该医院现有临床科室45个，其中包括8个医技科室及4个国家级重点学科。然而近年来，虽然该医院在医疗服务水平上有了很大提高，但是也面临着医疗成本不断上升等一系列问题。因为该医院地处上海市黄浦区，在市中心面积相当有限的情况下，医院兴建了 22 层高的门诊大楼，再加上地下进深的两层空间，医院的可用空间已经达到 24 层之多。但是门诊时间特别是高峰期，门诊楼的一楼大厅总是会出现人满为患及患者等待电梯时间过长的现象，严重影响了患者的满意度和医院的实际效益。

## 6.3.2 某医院现有科室布局及就诊患者人流强度现状

某医院目前的门诊楼科室布局如表 6.1 所示。

**表 6.1 某医院门诊楼科室分布表**

| 楼层 | 科室 |
| --- | --- |
| 1 | 服务总台、便民服务中心、挂号 |
| 2 | 防保科(本院职工)、便民门诊、儿内科(小儿内分泌、小儿心理咨询、小儿消化、小儿呼吸)、儿外科、挂号、收费、注射室、中西药房 |
| 3 | 影像、放射科(预约、登记)、超声(B 超)、乳腺疾病诊治中心(门诊) |
| 4 | 普外科(胃肠/肛肠外科、肝胆胰外科、移植外科、微创外科、血管外科、内分泌外科)、泌尿外科(男科)、心脏外科、胸外科、骨科、伤科、灼伤科、皮肤科、激光室 |
| 5 | 神经内科、临床心理科、呼吸科、内分泌科、糖尿病专科、疼痛门诊、肾脏科、高血压科、血液科、心脏科、消化科、功能神经外科、神经外科 |

| 楼层 | 科室 |
| --- | --- |
| 6 | 检验科(抽血中心)、临床微生物科、平板运动试验、动态心电图、脑电图、肌电图、经颅多普勒超声、心电图、医院感染控制办公室 |
| 7 | 妇科、产科、孕妇学校、康复医学科 |
| 8 | 体检中心 |
| 9 | 消化内镜中心 |
| 10 | 口腔科、中医(内科、外科、五官科)、针灸科、推拿科 |
| 11 | 耳鼻喉科、医疗联合体办公室 |
| 12 | 眼科 |
| 13 | 专家门诊、临床营养科、风湿免疫科 |
| 14 | 特约专家门诊、专家门诊 |
| 15 | 门诊手术室 |
| 16 | 透析中心 |
| 17 | 生殖医学中心、不孕遗传/生殖内分泌/男性不育门诊/辅助生殖实验室 |
| 18 | 上海市血液临床医学中心(造血干细胞移植病房) |
| 19 | 眼科病区、耳鼻喉科病区 |
| 20 | 血液科日间病房、血液科清洁病房 |
| 21 | 内分泌 21 楼病区 |
| 22 | 乳腺疾病诊治中心(病房) |
| B1 | 地下车库 |
| B2 | 尿动力学室、肿瘤放化疗科 |

资料来源: 医院实地拍摄整理。

我们利用式(6.1)计算该医院目前人流强度,为方便计算,首先对患者做如下假设,这些假设在下面优化过程中同样适用。

(1) 在计算人流强度的过程中,视患者的实际就诊量为人流量。

(2) 只对有患者人流量统计数据的科室进行优化,未统计或数据暂缺的科室在优化过程中位置保持不变。

(3) 类似肿瘤放化疗科、放射科等可能产生直接对人体有害或累积对人体有害的射线等科室,优先安排于密闭程度更高的地下楼层,视为可以承受人流强度增大带来的副作用。

(4) 具有便民性质的科室(如便民服务中心和便民门诊等)及与婴幼儿相关的

科室(如儿内科和儿外科等)优先放在较低的楼层，如 1 层或 2 层。

(5) 假设每名患者前来就诊的流程中只包含一个科室，若患者一次性前往多个科室就诊，由于这种情况所占比例较小，加之其情况非常复杂，这里我们视为在第一个诊室就诊后离开医院，之后再返回门诊楼继续就诊。

(6) 考虑到图 6.1 的就诊流程，患者在就诊的过程中可简化为检查后拿药离开、检查后不拿药、不检查直接拿药、不检查也不拿药四种情况。经过实地调查及走访，将这四种情况的概率分别预设为 0.2、0.1、0.5 和 0.2 以方便计算，最终得到四种方式患者楼层转移量的数学期望值，即为该楼层就诊患者在就诊流程中的楼层转移期望。

例如，根据表 6.1 所示的某医院的现有科室布局，可知检验区位于 6 层，药房位于 2 层。因此，不同情况的就诊流程及其所对应的楼层转移量如表 6.2 所示。

表 6.2　楼层转移期望的计算

| 楼层 | 检查后拿药(P=0.2) | | 检查后不拿药(P=0.1) | | 不检查直接拿药(P=0.5) | | 不检查也不拿药(P=0.2) | | 楼层转移期望 |
| --- | --- | --- | --- | --- | --- | --- | --- | --- | --- |
| | 转移路径 | 转移量/层 | 转移路径 | 转移量/层 | 转移路径 | 转移量/层 | 转移路径 | 转移量/层 | |
| 2 | 1-2-6-2-2-1 | 10 | 1-2-6-2-1 | 10 | 1-2-2-1 | 2 | 1-2-1 | 2 | 4.4 |
| 3 | 1-3-6-3-2-1 | 10 | 1-3-6-3-1 | 10 | 1-3-2-1 | 4 | 1-3-1 | 4 | 5.8 |
| 4 | 1-4-6-4-2-1 | 10 | 1-4-6-4-1 | 10 | 1-4-2-1 | 6 | 1-4-1 | 6 | 7.2 |
| 5 | 1-5-6-5-2-1 | 10 | 1-5-6-5-1 | 10 | 1-5-2-1 | 8 | 1-5-1 | 8 | 8.6 |
| 6 | 1-6-6-6-2-1 | 10 | 1-6-6-6-1 | 10 | 1-6-2-1 | 10 | 1-6-1 | 10 | 10 |
| 7 | 1-7-6-7-2-1 | 14 | 1-7-6-7-1 | 14 | 1-7-2-1 | 12 | 1-7-1 | 12 | 12.6 |
| 8 | 1-8-6-8-2-1 | 18 | 1-8-6-8-1 | 18 | 1-8-2-1 | 14 | 1-8-1 | 12 | 14.8 |
| 9 | 1-9-6-9-2-1 | 22 | 1-9-6-9-1 | 22 | 1-9-2-1 | 12 | 1-9-1 | 14 | 15.4 |
| 10 | 1-10-6-10-2-1 | 26 | 1-10-6-10-1 | 26 | 1-10-2-1 | 14 | 1-10-1 | 16 | 18 |
| 11 | 1-11-6-11-2-1 | 30 | 1-11-6-11-1 | 30 | 1-11-2-1 | 16 | 1-11-1 | 18 | 20.6 |
| 12 | 1-12-6-12-2-1 | 34 | 1-12-6-12-1 | 34 | 1-12-2-1 | 18 | 1-12-1 | 20 | 23.2 |
| 13 | 1-13-6-13-2-1 | 38 | 1-13-6-13-1 | 38 | 1-13-2-1 | 20 | 1-13-1 | 13 | 24 |
| 14 | 1-14-6-14-2-1 | 42 | 1-14-6-14-1 | 42 | 1-14-2-1 | 16 | 1-14-1 | 22 | 25 |
| 15 | 1-15-6-15-2-1 | 46 | 1-15-6-15-1 | 46 | 1-15-2-1 | 18 | 1-15-1 | 24 | 27.6 |
| 16 | 1-16-6-16-2-1 | 50 | 1-16-6-16-1 | 50 | 1-16-2-1 | 22 | 1-16-1 | 26 | 31.2 |
| 17 | 1-17-6-17-2-1 | 54 | 1-17-6-17-1 | 54 | 1-17-2-1 | 24 | 1-17-1 | 28 | 33.8 |

按照该算法，可以依次得出其他各楼层所对应的楼层转移期望值。

(7) 以上假设仅供本实例后续推导过程提供条件，若可以导出医院及科室的实际情况，则以实际情况为准。

综上假设并结合式(6.1)，可统计得出图 6.5 所示的就诊量条形统计图(18 层及以上主要为病房，其人流量数据暂缺，无法计算，故在此图中暂不予考虑)。

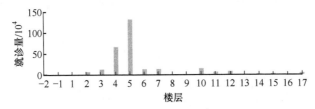

图 6.5　某医院 2015 年度患者就诊量条形统计图

从图 6.5 可以发现，某医院门诊楼的患者就诊量满足如下特点：

(1) 整体呈金字塔状。

(2) 门诊集中在位置相对较低的 4 层和 5 层。

(3) 与检验相关的科目集中在 6 层。

(4) 8~15 层的就诊量波动较大。

(5) 科室分布不均，某些楼层科室特别多，而某些楼层科室特别少，如 12 层只有眼科一个科室，而 5 层有 13 个科室，4 层更是有 14 个科室之多。

再根据表 6.2 所计算出的楼层转移期望，可得到某医院 2015 年患者的人流强度统计，如表 6.3 所示。

表 6.3　某医院 2015 年度患者人流强度统计表

| 科室所在楼层 | 患者就诊量 $W_j$ | 楼层转移期望 $D_j$ | 该楼层总人流强度 |
| --- | --- | --- | --- |
| −2 | 24473 | 4 | 97892 |
| −1 | 0 | 2 | 0 |
| 1 | 0 | 0 | 0 |
| 2 | 70930 | 4.4 | 312092 |
| 3 | 128282 | 5.8 | 744035.6 |
| 4 | 659833 | 7.2 | 4750797.6 |
| 5 | 1321176 | 8.6 | 11362113.6 |
| 6 | 133272 | 10 | 1332720 |
| 7 | 137975 | 12.6 | 1738485 |
| 8 | 0 | 14.8 | 0 |
| 9 | 0 | 15.4 | 0 |
| 10 | 151613 | 18 | 2729034 |
| 11 | 67226 | 20.6 | 1384855.6 |
| 12 | 83462 | 23.2 | 1936318.4 |
| 13 | 5296 | 24 | 127104 |

续表

| 科室所在楼层 | 患者就诊量 $W_j$ | 楼层转移期望 $D_j$ | 该楼层总人流强度 |
|---|---|---|---|
| 14 | 21839 | 25 | 545975 |
| 15 | 24012 | 27.6 | 662731.2 |
| 16 | 9 | 31.2 | 280.8 |
| 17 | 47432 | 33.8 | 1603201.6 |
| 人流强度总和 $W$ | | | 29327636.4 |

因此，某医院目前的年度人流强度为

$$W = \sum_{j=1}^{19} D_j W_j = 29327636.4$$

### 6.3.3　某医院科室布局优化

如何解决患者在门诊大楼里频繁移动的问题，改善门诊人员流动路线，确保患者在各个医疗服务单元之间紧密衔接，本节将应用数学优化方法基于人流强度进行门诊大楼科室布局优化，从而得到各科室最适宜布局的楼层。

数学模型如下：

$$\min \quad W = \sum_{j=1}^{m} D_j W_j$$

其中，$D_j$ 为到第 $j$ 楼层就诊的患者就诊流程中楼层转移期望；$W_j$ 为就诊流程中在第 $j$ 楼层就诊需要转移楼层的患者人数；$m$ 为门诊楼层数。$W_j$ 一般并不包括前来医院的陪护人员所产生的人流强度。在优化过程中，我们通过模拟患者就诊的不同就诊流程，基于对应的楼层转移量和概率，考虑不同楼层之间的楼层转移期望、各楼层最大人流量、科室布局的合理性，推演出人流强度最优的各科室楼层分布图。

由 6.3.2 节结果可知，某医院目前的年度人流强度值有着相当大的优化和改进空间。目前鲜有对高层门诊空间科室布局领域的研究，因此本例应用基于科室及楼层人流强度的排序算法，通过使门诊人流强度最小化来提高就诊质量和患者满意度。下面将分别按照楼层绑定和打乱重排的方式，对科室的布局进行不同程度的调整。

1. 优化人流强度的排序算法基本步骤

由式(6.1)可知，对每个科室来说，在患者人数较多的情况下，只有让患者在转移过程中经过的楼层数尽量少，才能尽量减少该科室所对应的人流强度值。在大多数患者都是通过 1 层进入门诊楼的前提下，显然人流量大的科室应尽量安排在相对较低的楼层。因此，优化人流强度的排序算法基本步骤如下：

(1) 根据楼层实际的可用面积及诊室数，确定每个楼层的人流强度上限。

(2) 从 1 层开始，优先在诊室内安排人流量较大的科室，直至该层人流强度饱和。

(3) 在对每一层楼进行排布的过程中，学科关联度较强的科室可以考虑进行绑定并安排在同一楼层。

(4) 当某一楼层人流强度饱和后，继续对上一层的诊室进行排布。

(5) 当所有的科室都被安排好诊室之后，再计算一次新的人流强度并与之前的人流强度值进行比较。

2. 楼层绑定平移排序

楼层绑定平移排序，即尽量不改变医院目前每层楼所安排的科室，仅按照人流强度法重新设置楼层顺序(–1 层和–2 层、1 层和 2 层，以及 17 层以上的布局安排不变)。

由于在我们的假设中，患者只与要就诊的诊室、检验区和药房有关(药房固定在 2 层，暂不考虑移动)，因此检验区楼层是影响患者就诊量的重要因素，我们将在其他楼层倒序排列的基础上，灵活调整检验区所在楼层的位置，并比较不同情况下的人流强度。

当检验区被安排在 3 层时，根据该方法得出的就诊量统计图及新的人流量统计表如图 6.6 和表 6.4 所示。

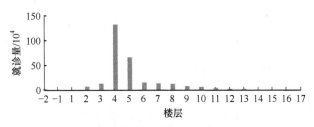

图 6.6　对楼层重新排序后的就诊量统计图(检验区在 3 层)

**表 6.4　对楼层重新排序后的人流量统计表(检验区在 3 层)**

| 新科室所在楼层 | 原科室所在楼层 | 患者就诊量 | 楼层转移期望 | 该楼层总人流强度 |
| --- | --- | --- | --- | --- |
| –2 | –2 | 24473 | 4 | 97892 |
| –1 | –1 | 0 | 2 | 0 |
| 1 | 1 | 0 | 0 | 0 |
| 2 | 2 | 70930 | 2.6 | 184418 |

续表

| 新科室所在楼层 | 原科室所在楼层 | 患者就诊量 | 楼层转移期望 | 该楼层总人流强度 |
|---|---|---|---|---|
| 3 | 6 | 133272 | 4 | 533088 |
| 4 | 5 | 1321176 | 6.6 | 8719761.6 |
| 5 | 4 | 659833 | 9.2 | 6070463.6 |
| 6 | 10 | 151613 | 11.8 | 1789033.4 |
| 7 | 7 | 137975 | 14.4 | 1986840 |
| 8 | 3 | 128282 | 16.6 | 2129481.2 |
| 9 | 12 | 83462 | 17.2 | 1435546.4 |
| 10 | 11 | 67226 | 19.8 | 1331074.8 |
| 11 | 17 | 47432 | 22.4 | 1062476.8 |
| 12 | 15 | 24012 | 25 | 600300 |
| 13 | 14 | 21839 | 25.8 | 563446.2 |
| 14 | 13 | 5296 | 26.8 | 141932.8 |
| 15 | 16 | 9 | 29.4 | 264.6 |
| 16 | 8 | 0 | 33 | 0 |
| 17 | 9 | 0 | 35.6 | 0 |
| 人流强度总和 $W$ | | | | 26646019.4 |

重新计算该新布局的人流强度，可得

$$W = \sum_{j=1}^{19} D_j W_j = 26646019.4$$

因此，当检验区位于 3 层时，新布局的人流强度为 26640619.4，与原布局相比，减少了 2681617 的人流强度，优化率约为 9.14%。

同理，可依次计算出检验区被安排在 4 层、5 层和 6 层时所对应的人流强度，如表 6.5 所示。

表 6.5　检验区位于不同楼层的优化率

| 检验区所在楼层 | 新布局的人流强度 | 优化率/% |
|---|---|---|
| 4 | 23516582 | 19.81 |
| 5 | 22898436 | 21.92 |
| 6 | 23771369.8 | 18.95 |

将上述结果与人流强度的原始值进行比较，可得图 6.7 和图 6.8 所示的折线图。

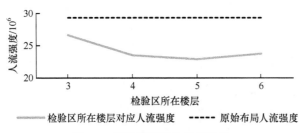

图 6.7　平移楼层优化效果比较

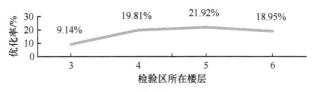

图 6.8　平移楼层优化率比较

综上比较可知，当检验区位于 5 层时，总的人流强度值最小(22898436)，优化率最大(21.92%)，此时新的科室布局安排如表 6.6 所示。

表 6.6　对楼层进行整体重排后的科室分布表

| 楼层 | 科室 |
| --- | --- |
| 1 | 服务总台、便民服务中心、挂号 |
| 2 | 防保科(本院职工)、便民门诊、儿内科(小儿内分泌、小儿心理咨询、小儿消化、小儿呼吸)、儿外科、挂号、收费、注射室、中西药房 |
| 3 | 神经内科、临床心理科、呼吸科、内分泌科、糖尿病专科、疼痛门诊、肾脏科、高血压科、血液科、心脏科、消化科、功能神经外科、神经外科 |
| 4 | 普外科(胃肠/肛肠外科、肝胆胰外科、移植外科、微创外科、血管外科、内分泌外科)、泌尿外科(男科)、心脏外科、胸外科、骨科、伤科、灼伤科、皮肤科、激光室 |
| 5 | 检验科(抽血中心)、临床微生物科、平板运动试验、动态心电图、脑电图、肌电图、经颅多普勒超声、心电图、医院感染控制办公室 |
| 6 | 口腔科、中医(内科、外科、五官科)、针灸科、推拿科 |
| 7 | 妇科、产科、孕妇学校、康复医学科 |
| 8 | 影像、放射科(预约、登记)、超声(B 超)、乳腺疾病诊治中心(门诊) |
| 9 | 眼科 |
| 10 | 耳鼻喉科、医疗联合体办公室 |
| 11 | 生殖医学中心、不孕遗传/生殖内分泌/男性不育门诊/辅助生殖实验室 |
| 12 | 门诊手术室 |

续表

| 楼层 | 科室 |
|---|---|
| 13 | 特约专家门诊、专家门诊 |
| 14 | 专家门诊、临床营养科、风湿免疫科 |
| 15 | 透析中心 |
| 16 | 体检中心 |
| 17 | 消化内镜中心 |
| 18 | 上海市血液临床医学中心(造血干细胞移植病房) |
| 19 | 眼科病区、耳鼻喉科病区 |
| 20 | 血液科日间病房、血液科清洁病房 |
| 21 | 内分泌 21 楼病区 |
| 22 | 乳腺疾病诊治中心(病房) |
| B1 | 地下车库 |
| B2 | 尿动力学室、肿瘤放化疗科 |

### 3. 科室打乱重新排序

与上一小节相比,科室打乱重排对布局改动的幅度更大,基本原理是在确定每层楼的总可用空间后,按照人流强度法重新对科室进行布局。

首先,我们将检验区暂时整体安排在 3 层,当检验区暂时位于 3 层时,根据该法得出的新布局如表 6.7 所示。

**表 6.7 对所有科室重新排序的新布局列表(检验区暂定 3 层)**

| 楼层 | 科室 |
|---|---|
| 1 | 服务总台、便民服务中心、挂号 |
| 2 | 防保科(本院职工)、便民门诊、儿内科、儿外科、挂号、收费、注射室、中西药房 |
| 3 | 检验科(抽血中心)、临床微生物科、平板运动试验、动态心电图、脑电图、肌电图、经颅多普勒超声、心电图 |
| 4 | 消化科、高血压科、内分泌科、肾脏科、普外科(胃肠/肛肠外科、肝胆胰外科、移植外科、微创外科、血管外科、内分泌外科) |
| 5 | 心脏科、神经内科、医院感染控制办公室、皮肤科、呼吸科 |
| 6 | 妇科、泌尿外科、乳腺疾病诊治中心(门诊)、骨科、眼科 |

续表

| 楼层 | 科室 |
|---|---|
| 7 | 灼伤科、血液科、伤科、耳鼻喉科、中医内科 |
| 8 | 口腔科、临床心理科、超声(B 超)、产科、孕妇学校、康复医学科 |
| 9 | 心脏外科、神经外科、中医外科、胸外科、风湿免疫科 |
| 10 | 生殖医学中心、不孕遗传/生殖内分泌/男性不育门诊/辅助生殖实验室 |
| 11 | 针灸科、推拿科、影像、放射科(预约、登记)、激光室 |
| 12 | 门诊手术室 |
| 13 | 特约专家门诊、专家门诊、医疗联合体办公室 |
| 14 | 中医五官科、糖尿病专科、疼痛门诊、功能神经外科、临床营养科 |
| 15 | 透析中心 |
| 16 | 体检中心 |
| 17 | 消化内镜中心 |
| 18 | 上海市血液临床医学中心(造血干细胞移植病房) |
| 19 | 眼科病区、耳鼻喉科病区 |
| 20 | 血液科日间病房、血液科清洁病房 |
| 21 | 内分泌 21 楼病区 |
| 22 | 乳腺疾病诊治中心(病房) |
| B1 | 地下车库 |
| B2 | 尿动力学室、肿瘤放化疗科 |

其中, 10 层、13 层、15~17 层因为所分布科室的特殊性而只排布 1~3 个科室, 除 11 层的五个科室是依据其功能相似性进行绑定排布外, 其他楼层的全部科室均按照患者就诊量进行排布, 就诊量越高者所处楼层位置越低, 且每层楼所排布的科室均不超过六个, 以避免因人流量过于集中在某些楼层而导致候诊区拥挤现象。

科室全部重排之后的就诊量如图 6.9 所示, 人流强度统计表如表 6.8 所示。

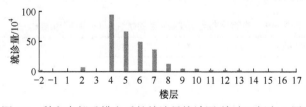

图 6.9　科室全部重排之后的就诊量统计图(检验区暂定 3 层)

表 6.8　科室全部重排后的人流量统计表(检验区暂定 3 层)

| 科室所在楼层 | 患者就诊量 $W_j$ | 楼层转移期望 $D_j$ | 该楼层总人流强度 |
|---|---|---|---|
| −2 | 24473 | 4 | 97892 |
| −1 | 0 | 2 | 0 |
| 1 | 0 | 0 | 0 |
| 2 | 70930 | 2.6 | 184418 |
| 3 | 0 | 4 | 0 |
| 4 | 944694 | 6.6 | 6234980.4 |
| 5 | 663839 | 9.2 | 6107318.8 |
| 6 | 494143 | 11.8 | 5830887.4 |
| 7 | 367874 | 14.4 | 5297385.6 |
| 8 | 129879 | 16.6 | 2155991.4 |
| 9 | 50143 | 17.2 | 862459.6 |
| 10 | 47432 | 19.8 | 939153.6 |
| 11 | 27901 | 22.4 | 624982.4 |
| 12 | 24102 | 25 | 602550 |
| 13 | 21839 | 25.8 | 563446.2 |
| 14 | 9662 | 26.8 | 258941.6 |
| 15 | 9 | 29.4 | 264.6 |
| 16 | 0 | 33 | 0 |
| 17 | 0 | 35.6 | 0 |
| 人流强度总和 $W$ | | | 29760671.6 |

重新计算该新布局的人流强度,可得

$$W = \sum_{j=1}^{19} D_j W_j = 29760671.6$$

由于按该排布方式得出的人流强度值反而超过原有的人流强度值,考虑到检验区所在的楼层过低导致高层就诊的患者在前往检验区的过程中产生的楼层转移量过大,因此可以继续通过将检验区整体向上平移的方式,来探究人流强度的最小值,如表 6.9 所示。

表 6.9　检验区位于不同楼层的优化率(科室打乱重排后)

| 检验区所在楼层 | 新布局的人流强度 | 优化率/% |
|---|---|---|
| 4 | 26811747.8 | 8.58 |
| 5 | 25389653.8 | 13.43 |
| 6 | 25001741 | 14.75 |
| 7 | 25383576.4 | 13.45 |

将上述结果与人流强度的原始值进行比较,可得图6.10和图6.11所示的折线图。

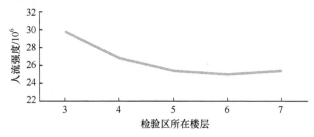

图 6.10　科室打乱重排后的优化效果比较

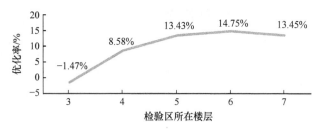

图 6.11　科室打乱重排后的优化率比较

综上比较可知,当检验区位于 6 层时,总的人流强度值最小(25001741),优化率最大(14.75%),此时新的科室布局安排如表 6.10 所示。

**表 6.10　对所有科室重新排序的最优布局列表**

| 楼层 | 科室 |
| --- | --- |
| 1 | 服务总台、便民服务中心、挂号 |
| 2 | 防保科(本院职工)、便民门诊、儿内科、儿外科、挂号、收费、注射室、中西药房 |
| 3 | 消化科、高血压科、内分泌科、肾脏科、普外科(胃肠/肛肠外科、肝胆胰外科、移植外科、微创外科、血管外科、内分泌外科) |
| 4 | 心脏科、神经内科、医院感染控制办公室、皮肤科、呼吸科 |
| 5 | 妇科、泌尿外科、乳腺疾病诊治中心(门诊)、骨科、眼科 |
| 6 | 检验科(抽血中心)、临床微生物科、平板运动试验、动态心电图、脑电图、肌电图、经颅多普勒超声、心电图 |
| 7 | 灼伤科、血液科、伤科、耳鼻喉科、中医内科 |
| 8 | 口腔科、临床心理科、超声(B 超)、产科、孕妇学校、康复医学科 |
| 9 | 心脏外科、神经外科、中医外科、胸外科、风湿免疫科 |
| 10 | 生殖医学中心、不孕遗传/生殖内分泌/男性不育门诊/辅助生殖实验室 |
| 11 | 针灸科、推拿科、影像、放射科(预约、登记)、激光室 |

| 楼层 | 科室 |
|---|---|
| 12 | 门诊手术室 |
| 13 | 特约专家门诊、专家门诊、医疗联合体办公室 |
| 14 | 中医五官科、糖尿病专科、疼痛门诊、功能神经外科、临床营养科 |
| 15 | 透析中心 |
| 16 | 体检中心 |
| 17 | 消化内镜中心 |
| 18 | 上海市血液临床医学中心(造血干细胞移植病房) |
| 19 | 眼科病区、耳鼻喉科病区 |
| 20 | 血液科日间病房、血液科清洁病房 |
| 21 | 内分泌 21 楼病区 |
| 22 | 乳腺疾病诊治中心(病房) |
| B1 | 地下车库 |
| B2 | 尿动力学室、肿瘤放化疗科 |

　　虽然该结果的优化率与上一小节的最优结果横向比较相对较低，但这种排布方式明显使各个楼层的人流强度更加均匀，有效地避免了某些楼层的人流量过于集中的现象。我们通过基于人流强度最小化的排序算法得到了门诊大楼科室的优化布局方案，该方案可以帮助医院更好地进行重新布局，减少大部分患者的步行距离和楼层转移数，减少就诊时间，提高就诊质量。

# 6.4　电梯配置优化实例

　　医院电梯服务规范化、精益化管理是提高医院就诊效率的重要手段。因此，本节仍以上述医院为例，对该医院现有的竖向电梯和自动扶梯的配置提出精益优化建议。

## 6.4.1　某医院竖向电梯分布现状

　　某医院现有 13 部竖向电梯，负责连通 22 层的门诊楼及 2 层的地下室。每部电梯的楼层停靠情况如图 6.12 所示(其中 7、9 和 10 三部电梯分别属于手术专用电梯、病房专用电梯和工程专用电梯)。从图中可以看出，该医院现有的竖向电梯配置方案为分区与奇偶层相结合，大致可以分成三个区域，其中 1～6 层由三部电梯负责，7～17 层由三部电梯负责，10～22 层由四部电梯负责，10～17 层相当于由七部电梯交叉负责，另有手术专用、病房专用和工程专用三部特殊电梯。

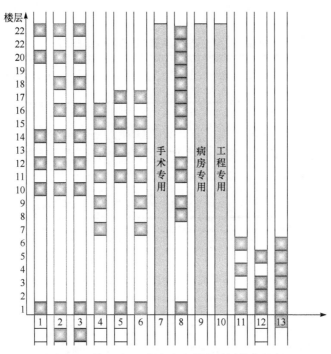

图 6.12 某医院 13 部竖向电梯的楼层停靠情况

此方案可能存在的一些弊端如下：

(1) 由于门诊楼就诊流程的特殊性，很多患者需要到 6 层检验或者到 2 层取药，而在这种配置方案中，7 层及其以上的高楼层就诊的患者在需要检验或取药时，就会造成相当大的不便。例如，如果需要前往 6 层做检查，就只能先下到 1 层再返回 6 层；如果需要前往 2 层取药，也只能先下到 1 层再返回 2 层，间接造成了拥堵的加剧以及时间和资源的不必要浪费。

(2) 若不考虑三部平时不允许患者搭乘的专用电梯，并非所有楼层都有至少两部电梯可以到达，对只有一部电梯可以到达的楼层来说，如果该电梯因故障不能正常运行，则同样会对需要前往该楼层就诊的患者造成相当大的不便。

### 6.4.2 竖向电梯配置优化建议

由于篇幅限制，在此仅考虑以表 6.1 即某医院的原始科室布局为依据对竖向电梯进行优化。若科室布局已经过优化，竖向电梯的优化方法与之相同。

在优化前，我们做出以下假设：

(1) 自动扶梯均配置在 1～6 层，6 层以上不再配置自动扶梯。

(2) 患者前往 2～6 层的过程中，使用楼梯或自动扶梯的概率随楼层向上依次递减，如表 6.11 所示。

**表 6.11　患者使用楼梯和自动扶梯的概率**

| 目标楼层 | 2 | 3 | 4 | 5 | 6 |
|---|---|---|---|---|---|
| 概率 | 0.9 | 0.7 | 0.5 | 0.3 | 0.1 |

(3) 不配置自动扶梯的楼层，患者前往时均使用竖向电梯。

在上述假设的基础上，我们根据表 6.3 和表 6.11，得出竖向电梯需要承载的人流量如表 6.12 所示。

**表 6.12　竖向电梯需要承载的人流量(原始科室布局)**

| 楼层 | 患者就诊量 | 楼梯和扶梯分担比例 | 竖向电梯分担比例 | 实际人流量 |
|---|---|---|---|---|
| −2 | 24473 | 0 | 1 | 24473 |
| −1 | 0 | 0 | 1 | 0 |
| 1 | 0 | 0 | 1 | 0 |
| 2 | 70930 | 0.9 | 0.1 | 7093 |
| 3 | 128282 | 0.7 | 0.3 | 38485 |
| 4 | 659833 | 0.5 | 0.5 | 329917 |
| 5 | 1321176 | 0.3 | 0.7 | 924823 |
| 6 | 133272 | 0.1 | 0.9 | 119945 |
| 7 | 137975 | 0 | 1 | 137975 |
| 8 | 0 | 0 | 1 | 0 |
| 9 | 0 | 0 | 1 | 0 |
| 10 | 151613 | 0 | 1 | 151613 |
| 11 | 67226 | 0 | 1 | 67226 |
| 12 | 83462 | 0 | 1 | 83462 |
| 13 | 5296 | 0 | 1 | 5296 |
| 14 | 21839 | 0 | 1 | 21839 |
| 15 | 24012 | 0 | 1 | 24012 |
| 16 | 9 | 0 | 1 | 9 |
| 17 | 47432 | 0 | 1 | 47432 |

注：18～22 层多为病房。

不同于针对日门诊量进行的分析，本节着重于每个科室的具体就诊量以及位于同一楼层的各科室就诊量之和，并以此作为电梯配置优化的依据。考虑到 18

层及以上患者就诊数据暂缺，再加上 6.3 节所提及的高层门诊楼的实际情况，这里将采用一种分区为主、奇偶层间隔为辅的优化方案，最终得到优化后的竖向电梯配置方案如图 6.13 所示。

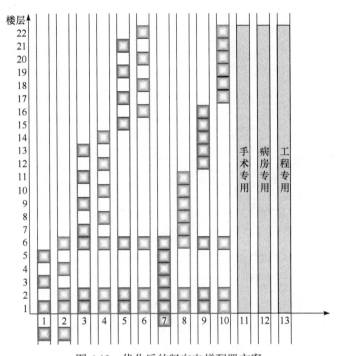

图 6.13　优化后的竖向电梯配置方案

与图 6.12 所示的配置方案相比，图 6.13 所示的配置方案有以下优点：

(1) 增加 2 层和 6 层的停靠电梯数目，使之和 1 层一起成为枢纽楼层，从高楼层直接前往 2 层和 6 层更容易。

(2) 同时建议对只在低楼层就诊的患者用指示标志进行分流，避免占用高层电梯资源，做到电梯的专用化，提高效率。

(3) 每部电梯负责的区域和楼层数更少，有效缩短运行周期，同时提高效率。

(4) 保证每个楼层至少有两部除专用电梯以外的电梯可以到达，提升紧急情况下的应对能力。

### 6.4.3　自动扶梯配置优化建议

某医院现有的扶梯属于平行排列式，即图 6.14 所示的扶梯排列方式。在这种排列方式下，连续上下梯需要绕弯一圈再继续上行或者下行，不能连续，而该医院的扶梯范围是 1～6 层，很多前来就诊的患者都需要连续上楼，此时就会产生一定的不便，因此建议选择如图 6.15 所示的交叉排列式。

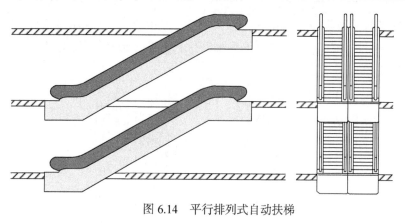

图 6.14　平行排列式自动扶梯

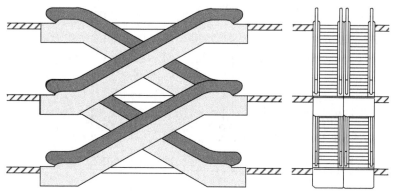

图 6.15　交叉排列式自动扶梯

　　与图 6.14 中的平行排列式相比，图 6.15 的交叉排列式不会占用更多空间，但是可以使得交通更具连续性，即患者在到达某一层后无须绕弯，只需转身就可继续搭乘上行的扶梯上楼，避免了平行排列式中的绕行路段，需要走的路程明显缩短。

　　近年来，现代医疗系统的运营导向正在发生重大变化，人们更加关注自己的身体健康问题，门诊服务需求不断增长，医院不再只被动等待治疗不健康的患者，而是主动致力于人口健康。因此，对以患者为中心的医疗氛围、以健康为中心的门诊环境以及门诊中更周全的护理质量的需求将是改善门诊大楼布局的关键驱动力。

　　设计良好的医院就诊布局不仅可以减少空间租赁成本，最大限度地提高临床空间的利用率，还可以通过有效的人员配备减少开销。除了可观的经济收益外，合适的布局规划还可以实现许多非经济利益，不仅可以降低医疗伤害的风险，还可以为患者提供心理支持，帮助其进一步康复。同时，改善了医患关系。未来的医疗服务将越来越关注患者的满意度，更加协同的临床环境和布局可以更好地满足患者预期。

提高医疗门诊就诊质量的关键是需要考虑医院设计和看病过程对患者体验的影响，包括诊疗的及时性和医疗服务系统的效率。设计一个专注于患者体验的医院门诊，并通过提高就诊效率来相应地提高就诊质量。本章基于工业工程的角度介绍了门诊大楼布局的重要性和必要性、人流强度的定义，以及规划布局常用的方法，如 SLP、仿真建模、数学建模、MCDA、精益生产等。在满足医院布局基本要求的基础上，利用规划布局方法，考虑以患者为中心，优化患者步行时间和等待时间的规划布局，尽量让患者在就诊的过程中做到"少走动、少爬楼、少等待"，最大限度地减少患者在就诊过程中额外消耗的精力，进而提高患者对医院服务的满意度。

近年来，由于城市土地日趋珍贵、民众医疗需求上升等原因，医院门诊楼层越来越趋向于高层化。本章结尾案例中对拥有 22 层门诊楼和 2 层地下室的某医院门诊大楼利用一种基于科室及楼层人流强度的排序算法对科室楼层空间布局进行优化，给出了相应的优化方案，得到了最高超过 20%的人流强度优化率。对高楼层竖向电梯和自动扶梯的配置，结合医院高层门诊楼的一些实际要求，提出了优化建议。

## 参 考 文 献

[1] 国家卫生健康委员会. 2018 年我国卫生健康事业发展统计公报. http://www.nhc.gov.cn/guihuaxxs/s10748/201905/9b8d52727cf346049de8acce25ffcbd0.shtml[2020-4-30].

[2] 张鳃元. 浅谈 Y 医院门诊大楼设施规划与布置设计中存在的问题. 企业科技与发展, 2018, (3): 196-197.

[3] Levin D J. Planning, Design, and Construction of Health Care Facilities. 2nd Edition. Oak Brook: Joint Commission Resources, 2009.

[4] Whole Building Design Guide. https://www.wbdg.org/building-types/health-care-facilities/hospital [2020-4-30].

[5] 顾琼, 陈果, 宋霞. 管理者对大型综合医院门诊大楼合理布局的探讨. 现代医院, 2019, 19(1): 39-41, 44.

[6] Vahdat V, Namin A, Azghandi R, et al. Improving patient timeliness of care through efficient outpatient clinic layout design using data-driven simulation and optimisation. Health Systems, 2019, 8(3): 162-183.

[7] Shayan E, Chittilappilly A. Genetic algorithm for facilities layout problems based on slicing tree structure. International Journal of Production Research, 2004, 42(19): 4055-4067.

[8] Jacobs F R, Chase R B. Operations and Supply Chain Management. 5th Edition. Singapore: McGraw Hill, 2009.

[9] Benitez G B, da Silveira G J C, Fogliatto F S, et al. Layout planning in healthcare facilities: A

systematic review. Health Environments Research & Design Journal, 2019, 12(3): 31-44.

[10] Hosseini S S, Wong K Y, Mirzapour S A, et al. Multi-floor facility layout improvement using systematic layout planning. Advanced Materials Research, 2013, 845: 532-537.

[11] Lin Q L, Liu H C, Wang D J, et al. Integrating systematic layout planning with fuzzy constraint theory to design and optimize the facility layout for operating theatre in hospitals. Journal of Intelligent Manufacturing, 2015, 26(1): 87-95.

[12] Benitez G B, Fogliatto F S, Cardoso R B, et al. Systematic layout planning of a radiology reporting area to optimize radiologists' performance. Journal of Digital Imaging, 2018, 31(2): 193-200.

[13] Butler T W, Karwan K R, Sweigart J R, et al. An integrative model-based approach to hospital layout. IIE Transactions, 1992, 24(2): 144-152.

[14] Motaghi M, Riyahi L, Kashani M S, et al. Optimization of hospital layout through the application of heuristic technique (diamond algorithm) in Shafa hospital (2009). International Journal of Management and Business Research, 2011, 1(3): 133-138.

[15] Assem M, Ouda B K, Wahed M A. Improving operating theatre design using facilities layout planning. Cairo International Biomedical Engineering Conference, Giza, 2012: 109-113.

[16] Abraham B B, Birleson A, Marsden S. Digital room-layout planning for complex manual handling hospital discharges. International Journal of Integrated Care, 2014, 14(8): 1-2.

[17] AnyLogic, 使用离散事件仿真建模改善门诊诊所的患者流量. https://www.anylogic.cn/outpatient-appointment-scheduling-using-discrete-event-simulation-modeling/[2020-4-30].

[18] Meller R D, Narayanan V, Vance P H. Optimal facility layout design. Operations Research Letters, 1998, 23(3-5): 117-127.

[19] Drira A, Pierreval H, Hajri-Gabouj S, et al. Facility layout problems: A survey. Annual Reviews in Control, 2007, 31(2): 255-267.

[20] Koopmans T C, Beckmann M. Assignment problems and the location of economic activities. Econometrica, 1957, 25(1): 53.

[21] Kammerdiner A, Gevezes T, Pasiliao E, et al. Encyclopedia of Operations Research and Management Science. Boston: Springer, 2013.

[22] Krarup J, Pruzan P M. Computer-aided layout design//Mathematical Programming in Use. Heidelberg: Mathematical Programming Studies, 1978.

[23] Elshafei A N. Hospital layout as a quadratic assignment problem. Journal of the Operational Research Society, 1977, 28(1): 167-179.

[24] Montreuil B. A modelling framework for integrating layout design and flow network design. Progress in Material Handling and Logistics: Material Handling'90, Berlin, 1991: 95-115.

[25] Sherali H D, Smith J C. Improving discrete model representations via symmetry considerations. Management Science, 2001, 47(10): 1396-1407.

[26] Meller R D, Chen W P, Sherali H D. Applying the sequence-pair representation to optimal facility layout designs. Operations Research Letters, 2007, 35(5): 651-659.

[27] Rossi A, Puppato A, Lanzetta M. Heuristics for scheduling a two-stage hybrid flow shop with parallel batching machines: Application at a hospital sterilisation plant. International Journal of

Production Research, 2013, 51(8): 2363-2376.

[28] Arnolds I, Nickel S. Layout planning problems in health care//Eiselt H A, Marianov V. Applications of Location Analysis. Berlin: Springer, 2015: 109-152.

[29] Hanne T, Melo T, Nickel S. Bringing robustness to patient flow management through optimized patient transports in hospitals. Interfaces, 2009, 39(3): 241-255.

[30] Liang L Y, Chao W C. The strategies of tabu search technique for facility layout optimization. Automation in Construction, 2008, 17(6): 657-669.

[31] Stummer C, Doerner K, Focke A, et al. Determining location and size of medical departments in a hospital network: A multiobjective decision support approach. Health Care Management Science, 2004, 7(1): 63-71.

[32] van Essen J T, van Houdenhoven M, Hurink J L, et al. Clustering clinical departments for wards to achieve a prespecified blocking probability. OR Spectrum, 2015, 37(1): 243-271.

[33] 维基百科. Mutliple-criteria decision analysis. https://en.wikipedia.org/wiki/Multiple-criteria_decision_analysis[2020-4-30].

[34] Levary R R, Schmitt A. Planning facilities layout in clinical laboratories using a group decision making process. Computers & Industrial Engineering, 1986, 10(3): 179-191.

[35] Csipke E, Papoulias C, Vitoratou S, et al. Design in mind: Eliciting service user and frontline staff perspectives on psychiatric ward design through participatory methods. Journal of Mental Health, 2016, 25(2): 114-121.

[36] Gunn R, Davis M M, Hall J, et al. Designing clinical space for the delivery of integrated behavioral health and primary care. Journal of the American Board of Family Medicine, 2015, 28(s1): 52-62.

[37] Safarzadeh S, Koosha H. Solving an extended multi-row facility layout problem with fuzzy clearances using GA. Applied Soft Computing, 2017, 61: 819-831.

[38] McDowell A L, Huang Y. Selecting a pharmacy layout design using a weighted scoring system. American Journal of Health-System Pharmacy, 2012, 69(9): 796-804.

[39] Leanproduction. Top 25 lean tools & technique. https://www.leanproduction.com/top-25-lean-tools.html#pdca[2020-4-30].

[40] Wang T K, Yang T, Yang C Y, et al. Lean principles and simulation optimization for emergency department layout design. Industrial Management & Data Systems, 2015, 115(4): 678-699.

[41] Soriano-Meier H, Forrester P L, Markose S, et al. The role of the physical layout in the implementation of lean management initiatives. International Journal of Lean Six Sigma, 2011, 2(3): 254-269.

[42] Hicks C, McGovern T, Prior G, et al. Applying lean principles to the design of healthcare facilities. International Journal of Production Economics, 2015, 170: 677-686.

# 第7章 多类资源的协同配置方法

在实际的医疗服务过程中，患者通常需要使用多类资源，且多类资源被不同类型的患者共享，如不同疾病类型的日间手术患者需要同时使用病床、手术室、护士等资源；体检中心的患者可以选择不同的体检套餐进行不同的科目检查，因此需要使用多种不同的检查设备，如 CT、磁共振、超声等。此外，患者占用资源的时间或类别是不确定的，且不同类型的患者所需的资源量不同，这些因素都导致多类资源的配置非常复杂。

为了提高运行效率，医院在实际的运营管理中要协同管理多类资源并合理调度多类患者，这也促使医疗运作管理领域的研究要解决更加实际、更加复杂的多类资源以及多类患者协同管理问题。配置的多类资源需要服务多类患者，由于最优的资源配置决策与患者的调度策略是相关的，不同调度策略下的最优资源配置决策不同。因此，本章提出考虑患者调度的多类资源协同配置方法。

本章将针对更一般的多类资源协同配置与多类患者协同调度联合优化问题，考虑多类患者随机到达，在服务过程中需要使用多类资源，且服务时长随机分布。在计划期开始时，首先优化第一阶段的多类资源协同配置决策，即决策要配置各类资源的量，然后根据配置的资源量优化第二阶段的患者调度决策，即当患者来请求服务时调度患者的需求。

## 7.1 多类资源协同配置与多类患者调度联合优化模型

### 7.1.1 问题描述与模型建立

首先将资源配置与患者调度联合优化问题建模成两阶段随机优化模型。考虑一个时长为 $T$ 天的计划期，每期为一天，用 $t$ ($t \in \mathbb{T} = \{1, 2, \cdots, T\}$)表示。假设有 $i$ ($i \in \mathbb{I} = \{1, 2, \cdots, I\}$)类患者需要使用 $j$ ($j \in \mathbb{J} = \{1, \cdots, J\}$)类资源，不同类型的患者需要使用的资源量(或服务时间)不同。

在计划期开始时，还未观测到前来请求服务的患者数量，医院需要确定各类资源的配置数量决策，用 $\boldsymbol{M} = (M_1, \cdots, M_J)$ ($j \in \mathbb{J}$)表示。其中假设有 $J_0$ 个决策是整数变量，有 $J - J_0$ 个实数变量，如病床数量为整数变量，而医生上班时间、手术室开放的时间为实数变量。令 $\eta_j$ 表示类型 $j$ 资源的单位配置成本，假设第一阶段的资源配置决策确定后就固定不变了。

在计划期开始后，每天都有不同类型患者的服务请求，医院需要根据目前系统中等待队列的人数决策安排多少人进入医院接受服务，本章将此类患者调度决策称为第二阶段问题。令 $y_{it}$ 表示第 $t$ 天开始时队列中第 $i$ 类患者等待的人数，这些患者在前一天没有被安排而继续等待。假设第 $t$ 天中有 $\Lambda_{it}$ 数量的第 $i$ 类患者到达，$\Lambda_{it}$ 是一个随机的整数变量，假设 $\Lambda_{it}$ 是独立同分布的。在第 $t$ 天结束时，共有 $\boldsymbol{d}_t = (d_{1t}, d_{2t}, \cdots, d_{It})$（其中 $d_{it} = y_{it} + \Lambda_{it}$）数量的患者等待被服务，医院需要决策在等待的患者中安排各类患者第 $t+1$ 天接受服务的人数，用 $\boldsymbol{x}_t = (x_{1t}, x_{2t}, \cdots, x_{It})$ 表示，而剩下的患者转到下一天继续等待。假设同一类患者在调度时按照先到先服务 (first-come-first-serve, FCFS) 的原则进行服务。本章不考虑患者的就医行为，包括止步、反悔、爽约等。

具体地，第二阶段的患者调度决策在第 $t$ 天的事件发生顺序可以概述如下。

第一步：在第 $t$ 天开始时，有 $\boldsymbol{y}_t = (y_{1t}, y_{2t}, \cdots, y_{It})$ 个患者在等待队列中等待服务。

第二步：随后就有 $\boldsymbol{x}_{t-1}$ 的各类患者进入医院接受服务，这是在前一天结束时决策的，同时，统计当天前来要求服务的人数为 $\boldsymbol{\Lambda}_t = (\Lambda_{1t}, \Lambda_{2t}, \cdots, \Lambda_{It})$。

第三步：在第 $t$ 天结束时，医院需要决策在目前的需求 $\boldsymbol{d}_t$ 中选择各类患者第二天进入医院接受服务的数量 $\boldsymbol{x}_t$。

在患者接受服务的过程中需要根据各自需求使用 $J$ 类资源，令 $o_{ij}$ 为每个 $i$ 类患者使用 $j$ 类资源的量，$o_{ij}$ 是一个非负的随机变量，假设 $o_{ij}$ 是独立同分布的。令 $F_{\boldsymbol{x}_t}^j(s)$ 和 $f_{\boldsymbol{x}_t}^j(s)$ 分别表示服务 $\boldsymbol{x}_t = (x_{1t}, \cdots, x_{It})$ 患者所需的 $j$ 类资源的随机量的分布函数和概率密度函数。每服务一个患者就会产生一个与患者类型相关的收益 $\boldsymbol{r} = (r_1, \cdots, r_I)$，患者等待一天就会产生一个等待成本 $\boldsymbol{\pi} = (\pi_1, \cdots, \pi_I)$，当使用的各类资源量大于配置的量时会产生额外成本 $\boldsymbol{h} = (h_1, \cdots, h_J)$，当使用的各类资源量小于配置的量时就会产生闲置成本 $\boldsymbol{\kappa} = (\kappa_1, \cdots, \kappa_J)$。

因此，本章所研究的是一个两阶段的优化问题，其中第一阶段是多类资源的协同配置决策，第二阶段是多类患者的动态调度决策。两阶段都有其权衡目标，在第一阶段，若配置过多的资源就会导致第一阶段的配置成本以及第二阶段的资源闲置成本增加，若配置过少的资源就会导致第二阶段的患者等待成本和额外成本增加；在第二阶段，若调度过多的患者就会增加额外成本，而调度过少的患者就会增加资源闲置成本和患者等待成本。此外，两阶段决策相互影响，资源配置计划会影响最优的患者调度决策，而患者调度策略也会影响第一阶段的资源配置计划。因此，如何联合优化两个阶段的决策至关重要。

建立以下的两阶段随机优化模型(P)：

$$\text{(P):} \quad \max\left\{-\sum_{j=1}^{J}\eta_j M_j + V_0(\boldsymbol{M})\right\} \tag{7.1}$$

$$\text{s.t.} \quad \boldsymbol{M}=(M_1,\cdots,M_J)\in\mathbb{X}=\left\{(M_1,\cdots,M_J):\sum_{j=1}^{J}\eta_j M_j \leqslant B, \boldsymbol{M}\in\mathbf{Z}_+^{J_0}\times\mathbf{R}_+^{J-J_0}\right\} \tag{7.2}$$

其中，$V_0(\boldsymbol{M})$ 是第二阶段中时间 $T$ 内的期望净收益，等于期望收益减去资源的额外成本、闲置成本以及患者等待成本。第二阶段的患者调度问题可以建模为一个有限时期的离散时间马尔可夫决策过程(Markov decision process, MDP)问题，在每个时期内，医院已知当前等待服务的人数，需要决策第二天进入医院接受服务的人数。下面将具体描述患者调度的 MDP 模型，系统的决策点设置为每天结束时。

(1) 系统状态(states)为 $\boldsymbol{d}_t=\{d_{1t},d_{2t},\cdots,d_{It}\}$，表示在决策时各类患者在等待队列中的人数，决策空间为 $X=\mathbf{Z}_+^I$。

(2) 决策(action)为 $\boldsymbol{x}_t=\{x_{1t},x_{2t},\cdots,x_{It}\}$，决策空间为

$$A(\boldsymbol{d}_t)=\{(x_{1t},x_{2t},\cdots,x_{It})\,|\,0\leqslant x_{it}\leqslant d_{it},\,\forall i\in\mathbb{I};\boldsymbol{x}_t\in\mathbf{Z}_+^I\}$$

(3) 系统状态转移为 $d_{it+1}=\varLambda_{it+1}+d_{it}-x_{it}$，相应的转移概率为患者出现的概率 $p(\varLambda_{it+1})$。

(4) 状态价值函数为

$$\begin{aligned}
R_t(\boldsymbol{M},\boldsymbol{d}_t,\boldsymbol{x}_t)=&\sum_{i=1}^{I}r_i x_{it}-\sum_{j=1}^{J}h_j E\left[\left(S_j(x_{1t},\cdots,x_{It})-M_j\right)^+\right]\\
&-\sum_{j=1}^{J}\kappa_j E\left[\left(M_j-S_j(x_{1t},\cdots,x_{It})\right)^+\right]-\sum_{i=1}^{I}\pi_i(d_{it}-x_{it})
\end{aligned} \tag{7.3}$$

其中，第一项为服务患者的收益，第二项为各类资源的额外成本，第三项为各类资源的闲置成本，第四项为患者等待成本。

(5) 最优函数(Bellman 方程)为

$$V_t^*(\boldsymbol{M},\boldsymbol{d}_t)=\max_{0\leqslant x_{it}\leqslant d_{it},\forall i} V_t(\boldsymbol{M},\boldsymbol{d}_t,\boldsymbol{x}_t) \tag{7.4}$$

$$V_t(\boldsymbol{M},\boldsymbol{d}_t,\boldsymbol{x}_t)=R_t(\boldsymbol{M},\boldsymbol{d}_t,\boldsymbol{x}_t)+\gamma E_{\varLambda_{t+1}}\left[V_{t+1}^*(\boldsymbol{M},\varLambda_{1t+1}+d_{1t}-x_{1t},\cdots,\varLambda_{It+1}+d_{It}-x_{It})\right] \tag{7.5}$$

其中，$V_t^*(\boldsymbol{M},\boldsymbol{d}_t)$ 表示资源决策为 $\boldsymbol{M}$ 和状态为 $\boldsymbol{d}_t$ 时，从第 $t$ 天到第 $T$ 天的最优折扣收益值。

根据上面的定义，在模型(P)中，$V_0(\boldsymbol{M})$ 可表示为

$$V_0(\boldsymbol{M}) = E\left[\sum_{t=1}^{T} \gamma^t R_t(\boldsymbol{M}, \boldsymbol{d}_t, \boldsymbol{x}_t)\right] = \gamma E_{d_1}\left[V_1^*(\boldsymbol{M}, \boldsymbol{d}_1)\right] \tag{7.6}$$

### 7.1.2　状态价值函数性质

本节证明状态价值函数 $R_t(\boldsymbol{M}, \boldsymbol{d}_t, \boldsymbol{x}_t)$ 的相关性质，包括凹性(concavity)和超模 (supermodular)性质。首先，提出引理 7.1。

**引理 7.1**　定义函数 $g_j(M_j, \boldsymbol{x}_t) = E\left[\left(S_j(x_{1t}, \cdots, x_{lt}) - M_j\right)^+\right]$ 和 $l_j(M_j, \boldsymbol{x}_t) = E\left[\left(M_j - S_j(x_{1t}, \cdots, x_{lt})\right)^+\right]$，以下性质成立：

(1)　$g_j(M_j, \boldsymbol{x}_t)$ 关于 $\boldsymbol{x}_t$ 非减 (non-decreasing)，$l_j(M_j, \boldsymbol{x}_t)$ 关于 $\boldsymbol{x}_t$ 非增 (non-increasing)；

(2)　$g_j(M_j, \boldsymbol{x}_t)$ 和 $l_j(M_j, \boldsymbol{x}_t)$ 关于 $(M_j, \boldsymbol{x}_t)$ 每个元素为凸函数；

(3)　$g_j(M_j, \boldsymbol{x}_t)$ 和 $l_j(M_j, \boldsymbol{x}_t)$ 是关于 $\boldsymbol{x}_t = (x_1, \cdots, x_l)$ 的超模函数、关于 $(M_j, x_{it})$ 的子模函数。

证明过程详见本章附录。

**性质 7.1**　状态价值函数 $R_t(\boldsymbol{M}, \boldsymbol{d}_t, \boldsymbol{x}_t)$ 具有以下性质：

(1)　$R_t(\boldsymbol{M}, \boldsymbol{d}_t, \boldsymbol{x}_t)$ 关于 $(\boldsymbol{M}, \boldsymbol{d}_t, \boldsymbol{x}_t)$ 每个元素为凹函数；

(2)　对于确定的 $\boldsymbol{M}$，$R_t(\boldsymbol{M}, \boldsymbol{d}_t, \boldsymbol{x}_t)$ 是关于 $(\boldsymbol{d}_t, \boldsymbol{x}_t)$ 的子模函数。

**证明**　性质 7.1 可以由引理 7.1 推导得到。证毕。

在 MDP 理论中，最优价值函数的凹凸性和子模与超模性质可以有效地辅助分析最优决策的性质，但是本章只能证明状态价值函数的性质，这些性质并不能推广到一般问题的最优价值函数。为了求解这个问题，7.2 节针对单类患者问题，分析最优价值函数的相关性质，并建立求解算法；7.3 节针对多类患者问题，将原问题近似为一个两阶段混合整数随机规划模型，并提出相应的求解算法。

## 7.2　单类患者系统的性质分析及求解算法

由于在实际的系统中存在只有单类患者的情况，如一些专科医院只服务单类型疾病的患者，也有些医院在做多类患者的接收决策时，把多类患者按照先到先服务的单类患者来处理进行调度，因此本节研究单类患者系统下的最优调度策略分析和资源配置决策方法。

### 7.2.1 单类患者系统的最优调度策略分析

本节考虑单类患者系统的资源配置与患者调度联合优化问题，首先分析单类患者系统中患者调度的最优控制策略，然后基于最优控制策略提出资源配置的优化算法。

对于计划期中的任意一天 $t$，本节将状态、决策和患者的随机到达简写为 $d_t$、$x_t$、$\varLambda_t$，先假设第一阶段的资源配置决策为确定值 $\boldsymbol{M}$，则状态价值函数和最优方程 $R_t(\boldsymbol{M},d_t,x_t)$、$V_t(\boldsymbol{M},d_t,x_t)$、$V_t^*(\boldsymbol{M},d_t)$ 可以简写为 $R_t(d_t,x_t)$、$V_t(d_t,x_t)$、$V_t^*(d_t)$。MDP 模型即可简写为

$$V_t^*(d_t) = \max_{0 \leqslant x_t \leqslant d_t} V_t(d_t,x_t) \tag{7.7}$$

$$V_t(d_t,x_t) = R_t(d_t,x_t) + \gamma E\left[V_{t+1}^*(\varLambda_{t+1}+d_t-x_t)\right] \tag{7.8}$$

$$R_t(d_t,x_t) = rx_t - \sum_{j=1}^{J} h_j E\left[\left(S_j(x_t)-M_j\right)^+\right] - \sum_{j=1}^{J} \kappa_j E\left[\left(M_j-S_j(x_t)\right)^+\right] - \pi(d_t-x_t) \tag{7.9}$$

**定理 7.1**　对于任意时期 $t=1,2,\cdots,T$，以下定理成立：

(1) $R_t(d_t,x_t)$ 关于 $(d_t,x_t)$ 既是超模函数又是子模函数，且关于 $(d_t,x_t)$ 是 L#-凹函数。

(2) $V_t(d_t,x_t)$ 关于 $(d_t,x_t)$ 既是超模函数又是 L#-凹函数。

(3) $V_t^*(d_t)$ 关于 $d_t$ 是凹函数。

**证明**　首先，决策空间 $\mathsf{A}(d)=\{x\,|\,0\leqslant x\leqslant d\}$ 具有 Lattice 结构，且是一个 L#-凸集合。

(1) 由于 $R_t(d_t,x_t)$ 是可拆分的函数，根据文献[1]中的定理 2.2.3，可知它关于 $(d_t,x_t)$ 既是超模函数又是子模函数。下面证明 $R_t(d_t,x_t)$ 的 L#-凹函数性质。定义

$$R_t(d_t-\xi,x_t-\xi) = r(x_t-\xi) - \sum_{j=1}^{J} h_j E\left[\left(S_j(x_t-\xi)-M_j\right)^+\right]$$

$$- \sum_{j=1}^{J} \kappa_j E\left[\left(M_j-S_j(x_t-\xi)\right)^+\right] - \pi(d_t-x_t)$$

第一个部分和最后一个部分关于 $(d_t,x_t,\xi)$ 都是线性的，因此具有超模性质。由引理 7.1 可知，$E\left[\left(S_j(x_t)-M_j\right)^+\right]$ 和 $E\left[\left(M_j-S_j(x_t)\right)^+\right]$ 都关于 $x_t$ 是凸函数，由文献[1]中的定理 2.2.6 可知，$E\left[\left(S_j(x_t-\xi)-M_j\right)^+\right]$ 和 $E\left[\left(M_j-S_j(x_t-\xi)\right)^+\right]$ 关于

$(x_t, \xi)$ 是子模函数。因此，$R_t(d_t - \xi, x_t - \xi)$ 关于 $(d_t, x_t, \xi)$ 是超模函数。由文献[1]中的性质 2.3.2 可知，$R_t(d_t, x_t)$ 关于 $(d_t, x_t)$ 是 L#-凹函数。

(2) 利用数学归纳法证明(2)和(3)部分。假设 $V_{t+1}^*(d_{t+1})$ 关于 $d_{t+1}$ 是凹函数(对于 $t=T$) 成立，故 $E\left[V_{t+1}^*(\Lambda_{t+1} + d_t - x_t)\right]$ 关于 $(d_t, x_t)$ 是超模函数。因此 $V_t(d_t, x_t) = R_t(d_t, x_t) + \gamma E\left[V_{t+1}^*(\Lambda_{t+1} + d_t - x_t)\right]$ 关于 $(d_t, x_t)$ 是超模函数。此外，由于 $V_t(d_t - \xi, x_t - \xi) = R_t(d_t - \xi, x_t - \xi) + \gamma E\left[V_{t+1}^*(\Lambda_{t+1} + d_t - x_t)\right]$ 关于 $(d_t, x_t, \xi)$ 是超模函数，因此 $V_t(d_t, x_t)$ 关于 $(d_t, x_t)$ 是 L#-凹函数。又因为 $A(d) = \{x \mid 0 \leqslant x \leqslant d\}$ 是一个 L#-凸集合，由文献[1]中的性质 2.3.4(e)可知，$V_t^*(d_t) = \max_{0 \leqslant x_t \leqslant d_t} V_t(d_t, x_t)$ 关于 $d_t$ 是 L#-凹函数。由 Murota[2]关于 L#-凹函数的定义可知

$$g(p) + g(q) \geqslant g\left(\left\lceil \frac{p+q}{2} \right\rceil\right) + g\left(\left\lfloor \frac{p+q}{2} \right\rfloor\right), \quad p, q \in \mathbf{Z}^n$$

因此，$V_t^*(d_t)$ 满足 $V_t^*(d_t + 1) + V_t^*(d_t - 1) \leqslant 2V_t^*(d_t)$，即 $V_t^*(d_t)$ 关于 $d_t$ 是凹函数。证毕。

以上证明的超模函数性质和 L#-凹函数性质有助于分析最优决策关于状态的单调性。定义最大和最小的决策为

$$\overline{x_t^*}(d_t) = \max\left\{ x \in A(d_t) \mid x = \operatorname*{argmax}_{0 \leqslant x_t \leqslant d_t} V_t(d_t, x_t) \right\}$$

$$\underline{x_t^*}(d_t) = \min\left\{ x \in A(d_t) \mid x = \operatorname*{argmax}_{0 \leqslant x_t \leqslant d_t} V_t(d_t, x_t) \right\}$$

可以证明以下推论。

**推论 7.1** 对于任意一天 $t$ 和状态 $d_t$，可得以下结论：

(1) $\overline{x_t^*}(d_t)$ 和 $\underline{x_t^*}(d_t)$ 都关于 $d_t$ 递增；

(2) $\overline{x_t^*}(d_t + \delta) - \overline{x_t^*}(d_t) \leqslant \delta$。

**证明** 由于定理 7.1 成立，根据文献[1]中的定理 2.8.2 和引理 2.3.5 可知推论 7.1 成立。证毕。

推论 7.1 说明最优决策的最大值和最小值都随着状态的增加而增加，且增加的量不会超过状态增加的量。为了进一步刻画最优决策的范围，下面提出最优决策的上界。

**性质 7.2** 令短视策略 $x_t^{\mathrm{myopic}}(d_t) = \operatorname*{argmax}_{0 \leqslant x_t \leqslant d_t} R_t(d_t, x_t)$，则 $x_t^{\mathrm{myopic}}(d_t)$ 关于状态 $d_t$ 递增，且 $x_t^{\mathrm{myopic}}(d_t + 1) - x_t^{\mathrm{myopic}}(d_t) \leqslant 1$。

**证明** 从定理 7.1 中的(1)部分可知，$R_t(d_t,x_t)$ 关于 $(d_t,x_t)$ 是 $L^{\#}$-凹函数，由文献[1]中的引理 2.3.5 可得性质 7.2。证毕。

**性质 7.3** 若等待成本 $\pi=0$，则以下性质成立：

(1) $V_t(d_t,x_t)$ 和 $V_t^*(d_t)$ 关于 $d_t$ 递增；

(2) $x_t^{\text{myopic}} \geqslant x_t^*$。

**证明** (1) 若 $\pi=0$，则有

$$R_t(d_t,x_t) = rx_t - \sum_{j=1}^{J} h_j E\left[\left(S_j(x_t) - M_j\right)^+\right] - \sum_{j=1}^{J} \kappa_j E\left[\left(M_j - S_j(x_t)\right)^+\right]$$

假设 $V_{t+1}^*(d_{t+1})$ 关于 $d_{t+1}$ 递增，对于固定的 $x_t$，则 $V_{t+1}^*(\Lambda_{t+1}+d_t-x_t)$ 关于 $d_t$ 递增，同理 $V_t(d_t,x_t) = R_t(d_t,x_t) + \gamma E\left[V_{t+1}^*(\Lambda_{t+1}+d_t-x_t)\right]$ 关于 $d_t$ 递增。令 $0 \leqslant d_1 < d_2$，则

$$V_t^*(d_1) = \max_{0 \leqslant x \leqslant d_1} V_t(d_1,x) \leqslant \max_{0 \leqslant x \leqslant d_2} V_t(d_1,x) \leqslant \max_{0 \leqslant x \leqslant d_2} V_t(d_2,x) = V_t^*(d_2)$$

第一个不等式是因为可行域空间越大，最优值也就越大，第二个不等式是因为 $V_t(d_t,x_t)$ 关于 $d_t$ 递增。

(2) 令 $x_t^{\text{myopic}} = \underset{0 \leqslant x_t \leqslant d_t}{\arg\max} R_t(d_t,x_t)$，且

$$
\begin{aligned}
\nabla_{x_t} V_t(d_t,x_t) &= V_t(d_t,x_t) - V_t(d_t,x_t-1) \\
&= \nabla_{x_t} R_t(d_t,x_t) - \gamma\left(E\left[V_{t+1}^*(\Lambda_{t+1}+d_t-x_t+1)\right] - E\left[V_{t+1}^*(\Lambda_{t+1}+d_t-x_t)\right]\right)
\end{aligned}
$$

因为 $V_{t+1}^*(d_{t+1})$ 关于 $d_{t+1}$ 递增，则有

$$V_{t+1}^*(\Lambda_{t+1}+d_t-x_t+1) - V_{t+1}^*(\Lambda_{t+1}+d_t-x_t) \geqslant 0$$

又因为 $V_t(d_t,x_t)$ 关于 $x_t$ 是凹函数，则 $\nabla_{x_t} V_t(d_t,x_t^*) \geqslant 0$。而

$$\nabla_{x_t} R_t(d_t,x_t^*) = \nabla_{x_t} V_t(d_t,x_t^*) + \gamma\left(E\left[V_{t+1}^*(\Lambda_{t+1}+d_t-x_t+1)\right] - E\left[V_{t+1}^*(\Lambda_{t+1}+d_t-x_t)\right]\right) \geqslant 0$$

因为 $R_t(d_t,x_t)$ 关于 $x_t$ 是凹函数，则

$$x_t^{\text{myopic}} = \underset{0 \leqslant x_t \leqslant d_t}{\arg\max} R_t(d_t,x_t) = \max\left\{x \mid \nabla_{x_t} R_t(d_t,x_t) \geqslant 0\right\}$$

因此，$x_t^{\text{myopic}} \geqslant x_t^*$。证毕。

根据以上定理和性质，下面提出求解最优决策的算法，具体如算法 7.1。因为一个状态可能对应多个最优决策，所以用该算法求解最大的最优决策。

---

**算法 7.1**

**初始化**：对于所有 $d_{T+1}$，设置 $V_{T+1}^*(d_{T+1}) = 0$；设置迭代值 $t:=T+1$。

**步骤 1**：迭代值 $t:=t-1$。

**步骤 2**：对于 $d_t = \overline{d_t}$，在 $0 \leqslant x_t \leqslant \overline{d_t}$ 中搜索

$$x_t^*(d_t) = \underset{x_t}{\operatorname{argmax}}\left\{R_t(d_t, x_t) + \gamma p(\Lambda_{t+1})V_{t+1}^*(\Lambda_{t+1} + d_t - x_t)\right\}$$

对于 $d_t = \overline{d_t} - 1, \cdots, 1$，在 $x_t^*(d_t+1) - 1 \sim x_t^*(d_t+1)$ 中搜索

$$x_t^*(d_t) = \underset{x_t}{\operatorname{argmax}}\left\{R_t(d_t, x_t) + \gamma p(\Lambda_{t+1})V_{t+1}^*(\Lambda_{t+1} + d_t - x_t)\right\}$$

并令 $V_t^*(d_t) = \underset{x_t}{\max}\left\{R_t(d_t, x_t^*(d_t)) + \gamma p(\Lambda_{t+1})V_{t+1}^*(\Lambda_{t+1} + d_t - x_t^*(d_t))\right\}$。

**步骤 3**：若 $t=1$，则停止，否则回到步骤 2。

**输出**：对于 $t = \{1, \cdots, T\}$ 中的所有状态 $d_t$，输出 $V_t^*(d_t)$ 和最优决策 $x_t^*(d_t)$。

---

因为不可能搜索状态为无穷的最优决策，所以在算法中设置了一个状态上界 $\overline{d_t}$，当上界足够大时，最优决策就不变了，而最优价值函数值只是相差一个相应的等待时间。

### 7.2.2 单类患者系统的资源优化配置

在 7.2.1 节中，假设第一阶段的资源配置是确定的，证明了患者调度决策的最优性质。在此基础上，本节考虑联合第一阶段资源配置决策 $\boldsymbol{M}$ 的两阶段优化问题。原两阶段随机优化模型(P)等价于以下模型：

$$\max \quad Z(\boldsymbol{M}) = \left\{-\sum_{j=1}^{J}\eta_j M_j + \gamma E_{d_1}\left[V_1^*(\boldsymbol{M}, d_1)\right]\right\} \tag{7.10}$$

$$\text{s.t.} \quad \boldsymbol{M} = (M_1, \cdots, M_J) \in \mathbb{X} = \left\{(M_1, \cdots, M_J): \sum_{j=1}^{J}\eta_j M_j \leqslant B, \boldsymbol{M} \in \mathbf{Z}_+^{J_0} \times \mathbf{R}_+^{J-J_0}\right\} \tag{7.11}$$

令第一阶段最优值为 $\boldsymbol{M}^* = \operatorname{argmax}\{Z(\boldsymbol{M}), \boldsymbol{M} \in \mathbb{X}\}$，下面证明目标函数 $Z(\boldsymbol{M}) = -\sum_{j=1}^{J}\eta_j M_j + \gamma E_{d_1}\left[V_1^*(\boldsymbol{M}, d_1)\right]$ 的性质。由于在实数变量和离散变量的联合决策空间中无法定义联合凸函数性质，首先把整数变量约束松弛为实数变量，得到松弛后的决策空间为 $\widehat{\mathbb{X}} = \left\{\boldsymbol{M}: \sum_{j=1}^{J}\eta_j M_j \leqslant B, \boldsymbol{M} \in \mathbf{R}_+^J\right\}$。显然，$\widehat{\mathbb{X}}$ 是一个凸集合。假设服务 $x_t$ 个患者需要消耗 $j$ 类资源数为 $x_t \tau_t^j$，其中 $\tau_t^j$ 是一个非负的随机变量，它表示服务一个患者所占用的 $j$ 类资源的平均值。因此，状态价值函数

等价于

$$R_t(\boldsymbol{M}, d_t, x_t) = rx_t - \sum_{j=1}^{J} h_j E\left[\left(x_t \tau_t^j - M_j\right)^+\right] - \sum_{j=1}^{J} \kappa_j E\left[\left(M_j - x_t \tau_t^j\right)^+\right] - \pi(d_t - x_t) \quad (7.12)$$

**定理 7.2** $R_t(\boldsymbol{M}, d_t, x_t)$、$V_t(\boldsymbol{M}, d_t, x_t)$ 和 $V_t^*(\boldsymbol{M}, d_t)$ 关于它们的变量是联合凹 (jointly concave) 函数。

**证明** 首先证明状态价值函数 $R_t(\boldsymbol{M}, d_t, x_t)$ 的性质。式(7.12)中的第一部分和最后一部分都是线性的,因此必然是凹的。由于 $\tau_t^j$ 是一个非负的随机变量,由文献[1]中的性质 2.1.3 可知,式(7.12)中的第二部分和第三部分关于 $(M_j, x_t)$ 是联合凹函数。因此,收益函数 $R_t(\boldsymbol{M}, d_t, x_t)$ 关于变量 $(\boldsymbol{M}, d_t, x_t)$ 是联合凹函数。

下面用数学归纳法证明另外两个函数的联合凹性质。假设 $V_{t+1}^*(\boldsymbol{M}, d_{t+1})$ 是联合凹的(在 $t=T$ 时成立),根据文献[1]中的性质 2.1.3 可知,$E\left[V_{t+1}^*(\boldsymbol{M}, \Lambda_{t+1} + d_t - x_t)\right]$ 关于 $(\boldsymbol{M}, d_t, x_t)$ 也是联合凹函数。前面证明了状态价值函数 $R_t(\boldsymbol{M}, d_t, x_t)$ 是联合凹的,因此 $V_t(\boldsymbol{M}, d_t, x_t)$ 关于它的变量 $(\boldsymbol{M}, d_t, x_t)$ 也是联合凹函数。由于可行域是凸集,根据文献[1]中的性质 2.1.15,可知最大化算子可以保持凹函数性质,因此 $V_t^*(\boldsymbol{M}, d_t)$ 关于它的变量 $(\boldsymbol{M}, d_t)$ 也是联合凹函数。证毕。

**推论 7.2** 目标函数 $Z(\boldsymbol{M})$ 关于资源配置决策 $\boldsymbol{M}$ 是联合凹函数。

**证明** 由定理 7.2 可知,$V_1^*(\boldsymbol{M}, d_1)$ 是联合凹函数,且 $\sum_{j=1}^{J} \eta_j M_j$ 是线性的,因此可得 $Z(\boldsymbol{M})$ 是联合凹函数。证毕。

在 7.2.1 节中提出了当第一阶段资源配置决策确定时,求解第二阶段最优患者调度策略的优化算法 7.1。算法 7.1 是针对离散的状态和决策,因此可以把连续的状态和决策离散化,应用算法 7.1 求解 $\boldsymbol{M}$ 确定时的最优调度决策。基于算法 7.1,本节提出求解资源协同配置决策的优化算法 7.2。定义函数 $Z_j(M_j, \cdots, M_J)$ 为当第 $j$ 到 $J$ 类资源确定时的最优目标值,即等于 $\max\limits_{(M_1, \cdots, M_{j-1}) \in \mathbb{X}(M_j, \cdots, M_J)} Z_{j-1}(\boldsymbol{M})$,$j \in \{2, \cdots, J\}$。由推论 7.2 可知,$Z_j(M_j, \cdots, M_J)$ 关于 $(M_1, \cdots, M_{j-1})$ 是联合凹函数。定义 $M_j$ 的有效区间 $\Phi_j = \left\{\left[M_j^{l,L}, M_j^{l,U}\right], l \in \mathbb{L}\right\}$,以及其对应的边界点的目标值 $\Xi_j = \left\{\left(Z_j(M_j^{l,L}, M_{j+1}, \cdots, M_J), Z_j(M_j^{l,U}, M_{j+1}, \cdots, M_J)\right), l \in \mathbb{L}\right\}$。算法 7.2 的具体描述如下。

**算法 7.2**

**初始化：**设置收敛系数 $\varepsilon$；初始化集合 $\varPhi=\varnothing$，$\varXi=\varnothing$。

定义函数 $\varTheta_j$ 为计算 $Z_j(M_j,\cdots,M_J)$ 的函数如下：

**步骤 0：**若 $j=J+1$，设置 $\varPhi_j=\left\{\left[0,\overline{M_j}\right],l\in\mathbb{L}=\{1\}\right\}$；否则，根据 $(M_j,\cdots,M_J)$ 计算 $M_{j-1}$ 对应的上下界 $\left[M_{j-1}^{l,L},M_{j-1}^{l,U}\right]$，并设置其为最初的有效区间 $\varPhi_j$。

**步骤 1：**对于集合 $\varPhi$ 中的 $l$ 从 1 到 $L$，若 $j=1$，则调用算法 7.1 计算 $Z_1\left((M_1^{l,L}+M_1^{l,U})/2,M_2,\cdots,M_J\right)$；否则，调用函数 $\varTheta_j$ 计算 $Z_j\left((M_j^{l,L}+M_j^{l,U})/2,M_{j+1},\cdots,M_J\right)$，其中 $(M_j^{l,L}+M_j^{l,U})/2$ 表示间隔 $l$ 的中点。

若 $Z_j\left((M_j^{l,L}+M_j^{l,U})/2,M_{j+1},\cdots,M_J\right)\geqslant Z_j\left(M_j^{l,L},M_{j+1},\cdots,M_J\right)$，则删除小于或等于 $M_1^{l,L}$ 的有效区间。

若 $Z_j\left((M_j^{l,L}+M_j^{l,U})/2,M_{j+1},\cdots,M_J\right)\geqslant Z_j\left(M_j^{l,U},M_{j+1},\cdots,M_J\right)$，则删除大于或等于 $M_j^{l,U}$ 的有效区间。

否则将有效区间 $\left[M_j^{l,L},M_j^{l,U}\right]$ 拆分为 $\left[M_j^{l,L},(M_j^{l,L}+M_j^{l,U})/2\right]$ 和 $\left[(M_j^{l,L}+M_j^{l,U})/2,M_j^{l,U}\right]$，并将它们及其目标值分别加入集合 $\varPhi$ 和 $\varXi$，更新区间数 $L$ 的值。

**步骤 2：**若 $M_j^{l,U}-M_j^{l,L}\leqslant\varepsilon$，返回 $\varXi$ 中的最大值及其对应的边界点，即得到 $Z_j(M_j,\cdots,M_J)$ 的最优决策，算法结束；否则，返回步骤 1。

**流程：**设置 $j=J+1$，调用函数 $\varTheta_{J+1}$ 来计算最优值 $Z^*=\max_{M\in\mathbb{X}}Z(M)$ 及最优决策 $M^*$。

---

算法 7.2 的主要思想是递归利用求解凹函数最优值的算法。由于原问题中可能有部分整数变量，还需要在算法 7.2 求解的最优决策基础上搜索其附近的整数点，然后对比获得最优决策。特别地，当只有两类资源时，可以直接利用算法 7.2 求解最优解。

## 7.3　多类患者系统的问题求解

7.2 节针对单类患者系统分析了最优患者调度策略的性质，并提出了资源配置和患者调度的求解算法。但由于多类患者系统中的 MDP 问题不存在类似于单类患者系统的性质，如多类患者系统中资源的加班成本函数不是子模函数，不能利用单类患者系统中基于最优控制策略的求解算法来求解多类患者系统问题。本节针对多类患者系统的资源配置与患者调度联合优化问题，建立两阶段混合整数随机规划(two-stage stochastic mixed-integer programming, TSMP)模型，并基于样本均值逼近法提出两种求解算法，分别是 Benders 分解算法和对偶分解算法。此外，针对动态的患者调度问题，提出了基于滚动的 TSMP 模型及其求解算法。

### 7.3.1　考虑患者调度的两阶段混合整数随机规划资源配置模型

本节建立考虑患者调度的资源配置模型，根据前面的定义，考虑 $T$ 时期内的计划问题，令 $\tau_{it}^{j}$ 表示服务一个 $i$ 类患者所占用的 $j$ 类资源平均值的随机变量。在计划期开始时，未观测到患者的需求及服务时长，第一阶段资源配置决策为 $\boldsymbol{M}$。而在计划期内观测到患者的需求时，第二阶段决策为安排到达的患者接受服务。通过以上问题描述，本节所研究问题的数学模型描述如下：

$$(\text{P-CP}): \quad \max_{\boldsymbol{M}}\left\{-\sum_{j=1}^{J}\eta_j M_j + E_{\Lambda,\boldsymbol{\tau}}\left[Q(\boldsymbol{M},\Lambda,\boldsymbol{\tau})\right]\right\} \tag{7.13}$$

$$\text{s.t.}\quad \boldsymbol{M}=(M_1,\cdots,M_J)\in\mathbb{X} \tag{7.14}$$

目标函数(7.13)表示最大化期望的净收益，即等于第二阶段服务患者的期望收益减去第一阶段的资源配置成本，其中 $E_{\Lambda,\boldsymbol{\tau}}\left[Q(\boldsymbol{M},\Lambda,\boldsymbol{\tau})\right]$ 表示给定第一阶段决策 $\boldsymbol{M}$ 下的第二阶段期望收益。约束(7.14)表示资源的可行域约束。

在给定第一阶段资源配置决策 $\boldsymbol{M}$ 下，第二阶段患者调度问题的数学模型描述如下：

$$(\text{P-PS}): \quad Q(\boldsymbol{M},\Lambda,\boldsymbol{\tau}) := \max_{\boldsymbol{x},\boldsymbol{d},\boldsymbol{u},\boldsymbol{v}} \sum_{t\in\mathbb{T}}\gamma^t\left(\sum_{i\in\mathbb{I}}r_i x_{it} - \sum_{j\in\mathbb{J}}h_j u_t^j - \sum_{j\in\mathbb{J}}\kappa_j v_t^j - \sum_{i\in\mathbb{I}}\pi_i(d_{it}-x_{it})\right) \tag{7.15}$$

$$\text{s.t.}\quad (\boldsymbol{x},\boldsymbol{d},\boldsymbol{u},\boldsymbol{v})\in\Upsilon(\boldsymbol{M},\Lambda,\boldsymbol{\tau}):=\left\{x_{it},d_{it},u_t^j,v_t^j:\right.$$

$$x_{it}\leqslant d_{it},\quad \forall i\in\mathbb{I}, t\in\mathbb{T} \tag{7.16}$$

$$d_{i1}=\Lambda_{i1},\ d_{it}=\Lambda_{it}+d_{it-1}-x_{it-1},\quad \forall i\in\mathbb{I}, t\in\mathbb{T}\backslash\{1\} \tag{7.17}$$

$$u_t^j\geqslant\sum_{i\in\mathbb{I}}\tau_{it}^j x_{it}-M_j,\quad \forall j\in\mathbb{J}, t\in\mathbb{T} \tag{7.18}$$

$$v_t^j\geqslant M_j-\sum_{i\in\mathbb{I}}\tau_{it}^j x_{it},\quad \forall j\in\mathbb{J}, t\in\mathbb{T} \tag{7.19}$$

$$\left. x_{it},d_{it}\in\mathbf{Z}_+,\quad u_t^j,v_t^j\in\mathbf{R}_+,\quad \forall i\in\mathbb{I}, j\in\mathbb{J}, t\in\mathbb{T}\right\} \tag{7.20}$$

其中，$x_{it}$ 表示时期 $t$ 接收的 $i$ 类患者的数量；$d_{it}$ 表示时期 $t$ 决策前系统中等待的 $i$ 类患者的数量；$u_t^j$ 和 $v_t^j$ 分别表示时期 $t$ 内第 $j$ 类资源加班和闲置的量；集合 $\Upsilon(\boldsymbol{M},\Lambda,\boldsymbol{\tau})$ 表示决策变量的可行域。目标函数(7.15)表示最大化接受患者所得的收益减去资源加班和闲置以及患者等待的成本。约束(7.16)表示安排的患者数小于或等于等待的总患者数。约束(7.17)表示等待患者数量计算的迭代公式。约束(7.18)和约束(7.19)分别表示资源加班和闲置量的计算公式。约束(7.20)定义决策变量的可行域。

基于抽样平均近似(sample average approximation, SAA)算法可将随机规划模型(P-PS)转换为确定性模型。基于患者到达数量的随机分布函数,利用蒙特卡罗(Monte Carlo)法产生有限个样本,令 $k \in \mathbb{K}$ 为定义样本(scenario),在样本 $k$ 中患者到达人数表示为 $\Lambda^k = \left[ \Lambda_{it}^k, \forall i \in \mathbb{I}, t \in \mathbb{T} \right]$,每个样本 $k$ 出现的概率为 $p^k$。假设患者到达过程和资源使用过程是两个相互独立的过程,同理可以利用蒙特卡罗法产生各类资源使用的样本,令 $\boldsymbol{\tau}^k = \left[ \boldsymbol{\tau}^{kn}, \forall n \in \mathbb{N} \right]$,$\boldsymbol{\tau}^{kn} = \left[ \tau_{it}^{jkn}, \forall i \in \mathbb{I}, j \in \mathbb{J}, t \in \mathbb{T} \right]$ 表示样本 $k$ 中产生资源利用的 $n$ 个样本,因此 $\boldsymbol{\tau}^{kn}$ 出现的概率为 $p^{kn}$。因此,期望值 $E_{\Lambda,\tau}[Q(\boldsymbol{M},\boldsymbol{\Lambda},\boldsymbol{\tau})]$ 近似为 $\sum_{k \in \mathbb{K}} p^k Q_k \left( \boldsymbol{M}, \boldsymbol{\Lambda}^k, \boldsymbol{\tau}^k \right)$,对于每个样本 $k$,第二阶段患者调度问题的数学模型可转换为如下形式:

(P-PSAA):

$$Q_k \left( \boldsymbol{M}, \boldsymbol{\Lambda}^k, \boldsymbol{\tau}^k \right) = \max_{x^k, d^k, u^k, v^k} \sum_{t \in \mathbb{T}} \gamma^t \left( \sum_{i \in \mathbb{I}} r_i x_{it}^k - \sum_{j \in \mathbb{J}} h_j u_t^{jk} - \sum_{j \in \mathbb{J}} \kappa_j v_t^{jk} - \sum_{i \in \mathbb{I}} \pi_i \left( d_{it}^k - x_{it}^k \right) \right)$$

(7.21)

$$\text{s.t.} \quad \left( \boldsymbol{x}^k, \boldsymbol{d}^k, \boldsymbol{u}^k, \boldsymbol{v}^k \right) \in \Upsilon \left( \boldsymbol{M}, \boldsymbol{\Lambda}^k, \boldsymbol{\tau}^k \right) := \left\{ x_{it}^k, d_{it}^k, u_t^{jk}, v_t^{jk}, u_t^{jkn}, v_t^{jkn} : \right.$$

$$x_{it}^k \leqslant d_{it}^k, \quad \forall i \in \mathbb{I}, t \in \mathbb{T}$$

(7.22)

$$d_{i1}^k = \Lambda_{i1}^k, \ d_{it}^k = \Lambda_{it}^k + d_{it-1}^k - x_{it-1}^k, \quad \forall i \in \mathbb{I}, t \in \mathbb{T} \backslash \{1\}$$

(7.23)

$$u_t^{jk} \geqslant \sum_{n \in \mathbb{N}} p^{kn} u_t^{jkn}, \quad \forall j \in \mathbb{J}, t \in \mathbb{T}$$

(7.24)

$$v_t^{jk} \geqslant \sum_{n \in \mathbb{N}} p^{kn} v_t^{jkn}, \quad \forall j \in \mathbb{J}, t \in \mathbb{T}$$

(7.25)

$$u_t^{jkn} \geqslant \sum_{i \in \mathbb{I}} \tau_{it}^{jkn} x_{it} - M_j, \quad \forall n \in \mathbb{N}, j \in \mathbb{J}, t \in \mathbb{T}$$

(7.26)

$$v_t^{jkn} \geqslant M_j - \sum_{i \in \mathbb{I}} \tau_{it}^{jkn} x_{it}, \quad \forall n \in \mathbb{N}, j \in \mathbb{J}, t \in \mathbb{T}$$

(7.27)

$$x_{it}^k, d_{it}^k \in \mathbf{Z}_+, \quad u_t^{jkn}, v_t^{jkn}, u_t^{jk}, v_t^{jk} \in \mathbf{R}_+, \quad \forall i \in \mathbb{I}, j \in \mathbb{J}, n \in \mathbb{N}, t \in \mathbb{T} \right\}, \quad \forall k \in \mathbb{K}$$

(7.28)

目标函数(7.21)表示最大化样本 $k$ 中的收益减去成本。约束(7.22)表示安排的患者数要小于或等于等待的患者数。约束(7.23)表示等待患者数量计算的迭代公式。约束(7.24)~约束(7.27)表示资源加班和闲置量的计算公式。约束(7.28)定义决策变量的可行域。

### 7.3.2 基于两阶段混合整数随机规划的患者调度模型

7.3.1 节的模型可以求解出资源配置和患者初始调度方案，但由于患者的到达是随机的，该调度方案难以应用于实际的患者调度。为了帮助医院能根据不同的患者到达情况来动态调度患者，本节提出基于当前患者状态考虑未来患者随机到达的患者调度优化模型，随着时间的滚动及到达患者状态的更新，医院可滚动地求解该模型来辅助决策。

令 $t_0$ 表示当前需要决策的时期，在 $t_0$ 开始时，有 $d_{it_0-1} - x_{it_0-1}$ 个患者在等待队列中等待服务；在这一天中共有 $\Lambda_{it_0}$ 个新的需求到达；在该天结束时，共有 $d_{it_0} = \Lambda_{it_0} + d_{it_0-1} - x_{it_0-1}$ 个患者在等待，此时要决策第 $t_0+1$ 天需要安排 $x_{it_0}$ 个人入院接受服务。第 $t_0$ 天的患者调度问题的数学模型描述如下：

$$(\text{P-RH1}): \max_{x_{t_0},d_{t_0},u_{t_0},v_{t_0}} \gamma^{t_0}\left(\sum_{i\in\mathbb{I}} r_i x_{it_0} - \sum_{j\in\mathbb{J}} h_j u_{t_0}^j - \sum_{j\in\mathbb{J}} \kappa_j v_{t_0}^j - \sum_{i\in\mathbb{I}} \pi_i\left(d_{it_0} - x_{it_0}\right)\right) \tag{7.29}$$
$$+ \sum_{k\in\mathbb{K}} p^k Q_k\left(\boldsymbol{x}_{t_0}, \boldsymbol{d}_{t_0}, \boldsymbol{\Lambda}^k, \boldsymbol{\tau}^k\right)$$

s.t. $\left(\boldsymbol{x}_{t_0}, \boldsymbol{d}_{t_0}, \boldsymbol{u}_{t_0}, \boldsymbol{v}_{t_0}\right) \in \Upsilon\left(\boldsymbol{x}_{t_0-1}, \boldsymbol{d}_{t_0-1}, \boldsymbol{\Lambda}_{t_0}, \boldsymbol{\tau}_{t_0}\right) := \left\{x_{it_0}, d_{it_0}, u_{t_0}^j, v_{t_0}^j, u_{t_0}^{jn}, v_{t_0}^{jn} : \right.$

$$x_{it_0} \leqslant d_{it_0}, \quad \forall i \in \mathbb{I} \tag{7.30}$$

$$d_{it_0} = \Lambda_{it_0} + d_{it_0-1} - x_{it_0-1}, \quad \forall i \in \mathbb{I} \tag{7.31}$$

$$u_{t_0}^j \geqslant \sum_{n\in\mathbb{N}} p^n u_{t_0}^{jn}, \quad \forall j \in \mathbb{J} \tag{7.32}$$

$$v_{t_0}^j \geqslant \sum_{n\in\mathbb{N}} p^n v_{t_0}^{jn}, \quad \forall j \in \mathbb{J} \tag{7.33}$$

$$u_{t_0}^{jn} \geqslant \sum_{i\in\mathbb{I}} \tau_{it_0}^{jn} x_{it_0} - M_j, \quad \forall j \in \mathbb{J}, n \in \mathbb{N} \tag{7.34}$$

$$v_{t_0}^{jn} \geqslant M_j - \sum_{i\in\mathbb{I}} \tau_{it_0}^{jn} x_{it_0}, \quad \forall j \in \mathbb{J}, n \in \mathbb{N} \tag{7.35}$$

$$x_{it_0}, d_{it_0} \in \mathbf{Z}_+, \quad u_{t_0}^{jn}, v_{t_0}^{jn}, u_{t_0}^j, v_{t_0}^j \in \mathbf{R}_+, \quad \forall i \in \mathbb{I}\} \tag{7.36}$$

目标函数(7.29)表示最大化 $t_0$ 当天的期望收益减去未来期的期望收益。约束(7.30)表示安排的患者数小于或等于总患者数。约束(7.31)计算当前决策前队列中的总患者数。约束(7.32)～约束(7.35)表示资源加班和闲置量的计算公式。约束(7.36)定义决策变量的可行域。

模型的第二阶段是决策未来 $t_0+1 \sim T$ 时期的患者调度，令 $\tilde{\mathbb{T}} = \{t_0+1, \cdots, T\}$，

则 $Q_k\left(\boldsymbol{x}_{t_0}, \boldsymbol{d}_{t_0}, \boldsymbol{\varLambda}^k, \boldsymbol{\tau}^k\right)$ 的计算数学模型可表示如下:

$$(\text{P-RH2}): Q_k\left(\boldsymbol{x}_{t_0}, \boldsymbol{d}_{t_0}, \boldsymbol{\varLambda}^k, \boldsymbol{\tau}^k\right) = \max_{\boldsymbol{x}, \boldsymbol{d}, \boldsymbol{u}, \boldsymbol{v}} \sum_{t=t_0+1}^{T} \gamma^t \left( \sum_{i \in \mathbb{I}} r_i x_{it}^k - \sum_{j \in \mathbb{J}} h_j u_t^{jk} - \sum_{j \in \mathbb{J}} \kappa_j v_t^{jk} - \sum_{i \in \mathbb{I}} \pi_i \left( d_{it}^k - x_{it}^k \right) \right)$$

$$\tag{7.37}$$

$$\text{s.t.} \quad \left(\boldsymbol{x}^k, \boldsymbol{d}^k, \boldsymbol{u}^k, \boldsymbol{v}^k\right) \in \varUpsilon\left(\boldsymbol{x}_{t_0}, \boldsymbol{d}_{t_0}, \boldsymbol{\varLambda}^k, \boldsymbol{\tau}^k\right) := \left\{ x_{it}^k, d_{it}^k, u_t^{jk}, v_t^{jk}, u_t^{jkn}, v_t^{jkn} : \right.$$

$$x_{it}^k \leqslant d_{it}^k, \quad \forall i \in \mathbb{I}, t \in \widetilde{\mathbb{T}} \tag{7.38}$$

$$d_{it}^k = \varLambda_{it}^k + d_{it-1}^k - x_{it-1}^k, \quad \forall i \in \mathbb{I}, t \in \widetilde{\mathbb{T}} \tag{7.39}$$

$$u_t^{jk} \geqslant \sum_{n \in \mathbb{N}} p^n u_t^{jkn}, \quad \forall j \in \mathbb{J}, t \in \widetilde{\mathbb{T}} \tag{7.40}$$

$$v_t^{jk} \geqslant \sum_{n \in \mathbb{N}} p^n v_t^{jkn}, \quad \forall j \in \mathbb{J}, t \in \widetilde{\mathbb{T}} \tag{7.41}$$

$$u_t^{jkn} \geqslant \sum_{i \in \mathbb{I}} \tau_{it}^{jkn} x_{it}^k - M_j, \quad \forall j \in \mathbb{J}, n \in \mathbb{N}, t \in \widetilde{\mathbb{T}} \tag{7.42}$$

$$v_t^{jkn} \geqslant M_j - \sum_{i \in \mathbb{I}} \tau_{it}^{jkn} x_{it}^k, \quad \forall j \in \mathbb{J}, n \in \mathbb{N}, t \in \widetilde{\mathbb{T}} \tag{7.43}$$

$$x_{it}^k, d_{it}^k \in \mathbf{Z}_+, \quad u_t^{jkn}, v_t^{jkn}, u_t^{jk}, v_t^{jk} \in \mathbf{R}_+, \quad \forall i \in \mathbb{I}, j \in \mathbb{J}, n \in \mathbb{N}, t \in \widetilde{\mathbb{T}} \right\}, \quad \forall k \in \mathbb{K} \tag{7.44}$$

目标函数(7.37)和约束(7.38)~约束(7.44)的物理意义与第一阶段模型(P-RH1)中的相同,前者针对未来 $t_0$+1~$T$ 时期的目标和决策,后者针对当前时期 $t_0$ 的目标和决策。

### 7.3.3　资源配置模型求解算法

在 7.3.1 节的模型(P-PSAA)中共有 $1+K(2IT+2JT+2JNT)$ 个约束、$J_0+2KT$ 个整数变量和 $J-J_0+2JKT+2JKNT$ 个实数变量。当参数 $K$、$N$、$I$、$T$ 较小时可以利用一些商业求解器如 CPLEX、Gurobi 进行求解,但是为了提高求解精度,样本数 $K$ 通常都较大,且 $T$ 通常为半年甚至一年,因此模型(P-PSAA)是一个大规模的混合整数规划模型,难以利用求解器直接求解。本节提出两个求解算法进行求解,分别为 Benders 分解算法和对偶分解算法,并在数值实验中对比二者的效果。

首先介绍 Benders 分解算法,该算法可将原问题(P-CP)分解为一个主问题和多个子问题。主问题是求解第一阶段的资源配置决策问题,子问题是针对每个样本下第二阶段的患者调度问题。当第一阶段的决策变量 $\boldsymbol{M}$ 确定后,每个样本 $k$ 对应的子问题(P-PSAA)即可求解出相应的最大期望收益值,表示为 $q^k(\boldsymbol{M}) := Q_k\left(\boldsymbol{M}, \boldsymbol{\varLambda}^k, \boldsymbol{\tau}^k\right)$。在主问题中引入松弛变量 $\theta^k$ 以表达子问题的目标值与决

策变量 $\boldsymbol{M}$ 的关系，主问题(master problem, MP)数学模型可描述如下：

$$(\text{MP}): \quad \max_{\boldsymbol{M}} \; -\sum_{j\in\mathbb{J}}\eta_j M_j + \sum_{k\in\mathbb{K}} p^k\theta^k \tag{7.45}$$

$$\text{s.t.} \quad \boldsymbol{M}\in\mathbb{X} \tag{7.46}$$

$$(\boldsymbol{M},\theta^k)\in\Omega \tag{7.47}$$

其中，$\Omega$ 是集合 $\Gamma:=\left\{(\boldsymbol{M},\theta^1,\cdots,\theta^K)\in\mathbf{R}^{K+J}:\theta^k\leqslant q^k(\boldsymbol{M}),\forall k\in\mathbb{K}\right\}$ 的一个松弛多面体(polyhedral relaxation)。当 $\Omega=\Gamma$ 时，模型(MP)的解即为原问题(P-CP)的解。Benders 分解算法通过迭代求解子问题(P-PSAA)的对偶问题，不断产生有效切(cut)加入到集合 $\Omega$ 中，使其不断逼近集合 $\Gamma$。每次迭代求出的最优值为原问题的一个上界，随着迭代的进行，上界不断逼近最优值，当没有新的切加入时就收敛到了最优解[3]。为了保证收敛到最优解，假设第二阶段的变量都为实数。模型(P-PSAA)的对偶问题描述为如下子问题(subproblem $k$, $\text{SP}_k$)：

$$\mathbf{SP}_k\left(\boldsymbol{M},\Lambda^k,\boldsymbol{\tau}^k\right):$$

$$\min_{\lambda_{it}^k,\delta_{it}^k,\rho_t^k,\xi_t^k,\varsigma_t^k,\phi_t^k,\varepsilon_t^{kn},\varphi_t^{kn}} \sum_{t\in\mathbb{T}}\left(\sum_{i\in\mathbb{I}}\Lambda_{it}^k\delta_{it}^k+\sum_{j\in\mathbb{J},n\in\mathbb{N}}M_j\varepsilon_t^{jkn}-\sum_{j\in\mathbb{J},n\in\mathbb{N}}M_j\varphi_t^{jkn}\right) \tag{7.48}$$

$$\text{s.t.} \quad \begin{cases} \lambda_{it}^k+\delta_{it+1}^k+\displaystyle\sum_{j\in\mathbb{J},n\in\mathbb{N}}\tau_{it}^{jkn}\varepsilon_t^{jkn}-\sum_{j\in\mathbb{J},n\in\mathbb{N}}\tau_{it}^{jkn}\varphi_t^{jkn}\geqslant\gamma^t r_i+\gamma^t\pi_i \\[2mm] \lambda_{iT}^k+\displaystyle\sum_{j\in\mathbb{J},n\in\mathbb{N}}\tau_{iT}^{jkn}\varepsilon_T^{jkn}-\sum_{j\in\mathbb{J},n\in\mathbb{N}}\tau_{iT}^{jkn}\varphi_T^{jkn}\geqslant\gamma^T r_i+\gamma^T\pi_i \end{cases}, \quad \forall i\in\mathbb{I},t\in\mathbb{T}\backslash\{T\} \tag{7.49}$$

$$-\lambda_{it}^k+\delta_{it}^k-\delta_{it+1}^k\geqslant-\gamma^t\pi_i, \quad -\lambda_{iT}^k+\delta_{iT}^k\geqslant-\gamma^T\pi_i, \quad \forall i\in\mathbb{I},t\in\mathbb{T}\backslash\{T\} \tag{7.50}$$

$$-\rho_t^{jk}\geqslant-\gamma^t h_j, \quad \forall j\in\mathbb{J},t\in\mathbb{T} \tag{7.51}$$

$$-\xi_t^{jk}\geqslant-\gamma^t\kappa_j, \quad \forall j\in\mathbb{J},t\in\mathbb{T} \tag{7.52}$$

$$p^{kn}\rho_t^{jk}-\varepsilon_t^{jkn}\geqslant0, \quad \forall j\in\mathbb{J},t\in\mathbb{T},n\in\mathbb{N} \tag{7.53}$$

$$p^{kn}\xi_t^{jk}-\varphi_t^{jkn}\geqslant0, \quad \forall j\in\mathbb{J},t\in\mathbb{T},n\in\mathbb{N} \tag{7.54}$$

$$\lambda_{it}^k,\rho_t^{jk},\xi_t^{jk},\varepsilon_t^{jkn},\varphi_t^{jkn}\in\mathbf{R}_+,\delta_{it}^k\in\mathbf{R}, \quad \forall i\in\mathbb{I},j\in\mathbb{J},t\in\mathbb{T},n\in\mathbb{N} \tag{7.55}$$

子问题 ($\text{SP}_k$) 中，$\lambda_{it}^k$、$\delta_{it}^k$、$\rho_t^{jk}$、$\xi_t^{jk}$、$\varepsilon_t^{jkn}$、$\varphi_t^{jkn}$ 是模型 (P-PSAA) 中约束 (7.22)~约束(7.27)对应的对偶变量。在每次迭代中，首先求解松弛的主问题得到

最优值 $M$，然后将其代入每个子问题 $k$ 中求解相应的对偶变量值 $\left(\overline{\lambda}_{it}^{k}, \overline{\delta}_{it}^{k}, \overline{\rho}_{t}^{jk}, \overline{\xi}_{t}^{jk}, \overline{\varepsilon}_{t}^{jkn}, \overline{\varphi}_{t}^{jkn}\right)$，从而产生如下切加入主问题中。

$$\theta^{k} + \sum_{j\in\mathbb{J},t\in\mathbb{T},n\in\mathbb{N}} \left(\overline{\varphi}_{t}^{jkn} - \overline{\varepsilon}_{t}^{jkn}\right) M_j - \sum_{t\in\mathbb{T},i\in\mathbb{I}} \Lambda_{it}^{k} \overline{\delta}_{it}^{k} \leqslant 0 \tag{7.56}$$

算法 7.3 具体地描述了 Benders 分解算法。首先初始化求解不加切约束的主问题(MP)，然后在每次迭代过程中，求解主问题得到第一阶段资源配置决策 $M$ 和 $\theta^{k}$，代入子问题求解，若子问题的最优解小于主问题的松弛变量值，即 $\theta^{k} > \overline{q}^{k}$，则产生切(7.56)加入主问题中，具体算法如下。

---

**算法 7.3**: Benders 分解算法求解资源配置问题

---

**初始化**：将各样本 $k$ 对应的切的集合初始化为空集 $\Omega^{k}=\varnothing$；将标识值初始化 repeat:=true；初始化患者到达和资源使用量的样本值 $\Lambda_{it}^{k}$ 和 $\tau_{it}^{jkn}$；设置主问题最优决策及最优目标值为 $M^{*}=\left(M_{j}^{*}, j\in\mathbb{J}\right)$ 和 obj$^{*}$。

**步骤 1**： **while** (repeat=true) **do**

**步骤 2**：　　repeat=false;

**步骤 3**：　　求解主问题得到 $(\hat{M}, \hat{\theta})$ 及目标值 $\hat{O}$，将其更新到集合 $M^{*}$ 和 obj$^{*}$;

**步骤 4**：　　**for** $k\in\mathbb{K}$ **do**

**步骤 5**：　　　求解子问题 **SP**$_k$ 得到对偶解 $\left(\overline{\lambda}_{it}^{k}, \overline{\delta}_{it}^{k}, \overline{\rho}_{t}^{jk}, \overline{\xi}_{t}^{jk}, \overline{\varepsilon}_{t}^{jkn}, \overline{\varphi}_{t}^{jkn}\right)$ 及目标值 $\overline{q}^{k}$;

**步骤 6**：　　　**if** $\theta^{k} > \overline{q}^{k}$ **then**

**步骤 7**：　　　　repeat=true;

**步骤 8**：　　　　将切(7.56)加入切集合 $\Omega^{k}$ 中;

**步骤 9**：　　　**end if**

**步骤 10**：　　**end for**

**步骤 11**： **end while**

**输出**：最优决策 $M^{*}$ 和最优目标值 obj$^{*}$。

---

除了 Benders 分解算法，还有一类分解算法——对偶分解(dual decomposition)算法也可以求解此类问题。因此，下面提出对偶分解算法来求解问题(P-CP)。

将模型(P-CP)和模型(P-PSAA)合并得到以下模型：

$$\max_{M} \ -\sum_{j\in\mathbb{J}} \eta_j M_j + \sum_{k\in\mathbb{K}} p^{k} \sum_{t\in\mathbb{T}} \gamma^{t} \left(\sum_{i\in\mathbb{I}} r_i x_{it}^{k} - \sum_{j\in\mathbb{J}} h_j u_t^{jk} - \sum_{j\in\mathbb{J}} \kappa_j v_t^{jk} - \sum_{i\in\mathbb{I}} \pi_i \left(d_{it}^{k} - x_{it}^{k}\right)\right) \tag{7.57}$$

s.t. $\quad M \in \mathbb{X}$ \hfill (7.58)

$$\left(x^{k}, d^{k}, u^{k}, v^{k}\right) \in \Upsilon\left(M, \Lambda^{k}, \tau^{k}\right), \quad \forall k\in\mathbb{K} \tag{7.59}$$

对于每个样本 $k$，定义集合

$$\mathbb{S}^k = \left\{ \left( \boldsymbol{M}, \boldsymbol{x}^k, \boldsymbol{d}^k, \boldsymbol{u}^k, \boldsymbol{v}^k \right) : \boldsymbol{M} \in \mathbb{X}, \left( \boldsymbol{x}^k, \boldsymbol{d}^k, \boldsymbol{u}^k, \boldsymbol{v}^k \right) \in \varUpsilon \left( \boldsymbol{M}, \boldsymbol{\varLambda}^k, \boldsymbol{\tau}^k \right) \right\}$$

则以上模型可以简写为

$$Z = \max \left\{ -\sum_{j \in \mathbb{J}} \eta_j M_j + \sum_{k \in \mathbb{K}} p^k \sum_{t \in \mathbb{T}} \gamma^t \left( \sum_{i \in \mathbb{I}} r_i x_{it}^k - \sum_{j \in \mathbb{J}} h_j u_t^{jk} - \sum_{j \in \mathbb{J}} \kappa_j v_t^{jk} - \sum_{i \in \mathbb{I}} \pi_i \left( d_{it}^k - x_{it}^k \right) \right) : \right.$$
$$\left. \left( \boldsymbol{M}, \boldsymbol{x}^k, \boldsymbol{d}^k, \boldsymbol{u}^k, \boldsymbol{v}^k \right) \in \mathbb{S}^k, \quad \forall k \in \mathbb{K} \right\} \tag{7.60}$$

将第一阶段决策的值复制到每个样本中，则上面问题等价于：

$$Z = \max \left\{ \sum_{k \in \mathbb{K}} p^k \left( -\sum_{j \in \mathbb{J}} \eta_j M_j^k + \sum_{t \in \mathbb{T}} \gamma^t \left( \sum_{i \in \mathbb{I}} r_i x_{it}^k - \sum_{j \in \mathbb{J}} h_j u_t^{jk} - \sum_{j \in \mathbb{J}} \kappa_j v_t^{jk} - \sum_{i \in \mathbb{I}} \pi_i \left( d_{it}^k - x_{it}^k \right) \right) \right) \right\} \tag{7.61}$$

$$\text{s.t.} \quad \left( \boldsymbol{M}^k, \boldsymbol{x}^k, \boldsymbol{d}^k, \boldsymbol{u}^k, \boldsymbol{v}^k \right) \in \mathbb{S}^k, \quad \forall k \in \mathbb{K} \tag{7.62}$$

$$M_j^k - M_j = 0, \quad \forall j \in \mathbb{J}, k \in \mathbb{K} \tag{7.63}$$

其中，约束(7.63)为可实施条件(nonanticipativity condition)，它保证了所有样本中的第一阶段决策是相等的。通过拉格朗日松弛，引入变量 $\boldsymbol{\lambda} = \left( \lambda_j^k \right), \forall j \in \mathbb{J}, k \in \mathbb{K}$，将该约束加入目标中，则可得到以下模型：

$$D(\boldsymbol{\lambda}) = \max \left\{ \sum_{k \in \mathbb{K}} L^k \left( \boldsymbol{M}^k, \boldsymbol{x}^k, \boldsymbol{d}^k, \boldsymbol{u}^k, \boldsymbol{v}^k, \boldsymbol{\lambda}^k \right) - \sum_{j \in \mathbb{J}, k \in \mathbb{K}} \lambda_j^k M_j : \left( \boldsymbol{M}^k, \boldsymbol{x}^k, \boldsymbol{d}^k, \boldsymbol{u}^k, \boldsymbol{v}^k \right) \in \mathbb{S}^k, \forall k \in \mathbb{K} \right\} \tag{7.64}$$

其中对于任意样本 $k = 1, \cdots, K$，有

$$L^k \left( \boldsymbol{M}^k, \boldsymbol{x}^k, \boldsymbol{d}^k, \boldsymbol{u}^k, \boldsymbol{v}^k, \boldsymbol{\lambda}^k \right) = p^k \left[ -\sum_{j \in \mathbb{J}} \eta_j M_j^k + \sum_{t \in \mathbb{T}} \gamma^t \left( \sum_{i \in \mathbb{I}} r_i x_{it}^k - \sum_{j \in \mathbb{J}} h_j u_t^{jk} \right. \right.$$
$$\left. \left. -\sum_{j \in \mathbb{J}} \kappa_j v_t^{jk} - \sum_{i \in \mathbb{I}} \pi_i \left( d_{it}^k - x_{it}^k \right) \right) \right] + \sum_{j \in \mathbb{J}} \lambda_j^k M_j^k \tag{7.65}$$

由于决策变量 $\boldsymbol{M}$ 没有约束限制，为了获得有限值的解，增加约束 $\sum\limits_{k\in\mathbb{K}}\lambda_j^k=0$，$\forall j\in\mathbb{J}$，使得拉格朗日问题是有界的，故有 $\sum\limits_{k\in\mathbb{K}}\lambda_j^k M_j=0, j\in\mathbb{J}$。问题转换为

$$D(\boldsymbol{\lambda})=\sum_{k\in\mathbb{K}}D^k(\boldsymbol{\lambda}^k) \tag{7.66}$$

$$D^k(\boldsymbol{\lambda}^k)=\max\left\{L^k\left(\boldsymbol{M}^k,\boldsymbol{x}^k,\boldsymbol{d}^k,\boldsymbol{u}^k,\boldsymbol{v}^k,\boldsymbol{\lambda}^k\right):\left(\boldsymbol{M}^k,\boldsymbol{x}^k,\boldsymbol{d}^k,\boldsymbol{u}^k,\boldsymbol{v}^k\right)\in\mathbb{S}^k\right\},\quad\forall k\in\mathbb{K} \tag{7.67}$$

对于任意 $\lambda_j^k,\forall j\in\mathbb{J},k\in\mathbb{K}$，有 $D(\boldsymbol{\lambda})\geqslant Z$ 成立。因此，以上模型的最优解是原问题的一个上界。下面通过求解以下拉格朗日对偶问题得到最好的上界。

$$Z_{\mathrm{LD}}=\min_{\lambda_j^k}\left\{\sum_{k\in\mathbb{K}}D^k(\boldsymbol{\lambda}^k):\sum_{k\in\mathbb{K}}\lambda_j^k=0,\forall j\in\mathbb{J}\right\} \tag{7.68}$$

由于资源配置和患者调度决策中都有整数变量，由 Carøe 等在文献[4]中提出的性质 2 可知，$Z_{\mathrm{LD}}$ 可得到原问题的一个上界，即 $Z_{\mathrm{LD}}\geqslant Z$，此上界优于直接把整数松弛为实数得到的上界。拉格朗日对偶模型(7.68)是一个不平滑的凸优化问题，可以利用切平面(cutting-plane)算法求解此问题，通过一个初始点，找到其梯度形成切加入模型，通过不断迭代使其收敛。

对于给定的 $\overline{\boldsymbol{\lambda}}^k$，$D^k(\overline{\boldsymbol{\lambda}}^k)$ 的最优解为 $\boldsymbol{M}^{k*}=\left(M_1^{k*},\cdots,M_J^{k*}\right)$。$D^k(\boldsymbol{\lambda}^k)$ 关于 $\boldsymbol{\lambda}^k$ 是凸函数，且点 $\boldsymbol{M}^{k*}$ 是 $D^k(\boldsymbol{\lambda}^k)$ 在点 $\overline{\boldsymbol{\lambda}}^k$ 的一个次梯度(subgradient)，因此 $D^k(\boldsymbol{\lambda}^k)\geqslant D^k(\overline{\boldsymbol{\lambda}}^k)+\boldsymbol{M}^{k*}\left(\boldsymbol{\lambda}^k-\overline{\boldsymbol{\lambda}}^k\right)$。

模型(7.68)等价于 $\min\limits_{\boldsymbol{\lambda}}\left\{\sum\limits_{k\in\mathbb{K}}g^k:\sum\limits_{k\in\mathbb{K}}\lambda_j^k=0,g^k\geqslant D^k\left(\lambda_1^k,\lambda_2^k\right),\quad\forall j\in\mathbb{J},k\in\mathbb{K}\right\}$，用梯度满足的表达式 $D^k(\boldsymbol{\lambda}^k)\geqslant D^k(\overline{\boldsymbol{\lambda}}^k)+\boldsymbol{M}^{k*}\left(\boldsymbol{\lambda}^k-\overline{\boldsymbol{\lambda}}^k\right)$ 代替式中的 $D^k(\boldsymbol{\lambda}^k)$ 可得

$$\min_{\lambda_1^k,\lambda_2^k,g^k}\sum_{k\in\mathbb{K}}g^k \tag{7.69}$$

$$\sum_{k\in\mathbb{K}}\lambda_j^k=0,\quad\forall j\in\mathbb{J} \tag{7.70}$$

$$g^k\geqslant D^k(\boldsymbol{\lambda}^k)+\boldsymbol{M}^{k*}\left(\boldsymbol{\lambda}^k-\overline{\boldsymbol{\lambda}}^k\right),\quad\forall k\in\mathbb{K} \tag{7.71}$$

为了提高算法的稳定性与收敛速度，可以在模型中增加如下归一化项：

$$\min_{\boldsymbol{\lambda}^k,g^k}\sum_{k\in\mathbb{K}}g^k+\frac{1}{2}\Delta\sum_{k\in\mathbb{K}}\left\|\boldsymbol{\lambda}^k\right\|^2 \tag{7.72}$$

$$\sum_{k \in \mathbb{K}} \lambda_j^k = 0, \quad \forall j \in \mathbb{J} \tag{7.73}$$

$$g^k \geqslant D^k(\overline{\boldsymbol{\lambda}}^k) + \boldsymbol{M}^{k*}\left(\boldsymbol{\lambda}^k - \overline{\boldsymbol{\lambda}}^k\right), \quad \forall k \in \mathbb{K} \tag{7.74}$$

算法 7.4 的具体描述如下：

**算法 7.4：对偶分解算法求解资源配置问题**

**初始化**：初始化收敛系数 $\varepsilon$；设置较大值 $\Gamma$，并令 $\lambda^{k,1} = \boldsymbol{0}$ 且 $g^{k,1} = -\Gamma$，有效切集合初始化为空集 $\varXi = \varnothing$；迭代次数 $l := 0$；设置 $\varDelta_{\min}$ 并令 $\varDelta_1 = 1$。

**步骤 1**：开始循环。

**步骤 2**：迭代 $l := l + 1$。

**步骤 3**：对所有样本 $k$ 求解 $D^k(\lambda^{k,l})$，并保存最优目标值 $D^{k*}(\lambda^{k,l})$ 和最优策略 $\boldsymbol{M}^{k,l}$。

**步骤 4**：将切 $g^k \geqslant D^{k*}\left(\lambda^{k,l}\right) + \boldsymbol{M}^{k,l}\left(\lambda^k - \lambda^{k,l}\right)$ 加入集合 $\varXi$。

**步骤 5**：求解考虑集合 $\varXi$ 中约束的模型(7.72)~(7.74)，并得到最优目标值 $g^{k,l*}$ 和决策 $\lambda^{k,l*}$。

**步骤 6**：设置 $g^{k,l+1} = g^{k,l*}$，$\lambda^{k,l+1} = \lambda^{k,l*}$，$\varDelta_{l+1} = \min(\max(\varDelta_{\min}, 0.1\varDelta_l), \varDelta_l)$。

**步骤 7**：若 $\dfrac{\sum_{k \in \mathbb{K}} \left| g^{k,l*} - D^{k*}(\lambda_1^{k,l}, \lambda_2^{k,l}) \right|}{1 + \sum_{k \in \mathbb{K}} \left| g^{k,l*} \right|} < \varepsilon$，则停止；否则，转到步骤 2。

**步骤 8**：结束。

**输出**：最优资源配置决策 $\boldsymbol{M}$ 及目标值。

## 7.3.4　患者调度模型求解算法

类似于 7.3.3 节中求解资源配置问题的 Benders 分解算法和对偶分解算法，本节提出求解患者调度问题的 Benders 分解算法和对偶分解算法。首先介绍 Benders 分解算法，模型(P-RH1)和(P-RH2)可以分解为如下的主问题和子问题。

$$\text{(MP)}: \max_{\boldsymbol{x}_{t_0}, \boldsymbol{d}_{t_0}, \boldsymbol{u}_{t_0}, \boldsymbol{v}_{t_0}} \gamma^{t_0}\left( \sum_{i \in \mathbb{I}} r_i x_{it_0} - \sum_{j \in \mathbb{J}} h_j u_{t_0}^j - \sum_{j \in \mathbb{J}} \kappa_j v_{t_0}^j - \sum_{i \in \mathbb{I}} \pi_i \left( d_{it_0} - x_{it_0} \right) \right) + \sum_{k \in \mathbb{K}} p^k \theta^k \tag{7.75}$$

$$\text{s.t.} \quad \left( \boldsymbol{x}_{t_0}, \boldsymbol{d}_{t_0}, \boldsymbol{u}_{t_0}, \boldsymbol{v}_{t_0} \right) \in \varUpsilon\left( \boldsymbol{x}_{t_0-1}, \boldsymbol{d}_{t_0-1}, \varLambda_{t_0}, \boldsymbol{\tau}_{t_0} \right) \tag{7.76}$$

$$(\boldsymbol{d}_{it_0}, \boldsymbol{x}_{it_0}, \boldsymbol{\theta}) \in \varOmega = \left\{ (d_{it_0}, x_{it_0}, \theta^1, \cdots, \theta^K) \in \mathbf{R}^{K+2I} : \theta^k \leqslant q^k(d_{it_0}, x_{it_0}), \forall k \in \mathbb{K} \right\} \tag{7.77}$$

$$\mathbf{SP}_k\left( \boldsymbol{M}, \varLambda^k, \boldsymbol{\tau}^k \right): \min_{\lambda_{it}^k, \delta_{it}^k, \rho_t^{jk}, \xi_t^{jk}, \varepsilon_t^{jkn}, \varphi_t^{jkn}} \sum_{t=t_0+1}^{T} \left( \sum_{i \in \mathbb{I}} \tilde{\varLambda}_{it}^k \delta_{it}^k + \sum_{j \in \mathbb{J}, n \in \mathbb{N}} M_j \varepsilon_t^{jkn} - \sum_{j \in \mathbb{J}, n \in \mathbb{N}} M_j \varphi_t^{jkn} \right)$$

$$\tag{7.78}$$

$$
\text{s.t.}\begin{cases}
\lambda_{it}^{k}+\delta_{it+1}^{k}+\displaystyle\sum_{j\in\mathbb{J},n\in\mathbb{N}}\tau_{it}^{jkn}\left(\varepsilon_{t}^{jkn}-\varphi_{t}^{jkn}\right)\geqslant\gamma^{t}\left(r_{i}+\pi_{i}\right)\\[2mm]
\lambda_{iT}^{k}+\displaystyle\sum_{j\in\mathbb{J},n\in\mathbb{N}}\tau_{iT}^{jkn}\left(\varepsilon_{T}^{jkn}-\varphi_{T}^{jkn}\right)\geqslant\gamma^{T}\left(r_{i}+\pi_{i}\right)
\end{cases}, \quad \forall i\in\mathbb{I},t\in\widetilde{\mathbb{T}}\backslash\{T\} \quad (7.79)
$$

$$
-\lambda_{it}^{k}+\delta_{it}^{k}-\delta_{it+1}^{k}\geqslant-\gamma^{t}\pi_{i},\quad -\lambda_{iT}^{k}+\delta_{iT}^{k}\geqslant-\gamma^{T}\pi_{i},\quad \forall i\in\mathbb{I},t\in\widetilde{\mathbb{T}}\backslash\{T\} \quad (7.80)
$$

$$
-\rho_{t}^{jk}\geqslant-\gamma^{t}h_{j},\quad \forall j\in\mathbb{J},t\in\widetilde{\mathbb{T}} \quad (7.81)
$$

$$
-\xi_{t}^{jk}\geqslant-\gamma^{t}\kappa_{j},\quad \forall j\in\mathbb{J},t\in\widetilde{\mathbb{T}} \quad (7.82)
$$

$$
p^{kn}\rho_{t}^{jk}-\varepsilon_{t}^{jkn}\geqslant0,\quad \forall j\in\mathbb{J},t\in\widetilde{\mathbb{T}},n\in\mathbb{N} \quad (7.83)
$$

$$
p^{kn}\xi_{t}^{jk}-\varphi_{t}^{jkn}\geqslant0,\quad \forall j\in\mathbb{J},t\in\widetilde{\mathbb{T}},n\in\mathbb{N} \quad (7.84)
$$

$$
\lambda_{it}^{k},\rho_{t}^{jk},\xi_{t}^{jk},\varepsilon_{t}^{jkn},\varphi_{t}^{jkn}\in\mathbf{R}_{+},\quad \delta_{it}^{k}\in\mathbf{R},\quad \forall i\in\mathbb{I},j\in\mathbb{J},t\in\widetilde{\mathbb{T}},n\in\mathbb{N} \quad (7.85)
$$

$\lambda_{it}^{k}$、$\delta_{it}^{k}$、$\rho_{t}^{jk}$、$\xi_{t}^{jk}$、$\varepsilon_{t}^{jkn}$、$\varphi_{t}^{jkn}$ 分别为约束(7.38)~约束(7.43)的对偶变量,其中

$$
\tilde{\varLambda}_{it}^{k}=\begin{cases}\varLambda_{it_{0}+1}^{k}+d_{it_{0}}-x_{it_{0}}, & t=t_{0}+1\\ \varLambda_{it}^{k}, & \text{其他}\end{cases},\quad p^{kn}=1/N \quad (7.86)
$$

Benders 切表示为如下不等式:

$$
\theta^{k}-\sum_{i\in\mathbb{I}}\overline{\delta}_{it_{0}+1}^{k}d_{it_{0}}+\sum_{i\in\mathbb{I}}\overline{\delta}_{it_{0}+1}^{k}x_{it_{0}}+\sum_{t\in\mathbb{T}}\left(\sum_{j\in\mathbb{J},n\in\mathbb{N}}\left(\overline{\varphi}_{t}^{jkn}-\overline{\varepsilon}_{t}^{jkn}\right)M_{j}-\sum_{i\in\mathbb{I}}\tilde{\varLambda}_{it}^{k}\overline{\delta}_{it}^{k}\right)\leqslant0 \quad (7.87)
$$

本节还提出求解患者调度问题的对偶分解算法,具体描述如下。对于每个样本 $k$,定义集合:

$$
\mathbb{S}^{k}=\Big\{\left(\boldsymbol{x}_{t_{0}},\boldsymbol{d}_{t_{0}},\boldsymbol{u}_{t_{0}},\boldsymbol{v}_{t_{0}},\boldsymbol{x}^{k},\boldsymbol{d}^{k},\boldsymbol{u}^{k},\boldsymbol{v}^{k}\right):\left(\boldsymbol{x}_{t_{0}},\boldsymbol{d}_{t_{0}},\boldsymbol{u}_{t_{0}},\boldsymbol{v}_{t_{0}}\right)\in\varUpsilon\left(\boldsymbol{x}_{t_{0}-1},\boldsymbol{d}_{t_{0}-1},\boldsymbol{\varLambda}_{t_{0}},\boldsymbol{\tau}_{t_{0}}\right),
$$
$$
\left(\boldsymbol{x}^{k},\boldsymbol{d}^{k},\boldsymbol{u}^{k},\boldsymbol{v}^{k}\right)\in\varUpsilon\left(\boldsymbol{x}_{t_{0}},\boldsymbol{d}_{t_{0}},\boldsymbol{\varLambda}^{k},\boldsymbol{\tau}^{k}\right)\Big\} \quad (7.88)
$$

则模型(P-RH1)等价于

$$
Z=\max\Bigg\{\gamma^{t_{0}}\left(\sum_{i\in\mathbb{I}}r_{i}x_{it_{0}}-\sum_{j\in\mathbb{J}}h_{j}u_{t_{0}}^{j}-\sum_{j\in\mathbb{J}}\kappa_{j}v_{t_{0}}^{j}-\sum_{i\in\mathbb{I}}\pi_{i}\left(d_{it_{0}}-x_{it_{0}}\right)\right)
$$
$$
+\sum_{k\in\mathbb{K}}p^{k}\sum_{t=t_{0}+1}^{T}\gamma^{t}\left(\sum_{i\in\mathbb{I}}r_{i}x_{it}^{k}-\sum_{j\in\mathbb{J}}h_{j}u_{t}^{jk}-\sum_{j\in\mathbb{J}}\kappa_{j}v_{t}^{jk}-\sum_{i\in\mathbb{I}}\pi_{i}\left(d_{it}^{k}-x_{it}^{k}\right)\right): \quad (7.89)
$$
$$
\left(\boldsymbol{x}_{t_{0}},\boldsymbol{d}_{t_{0}},\boldsymbol{u}_{t_{0}},\boldsymbol{v}_{t_{0}},\boldsymbol{q}_{t_{0}},\boldsymbol{z}_{t_{0}},\boldsymbol{x}^{k},\boldsymbol{d}^{k},\boldsymbol{u}^{k},\boldsymbol{v}^{k},\boldsymbol{q}^{k},\boldsymbol{z}^{k}\right)\in\mathbb{S}^{k},\quad \forall k\in\mathbb{K}\Bigg\}
$$

对每个样本定义一个等价于第一阶段决策变量,则可得到以下模型:

$$Z = \max \left\{ \sum_{k \in \mathbb{K}} p^k \left( \gamma^{t_0} \left( \sum_{i \in \mathbb{I}} r_i x_{it_0}^k - \sum_{j \in \mathbb{J}} h_j u_{t_0}^{jk} - \sum_{j \in \mathbb{J}} \kappa_j v_{t_0}^{jk} - \sum_{i \in \mathbb{I}} \pi_i \left( d_{it_0}^k - x_{it_0}^k \right) \right) \right. \right.$$
$$\left. \left. + \sum_{t=t_0+1}^{T} \gamma^t \left( \sum_{i \in \mathbb{I}} r_i x_{it}^k - \sum_{j \in \mathbb{J}} h_j u_t^{jk} - \sum_{j \in \mathbb{J}} \kappa_j v_t^{jk} - \sum_{i \in \mathbb{I}} \pi_i \left( d_{it}^k - x_{it}^k \right) \right) \right) \right\} \tag{7.90}$$

$$\text{s.t.} \quad \left( \boldsymbol{x}_{t_0}^k, \boldsymbol{d}_{t_0}^k, \boldsymbol{u}_{t_0}^k, \boldsymbol{v}_{t_0}^k, \boldsymbol{x}^k, \boldsymbol{d}^k, \boldsymbol{u}^k, \boldsymbol{v}^k \right) \in \mathbb{S}^k, \quad \forall k \in \mathbb{K} \tag{7.91}$$

$$x_{it_0}^k - x_{it_0} = 0, \quad d_{it_0}^k - d_{it_0} = 0, \quad u_{t_0}^{jk} - u_{t_0}^j = 0, \quad v_{t_0}^{jk} - v_{t_0}^j = 0$$
$$u_{t_0}^{jkn} - u_{t_0}^{jn} = 0, \quad v_{t_0}^{jkn} - v_{t_0}^{jn} = 0, \quad \forall i \in \mathbb{I}, j \in \mathbb{J}, k \in \mathbb{K}, n \in \mathbb{N} \tag{7.92}$$

引入拉格朗日松弛变量可得

$$D\left( \boldsymbol{\lambda}, \boldsymbol{\delta}, \boldsymbol{\sigma}, \boldsymbol{\xi}, \boldsymbol{\theta}, \boldsymbol{\varsigma} \right) = \max \left\{ \sum_{k \in \mathbb{K}} L^k \left( \boldsymbol{x}_{t_0}^k, \boldsymbol{d}_{t_0}^k, \boldsymbol{u}_{t_0}^k, \boldsymbol{v}_{t_0}^k, \boldsymbol{x}^k, \boldsymbol{d}^k, \boldsymbol{u}^k, \boldsymbol{v}^k, \boldsymbol{\lambda}^k, \boldsymbol{\delta}^k, \boldsymbol{\sigma}^k, \boldsymbol{\xi}^k, \boldsymbol{\theta}^k, \boldsymbol{\varsigma}^k \right) \right.$$
$$- \sum_{k \in \mathbb{K}} \left( \sum_{i \in \mathbb{I}} \left( \lambda_i^k x_{it_0} + \delta_i^k d_{it_0} \right) + \sum_{j \in \mathbb{J}} \left( \sigma^{jk} u_{t_0}^j + \xi^{jk} v_{t_0}^j \right) \right.$$
$$\left. + \sum_{j \in \mathbb{J}, n \in \mathbb{N}} \left( \theta^{jnk} u_{t_0}^{jn} + \varsigma^{jnk} v_{t_0}^{jn} \right) \right) :$$
$$\left. \left( \boldsymbol{x}_{t_0}^k, \boldsymbol{d}_{t_0}^k, \boldsymbol{u}_{t_0}^{jk}, \boldsymbol{v}_{t_0}^{jk}, \boldsymbol{x}^k, \boldsymbol{d}^k, \boldsymbol{u}^k, \boldsymbol{v}^k \right) \in \mathbb{S}^k, \quad \forall k \in \mathbb{K} \right\}$$

$$\tag{7.93}$$

其中，对于 $k = 1, \cdots, K$，有

$$L^k \left( \boldsymbol{x}_{t_0}^k, \boldsymbol{d}_{t_0}^k, \boldsymbol{u}_{t_0}^k, \boldsymbol{v}_{t_0}^k, \boldsymbol{q}_{t_0}^k, z_{t_0}^k, \boldsymbol{x}^k, \boldsymbol{d}^k, \boldsymbol{u}^k, \boldsymbol{v}^k, \boldsymbol{q}^k, z^k, \boldsymbol{\lambda}^k, \boldsymbol{\delta}^k, \boldsymbol{\sigma}^k, \boldsymbol{\xi}^k, \boldsymbol{\theta}^k, \boldsymbol{\varsigma}^k \right)$$
$$= p^k \left( \gamma^{t_0} \left( \sum_{i \in \mathbb{I}} r_i x_{it_0}^k - \sum_{j \in \mathbb{J}} h_j u_{t_0}^{jk} - \sum_{j \in \mathbb{J}} \kappa_j v_{t_0}^{jk} - \sum_{i \in \mathbb{I}} \pi_i \left( d_{it_0}^k - x_{it_0}^k \right) \right) \right.$$
$$\left. + \sum_{t=t_0+1}^{T} \gamma^t \left( \sum_{i \in \mathbb{I}} r_i x_{it}^k - \sum_{j \in \mathbb{J}} h_j u_t^{jk} - \sum_{j \in \mathbb{J}} \kappa_j v_t^{jk} - \sum_{i \in \mathbb{I}} \pi_i \left( d_{it}^k - x_{it}^k \right) \right) \right)$$
$$+ \sum_{i \in \mathbb{I}} \left( \lambda_i^k x_{it_0}^k + \delta_i^k d_{it_0}^k \right) + \sum_{j \in \mathbb{J}} \left( \sigma^{jk} u_{t_0}^{jk} + \xi^{jk} v_{t_0}^{jk} \right) + \sum_{j \in \mathbb{J}, n \in \mathbb{N}} \left( \theta^{jnk} u_{t_0}^{jnk} + \varsigma^{jnk} v_{t_0}^{jnk} \right) \tag{7.94}$$

由于变量 $\left( \boldsymbol{x}_{t_0}, \boldsymbol{u}_{t_0}, \boldsymbol{v}_{t_0} \right)$ 无限制，为了使拉格朗日对偶有界，需要加入约束

$$\sum_{k \in \mathbb{K}} \lambda_i^k = \sum_{k \in \mathbb{K}} \delta_i^k = \sum_{k \in \mathbb{K}} \sigma^{jk} = \sum_{k \in \mathbb{K}} \xi^{jk} = \sum_{k \in \mathbb{K}} \theta^{jnk} = \sum_{k \in \mathbb{K}} \varsigma^{jnk} = 0 \tag{7.95}$$

因此，有

$$\sum_{k\in\mathbb{K}}\left(\sum_{i\in\mathbb{I}}\left(\lambda_i^k x_{it_0}+\delta_i^k d_{it_0}\right)+\sum_{j\in\mathbb{J}}\left(\sigma^{jk}u_{t_0}^j+\xi^{jk}v_{t_0}^j\right)+\sum_{j\in\mathbb{J},n\in\mathbb{N}}\left(\theta^{jnk}u_{t_0}^{jn}+\varsigma^{jnk}v_{t_0}^{jn}\right)\right)=0 \quad (7.96)$$

则原问题等价于

$$D(\lambda,\delta,\sigma,\xi,\theta,\varsigma)=\sum_{k\in\mathbb{K}}D^k\left(\lambda^k,\delta^k,\sigma^k,\xi^k,\theta^k,\varsigma^k\right) \tag{7.97}$$

$$D^k\left(\lambda^k,\delta^k,\sigma^k,\xi^k,\theta^k,\varsigma^k\right)=\max\Big\{L^k\left(x_{t_0}^k,d_{t_0}^k,u_{t_0}^k,v_{t_0}^k,q_{t_0}^k,z_{t_0}^k,x^k,d^k,u^k,\right.$$
$$v^k,q^k,z^k,\lambda^k,\delta^k,\sigma^k,\xi^k,\theta^k,\varsigma^k\Big):$$
$$\left(x_{t_0}^k,d_{t_0}^k,u_{t_0}^k,v_{t_0}^k,q_{t_0}^k,z_{t_0}^k,x^k,d^k,u^k,v^k\right)\in\mathbb{S}^k\Big\},\quad\forall k\in\mathbb{K}$$

$$(7.98)$$

因此，原问题等价于以下拉格朗日对偶问题：

$$Z_{\mathrm{LD}}=\min_{\lambda,\delta,\sigma,\xi,\theta,\varsigma,\varepsilon,\varphi}\Big\{\sum_{k\in\mathbb{K}}D^k\left(\lambda^k,\delta^k,\sigma^k,\xi^k,\theta^k,\varsigma^k\right):$$
$$\sum_{k\in\mathbb{K}}\lambda_i^k=\sum_{k\in\mathbb{K}}\delta_i^k=\sum_{k\in\mathbb{K}}\sigma^{jk}=\sum_{k\in\mathbb{K}}\xi^{jk}=\sum_{k\in\mathbb{K}}\theta^{jnk}=\sum_{k\in\mathbb{K}}\varsigma^{jnk}=0\Big\}$$

$$(7.99)$$

将其转换为线性问题，可得

$$\min_{\lambda,\delta,\sigma,\xi,\varepsilon,\varphi}\Big\{\sum_{k\in\mathbb{K}}g^k:g^k\geqslant D^k\left(\lambda^k,\delta^k,\sigma^k,\xi^k,\theta^k,\varsigma^k\right),$$
$$\sum_{k\in\mathbb{K}}\lambda_i^k=\sum_{k\in\mathbb{K}}\delta_i^k=\sum_{k\in\mathbb{K}}\sigma^{jk}=\sum_{k\in\mathbb{K}}\xi^{jk}=\sum_{k\in\mathbb{K}}\theta^{jnk}=\sum_{k\in\mathbb{K}}\varsigma^{jnk}=0,\quad(7.100)$$
$$\forall j\in\mathbb{J},k\in\mathbb{K},n\in\mathbb{N}\Big\}$$

利用切平面方法进行求解，具体为利用梯度表达代替 $D^k\left(\lambda^k,\delta^k,\sigma^k,\theta^k,\varsigma^k\right)$，即可得到以下加入归一化项的二次规划模型：

$$\min_{\lambda^k,\delta^k,\sigma^k,\xi^k,\varepsilon^k,\varphi^k,g^k}\sum_{k\in\mathbb{K}}g^k+\frac{1}{2}\Delta\sum_{k\in\mathbb{K}}\left\|\left(\lambda^k,\delta^k,\sigma^k,\xi^k,\theta^k,\varsigma^k,g^k\right)\right\|^2 \tag{7.101}$$

$$\sum_{k\in\mathbb{K}}\lambda_i^k=\sum_{k\in\mathbb{K}}\delta_i^k=\sum_{k\in\mathbb{K}}\sigma^{jk}=\sum_{k\in\mathbb{K}}\xi^{jk}=\sum_{k\in\mathbb{K}}\theta^{jnk}=\sum_{k\in\mathbb{K}}\varsigma^{jnk}=0,\quad\forall j\in\mathbb{J},n\in\mathbb{N} \tag{7.102}$$

$$g^k\geqslant D^k\left(\overline{\lambda}^k,\overline{\delta}^k,\overline{\sigma}^k,\overline{\xi}^k,\overline{\theta}^k,\overline{\varsigma}^k\right)$$

$$+\left(x_{t_0}^{k*},d_{t_0}^{k*},u_{t_0}^{k*},v_{t_0}^{k*},u_{t_0}^{nk*},v_{t_0}^{nk*}\right)\left(\lambda^k-\overline{\lambda}^k,\delta^k-\overline{\delta}^k,\sigma^k-\overline{\sigma}^k,\xi^k-\overline{\xi}^k,\theta^k-\overline{\theta}^k,\varsigma^k-\overline{\varsigma}^k\right)^{\mathrm{T}}$$

$$(7.103)$$

为了对比以上两种方法的效果，本章还利用三种启发式算法进行求解，分别为先到先服务(FCFS)、短视(Myopic)和基于优先级(Priority-based)的调度方法，下面简要介绍这三种方法。

先到先服务策略即把所有类型患者放在同一个队列中，按照到达的顺序进行排队，然后从前往后进入系统服务。

短视策略是在做患者调度时，只考虑当前这天的期望收益，即优化不考虑未来收益项 $\sum_{k \in \mathbb{K}} p^k Q_k\left(\boldsymbol{x}_{t_0}, \boldsymbol{d}_{t_0}, \boldsymbol{\Lambda}^k, \boldsymbol{\tau}^k\right)$ 的模型(P-RH1)。

基于优先级策略是先根据 $r_i - \sum_{j \in \mathbb{J}}\left(h_j + \kappa_j\right)\overline{\tau}_{ij} - \pi_i$ 将患者排序，即以收益减去资源使用量和等待成本作为参考，然后按照患者优先级从高到低进行服务。

# 7.4　数值实验

本节基于医院的实际数据进行数值实验以验证模型和算法的有效性，首先介绍基于医院实际数据的基本案例设置，然后求解基本案例，并对不同的参数进行敏感性分析。由于本章分别针对单类患者和多类患者系统提出了不同的求解算法，本节将针对这两类系统进行数值实验分析，数值实验同样采用 C++语言编程，所有的小规模线性规划模型采用 CPLEX 12.5 求解，在 CPU 2.6GHz 和内存为64GB 的 Intel E5-2670 服务器上进行，操作系统为 Redhat Linux。

## 7.4.1　数据设置

本节的实验基于某医院的实际数据，选取该医院 2016 年 1～12 月的日间手术数据，考虑病床和手术室两类关键资源。共有三类日间手术患者：眼科、耳鼻喉科和微创外科，统计得到表 7.1 中的参数，包括各类患者的到达率、单位收益以及手术时间，本节假设手术时间为 Lognormal 分布。

表 7.1　患者信息

| 类型 $i$ | 科室 | 日到达率 /(人/天) | 手术时间/h | | 单位收益/元 |
| --- | --- | --- | --- | --- | --- |
| | | | 均值 | Lognormal 分布参数 | |
| 1 | 眼科 | 2.13223 | 0.8478 | (−0.2220, 0.3273) | 6314.51 |
| 2 | 耳鼻喉科 | 1.31535 | 1.0003 | (−0.0756, 0.3815) | 1660.14 |
| 3 | 微创外科 | 4.29123 | 1.4253 | (0.3133, 0.2836) | 5054.10 |

选取眼科数据进行单类患者系统数值实验，以上三类患者进行多类患者系统数值实验。考虑半年的计划期，有效工作时间为 125 天，每天的折扣因子设置为 0.98。手术室资源和病床资源的单位成本分别为 48900 元/h 和 69000 元/床；为了减少加床，设置较高的加床成本为 10000 元/(床·天)；手术室的加班成本设置为 2000 元/h；手术室和病床的闲置成本设置为 1000 元/h 和 1000 元/床；患者等待成本设置为 200 人/天。定义以上案例为基本案例，为了分析不同参数对结果的影响，本节还将改变不同参数，包括单位收益 $r_i$，资源配置成本 $(\eta_1, \eta_2)$ 以及运营成本 $h_1$、$h_2$、$\kappa_1$、$\kappa_2$、$\pi_i$，当分析一个参数的影响时，只改变这个参数的值，其他参数值不变。

在实验中利用拟合的分布产生需求和手术时间的样本，SAA 算法中的总样本量 $N$ 和 $K$ 都设置为 50。本节还建立了一个仿真过程来评估不同的资源配置和患者调度方法的效果，每个方法的仿真产生同样的样本路径并仿真 100 次，取平均的期望净收益作为评估值。

为了对比考虑患者调度的资源配置优化方法比不考虑要好，本节还简要介绍不考虑患者调度的资源配置模型(P-CPWS)及其求解算法。

$$(\text{P-CPWS}): \max\left\{ -\sum_{j\in\mathbb{J}}\eta_j M_j + \left(\sum_{t\in\mathbb{T}}\gamma^t\right)\left(\sum_{i\in\mathbb{I}}r_i\lambda_i - \sum_{j\in\mathbb{J}}h_j E\left[\left(\sum_{i\in\mathbb{I}}\tau_{it}^j\lambda_{it} - M_j\right)^+\right]\right.\right.$$
$$\left.\left. -\sum_{j\in\mathbb{J}}\kappa_j E\left[\left(M_j - \sum_{i\in\mathbb{I}}\tau_{it}^j\lambda_{it}\right)^+\right]\right)\right\} \tag{7.104}$$

$$\text{s.t.}\quad \boldsymbol{M}\in\mathbb{X} \tag{7.105}$$

利用 SAA 算法计算资源加班和闲置成本，考虑样本 $n\in\mathbb{N}$，令资源 $j$ 的使用样本为 $\boldsymbol{\tau}^n = \left[\tau_i^{jn}, \forall i\in\mathbb{I}, j\in\mathbb{J}\right]$，则可得到以下线性混合整数规划模型，可用求解器 CPLEX 进行求解。

$$\max\left\{ -\sum_{j\in\mathbb{J}}\eta_j M_j + \left(\sum_{t\in\mathbb{T}}\gamma^t\right)\left(\sum_{i\in\mathbb{I}}r_i\lambda_i - \sum_{n\in\mathbb{N}}p^n\left(\sum_{j\in\mathbb{J}}h_j u_j^n + \sum_{j\in\mathbb{J}}\kappa_j v_j^n\right)\right)\right\} \tag{7.106}$$

$$\text{s.t.}\quad \boldsymbol{M}\in\mathbb{X} \tag{7.107}$$

$$u_j^n \geqslant \sum_{i\in\mathbb{I}}\tau_i^{jn}\lambda_i - M_j, \quad \forall j\in\mathbb{J}, n\in\mathbb{N} \tag{7.108}$$

$$v_j^n \geqslant M_j - \sum_{i\in\mathbb{I}}\tau_i^{jn}\lambda_i, \quad \forall j\in\mathbb{J}, n\in\mathbb{N} \tag{7.109}$$

$$u_j^n, v_j^n \in \mathbf{R}_+, \quad \forall j\in\mathbb{J}, n\in\mathbb{N} \tag{7.110}$$

### 7.4.2 单类患者系统数值实验

本节采用眼科数据比较单类患者系统中不同算法的效果，包括四种资源配置方法：基于 MDP 的算法 7.2(MDP-A2)、基于 SAA 的 Benders 分解(BD-SAA)算法、基于 SAA 的对偶分解(DD-SAA)算法和不考虑患者调度的资源配置算法(P-CPWS)，以及三种患者调度方法：基于 MDP 的算法 7.1(MDP-A1)、基于 Benders 分解的滚动(rolling horizon)(BD-RH)算法和基于对偶分解的滚动(DD-RH)算法。首先求解基本案例中的资源配置问题在不同资源配置方案的仿真评估过程中采用最优的患者调度方法，表 7.2 给出了最优资源配置决策 MDP-A2 方法的期望净收益(ENR)以及其他方法与其差距(Gap)。

表 7.2　单类患者系统的基本案例资源配置结果

| 算法 | MDP-A2 | | BD-SAA | | DD-SAA | | P-CPWS | |
|---|---|---|---|---|---|---|---|---|
| | $(M_1^*, M_2^*)$ | ENR/$10^5$元 | $(M_1^*, M_2^*)$ | Gap/% | $(M_1^*, M_2^*)$ | Gap/% | $(M_1^*, M_2^*)$ | Gap/% |
| 结果 | (1.37,2) | 2.39 | (1.66,2) | 2.5 | (1.65,2) | 2.1 | (1.72,3) | 10.5 |

期望净收益的结果表明，MDP-A2 算法最好，在 7.2 节分析了此算法可求出最优解。BD-SAA 算法和 DD-SAA 算法的结果与 MDP-A2 算法的差距分别为 2.5%和 2.1%，表明这两种算法的效果略差于最优解，而 P-CPWS 算法与最优解的差距为 10.5%。

本节还针对不同的参数进行敏感性分析，包括单位收益 $r_i$，资源配置成本 $(\eta_1, \eta_2)$ 以及运营成本 $h_1$、$h_2$、$\kappa_1$、$\kappa_2$、$\pi_i$。保持其他参数不变，改变相应的参数值为基本案例的{0.1, 0.25, 0.5, 1, 2, 5}倍，分别利用 MDP-A2、BD-SAA、DD-SAA 和 P-CPWS 四种算法进行求解，结果如表 7.3～表 7.5 所示。

表 7.3　不同单位收益下单类患者系统中不同求解方法结果

| 算法 | 结果 | 基本案例单位收益的倍数 | | | | | |
|---|---|---|---|---|---|---|---|
| | | 0.1 | 0.25 | 0.5 | 1 | 2 | 5 |
| MDP-A2 | $(M_1^*, M_2^*)$ | (1.34,2) | (1.34,2) | (1.34,2) | (1.37,2) | (1.32,3) | (1.26,3) |
| | ENR/$10^5$元 | −2.58 | −1.76 | −0.4 | 2.39 | 8.16 | 26.13 |
| BD-SAA | $(M_1^*, M_2^*)$ | (1.62,2) | (1.62,2) | (1.66,2) | (1.66,2) | (1.66,2) | (1.42,3) |
| | Gap/% | 1.9 | 2.8 | 17.5 | 2.5 | 0.7 | 0 |
| DD-SAA | $(M_1^*, M_2^*)$ | (1.64,2) | (1.64,2) | (1.65,2) | (1.65,2) | (1.66,2) | (1.62,3) |
| | Gap/% | 2.3 | 3.4 | 17.5 | 2.1 | 0.7 | 0.1 |
| P-CPWS | $(M_1^*, M_2^*)$ | (1.72,3) | (1.72,3) | (1.72,3) | (1.72,3) | (1.72,3) | (1.72,3) |
| | Gap/% | 25.2 | 33 | 113 | 10.5 | 0.7 | 0.2 |

表 7.4　不同资源配置成本下单类患者系统中不同求解方法结果

| 算法 | 结果 | 基本案例资源配置成本的倍数 | | | | | |
|---|---|---|---|---|---|---|---|
| | | 0.1 | 0.25 | 0.5 | 1 | 2 | 5 |
| MDP-A2 | $(M_1^*, M_2^*)$ | (2.16,3) | (1.88,3) | (1.67,3) | (1.37,2) | (0,2) | (0,2) |
| | ENR/$10^5$元 | 4.79 | 4.33 | 3.59 | 2.39 | 0.57 | −3.57 |
| BD-SAA | $(M_1^*, M_2^*)$ | (2.04,3) | (1.95,3) | (1.79,3) | (1.66,2) | (0,2) | (0,2) |
| | Gap/% | 0.2 | 0.2 | 0 | 2.5 | 0 | 0 |
| DD-SAA | $(M_1^*, M_2^*)$ | (1.99,3) | (1.86,3) | (1.74,3) | (1.65,2) | (0,2) | (0,2) |
| | Gap/% | 0.2 | 0 | 0 | 2.1 | 0 | 0 |
| P-CPWS | $(M_1^*, M_2^*)$ | (1.82,3) | (1.81,3) | (1.80,3) | (1.72,3) | (0,3) | (0,3) |
| | Gap/% | 0.4 | 0 | 0 | 10.5 | 356 | 78.2 |

表 7.5　不同运营成本下单类患者系统中不同求解方法结果

| 算法 | 结果 | 基本案例运营成本的倍数 | | | | | |
|---|---|---|---|---|---|---|---|
| | | 0.1 | 0.25 | 0.5 | 1 | 2 | 5 |
| MDP-A2 | $(M_1^*, M_2^*)$ | (0,0) | (0,2) | (0,2) | (1.37,2) | (1.52,2) | (1.92,3) |
| | ENR/$10^5$元 | 4.91 | 3.83 | 3.17 | 2.39 | 1.29 | −1.48 |
| BD-SAA | $(M_1^*, M_2^*)$ | (0,0) | (0,2) | (0,2) | (1.66,2) | (1.78,3) | (1.94,3) |
| | Gap/% | 0 | 0 | 0 | 2.5 | 6.2 | 0 |
| DD-SAA | $(M_1^*, M_2^*)$ | (0,0) | (0,2) | (0,2) | (1.65,2) | (1.74,2) | (1.85,2) |
| | Gap/% | 0 | 0 | 0 | 2.1 | 5.4 | 0.7 |
| P-CPWS | $(M_1^*, M_2^*)$ | (0,0) | (0,3) | (0,3) | (1.72,3) | (1.80,3) | (1.82,3) |
| | Gap/% | 0 | 10.7 | 7.9 | 10.5 | 6.2 | 0.7 |

表 7.3~表 7.5 的结果表明,MDP-A2 算法的结果最优,BD-SAA 算法和
DD-SAA 算法次之,P-CPWS 算法结果最差。表 7.3 表明,随着单位收益的增加,
期望净收益也增加,病床配置数量有增加的趋势,但是手术室资源没有明确的变
化趋势。表 7.4 表明,随着资源配置成本的增加,期望净收益减少,病床和手术
室配置量也减少。这是因为资源配置成本越高,净收益越小,且系统会尽可能减少
资源的配置量以降低成本。表 7.5 表明,随着运营成本的增加,期望净收益减少,
但病床和手术室配置量增加。这是因为运营成本越高,净收益越小;由于资源加班
成本高于闲置成本,为了减小第二阶段的成本,系统会配置更多的资源以减少加班。

下面利用不同的算法求解患者调度问题,假设资源配置为基本案例中求解出
的资源配置(1.37, 2),用相同样本路径的仿真流程评估不同的患者调度方法。
表 7.6~表 7.9 给出了不同调度方法的期望净收益,包括能求解最优解的基于 MDP
的算法 7.1(MDP-A1)、基于 Benders 分解的滚动(BD-RH)算法和基于对偶分解的滚
动(DD-RH)算法,表中的 ENR 表示第二阶段期望收益减去第一阶段资源配置成本
的值。表 7.6 给出了基本案例下 MDP-A1 算法的期望收益以及 BD-RH 算法和

DD-RH 算法的期望净收益与 MDP-A1 算法的差距(Gap)。

表 7.6　单类患者系统的基本案例不同调度方法的效果评估

| 算法 | MDP-A1 | BD-RH | DD-RH |
|---|---|---|---|
| | ENR/$10^5$ 元 | Gap/% | Gap/% |
| 结果 | 2.39 | 1.5 | 29.2 |

表 7.6 结果表明，MDP-A1 算法最好，在 7.3 节分析了此算法可求出最优解，而 BD-RH 算法和 DD-RH 算法的结果与 MDP-A1 算法的差距分别为 1.5%和 29.2%，表明 BD-RH 算法的效果很好，只略差于最优解，它要优于 DD-RH 算法。

本节还针对不同的参数进行敏感性分析，包括单位收益 $r_i$，资源配置成本 ($\eta_1, \eta_2$)以及运营成本 $h_1$、$h_2$、$\kappa_1$、$\kappa_2$、$\pi_i$。首先分析单位收益对期望净收益的影响，保持其他参数不变，改变单位收益的值为基本案例的{0.1, 0.25, 0.5, 1, 2, 5}倍，分别利用 MDP-A1、BD-RH 和 DD-RH 三种算法进行求解，结果如表 7.7 所示。

表 7.7　不同单位收益下单类患者系统中不同患者调度方法结果

| 方法 | 结果 | 基本案例单位收益的倍数 | | | | | |
|---|---|---|---|---|---|---|---|
| | | 0.1 | 0.25 | 0.5 | 1 | 2 | 5 |
| MDP-A1 | ENR/$10^5$ 元 | −2.58 | −1.76 | −0.4 | 2.39 | 8.15 | 25.76 |
| BD-RH | Gap/% | 0 | 0 | 0 | 1.5 | 1.00 | 0.39 |
| DD-RH | Gap/% | 0 | 0 | 118 | 29.2 | 7.90 | 1.55 |

表 7.7 结果表明，当单位收益较小时，三种算法的结果相同，但随着单位收益的增大，DD-RH 算法的表现不稳定，与最优值相差较大，但 BD-RH 算法与最优值相差不大。此外，随着单位收益的增加，期望净收益也增加。

接着分析不同的资源配置对期望净收益的影响，保持其他参数不变，改变资源配置为{(1, 2),(1.37, 2),(2, 2),(2, 3),(3, 3),(4, 4)}，分别利用 MDP-A1、BD-RH 和 DD-RH 三种算法进行求解，结果如表 7.8 所示。

表 7.8　不同资源配置下单类患者系统中不同患者调度方法结果

| 算法 | 结果 | 资源配置方案 | | | | | |
|---|---|---|---|---|---|---|---|
| | | (1, 2) | (1.37, 2) | (2, 2) | (2, 3) | (3, 3) | (4, 4) |
| MDP-A1 | ENR/$10^5$ 元 | 2.32 | 2.39 | 2.15 | 2.04 | 1.39 | −0.6 |
| BD-RH | Gap/% | 1.30 | 1.50 | 0.60 | 0.90 | 0 | 0 |
| DD-RH | Gap/% | 28.50 | 29.20 | 14.10 | 0.30 | 0 | 0 |

表 7.8 结果表明，DD-RH 算法的表现不稳定，特别是当资源配置较少时，而 BD-RH 算法的求解结果与最优值相差较小。此外，随着资源配置数量的增加，期

望净收益先增加后减少。这是因为(1.37, 2)是最优的决策,所以期望净收益先增加,而后随着资源数的增加,配置成本增大,期望净收益也随之递减。

进一步分析运营成本对期望净收益的影响,保持其他参数不变,改变运营成本为基本案例的{0.1, 0.25, 0.5, 1, 2, 5}倍,分别利用 MDP-A1、BD-RH 和 DD-RH 三种算法进行求解,结果如表 7.9 所示。

表 7.9　不同运营成本下单类患者系统中不同患者调度方法结果

| 算法 | 结果 | 基本案例运营成本的倍数 | | | | | |
|---|---|---|---|---|---|---|---|
| | | 0.1 | 0.25 | 0.5 | 1 | 2 | 5 |
| MDP-A1 | ENR/$10^5$元 | 3.70 | 3.43 | 3.05 | 2.39 | 1.25 | −1.96 |
| BD-RH | Gap/% | 0.20 | 0.58 | 1.30 | 1.50 | 0 | 0 |
| DD-RH | Gap/% | 0.60 | 3.21 | 10.60 | 29.20 | 74.80 | 0 |

表 7.9 结果表明,DD-RH 算法表现不好,但 BD-RH 算法与最优值相差较小。此外,随着资源配置数量的增加,期望净收益减少。

### 7.4.3　多类患者系统数值实验

本节采用 7.4.1 节中三个科室的数据进行数值实验,比较多类患者系统中不同算法的效果,包括资源配置方法:基于 SAA 的 Benders 分解(BD-SAA)算法、基于 SAA 的对偶分解(DD-SAA)算法和不考虑患者调度的资源配置算法(P-CPWS),患者调度方法:基于 Benders 分解的滚动(BD-RH)算法、基于对偶分解的滚动(DD-RH)算法,以及 7.3 节中介绍的三种启发式策略:FCFS 策略、Myopic 策略和 Priority-based 策略。

首先求解基本案例中的资源配置问题。在资源配置仿真评估过程中采用基于 Benders 分解的调度方法,表 7.10 给出了最优资源配置决策、BD-SAA 算法的期望净收益以及其他方法与其差距(Gap),结果表明 BD-SAA 算法的结果最好。

表 7.10　多类患者系统的基本案例资源配置结果

| 算法 | BD-SAA | | DD-SAA | | P-CPWS | |
|---|---|---|---|---|---|---|
| | $(M_1^*, M_2^*)$ | ENR/$10^5$元 | $(M_1^*, M_2^*)$ | Gap/% | $(M_1^*, M_2^*)$ | Gap/% |
| 结果 | (8.59, 8) | 5.09 | (8.74, 8) | 5.1 | (9.10, 8) | 1.4 |

此外,本节还针对不同的参数进行敏感性分析,包括单位收益 $r_i$,资源配置成本($\eta_1, \eta_2$)以及运营成本 $h_1$、$h_2$、$\kappa_1$、$\kappa_2$、$\pi_i$。保持其他参数不变,改变相应的参数值为基本案例的{0.1, 0.25, 0.5, 1, 2, 5}倍,分别利用 BD-SAA、DD-SAA 和 P-CPWS 三种算法进行求解,结果如表 7.11~表 7.13 所示。

**表 7.11　不同单位收益下多类患者系统中不同求解方法结果**

| 算法 | 结果 | 基本案例单位收益的倍数 | | | | | |
|---|---|---|---|---|---|---|---|
| | | 0.1 | 0.25 | 0.5 | 1 | 2 | 5 |
| BD-SAA | $(M_1^*, M_2^*)$ | (8.60, 8) | (8.61, 8) | (8.61, 8) | (8.59, 8) | (8.56, 8) | (8.54, 8) |
| | ENR/$10^5$元 | −9.82 | −7.34 | −3.22 | 5.09 | 21.72 | 71.74 |
| DD-SAA | $(M_1^*, M_2^*)$ | (9.24, 8) | (8.90, 8) | (8.90, 8) | (8.74, 8) | (8.71, 8) | (8.63, 8) |
| | Gap/% | 7.9 | 9.3 | 113.8 | 5.1 | 1.7 | 0.9 |
| P-CPWS | $(M_1^*, M_2^*)$ | (9.10, 8) | (9.10, 8) | (9.10, 8) | (9.10, 8) | (9.10, 8) | (9.10, 8) |
| | Gap/% | 0.9 | 1.1 | 1.9 | 1.4 | 0.3 | 0.1 |

**表 7.12　不同资源配置成本下多类患者系统中不同求解方法结果**

| 算法 | 结果 | 基本案例资源配置成本的倍数 | | | | | |
|---|---|---|---|---|---|---|---|
| | | 0.1 | 0.25 | 0.5 | 1 | 2 | 5 |
| BD-SAA | $(M_1^*, M_2^*)$ | (9.45, 8) | (9.31, 8) | (9.08, 8) | (8.59, 8) | (0, 8) | (0, 7) |
| | ENR/$10^5$元 | 14.04 | 12.52 | 10.01 | 5.09 | −3.23 | −18.33 |
| DD-SAA | $(M_1^*, M_2^*)$ | (10.09, 8) | (10.03, 8) | (9.82, 8) | (8.74, 8) | (0, 8) | (0, 7) |
| | Gap/% | 53.0 | 42.8 | 75.1 | 5.1 | 0 | 0.7 |
| P-CPWS | $(M_1^*, M_2^*)$ | (9.60, 8) | (9.49, 8) | (9.36, 8) | (9.10, 8) | (0, 8) | (0, 8) |
| | Gap/% | 0.1 | 0.1 | 0.2 | 1.4 | 0 | 8.0 |

**表 7.13　不同运营成本下多类患者系统中不同求解方法结果**

| 算法 | 结果 | 基本案例运营成本的倍数 | | | | | |
|---|---|---|---|---|---|---|---|
| | | 0.1 | 0.25 | 0.5 | 1 | 2 | 5 |
| BD-SAA | $(M_1^*, M_2^*)$ | (0,0) | (0,7) | (0,8) | (8.59,8) | (9.08,8) | (9.31,8) |
| | ENR/$10^5$元 | 12.51 | 8.92 | 6.72 | 5.09 | 3.41 | −1.32 |
| DD-SAA | $(M_1^*, M_2^*)$ | (0,0) | (0,7) | (0,7) | (8.74,8) | (9.11,8) | (10.03,8) |
| | Gap/% | 0 | 3.2 | 13.7 | 5.1 | 75.2 | 638.4 |
| P-CPWS | $(M_1^*, M_2^*)$ | (0,0) | (0,7) | (0,8) | (9.10,8) | (9.36,8) | (9.51,8) |
| | Gap/% | 0 | 0 | 0 | 1.4 | 1.2 | 3.0 |

结果表明,BD-SAA 算法效果最佳,DD-SAA 算法结果不稳定。表 7.11 表明,期望净收益随着单位收益的增加而增加,而资源配置量没有明显的变化趋势。表 7.12 表明,资源配置决策和期望净收益都随着资源配置成本的增加而减小,这是因为资源配置成本越高,系统越倾向于配置更少的资源。表 7.13 表明,随着运

营成本的增加，期望净收益减小，但资源配置数量增加。这是因为当运营成本较低时，系统更倾向于配置更少的资源以减少资源配置成本，但随着运营成本的增加，系统需要配置更多的资源以平衡运营成本带来的影响。

下面利用不同的方法求解患者调度问题，假设资源配置为$(8.6, 8)$，用相同样本路径的仿真流程评估不同的调度方法。表 7.14 给出了基本案例下 BD-RH 算法的期望收益以及 DD-RH 算法和三种启发式策略的期望净收益与 BD-RH 算法的差距(Gap)。结果表明，BD-RH 算法最好，FCFS 策略效果最差，与 BD-RH 算法的期望净收益相差 110.9%，启发式算法中 Myopic 策略效果较好。

**表 7.14 多类患者系统的基本案例不同调度方法的效果评估**

| 算法 | BD-RH | DD-RH | FCFS | Myopic | Priority-based |
|---|---|---|---|---|---|
| | ENR/$10^5$元 | Gap/% | Gap/% | Gap/% | Gap/% |
| 结果 | 5.1 | 17.6 | 110.9 | 0.4 | 74.5 |

本节还针对不同的参数进行敏感性分析，分析不同参数对期望净收益的影响，包括单位收益 $r_i$，资源配置成本$(\eta_1, \eta_2)$以及运营成本 $h_1$、$h_2$、$\kappa_1$、$\kappa_2$、$\pi_i$。保持其他参数不变，改变单位收益和运营成本为基本案例的$\{0.1, 0.25, 0.5, 1, 2, 5\}$倍，在不同的资源配置下分别利用 BD-SAA 算法、DD-SAA 算法和三种启发式策略进行求解，结果如表 7.15～表 7.17 所示。

**表 7.15 不同单位收益下多类患者系统中不同患者调度方法结果**

| 算法 | 结果 | 基本案例单位收益的倍数 | | | | | |
|---|---|---|---|---|---|---|---|
| | | 0.1 | 0.25 | 0.5 | 1 | 2 | 5 |
| BD-RH | ENR/$10^5$元 | −9.82 | −7.34 | −3.21 | 5.1 | 21.72 | 71.74 |
| DD-RH | Gap/% | 3.0 | 2.0 | 43.0 | 17.6 | 19.0 | 10.6 |
| FCFS | Gap/% | 37.7 | 54.7 | 141.6 | 110.9 | 36.3 | 20.5 |
| Myopic | Gap/% | 1.0 | 1.1 | 1.6 | 0.4 | 8.4 | 2.1 |
| Priority-based | Gap/% | 30.7 | 43.1 | 104.7 | 74.5 | 21.5 | 10.4 |

**表 7.16 不同资源配置下多类患者系统中不同患者调度方法结果**

| 算法 | 结果 | 资源配置 | | | | | |
|---|---|---|---|---|---|---|---|
| | | $(8.6, 7)$ | $(8.6, 8)$ | $(8.6, 9)$ | $(7, 8)$ | $(8, 8)$ | $(9, 8)$ |
| BD-RH | ENR/$10^5$元 | 3.61 | 5.1 | 4.28 | 4.91 | 5.09 | 5.05 |
| DD-RH | Gap/% | 187.5 | 17.6 | 3.0 | 2.6 | 7.1 | 18.0 |
| FCFS | Gap/% | 102.7 | 110.9 | 139 | 262.0 | 161.9 | 84.2 |
| Myopic | Gap/% | 1.9 | 0.4 | 3.7 | 0.0 | 0.2 | 0.8 |
| Priority-based | Gap/% | 46.3 | 74.5 | 96.3 | 185.1 | 116.5 | 44.4 |

**表 7.17 不同运营成本下多类患者系统中不同患者调度方法结果**

| 方法 | 结果 | 基本案例运营成本的倍数 | | | | | |
|------|------|------|------|------|------|------|------|
| | | 0.1 | 0.25 | 0.5 | 1 | 2 | 5 |
| BD-RH | ENR/$10^5$元 | 6.77 | 6.47 | 6.00 | 5.1 | 3.30 | −1.98 |
| DD-RH | Gap/% | 27.3 | 41.9 | 47.7 | 17.6 | 61.2 | 32.3 |
| FCFS | Gap/% | 38.6 | 47.9 | 65.7 | 110.9 | 275.6 | 985.3 |
| Myopic | Gap/% | 5.5 | 6.2 | 15.2 | 0.4 | 2.7 | 19.7 |
| Priority-based | Gap/% | 18.2 | 25.2 | 39 | 74.5 | 203.3 | 785.9 |

结果表明，BD-RH 算法最好，启发式算法中 Myopic 算法与 BD-RH 算法的结果相差较小。表 7.15 表明，期望净收益随着单位收益的增加而增加。表 7.16 表明，当资源配置小于最优解时，期望净收益随着资源配置量的增加而增加，而当资源配置量大于最优解时，期望净收益随着资源配置量的增加而减小。表 7.17 表明，期望净收益随着运营成本的增加而减小。

### 7.4.4 多类患者系统中 SAA 算法与单类近似算法的比较

在 7.2 节中介绍了求解单类患者系统中资源配置与患者调度的最优解的方法，在 7.3 节中说明了难以将单类患者系统的求解方法应用于多类患者系统，因此提出了基于两阶段随机规划模型的求解方法。在实际的应用过程中，不同类型患者间的手术时间差别可能较大，也可能较小。因此，将多类患者的数据拟合成单类，然后利用单类患者系统的最优求解算法进行求解也是一种近似策略，本节将此算法称为单类近似策略(approximate one-type policy, AOP)。本节用数值实验研究在不同参数下不同算法的效果，即对比 SAA 算法与 AOP 算法。

首先对比实际数据案例中两种算法的结果，将三类患者的数据拟合成一类得到如表 7.18 所示的结果。根据集成的数据，应用求解单类患者系统的 MDP-A2 算法求解此问题，并与直接应用多类患者系统的 BD-SAA 算法进行对比，得到如表 7.19 和表 7.20 所示的结果，前者表示资源配置结果，后者表示患者调度结果。

**表 7.18 三类患者集成为一类患者的结果**

| 到达率/(人/天) | 手术时间 | | 单位收益/元 |
|------|------|------|------|
| | 均值 | Lognormal 分布参数 | |
| 7.73881 | 1.21481 | (0.11898, 0.39314) | 4824.509 |

表 7.19　实际算例中 SAA 算法与 AOP 算法对比的资源配置结果

| 算法 | | BD-SAA | | AOP | |
|---|---|---|---|---|---|
| 参数 | 基本案例参数值的倍数 | $(M_1^*, M_2^*)$ | ENR/$10^5$ 元 | $(M_1^*, M_2^*)$ | ENR/$10^5$ 元 |
| 基本案例 | 1 | (8.59, 8) | 5.09 | 8.33, 8 | 4.99 |
| 单位收益 | 0.1 | (8.60, 8) | −9.82 | (0, 0) | −27.23 |
| | 0.25 | (8.61, 8) | −7.34 | (0, 0) | −27.23 |
| | 0.5 | (8.61, 8) | −3.22 | (7.58, 7) | −4.27 |
| | 2 | (8.56, 8) | 21.72 | (8.33, 8) | 21.75 |
| | 5 | (8.54, 8) | 71.74 | (8.35, 8) | 71.69 |
| 资源配置成本 | 0.1 | (9.45, 8) | 14.04 | (9.49, 8) | 14.00 |
| | 0.25 | (9.31, 8) | 12.52 | (9.37, 8) | 12.47 |
| | 0.5 | (9.08, 8) | 10.01 | (9.08, 8) | 9.97 |
| | 2 | (0, 8) | −3.23 | (0, 0) | −27.23 |
| | 5 | (0, 7) | −18.33 | (0, 0) | −27.23 |
| 运营成本 | 0.1 | (0, 0) | 12.51 | (0, 0) | 12.51 |
| | 0.25 | (0, 7) | 8.92 | (0, 8) | 8.91 |
| | 0.5 | (0, 8) | 6.72 | (0, 8) | 6.57 |
| | 2 | (9.08, 8) | 3.41 | (9.08, 8) | 3.27 |
| | 5 | (9.31, 8) | −1.32 | (9.44, 8) | −1.80 |

表 7.20　实际算例中 SAA 算法与 AOP 算法对比的患者调度结果

| 算法 | | BD-SAA | AOP |
|---|---|---|---|
| 参数 | | ENR/$10^5$ 元 | ENR/$10^5$ 元 |
| 基本案例 | (8.6, 8) | 5.1 | 5.08 |
| $(M_1^*, M_2^*)$ | (8, 8) | 5.09 | 5.08 |
| | (9, 8) | 5.05 | 5.01 |
| | (8.6, 7) | 3.61 | 3.54 |
| | (8.6, 9) | 4.28 | 4.21 |
| 单位收益 | 0.1 | −9.82 | −9.93 |
| | 0.25 | −7.34 | −7.44 |
| | 0.5 | −3.21 | −3.26 |
| | 2 | 21.72 | 21.74 |
| | 5 | 71.74 | 71.67 |

续表

| 算法 | | BD-SAA | AOP |
|---|---|---|---|
| 参数 | | ENR/$10^5$ 元 | ENR/$10^5$ 元 |
| 基本案例 | (8.6, 8) | 5.1 | 5.08 |
| 资源配置成本 | 0.1 | 13.85 | 13.83 |
| | 0.25 | 12.39 | 12.37 |
| | 0.5 | 9.96 | 9.94 |
| | 2 | −4.63 | −4.65 |
| | 5 | −33.81 | −33.83 |
| 运营成本 | 0.1 | 6.77 | 6.76 |
| | 0.25 | 6.47 | 6.45 |
| | 0.5 | 6.00 | 6.01 |
| | 2 | 3.30 | 3.21 |
| | 5 | −1.98 | −2.44 |

结果表明，实际案例中 BD-SAA 算法的结果要优于 AOP 算法，且 AOP 算法不稳定，有些结果 Gap 很大，有些很小。因此，此医院应该利用 BD-SAA 算法进行资源配置和患者调度。

为了对比不同参数下两种算法的效果，本节还将随机生成服从 Lognormal 和指数分布的手术时间随机数，并分别应用两种算法进行求解，得到如表 7.21 和表 7.22 所示的结果，其中 AOP 调度代表在 SAA 决策的资源配置下利用 AOP 调度算法求解患者调度问题。

**表 7.21　Lognormal 分布下 SAA 算法与 AOP 算法的资源配置和患者调度结果对比**

| 算法 | | AOP | | BD-SAA | | AOP 调度 |
|---|---|---|---|---|---|---|
| Lognormal 分布参数 | 集成的参数 | $(M_1^*, M_2^*)$ | ENR/$10^5$ 元 | $(M_1^*, M_2^*)$ | ENR/$10^5$ 元 | ENR/$10^5$ 元 |
| (0, 0.05),(0, 0.05),(0, 0.05) | 0,0.05 | (7.86, 8) | 6.17 | (7.47, 8) | 6.12 | 6.12 |
| (−0.025,0.05),(0,0.05),(0.025,0.05) | 0.0071,0.0547 | (7.90, 8) | 6.14 | (7.53, 8) | 6.09 | 6.09 |
| (−0.05,0.05),(0,0.05),(0.05,0.05) | 0.0140,0.0658 | (7.92, 8) | 6.09 | (7.59, 8) | 6.05 | 6.06 |
| (−0.075,0.05),(0,0.05),(0.075,0.05) | 0.0217,0.0825 | (7.94, 8) | 6.04 | (7.65, 8) | 6.01 | 6.02 |
| (−0.1,0.05),(0,0.05),(0.1,0.05) | 0.0289,0.1001 | (7.96, 8) | 5.99 | (7.71, 8) | 5.97 | 5.97 |
| (−0.15,0.05),(0,0.05),(0.15,0.05) | 0.0423,0.1390 | (7.97, 8) | 5.87 | (7.82, 8) | 5.87 | 5.87 |
| (−0.2,0.05),(0,0.05),(0.2,0.05) | 0.0571,0.1803 | (8.01, 8) | 5.74 | (7.95, 8) | 5.76 | 5.74 |
| (−0.3,0.05),(0,0.05),(0.3,0.05) | 0.0863,0.2653 | (8.12, 8) | 5.44 | (8.28, 8) | 5.52 | 5.44 |
| (−0.4,0.05),(0,0.05),(0.4,0.05) | 0.1151,0.3499 | (8.32, 8) | 5.09 | (8.69, 8) | 5.23 | 5.09 |
| (−0.5,0.05),(0,0.05),(0.5,0.05) | 0.1429,0.4355 | (8.55, 8) | 4.69 | (9.17, 8) | 4.91 | 4.68 |

**表 7.22　指数分布下 SAA 算法与 AOP 算法的资源配置和患者调度结果对比**

| 算法 | | AOP | | BD-SAA | | AOP 调度 |
|---|---|---|---|---|---|---|
| 指数分布参数 | 集成的参数 | $(M_1^*, M_2^*)$ | ENR/$10^5$元 | $(M_1^*, M_2^*)$ | ENR/$10^5$元 | ENR/$10^5$元 |
| 1.0,1.0,1.0 | 1.0 | (6.19, 8) | 5.25 | (6.42, 8) | 5.21 | 5.24 |
| 0.9,1.0,1.1 | 1.02548 | (6.35, 8) | 5.11 | (6.62, 8) | 5.07 | 5.10 |
| 0.8,1.0,1.2 | 1.05608 | (6.54, 8) | 4.96 | (6.80, 8) | 4.93 | 4.95 |
| 0.7,1.0,1.3 | 1.09088 | (6.76, 8) | 4.80 | (6.97, 8) | 4.77 | 4.79 |
| 0.6,1.0,1.4 | 1.12112 | (6.94, 8) | 4.62 | (7.16, 8) | 4.60 | 4.61 |
| 0.5,1.0,1.5 | 1.14474 | (7.09, 8) | 4.42 | (7.32, 8) | 4.43 | 4.41 |
| 0.4,1.0,1.6 | 1.17132 | (7.25, 8) | 4.22 | (7.48, 8) | 4.25 | 4.21 |
| 0.3,1.0,1.7 | 1.18901 | (7.36, 8) | 4.01 | (7.65, 8) | 4.06 | 3.99 |
| 0.2,1.0,1.8 | 1.22334 | (7.58, 8) | 3.79 | (7.81, 8) | 3.88 | 3.77 |
| 0.1,1.0,1.9 | 1.23624 | (7.66, 8) | 3.56 | (7.97, 8) | 3.69 | 3.54 |

表 7.21 和表 7.22 的结果表明，当不同类型患者的手术时间方差较小时，AOP 算法的结果比 BD-SAA 算法的结果要好；而当方差较大时，BD-SAA 算法的结果比 AOP 算法的结果要好。这是因为不同类型患者间的方差较小时，集成出的结果与多类患者间的差别较小，所以 AOP 算法会更好，但随着方差的增大，拟合效果变差，也就导致 AOP 算法效果变差。因此，在实际应用过程中，当多类患者数据的方差较小时采用 AOP 算法，而当方差较大时采用 BD-SAA 算法。

本章针对患者在接受服务过程中使用多类资源的特点，研究了多类资源的协同配置和患者协同调度两个阶段决策的联合优化问题。在两个决策阶段中都考虑了患者的随机到达和资源使用量的不确定性，在计划期开始时优化第一阶段的多类资源协同配置决策，即决策要配置各类资源的量；然后根据配置的资源量优化第二阶段的患者调度决策，即当患者来请求服务时，如何调度患者的需求。首先，针对单类患者系统分析了最优患者调度策略的结构，并基于最优结构提出了患者调度和资源配置的求解算法。然后，针对多类患者系统，提出了两阶段的随机规划模型，并提出了相应的求解算法。最后，基于医院的实际数据，将本章提出的模型和算法进行数值实验，并进行不同参数的敏感性分析。实验结果表明，BD-SAA 算法在单类患者系统中仅略差于最优解，在多类患者系统中效果最好。考虑患者调度的资源配置方法要优于不考虑患者调度的资源配置方法，说明在做决策时考虑未来信息的重要性。此外，本章还对比了多类患者系统中 SAA 算法和 AOP 算法的有效性，当患者使用资源量方差较大时 SAA 算法效果更好，而当方差较小时 AOP 算法效果更好。

## 参 考 文 献

[1] Simchi-Levi D, Chen X, Bramel J. The Logic of Logistics: Algorithms, and Applications for Logistics and Supply Chain Management. New York: Springer, 2005.

[2] Murota K. Discrete convex analysis. Philadelphia: Society for Industrial and Applied Mathematics, 2003.

[3] Birge J R, Louveaux F. Introduction to Stochastic Programming. New York: Springer, 1997.

[4] Carøe C C, Schultz R. Dual decomposition in stochastic integer programming. Operations Research Letters, 1999, 24(1-2): 37-45.

# 附录　引理 7.1 证明

**证明**　(1) 假设 $x_{it}$ 个 $i$ 类患者消耗的 $j$ 类资源的随机量表示为 $Y_{x_{it}}^{ij}$，因此有

$$g_j(M_j, \boldsymbol{x}_t) = E\left[\left(S_j(x_{1t}, \cdots, x_{It}) - M_j\right)^+\right] = E\left[\left(\sum_{i \in \mathbb{I}} Y_{x_{it}}^{ij} - M_j\right)^+\right]$$

$$g_j(M_j, \boldsymbol{x}_t + \boldsymbol{e}^i) = E\left[\left(\sum_{i \in \mathbb{I}} Y_{x_{it}}^{ij} + Y_1^{ij} - M_j\right)^+\right]$$

因为 $E\left[\left(\sum_{i \in \mathbb{I}} Y_{x_{it}}^{ij} + Y_1^{ij} - M_j\right)^+\right] \geqslant E\left[\left(\sum_{i \in \mathbb{I}} Y_{x_{it}}^{ij} - M_j\right)^+\right]$，所以 $g_j(M_j, \boldsymbol{x}_t + \boldsymbol{e}^i) \geqslant g_j(M_j, \boldsymbol{x}_t)$。

同理可以证明 $l_j(M_j, \boldsymbol{x}_t + \boldsymbol{e}^i) \leqslant l_j(M_j, \boldsymbol{x}_t)$。

(2.a) 首先证明 $\int_0^{M_j} (F_{\boldsymbol{x}_t + \boldsymbol{e}^k}^j(y) - F_{\boldsymbol{x}_t}^j(y)) \mathrm{d}y$ 关于 $\boldsymbol{x}_t$ 非减。

$$F_{\boldsymbol{x}_t + \boldsymbol{e}^k}^j(y) = \int_0^y F_{\boldsymbol{x}_t}^j(s) f_{\boldsymbol{e}^k}^j(y - s) \mathrm{d}s$$

$$\Rightarrow \begin{cases} \int_0^{M_j} F_{\boldsymbol{x}_t + \boldsymbol{e}^k}^j(y) \, \mathrm{d}y = \int_{y=0}^{M_j} \int_{s=0}^y F_{\boldsymbol{x}_t}^j(s) f_{\boldsymbol{e}^k}^j(y - s) \mathrm{d}s \mathrm{d}y = \int_{s=0}^{M_j} \int_{y=s}^{M_j} F_{\boldsymbol{x}_t}^j(s) f_{\boldsymbol{e}^k}^j(y - s) \mathrm{d}s \mathrm{d}y \\ \qquad = \int_{s=0}^{M_j} F_{\boldsymbol{x}_t}^j(s) \int_{y=s}^{M_j} f_{\boldsymbol{e}^k}^j(y - s) \mathrm{d}s \mathrm{d}y = \int_{s=0}^{M_j} F_{\boldsymbol{x}_t}^j(s) F_{\boldsymbol{e}^k}^j(M_j - s) \mathrm{d}s \end{cases}$$

$$\Rightarrow \begin{cases} \int_0^{M_j} (F_{\boldsymbol{x}_t + \boldsymbol{e}^k}^j(y) - F_{\boldsymbol{x}_t}^j(y)) \, \mathrm{d}y = \int_{s=0}^{M_j} \left[ F_{\boldsymbol{x}_t}^j(y) F_{\boldsymbol{e}^k}^j(M_j - y) - F_{\boldsymbol{x}_t}^j(y) \right] \mathrm{d}y \\ \qquad = \int_{s=0}^{M_j} F_{\boldsymbol{x}_t}^j(y) \left[ F_{\boldsymbol{e}^k}^j(M_j - y) - 1 \right] \mathrm{d}y \end{cases}$$

对于固定的 $y$，$F_{\boldsymbol{x}_t}^j(y)$ 关于 $\boldsymbol{x}_t$ 递减，且 $F_{\boldsymbol{e}^k}^j(M_j - y) - 1 \leqslant 0$，因此有

$\int_0^{M_j}(F_{\boldsymbol{x}_t+e^k}^j(y)-F_{\boldsymbol{x}_t}^j(y))\mathrm{d}y$ 关于 $\boldsymbol{x}_t$ 非减。

(2.b)

$$g_j(M_j,\boldsymbol{x}_t)=E\left[\big(S_j(x_{1t},\cdots,x_{It})-M_j\big)^+\right]=\int_{M_j}^{\infty}(y-M_j)f_{\boldsymbol{x}_t}^j(y)\mathrm{d}y$$

$$=\int_0^{\infty}(y-M_j)f_{\boldsymbol{x}_t}^j(y)\mathrm{d}y-\int_0^{M_j}(y-M_j)f_{\boldsymbol{x}_t}^j(y)\mathrm{d}y$$

$$\Rightarrow\begin{cases}\displaystyle\int_0^{\infty}(y-M_j)f_{\boldsymbol{x}_t}^j(y)\mathrm{d}y=\int_0^{\infty}yf_{\boldsymbol{x}_t}^j(y)\mathrm{d}y-M_j\int_0^{\infty}f_{\boldsymbol{x}_t}^j(y)\mathrm{d}y\\[3mm]\displaystyle\qquad\qquad=E\left[\sum_{i\in\mathbb{I}}Y_{x_{it}}^{ij}\right]-M_j\quad\int_0^{M_j}(y-M_j)f_{\boldsymbol{x}_t}^j(y)\mathrm{d}y=\int_0^{M_j}(y-M_j)\mathrm{d}F_{\boldsymbol{x}_t}^j(y)\\[3mm]\displaystyle\qquad\qquad=F_{\boldsymbol{x}_t}^j(y)(y-M_j)\Big|_0^{M_j}-\int_0^{M_j}F_{\boldsymbol{x}_t}^j(y)\mathrm{d}y=-\int_0^{M_j}F_{\boldsymbol{x}_t}^j(y)\mathrm{d}y\end{cases}$$

$$\Rightarrow g_j(M_j,\boldsymbol{x}_t)=E\left[\sum_{i\in\mathbb{I}}Y_{x_{it}}^{ij}\right]-M_j+\int_0^{M_j}F_{\boldsymbol{x}_t}^j(y)\mathrm{d}y$$

$$\Rightarrow$$

$$\begin{cases}g_j(M_j,\boldsymbol{x}_t+e^k)-g_j(M_j,\boldsymbol{x}_t)=E\left[\sum_{i\in I}Y_{x_{it}}^{ij}+Y_1^{ij}\right]-E\left[\sum_{i\in I}Y_{x_{it}}^{ij}\right]+\int_0^{M_j}\left(F_{\boldsymbol{x}_t+e^k}^j(y)-F_{\boldsymbol{x}_t}^j(y)\right)\mathrm{d}y\\[3mm]\qquad\qquad\qquad\qquad=E\left[Y_1^{ij}\right]+\int_0^{M_j}\left(F_{\boldsymbol{x}_t+e^k}^j(y)-F_{\boldsymbol{x}_t}^j(y)\right)\mathrm{d}y\end{cases}$$

由(2.a)可知 $\int_0^{M_j}(F_{\boldsymbol{x}_t+e^k}^j(y)-F_{\boldsymbol{x}_t}^j(y))\mathrm{d}y$ 关于 $\boldsymbol{x}_t$ 非减，因此 $g_j(M_j,\boldsymbol{x}_t+e^j)-g_j(M_j,\boldsymbol{x}_t)$ 关于 $\boldsymbol{x}_t$ 非减。因此，$g_j(M_j,\boldsymbol{x}_t)$ 是关于 $\boldsymbol{x}_t$ 的凸函数。

$$g_j(M_j+1,\boldsymbol{x}_t)-g_j(M_j,\boldsymbol{x}_t)=\int_0^{M_j+1}F_{\boldsymbol{x}_t}^j(y)\mathrm{d}y-\int_0^{M_j}F_{\boldsymbol{x}_t}^j(y)\mathrm{d}y-1 \qquad\text{①}$$

$$g_j(M_j,\boldsymbol{x}_t)-g_j(M_j-1,\boldsymbol{x}_t)=\int_0^{M_j}F_{\boldsymbol{x}_t}^j(y)\mathrm{d}y-\int_0^{M_j-1}F_{\boldsymbol{x}_t}^j(y)\mathrm{d}y-1 \qquad\text{②}$$

$$\text{①}-\text{②}=\int_{M_j}^{M_j+1}\left(F_{\boldsymbol{x}_t}^j(y)-F_{\boldsymbol{x}_t}^j(y-1)\right)\mathrm{d}y$$

因为 $F_{\boldsymbol{x}_t}^j(y)-F_{\boldsymbol{x}_t}^j(y-1)\geqslant0\Rightarrow\text{①}-\text{②}\geqslant0$，所以 $g_j(M_j,\boldsymbol{x}_t)$ 是关于 $M_j$ 的凸函数。

(2.c)

$$\begin{cases}l_j(M_j,\boldsymbol{x}_t)=E\left[\big(M_j-S_j(x_{1t},\cdots,x_{It})\big)^+\right]=\int_0^{M_j}(M_j-y)f_{\boldsymbol{x}_t}^j(y)\mathrm{d}y=\int_0^{M_j}(M_j-y)\mathrm{d}F_{\boldsymbol{x}_t}^j(y)\\[3mm]\qquad\qquad=F_{\boldsymbol{x}_t}^j(y)(M_j-y)\Big|_0^{M_j}+\int_0^{M_j}F_{\boldsymbol{x}_t}^j(y)\mathrm{d}y=\int_0^{M_j}F_{\boldsymbol{x}_t}^j(y)\mathrm{d}y\end{cases}$$

$$\Rightarrow l_j(M_j,\boldsymbol{x}_t+e^k)-l_j(M_j,\boldsymbol{x}_t)=\int_0^{M_j}\left(F_{\boldsymbol{x}_t+e^k}^j(y)-F_{\boldsymbol{x}_t}^j(y)\right)\mathrm{d}y$$

由(2.a)可知 $\int_0^{M_j}\left(F_{\boldsymbol{x}_t+e^k}^j(y)-F_{\boldsymbol{x}_t}^j(y)\right)\mathrm{d}y$ 是关于 $\boldsymbol{x}_t$ 的非减函数，因此 $l_j(M_j,\boldsymbol{x}_t+e^k)-l_j(M_j,\boldsymbol{x}_t)$ 关于 $\boldsymbol{x}_t$ 非减。因此，$l_j(M_j,\boldsymbol{x}_t)$ 关于 $\boldsymbol{x}_t$ 是凸函数。

$$l_j(M_j+1,\boldsymbol{x}_t)-l_j(M_j,\boldsymbol{x}_t)=\int_0^{M_j+1}F_{\boldsymbol{x}_t}^j(y)\mathrm{d}y-\int_0^{M_j}F_{\boldsymbol{x}_t}^j(y)\mathrm{d}y=\int_{M_j}^{M_j+1}F_{\boldsymbol{x}_t}^j(y)\mathrm{d}y \quad ③$$

$$l_j(M_j,\boldsymbol{x}_t)-l_j(M_j-1,\boldsymbol{x}_t)=\int_{M_j-1}^{M_j}F_{\boldsymbol{x}_t}^j(y)\mathrm{d}y \quad ④$$

$$③-④=\int_{M_j}^{M_j+1}\left(F_{\boldsymbol{x}_t}^j(y)-F_{\boldsymbol{x}_t}^j(y-1)\right)\mathrm{d}y$$

因为 $F_{\boldsymbol{x}_t}^j(y)-F_{\boldsymbol{x}_t}^j(y-1)\geqslant0 \Rightarrow ③-④\geqslant0$，所以 $l_j(M_j,\boldsymbol{x}_t)$ 关于 $M_j$ 是凸函数。

(3.a)

$$g_j(M_j,\boldsymbol{x}_t+e^i+e^k)-g_j(M_j,\boldsymbol{x}_t+e^i)=E\left[Y_1^{kj}\right]+\int_0^{M_j}\left(F_{\boldsymbol{x}_t+e^i+e^k}^j(y)-F_{\boldsymbol{x}_t+e^i}^j(y)\right)\mathrm{d}y \quad ⑤$$

$$g_j(M_j,\boldsymbol{x}_t+e^k)-g_j(M_1,\boldsymbol{x}_t)=E\left[Y_1^{kj}\right]+\int_0^{M_j}\left(F_{\boldsymbol{x}_t+e^k}^j(y)-F_{\boldsymbol{x}_t}^j(y)\right)\mathrm{d}y \quad ⑥$$

由(2.a)中 $\int_0^{M_j}\left(F_{\boldsymbol{x}_t+e^k}^j(y)-F_{\boldsymbol{x}_t}^j(y)\right)\mathrm{d}y=\int_{s=0}^{M_j}F_{\boldsymbol{x}_t}^j(y)\left[F_{\boldsymbol{x}_t}^j(M_j-y)-1\right]\mathrm{d}y$ 可得

$$⑤-⑥=\int_0^{M_j}\left(F_{\boldsymbol{x}_t+e^i+e^k}^j(y)-F_{\boldsymbol{x}_t+e^i}^j(y)\right)\mathrm{d}y-\int_0^{M_j}\left(F_{\boldsymbol{x}_t+e^k}^j(y)-F_{\boldsymbol{x}_t}^j(y)\right)\mathrm{d}y$$

$$=\int_{s=0}^{M_j}F_{\boldsymbol{x}_t+e^i}^j(y)\left[F_{e^k}^j(M_j-y)-1\right]\mathrm{d}y-\int_{s=0}^{M_j}F_{\boldsymbol{x}_t}^j(y)\left[F_{e^k}^j(M_j-y)-1\right]\mathrm{d}y$$

$$=\int_{s=0}^{M_j}\left[F_{\boldsymbol{x}_t+e^i}^j(y)-F_{\boldsymbol{x}_t}^j(y)\right]\left[F_{e^k}^j(M_j-y)-1\right]\mathrm{d}y$$

因为 $F_{\boldsymbol{x}_t}(y)$ 是关于 $\boldsymbol{x}_t$ 的非增函数，所以 $F_{\boldsymbol{x}_t+e^i}(y)-F_{\boldsymbol{x}}(y)\leqslant0$。因此有

$$\left[F_{\boldsymbol{x}_t+e^i}^j(y)-F_{\boldsymbol{x}_t}^j(y)\right]\left[F_{e^k}^j(M_j-y)-1\right]\geqslant0$$

可得 $⑤-⑥\geqslant0$。因此，$g_j(M_j,\boldsymbol{x}_t)$ 是关于 $\boldsymbol{x}_t=(x_1,\cdots,x_I)$ 的超模函数。

(3.b)

从(2.a)可得 $g_j(M_j,\boldsymbol{x}_t)=E\left[\sum_{i\in\mathbb{I}}Y_{x_{it}}^{ij}\right]-M_j+\int_0^{M_j}F_{\boldsymbol{x}_t}^j(y)\mathrm{d}y$，因此有

$$g_j(M_j+1,\boldsymbol{x}_t+e^i)-g_j(M_j+1,\boldsymbol{x}_t)=E\left[Y_1^{ij}\right]+\int_0^{M_j+1}\left(F_{\boldsymbol{x}_t+e^i}^j(y)-F_{\boldsymbol{x}_t}^j(y)\right)\mathrm{d}y \quad ⑦$$

$$g_j(M_j,\boldsymbol{x}_t+e^i)-g_j(M_1,\boldsymbol{x}_t)=E\left[Y_1^{ij}\right]+\int_0^{M_j}\left(F_{\boldsymbol{x}_t+e^i}^j(y)-F_{\boldsymbol{x}_t}^j(y)\right)\mathrm{d}y \quad ⑧$$

$$⑦-⑧ = \int_{M_j}^{M_j+1}\left(F_{x_t+e^i}^j(y) - F_{x_t}^j(y)\right)\mathrm{d}y$$

因为 $F_{x_t}^j(y)$ 关于 $x_t$ 非增，所以 $F_{x_t+e^i}^j(y) - F_{x_t}^j(y) \leqslant 0$，可得 $⑦-⑧ \leqslant 0$。因此，$g_j(M_j, x_t)$ 是关于 $(M_j, x_{it})$ 的子模函数。

(3.c)

$$l_j(M_j, x_t + e^i + e^k) - l_j(M_j, x_t + e^i) = \int_0^{M_j}\left(F_{x_t+e^i+e^k}^j(y) - F_{x_t+e^i}^j(y)\right)\mathrm{d}y \qquad ⑨$$

$$l_j(M_j, x_t + e^j) - l_j(M_j, x_t) = \int_0^{M_j}\left(F_{x_t+e^k}^j(y) - F_{x_t}^j(y)\right)\mathrm{d}y \qquad ⑩$$

类似于(3.a)可以证明 $⑨-⑩ \geqslant 0$。因此，$l_j(M_j, x_t)$ 是关于 $x_t = (x_1, \cdots, x_I)$ 的超模函数。

(3.d)

$$l_j(M_j + 1, x_t + e^i) - l_j(M_j + 1, x_t) = \int_0^{M_j+1}\left(F_{x_t+e^i}^j(y) - F_{x_t}^j(y)\right)\mathrm{d}y \qquad ⑪$$

$$l_j(M_j, x_t + e^i) - l_j(M_j, x_t) = \int_0^{M_j}\left(F_{x_t+e^i}^j(y) - F_{x_t}^j(y)\right)\mathrm{d}y \qquad ⑫$$

类似于(3.b)，可以证明 $⑪-⑫ \leqslant 0$。因此，$l_j(M_j, x_t)$ 是关于 $(M_j, x_{it})$ 的子模函数。

# 第8章 兼顾公平性和经济效益的床位优化分配方法

病床是医院提供医疗服务的关键医疗资源，通常是衡量一个医院的大小和等级的关键指标，也是确定医院人员编制、设施、政府补助以及物质分配的重要依据，在医院中处于举足轻重的地位。患者在进入住院部接受手术治疗相关的术前检查、术后恢复和观察、化疗、药物注射等相关治疗时都需要使用病床资源，它不仅直接反映了住院患者的就医情况，也间接反映出医院的医疗质量和运行效率，影响医院的医疗服务水平和经济效益，因此对病床的管理在整个医院的运营中显得至关重要。

通常，病床的使用率、周转率以及出院人数是反映医院运营管理水平的重要参数，也是医院主管部门评价医院绩效的重要指标。从单纯的系统运营管理角度来看，最优的管理策略是将病床在所有科室患者中共享并进行集中管理。针对不同类型患者的到达分布以及住院时间的不同，动态地进行患者接收调度，从而实现总体效率和效益最优。然而，不同科室对于护理的要求是不同的，因此对于病床和护士的要求也是不同的，例如，骨科要求病床能有牵引、吊起等功能，感染科要求病房有隔离功能，妇产科涉及婴儿的护理等。医院通常把病床分配给不同的科室，让其内部进行协调管理。此外，医院为了增加收益开发了特需医疗服务，因此同一个科室还包括特需病房和普通病房，特需病房一般是单人间，而普通病房为多人间。由于医院的住院部通常包括多个科室，如内科、外科、妇产科、五官科，而内科和外科又可分为消化内科、神经内科、心血管内科和普通外科、心胸外科、肝胆外科、泌尿外科等，且每一个科室都包括特需病房和普通病房的患者，不同科室的患者到达需求和住院时间都是高度不确定的。因此，如何对床位进行合理的分配管理是医院面临的重要难题。

本章主要介绍目前的床位分配方法，总结在这一领域现有的研究成果；然后阐述兼顾医疗服务公平性和经济效益的重要性，并提出运营管理角度的公平性指标；在此基础上建立兼顾公平性和经济效益指标的床位优化分配模型，包括单目标优化模型和多目标优化模型。

## 8.1 常用的床位分配方法

从运营管理的角度来看，床位资源分配问题主要是指在总的资源有限的情况下，考虑多类患者的到达、住院时间等随机因素，把资源优化分配给各个科室。若某个科室资源配置不足，则会导致患者等待入院时间过长，影响患者接受治疗，然而若医院盲目添加床位而配置过多的床位，则会导致医疗资源的浪费，造成不必要的损失。因此，医院要力求在有限的床位资源限制下合理地分配给每个科室，通过提高床位的使用效率来实现医疗服务质量的提高。

针对床位的分配问题，通常有两类方法，包括基于历史数据的统计方法和基于数学优化的模型法。目前国内医院使用较多的是第一类方法，即基于历史数据的统计方法，因为这类方法通常比较简单，便于应用，但第二类方法能够更好地优化分配方案以实现医院管理者的目标。

### 8.1.1　基于历史数据的统计方法

基于历史数据的统计方法是基于各科室历史的病床使用数据，统计分析病床的平均使用率、平均工作日，利用时间序列、回归等预测方法预测下一时间段的需求量，根据各科室现有床位数量，决定病床在下一时间段的再分配方案。常用的方法包括基于黄金分割率对近期数据和历史数据赋予不同权重，从而得到下一阶段的床位需求数[1]；利用回归预测方法得到下一阶段各科室的需求[2]；在给定置信度的前提下，利用统计数据得到预测区间，观察现有的病床数是否处于这个区间，若是则不调整，否则调整到最近的临界值[1]。

目前研究比较多的是基于数学优化的统计方法，即采用排队论、数学规划等运筹学理论和方法来解决床位配置的问题，在模型法中，考虑不同的目标会导致不一样的结果，一般都是先根据实际问题建立数学模型，然后对模型进行求解，从而获得优化的配置方案。下面分别介绍基于排队论、数学规划的床位分配方法。

### 8.1.2　基于数学优化的模型法

数学优化方法是通过将实际问题抽象成数学模型，然后利用一些优化方法和技术求解模型，从而得到优化的决策。通常，基于数学优化的模型方法包括基于排队论、数学规划和仿真等优化方法。

#### 1. 基于排队论的床位优化分配方法

排队论是研究随机系统性能与系统结构关系的理论方法，通过对服务过程建模，分析顾客排队长度、等待时间和空闲时间等系统指标的规律，以此为依据设计或改进服务系统使其满足目标要求。排队论广泛应用于生产管理系统、服务系统、通信系统、交通系统、计算机存储系统等系统设计过程中，与人们的生活联系密切，如排队买票、患者排队就诊、机器等待修理等。

基于排队论的床位优化分配方法指的是在已知患者的到达分布以及住院时

间分布情况下，通过排队论理论计算不同床位分配方案下的系统性能，包括患者等待时间、平均队长、病床的空闲时间、加班时间等。通过这些指标的分析，根据管理者对于这些指标的要求，得到满足医院管理者偏好的床位分配方案。

排队系统的结构主要包括到达过程(指按照怎样的规律到达，如泊松到达)、服务规则(指按照怎样的规则决定顾客的服务次序，如先到先服务、基于优先权服务)、服务机构(指服务台数量和服务时间分布，如负指数分布)三个部分。排队系统的指标包括等待时间、队长与等待队长、空闲率等。

排队模型可用 X/Y/Z/A/B/C 表示，X 表示顾客相继到达的间隔时间的分布，Y 表示服务时间的分布，Z 表示服务台的数量，A 表示系统容量限制(一般假设为无穷大)，B 表示顾客源数目(一般假设为无穷大)，C 表示服务规则 (一般为先到先服务)。常用的时间分布有指数分布(用 M 表示)、确定性服务时间(用 D 表示)、一般分布(用 G 表示)，常用的排队论模型有 M/M/1、M/M/C、M/D/C、G/M/1 等模型。

2. 基于数学规划的床位优化分配方法

数学规划是在一定的约束条件下，通过在决策变量的可行域中寻找最优的可行解，使得目标函数取得极值，通常应用于计划和调度管理中。数学规划可以处理实际中目标函数和约束都比较复杂的问题，通常比较难解，故有很多研究者提出了求解算法。数学规划的内容非常广泛，包括线性和非线性规划、动态规划、整数规划、目标规划等。线性规划是数学规划的重要组成部分，在理论和求解算法方面都比较成熟。非线性规划模型的目标函数或约束条件存在非线性表达式，因此比线性规划问题更难求解。而整数规划模型是指决策变量为整数，当决策变量既有实数变量又有整数变量时，称为混合整数规划模型。这些数学规划模型都比线性规划模型复杂，不能用单纯形算法求解，因此有很多研究者提出了多种求解算法，如求解整数规划模型的分支定界算法等，求解混合整数线性规划问题的分支定价、割平面法等。随着计算机技术的发展，现在有很多求解数学规划问题的优化软件，如 CPLEX、Gurobi、LINGO 等商业求解软件。

针对病床分配优化问题，以分配给每个科室的床位数量为决策变量，以患者等待时间、成本最小化或者收益最大化等为目标函数，考虑床位的总数量限制、患者占用床位的天数等约束条件。

3. 基于仿真的床位优化分配方法

计算机仿真技术是一种定量分析系统结构的方法，通过用计算机语言描述系统，模拟该系统一定时间的运行，记录该过程的一些指标，根据这些指标可定量分析评价系统的好坏，这样就为优化系统内部结构的决策提供了依据。实际的生产制造和医疗、交通、运输等服务系统往往比较复杂，难以用解析的数学模型描述，因此需要用计算机仿真模型来模拟真实的情况，进而进行优化分析。

基于仿真的床位优化分配方法是把服务过程用计算机语言表达，将患者到达时长、住院时间等数据输入系统，在给定的资源配置下，通过运行仿真模型收集系统性能、状态等结果的数据，如患者的服务量、等待时间、病床利用率等。对于不同的分配方案就会得到不同的结果，根据医院管理者的偏好就可以得到优化的资源分配方案，常用的仿真软件包括 Arena、AnyLogic 等工具。

在床位优化分配研究领域，有很多学者进行了深入的探讨。Goldman 等[3]利用仿真模型来比较多种床位分配策略，包括以 75%、85%、95%的概率满足需求的策略，先满足优先级高的患者的策略。Esogbue 等[4]在急诊患者和非急诊患者间的床位分配问题中应用阈值策略，当接收的人数超过这个阈值时，停止接收非急诊患者，他们利用仿真模型优化了这个阈值。Li 等[5]研究了床位资源在多个科室内的分配问题，他们利用排队论理论分析了不同分配方案下的患者接收率以及医院收益，然后建立了目标规划模型，以最小化与目标接收率和收益的差值为目标，考虑总资源限制等约束。Ben Abdelaziz 等[6]考虑了一个多医院系统分配床位资源问题，以床位的配置、管理成本以及医护人员数量最小化为目标，考虑不同医院的需求服务率等约束，建立了多目标随机规划模型，并利用目标规划的方法求解此模型。Ben Bachouch 等[7]建立了一个基于整数线性规划模型的决策支持工具来帮助医院将床位资源在两类患者间进行优化分配。Pinker 等[8]考虑了一个有限预算在隔离和非隔离病房间的分配问题，提出了一个随机规划模型并针对不同的患者入院控制策略下的近似最优的求解方法。Kao 等[9]提出了一个基于排队论理论和边际效益分析的方法将床位资源在多个服务项目中优化分配的方法，在第一阶段将大部分的床位资源分配给各类服务以满足一个服务率，然后在第二阶段将剩下的资源再进行分配以最小化患者的总等待时间。Cochran 等[10]提出了基于排队论理论和仿真模型的病床重分配方法，以平衡各科室内的病床使用率。

## 8.2 医疗服务公平性内涵

中华人民共和国成立以来，我国医疗卫生事业得到了迅速的发展，取得了显著的成就。发展经历概括而言可以分为三个阶段，第一阶段是以政府为主导的医疗卫生体制，医疗费用主要由政府和企业承担，医疗服务的公益公平性高，但医疗服务水平较低，且政府财政负担重。第二阶段从 1985 年开始，国家实行以市场为主导的医疗卫生体制改革，政府开始激励医院自负盈亏、提高经济效益，在这一阶段，我国医疗服务水平大幅提升，政府的医疗卫生财政压力也得到极大的缓解，但仍然出现了"看病难"、"看病贵"、"以药养医"、政府补偿机制失灵、医院公益公平性缺失等问题，医院重收益、轻公平公益的现象相当普遍和严重，部分医院为了获得更大收益，将有限优质医疗资源用于特需服务等高收益服务。第三阶段从 2005 年开始，国家进行了新一轮的医改，目的是平衡政府和市场的双重作用，重新担负政府的责任，让广大人民群众都能够拥有享受基本医疗服务的权利。

医疗卫生服务作为准公共物品，政府有义务保证公共医疗卫生物品的公平性[11]。何谓公平，朱晨姝[12]指出公平的定义包括三个方面的观点，一是公平是公正平等，二是公平是回报与贡献多少成正比，贡献越多则回报应该越大，三是公平是满足基本的需要。世界银行《2006 年世界发展报告：公平与发展》中把公平定义为两项原则，第一项原则是"机会公平"，即一个人一生中的成就应主要取决于其本人的才能和努力，而且这种才能与努力是可控的，而不是被种族、性别、社会、家庭背景或出生国等本人不可控的因素所限制。第二项原则是"避免剥夺享受成果的权利"，尤其是享受健康、教育、消费水平的权利。也就是说，公平应该是充分考虑到先天条件的不平等，然后政府的公共政策就应该主要照顾社会中的弱者，公平更多指分配上的差距控制在某个社会所允许的范围内，不能出现明显的两极分化。

世界卫生组织和瑞典国际发展合作组织在 1996 年发布的一份《健康与卫生服务的公平性》倡议书中强调：公平性(equity)不同于平等(equality)，它意味着生存机会的分配应以需要为导向，而不是取决于社会特权。

对于医疗卫生领域的公平性，国内外有很多学者进行了研究，并给出了各自的定义。Mooney[13]在 1983 年提出医疗健康领域的公平性定义包括七个方面：人均支出平等、人均投入平等、相同的需求投入平等、相同的需求可及性平等、相同的需求利用平等、边际的需求满足平等、健康状况平等。Grand[14]分析了医疗健康公平性的几个维度：相同的需求受到平等的治疗、平等的可及性、健康水平的平等。Culyer 等[15]认为医疗健康领域的公平性包括使用平等、根据需求分配资源、可及性平等以及健康水平平等四个维度。除了以上几个维度外，Wagstaff 等[16]在 2000 年还引入了医疗健康领域的筹资公平性定义，并从水平和垂直两个角度进行了详细的阐述。世界卫生组织在《2000 年世界卫生报告》[17]中提出了医疗卫生公平性的反应公平性的概念，并指出等待时间是衡量该公平性的重要指标。

此外，对于公平的各个维度，有很多研究进行了更深入的探讨，如可及性公平性的 5 个维度。Ayer 等[18]在 2014 年对于公共卫生领域的可及性公平性从五个方面给出了详细的解释，Affordability 表示患者能够付得起钱来满足其医疗服务需求，Accessibility 表示地理位置上资源分布均衡使从距离上平等地到达，Availability 表示分配给相同需求的资源的平等，Accommodation 表示电话、网络等预约系统及现场挂号等的平等性，Acceptability 表示无论患者的年龄、性别、种族及社会地位等特征，都可以获得平等的机会。Gulliford 等[19]指出可及性公平性包括服务可获得性，不考虑经济收入、社会地位等障碍的服务利用的平等性、服务质量的公平性等几个方面。Gulliford 等[19]和 Goddard 等[20]都指出接收服务的机会(opportunity)是衡量可及性公平性的重要指标。

国内也有很多学者对于医疗卫生领域的公平性定义进行了研究。徐凌中等[21]指出医疗卫生公平性有三个方面的含义：健康状况的公平性、卫生服务提供中的公平性、卫生筹资中的公平性。兰迎春[22]认为卫生服务的公平性是指公平、平等地分配各种可利用的卫生资源，使所有的人在相同的机会中受益。李文贵[23]指出卫生服务公平性包括卫生资源分配的公平性、卫生服务利用的公平性和卫生筹资的公平性。基于世界卫生组织提出的公平性三个原则：健康公平性、反应公平性和筹资公平性，李廷[24]进一步提出了资源分配公平性、服务利用公平性和筹资公平性，并对服务利用公平性从水平和垂直两个方面进行了详细的阐述。陈家应等[25]从横向和纵向两个方面解释了公平性的内涵，他们认为横向公平性是要求对具有相同卫生服务需求的人群应提供相同的卫生服务，纵向公平性是具体到每一个个体，对所处状态不同的每一个个体应给予不同的处理。

## 8.3　兼顾公平性和经济效益的优化建模与求解

基于 8.2 节介绍的医疗服务公平性定义，本节首先从单个医院内部运作管理层面的角度建立定量化的公平性指标，在此基础上，以床位优化分配为决策，兼顾医疗服务公平性和医院经济效益最大化为目标，分别建立单目标和多目标的数学规划模型，并提出求解算法。

### 8.3.1　公平性和经济效益指标

综合 8.2 节对于医疗健康领域的公平性文献分析，医疗卫生领域公平性包括健康公平性、筹资公平性、服务公平性、可及性公平性。通常地，健康公平性和筹资公平性是国家或地区层面进行控制，如公民健康公平性是从整个国家或区域的角度进行评估，而筹资公平性可以通过税收、医疗保险等政策进行控制，服务公平性和可及性公平性既可以从区域的角度，也可以从单个医院角度进行调控。本节是从单个医院运作管理层来考虑医疗卫生公平性，因此我们考虑服务公平性和可及性公平性两个指标。可及性公平性即所有患者都具有相同的接收医疗服务的机会，这也是医疗服务作为准公共产品的特性。因此，把每类患者接收医疗服务的概率的差别作为可及性公平性指标。由于病情的最佳治疗时间范围不同，不同科室的患者通常具有不同的目标等待时间(或称为预期入院前的等待时间)。因为特需患者需要支付高昂的费用才能入住特需病房，这类患者的目标等待时间要小于同一科室的普通患者的目标等待时间。因此，把满足患者在目标等待时间内完成服务的概率作为服务公平性指标。

另外，医院的经济效益可以从服务数量、收入、成本和盈利等方面的指标来评价。由于医院的成本很多是固定成本且通常由多个部门和科室共同承担，而医院通过服务患者获得的收益与服务患者的数量和盈利等指标有关，因此在从患者的接收决策层面的运营管理问题中，我们选取服务患者获得的收益为医院的经济效益指标。

本节考虑一个医院有多个科室，有两类病房：特需病房和普通病房，在医院的总预算有限的情况下，如何将这样有限的床位资源分配给多个科室的多类病房。本节从两个角度建立兼顾公平性和经济效益的资源优化分配方法，首先是在满足一定公平性水平的约束下最大化医院经济效益的单目标优化模型，其次是同时以公平性最大化和收益性最大化为目标的多目标优化模型。接下来，我们分别针对这两类问题建立优化模型，提出相应的求解算法，并利用医院的实际数据进行数值实验分析。

### 8.3.2　单目标优化模型

首先定义符号参数如下：

(1) 指标和集合。

$t \in [0,T]$：表示时间指标。

$i \in \mathbb{I} = \{1, \cdots, I\}$：表示科室类型。

$j \in \mathbb{J} = \{0,1\}$：表示病房类型，0 表示特需病房(床)，1 表示普通病房(床)。

$ij, i \in \mathbb{I}, j \in \mathbb{J}$：表示患者类型，代表属于科室 $i$ 占用床位 $j$ 的病房。

(2) 参数。

$C_0$：总预算(可表示为病房数、投入等)。

$c_j$：病房 $j$ 所需的预算。

$b_j$：病房 $j$ 中的床位数。

$\lambda_{ij}$：类型 $ij$ 患者的到达率。

$\mu_{ij}$：类型 $ij$ 患者的服务率。

$g_{ij}(x)$：类型 $ij$ 患者的到达分布。

$h_{ij}(x)$：类型 $ij$ 患者的住院时间分布。

$r_{ij}$：类型 $ij$ 患者的单位收益。

$\tau_{ij}$：类型 $ij$ 患者的目标等待时间。

$\alpha$：最大的超过目标等待时间的概率。

$\omega$：系统中的随机因素。

$\varepsilon$：最大的患者接收率差别。

(3) 变量。

$N_{ij}$：科室 $i$ 中病房 $j$ 的分配数量。

$P_{ij}$：类型 $ij$ 患者的接收率。

$\gamma_{ij}$：类型 $ij$ 患者的有效到达率。

$D_{ij}(t,\omega)$：时间 $t$ 内服务类型 $ij$ 患者的数量。

$W_{ij}(\omega)$：类型 $ij$ 患者的等待时间。

根据以上定义，建立下面的单目标随机规划模型：

$$\max \quad \sum_{i\in\mathbb{I}}\sum_{j\in\mathbb{J}} r_{ij}E_{\omega}[D_{ij}(T,\omega)] \tag{8.1a}$$

$$\text{s.t.} \quad \left|P_{ij}-P_{i'j'}\right| \leqslant \varepsilon, \quad \forall i,i'\in\mathbb{I}; j,j'\in\mathbb{J} \tag{8.1b}$$

$$P(W_{ij}(\omega)\leqslant\tau_{ij})\geqslant 1-\alpha, \quad \forall i\in\mathbb{I}, j\in\mathbb{J} \tag{8.1c}$$

$$\sum_{i\in\mathbb{I}}\sum_{j\in\mathbb{J}} N_{ij}c_j \leqslant C_0 \tag{8.1d}$$

$$\gamma_{ij}<b_j N_{ij}\mu_{ij}, \quad \forall i\in\mathbb{I}, j\in\mathbb{J} \tag{8.1e}$$

$$P_{ij}=\gamma_{ij}/\lambda_{ij}, \quad \forall i\in\mathbb{I}, j\in\mathbb{J} \tag{8.1f}$$

$$0\leqslant\gamma_{ij}\leqslant\lambda_{ij}, \quad \forall i\in\mathbb{I}, j\in\mathbb{J} \tag{8.1g}$$

$$N_{ij}\in\mathbf{N}, \quad P_{ij},\gamma_{ij}\in\mathbf{R}, \quad \forall i\in\mathbb{I}, j\in\mathbb{J} \tag{8.1h}$$

目标(8.1a)表示最大化时间 $T$ 内的收益。约束(8.1b)表示可及性公平性约束，即所有类型患者接收服务的概率都要控制在一个范围 $\varepsilon$ 内，而 $\varepsilon$ 也可称为可及性公平性指标；约束(8.1c)表示服务公平性指标，即患者等待时间在其目标等待时间范围内的概率要大于或等于一个服务公平性水平 $\alpha$；约束(8.1d)表示资源约束；约束(8.1e)表示保证系统稳定的约束；约束(8.1f)表示接收率等于有效到达率除以实际到达率；约束(8.1g)和(8.1h)表示决策变量的定义域。

模型(8.1)是带有机会约束的随机规划模型，由于非凸非解析的特点，这类问题难以求出最优解。很多学者提出了先将此类问题转化成确定性的数学规划模型，然后利用确定性问题的算法进行求解。我们提出以下算法进行求解。

令 $s\in\mathbb{S}=\{1,2,\cdots,S\}$ 表示样本系数，对于每个随机样本 $s$，$\omega^s$ 出现的概率为 $\upsilon^s$，在样本 $s$ 中类型 $ij$ 患者等待时间小于其目标等待时间的概率为 $P_{ij}^s$，$T$ 时间

内服务的患者数为 $D_{ij}(T,\omega^s)$，令 $\xi_{ij}^s$ 表示样本 $s$ 中超过目标等待时间的概率，则约束(8.1c)可转换为以下约束：

$$P_{ij}^s + \xi_{ij}^s \geqslant 1, \quad \forall i \in \mathbb{I}, j \in \mathbb{J}, s \in \mathbb{S} \tag{8.2a}$$

$$\sum_{s=1}^{S} \upsilon^s \xi_{ij}^s \leqslant \alpha, \quad \forall i \in \mathbb{I}, j \in \mathbb{J} \tag{8.2b}$$

$$\xi_{ij}^s \in \mathbf{R}, 0 \leqslant \xi_{ij}^s \leqslant 1, \quad \forall i \in \mathbb{I}, j \in \mathbb{J}, s \in \mathbb{S} \tag{8.2c}$$

由于排队论理论中没有针对此类排队系统中计算服务人数以及等待时间分布的解析表达式，我们提出了基于离散事件仿真系统的仿真模型来分析一定资源配置下的服务人数以及等待时间分布，即给定有效到达率 $\gamma_{ij}$ 以及资源配置 $N_{ij}$ 下的 $P_{ij}^s(\tau_{ij})$ 和 $D_{ij}(T,\omega^s)$。仿真系统的流程图如图 8.1 所示。

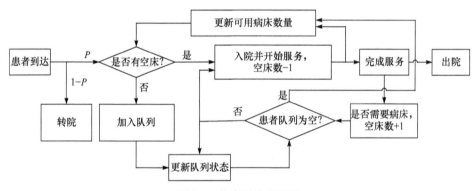

图 8.1 仿真系统流程图

将到达率按下面方法离散化，离散系数为 $M$。

$$\gamma_{ij} = \sum_{m=0}^{M} y_{ijm}\lambda_{ijm}, \quad \lambda_{ijm} = \frac{m\lambda_{ij}}{M}, \quad \sum_{m=0}^{M} y_{ijm} = 1, \quad y_{ijm} \in \{0,1\}, \quad \forall i \in \mathbb{I}, j \in \mathbb{J}, m \in \{0,1,\cdots,M\}$$

$$\tag{8.3}$$

经过以上转化和近似，原随机规划模型可以转换为以下确定性的混合整数规划模型：

$$\max \sum_{s \in \mathbb{S}} \sum_{i \in \mathbb{I}} \sum_{j \in \mathbb{J}} \sum_{m=0}^{M} \sum_{n=0}^{N_0} \upsilon^s r_{ij} \vartheta_{ijmn} D_{ijmn}(T,\omega^s) \tag{8.4a}$$

$$\text{s.t.} \quad \sum_{i \in \mathbb{I}} \sum_{j \in \mathbb{J}} \sum_{n=0}^{N_0} z_{ijn} n c_j \leqslant C_0 \tag{8.4b}$$

$$-\varepsilon \leqslant \sum_{m=0}^{M} y_{ijm} \frac{m}{M} - \sum_{m=0}^{M} y_{i'j'm} \frac{m}{M} \leqslant \varepsilon, \quad \forall i, i' \in \mathbb{I}; j, j' \in \mathbb{J} \tag{8.4c}$$

$$\lambda_{ij} \sum_{m=0}^{M} \frac{m}{M} y_{ijm} < \mu_{ij} b_j \sum_{n=0}^{N_0} n z_{ijn}, \quad \forall i \in \mathbb{I}, j \in \mathbb{J} \tag{8.4d}$$

$$\sum_{m=0}^{M} y_{ijm} = 1, \quad \sum_{n=0}^{N_0} z_{ijn} = 1, \quad \sum_{m=0}^{M} \sum_{n=0}^{N_0} \vartheta_{ijmn} = 1, \quad \forall i \in \mathbb{I}, j \in \mathbb{J} \tag{8.4e}$$

$$\vartheta_{ijmn} \leqslant y_{ijm}, \quad \vartheta_{ijmn} \leqslant z_{ijn}, \quad \vartheta_{ijmn} \geqslant y_{ijm} + z_{ijn} - 1, \quad \forall i \in \mathbb{I}, j \in \mathbb{J}, \\ m \in \{0, 1, \cdots, M\}, n \in \{0, 1, \cdots, N_0\} \tag{8.4f}$$

$$\vartheta_{ijmn} - P_{ijmn}^{s} \leqslant \xi_{ijmn}^{s} \leqslant \vartheta_{ijmn}, \quad \forall i \in \mathbb{I}, j \in \mathbb{J}, m \in \{0, 1, \cdots, M\}, n \in \{0, 1, \cdots, N_0\} \tag{8.4g}$$

$$\sum_{s=1}^{S} \sum_{m=0}^{M} \sum_{n=0}^{N_0} \upsilon^s \xi_{ijmn}^{s} \leqslant \alpha, \quad \forall i \in \mathbb{I}, j \in \mathbb{J} \tag{8.4h}$$

$$\xi_{ijmn}^{s} \in \mathbf{R}, 0 \leqslant \xi_{ijmn}^{s} \leqslant 1; y_{ijm}, z_{ijn}, \vartheta_{ijmn} \in \{0, 1\}, \quad \forall i \in \mathbb{I}, j \in \mathbb{J}, m \in \{0, 1, \cdots, M\}, \\ n \in \{0, 1, \cdots, N_0\}, s \in \mathbb{S} \tag{8.4i}$$

这类模型可以用很多有效的求解算法或者现成的软件进行求解，在此使用 CPLEX 求解器进行求解。下面将医院的实际数据代入模型中求解以验证模型和算法的有效性，并对不同的参数进行敏感度分析。所有数值实验都在 CPU 2.6GHz 和内存为 10GB 的 Intel E5-2670 服务器上进行，混合整数规划模型用 CPLEX 12.5 求解。

模型中的参数设置如下：假设总共有 300 个病房，特需病房只有 1 个床位，普通病房有 2 个床位，参数 $\alpha$ 和 $\varepsilon$ 设置为 0.1，$M$ 设置为 100，患者参数表如表 8.1 所示。

表 8.1　患者参数表(单目标优化模型)

| 科室类型 | 病房类型 $j$ | 患者类型 $ij$ | 日到达率/(人/天) | 住院天数/天 | 单位收益/元 | 目标等待时间/天 |
|---|---|---|---|---|---|---|
| 妇科 | 特需 | 1-0 | 0.444 | 7.663 | 7662.3 | 7 |
| | 普通 | 1-1 | 4.282 | 9.217 | 1841.5 | 15 |
| 骨科 | 特需 | 2-0 | 0.704 | 7.634 | 7632.2 | 4 |
| | 普通 | 2-1 | 8.965 | 9.980 | 1994.5 | 7 |
| 泌尿外科 | 特需 | 3-0 | 0.274 | 10.482 | 10578.6 | 8 |
| | 普通 | 3-1 | 3.512 | 11.299 | 2256.1 | 16 |
| 胸内科 | 特需 | 4-0 | 0.499 | 6.211 | 6211.1 | 7 |
| | 普通 | 4-1 | 5.899 | 8.052 | 1609.3 | 14 |

续表

| 科室类型 | 病房类型 *j* | 患者类型 *ij* | 日到达率/(人/天) | 住院天数/天 | 单位收益/元 | 目标等待时间/天 |
|---|---|---|---|---|---|---|
| 神经外科 | 特需 | 5-0 | 0.351 | 8.696 | 8700.5 | 7 |
| | 普通 | 5-1 | 3.918 | 10.661 | 2129.3 | 14 |
| 心外科 | 特需 | 6-0 | 0.329 | 19.608 | 19573.5 | 5 |
| | 普通 | 6-1 | 3.282 | 21.787 | 4350.6 | 10 |
| 普通外科 | 特需 | 7-0 | 1.703 | 7.063 | 6885.6 | 6 |
| | 普通 | 7-1 | 20.436 | 8.401 | 1756.3 | 12 |

将数据代入模型中得到基本案例的求解结果如表 8.2 所示，最大化时间 *T* 内的收益为 127984 元。

**表 8.2　基本案例的求解结果**

| 患者类型 *ij* | 1-0 | 1-1 | 2-0 | 2-1 | 3-0 | 3-1 | 4-0 |
|---|---|---|---|---|---|---|---|
| $P_{ij}$ | 1 | 0.9 | 1 | 0.91 | 0.93 | 0.9 | 0.92 |
| $N_{ij}$ | 5 | 19 | 8 | 43 | 4 | 19 | 4 |
| 患者类型 *ij* | 4-1 | 5-0 | 5-1 | 6-0 | 6-1 | 7-0 | 7-1 |
| $P_{ij}$ | 0.91 | 1 | 0.94 | 0.95 | 0.92 | 1 | 0.91 |
| $N_{ij}$ | 24 | 5 | 21 | 9 | 36 | 15 | 88 |

为了分析不同参数对结果的影响，我们用控制变量法对不同的参数值对应的求解结果进行分析，得到如表 8.3～表 8.5 所示的结果。

**表 8.3　参数 *ε* 的敏感度分析结果**

| *ε* | 期望收益/元 | $\{P_{ij}\}$ | $\{N_{ij}\}$ |
|---|---|---|---|
| 0 | 125396 | {0.91,0.91;0.91,0.91;0.91,0.91;0.91,0.91;0.91,0.91; 0.91,0.91;0.91,0.91} | {5,20;7,43;4,20;4,24;5,21;9,36;14,88} |
| 0.1 | 127984 | {1,0.9;1,0.91;0.93,0.9;0.92,0.91;1,0.94;0.95,0.92;1,0.91} | {5,19;8,43;4,19;4,24;5,21;9,36;15,88} |
| 0.2 | 128404 | {1,0.96;1,0.98;0.93,0.95;0.92,0.8;1,0.94;0.95,0.95;1,0.88} | {5,20;8,46;4,20;4,21;5,21;9,37;15,85} |
| 0.4 | 128482 | {1,0.96;1,0.98;0.93,1;0.92,0.69;1,0.94;0.95,1;1,0.88} | {5,20;8,46;4,21;4,18;5,21;9,39;15,85} |
| 0.6 | 128500 | {1,0.96;1,1;0.93,1;0.92,0.54;1,0.94;0.95,1;1,0.91} | {5,20;8,47;4,21;4,14;5,21;9,39;15,88} |
| 0.8 | 128500 | {1,0.96;1,1;0.93,1;0.92,0.54;1,0.94;0.95,1;1,0.91} | {5,20;8,47;4,21;4,14;5,21;9,39;15,88} |
| 1.0 | 128500 | {1,0.96;1,1;0.93,1;0.92,0.54;1,0.94;0.95,1;1,0.91} | {5,20;8,47;4,21;4,14;5,21;9,39;15,88} |

从表 8.3 可以看出，随着参数 *ε* 的增加，期望收益和接收率 $P_{ij}$ 也是增加的。

这是因为参数 $\varepsilon$ 是控制各类患者接收率的最大差值，随着它的增加，高收益的患者接收率就增加，所以总的收益也就增加。

表 8.4 的结果表明，随着参数 $\alpha$ 的增加，期望收益和患者接收率 $P_{ij}$ 都增加，这是因为 $\alpha$ 是服务公平性指数，其值越小，则服务公平性水平要求越高，由于总资源有限，接收的患者数就越少，收益也就越少。因此，公平性水平要求越高，收益就会越小。

表 8.4　参数 $\alpha$ 的敏感度分析结果

| $\alpha$ | 期望收益/元 | $\{P_{ij}\}$ | $\{N_{ij}\}$ |
|---|---|---|---|
| 0 | 96960.8 | {0.75,0.7;0.66,0.75;0.71,0.69;0.68,0.65;0.72,0.7; 0.72,0.69;0.72,0.7} | {7,20;10,45;6,19;6,24;6,21;12,33; 17,74} |
| 0.1 | 127984 | {1,0.9;1,0.91;0.93,0.9;0.92,0.91;1,0.94;0.95,0.92;1,0.91} | {5,19;8,43;4,19;4,24;5,21;9,36;15,88} |
| 0.2 | 130697 | {0.91,0.92;1,0.9;1,0.92;1,0.91;0.99,0.96;1,0.97;0.98,0.95} | {4,19;7,42;4,19;4,24;4,21;9,37;14,92} |
| 0.4 | 131768 | {1,0.93;0.94,0.94;1,0.92;1,0.91;1,0.97;1,0.97;1,0.95} | {4,19;6,44;4,19;4,24;4,21;8,37;14,92} |
| 0.6 | 132815 | {1,0.93;1,1;0.93,0.92;1,0.91;1,0.97;0.98,0.97;1,0.95} | {4,19;6,47;3,19;4,24;4,21;7,37;13,92} |
| 0.8 | 133374 | {1,0.93;1,1;0.98,0.92;0.93,0.98;0.94,0.97;1,0.97;1,0.95} | {4,19;6,47;3,19;3,26;3,21;7,37;13,92} |
| 1.0 | 133643 | {1,0.93;1,1;1,0.92;0.96,0.98;0.98,0.97;1,0.97;1,0.95} | {4,19;6,47;3,19;3,26;3,21;7,37;13,92} |

表 8.5 的结果显示，随着总病房数的增加，期望收益和患者接收率 $P_{ij}$ 都增加，这是因为资源越多，服务的患者也就越多，所以收益也就越多。从表中也可以看出，当总病房数不少于 330 时，所有的患者接收率都为 1，说明此时的资源已经足够接收所有的患者并保证他们在目标等待时间内服务的概率大于 90%。

表 8.5　总病房数的敏感度分析结果

| 总病房数 | 期望收益/元 | $\{P_{ij}\}$ | $\{N_{ij}\}$ |
|---|---|---|---|
| 270 | 115329 | {0.82,0.86;0.9,0.8;0.9,0.86;0.9,0.8;0.87,0.89; 0.9,0.82;0.9,0.8} | {4,18;7,38;4,18;4,21;4,20;9,32;14,77} |
| 280 | 119443 | {0.82,0.86;0.91,0.82;0.92,0.86;0.92,0.83; 0.87,0.89;0.92,0.82;0.92,0.88} | {4,18;7,39;4,18;4,22;4,20;9,32;14,85} |
| 290 | 123703 | {0.96,0.86;0.91,0.89;0.93,0.86;0.92,0.91; 0.87,0.94;0.95,0.87;0.96,0.88} | {5,18;7,42;4,18;4,24;4,21;9,34;15,85} |
| 300 | 127984 | {1,0.9;1,0.91;0.93,0.9;0.92,0.91;1,0.94; 0.95,0.92;1,0.91} | {5,19;8,43;4,19;4,24;5,21;9,36;15,88} |
| 310 | 132010 | {1,0.96;1,1;0.93,1;0.92,0.91;1,0.94; 0.95,1;1,0.91} | {5,20;8,47;4,21;4,24;5,21;9,39;15,88} |
| 320 | 135334 | {1,1;1,1;0.93,1;0.98,1;0.98,1;1,1;1,0.95} | {5,21;8,47;4,21;5,26;5,22;10,39;15,92} |
| 330 | 137722 | {1,1;1,1;1,1;1,1;1,1;1,1;1,1} | {5,21;8,47;5,21;5,27;5,23;10,39;15,99} |

### 8.3.3　多目标优化模型

在模型(8.1)中，我们把公平性放在约束中以在满足一定公平性水平的基础上最大化医院的经济效益。但在有些情况下，医院管理者可能要同时考虑公平性和经济效益两个目标，因此在此建立以公平性和经济效益同时最大化的多目标优化模型。

采用与单目标模型一致的参数定义，重新定义变量 $\alpha_{ij}$ 为类型 $ij$ 患者的服务公平性指标。它的定义如下。

**定义 8.1**　在给定目标等待时间 $\tau$、不确定因子 $\omega$ 以及等待时间 $W(\omega)$ 下，服务公平性指标 $\alpha_\tau(\omega)$ 可定义为

$$\alpha_\tau(\omega) \overset{\Delta}{=} \sup\{\alpha \geqslant 0 \,|\, CVaR_\alpha(\omega) \leqslant \tau\}$$

其中，

$$CVaR_\alpha(\omega) = E[W(\omega)\,|\,W(\omega) > q_\alpha]$$
$$P(W(\omega) \leqslant q_\alpha) = \alpha, \quad \alpha \in [0,1]$$

$CVaR_\alpha(\omega)$ 为条件风险值，表示的是大于等待时间分位数为 $q_\alpha$ 对应的等待时间的期望值，而 $\alpha_\tau(\omega)$ 表示分位数为目标等待时间对应的概率值，很多研究表明这种评估等待时间的方法比评估均值等效果要更稳定。

**性质 8.1**　$\alpha_\tau(\omega)$ 具有以下性质：

(1) 若 $W(\omega_1) \geqslant W(\omega_2)$，则 $\alpha_\tau(\omega_1) \leqslant \alpha_\tau(\omega_2)$;

(2) 若 $W(\omega) \leqslant \tau$，则 $\alpha_\tau(\omega) = 1.0$;

(3) 若 $E(W(\omega)) > \tau$，则 $\alpha_\tau(\omega) = 0$;

(4) $\alpha_\tau(\omega) \leqslant P(W(\omega) \leqslant \tau)$。

**定义 8.2**　在给定的服务公平性指标 $\alpha$ 和可及性公平性指标 $P$ 下，综合公平性指标可表示为 $P\alpha$。

根据以上定义，我们建立多目标随机规划模型：

$$\max \ f_1 = \sum_{i \in \mathbb{I}} \sum_{j \in \mathbb{J}} r_{ij} E_\omega[D_{ij}(T,\omega)] \tag{8.5a}$$

$$\max \ f_2 = \min_{i \in \mathbb{I}, j \in \mathbb{J}} \{P_{ij}\alpha_{ij}\} \tag{8.5b}$$

$$\text{s.t.} \ \sum_{i \in \mathbb{I}} \sum_{j \in \mathbb{J}} N_{ij} \leqslant N_0 \tag{8.5c}$$

$$D_{ij}(T,\omega) = Q(N_{ij}, \gamma_{ij}, g_{ij}(x), h_{ij}(x)), \quad \forall i \in \mathbb{I}, j \in \mathbb{J} \tag{8.5d}$$

$$\alpha_{ij} = \sup\{\alpha \geqslant 0 \,|\, CVaR_\alpha(W_{ij}(\omega)) \leqslant \tau_{ij}\}, \quad \forall i \in \mathbb{I}, j \in \mathbb{J} \tag{8.5e}$$

$$CVaR_\alpha(W_{ij}(\omega)) = V(N_{ij}, \gamma_{ij}, g_{ij}(x), h_{ij}(x)), \quad \forall i \in \mathbb{I}, j \in \mathbb{J} \tag{8.5f}$$

$$P_{ij}\lambda_{ij} < b_j N_{ij}\mu_{ij}, \quad \forall i \in \mathbb{I}, j \in \mathbb{J} \tag{8.5g}$$

$$P_{ij} = \gamma_{ij}/\lambda_{ij}, \quad \forall i \in \mathbb{I}, j \in \mathbb{J} \tag{8.5h}$$

$$N_{ij} \in \mathbf{N}, \ P_{ij}, \alpha_{ij} \in \mathbf{R}, \ 0 \leqslant P_{ij}, \alpha_{ij} \leqslant 1, \quad \forall i \in \mathbb{I}, j \in \mathbb{J} \tag{8.5i}$$

目标(8.5a)表示最大化经济效益,目标(8.5b)表示最大化公平性指标,约束(8.5c)表示总资源约束,约束(8.5d)计算服务的患者数,约束(8.5e)和(8.5f)计算服务公平性指标,约束(8.5g)保证系统稳定性,约束(8.5h)计算患者接收率,约束(8.5i)为各变量的可行域。

模型(8.5)为非线性非解析的随机规划模型,类似于单目标模型的求解算法,我们提出基于离散事件仿真的求解算法。

令 $\xi$ 表示最小的公平性系数,$m \in \{0, 1, \cdots, M\}$ 表示离散系数,$n \in \{0, 1, \cdots, N_0\}$ 表示资源的系数,将到达率离散化,且资源数换成 0-1 变量表示,可得

$$\gamma_{ij} = \sum_{m=0}^{M} P_{ijm}\lambda_{ijm}, \quad \lambda_{ijm} = \frac{m\lambda_{ij}}{M}, \quad \sum_{m=0}^{M} P_{ijm} = 1, \quad P_{ijm} \in \{0,1\}, \quad \forall i \in \mathbb{I}, j \in \mathbb{J}, m \in \{0, 1, \cdots, M\} \tag{8.6a}$$

$$N_{ij} = \sum_{n=0}^{N_0} N_{ijn}n, \quad \sum_{n=0}^{N_0} N_{ijn} = 1, \quad N_{ijn} \in \{0,1\}, \quad \forall i \in \mathbb{I}, j \in \mathbb{J}, n \in \{0, 1, \cdots, N_0\} \tag{8.6b}$$

同样利用单目标模型中提出的离散事件仿真模型将原随机规划模型转换为确定性多目标混合整数规模模型:

$$\max \ f_1 = \sum_{i \in \mathbb{I}} \sum_{j \in \mathbb{J}} \sum_{m=0}^{M} \sum_{n=0}^{N_0} r_{ij} x_{ijmn} \overline{D}_{ijmn} \tag{8.7a}$$

$$\max \ f_2 = \xi \tag{8.7b}$$

$$\text{s.t.} \quad \sum_{i \in \mathbb{I}} \sum_{j \in \mathbb{J}} \sum_{n=0}^{N_0} N_{ijn}n \leqslant N_0 \tag{8.7c}$$

$$\xi \leqslant \sum_{m=0}^{M} \sum_{n=0}^{N_0} x_{ijmn}\left(\frac{m}{M}\alpha_{ijmn}\right), \quad \forall i \in \mathbb{I}, j \in \mathbb{J} \tag{8.7d}$$

$$\lambda_{ij} \sum_{m=0}^{M} \frac{m}{M} P_{ijm} < \mu_{ij} b_j \sum_{n=0}^{N_0} n N_{ijn}, \quad \forall i \in \mathbb{I}, j \in \mathbb{J} \tag{8.7e}$$

$$x_{ijmn} \leqslant P_{ijm}, \quad \forall i \in \mathbb{I}, j \in \mathbb{J}, n \in \{0, 1, \cdots, N_0\}, m \in \{0, 1, \cdots, M\} \tag{8.7f}$$

$$x_{ijmn} \leqslant N_{ijn}, \quad \forall i \in \mathbb{I}, j \in \mathbb{J}, n \in \{0, 1, \cdots, N_0\}, m \in \{0, 1, \cdots, M\} \tag{8.7g}$$

$$\sum_{m=0}^{M} P_{ijm} = 1, \quad \sum_{n=0}^{N_0} N_{ijn} = 1, \quad \sum_{m=0}^{M} \sum_{n=0}^{N_0} x_{ijmn} = 1, \quad \forall i \in \mathbb{I}, j \in \mathbb{J} \tag{8.7h}$$

$$x_{ijmn} \geqslant P_{ijm} + N_{ijn} - 1, \quad \forall i \in \mathbb{I}, j \in \mathbb{J}, m \in \{0, 1, \cdots, M\}, n \in \{0, 1, \cdots, N_0\} \tag{8.7i}$$

$$\xi \in \mathbf{R}, 0 \leqslant \xi \leqslant 1; P_{ijm}, N_{ijn}, x_{ijmn} \in \{0, 1\}, \quad \forall i \in \mathbb{I}, j \in \mathbb{J}, m \in \{0, 1, \cdots, M\}, n \in \{0, 1, \cdots, N_0\}$$

$$\tag{8.7j}$$

下面提出两种求解算法，首先是可以求出最优解的自适应步长的 $\varepsilon$-约束算法，其计算步骤如下：

(1) 求解多目标的 Ideal point $x^{1,2}$ 和 Nadir point $x^{2,1}$ 并且设置 $\varepsilon$ 的上下界值 $f_1(x^{2,1})$ 和 $f_2(x^{1,2})$。

(2) 令帕累托解的变量集 $P = \{x^{1,2}, x^{2,1}\}$，目标集 $F = \{(f_1(x^{1,2}), f_2(x^{1,2})), (f_1(x^{2,1}), f_2(x^{2,1}))\}$，iteration $i = 1$，$x_0^* = x^{1,2}$。

(3) 令 $\varepsilon_i = f_2(x_{i-1}^*)$，利用 CPLEX 求解单目标的带 $\varepsilon$-约束的整数规划模型。

(4) 若无解，则停止；否则，将得到最优解 $x_i^* = \mathrm{opt}(f, \varepsilon_i)$，并把 $x_i^*$ 加入集合 $P$，把 $\{(f_1(x_i^*), f_2(x_i^*))\}$ 加入集合 $F$，返回步骤(3)。

但由于在步骤(3)中用 CPLEX 求解混合整数规划模型，计算时间较长。为了缩短计算时间，我们提出了基于邻域搜索的多目标遗传算法(图 8.2)，从数值实验的结果可以看出，此类算法的求解时间很短，但求解结果与最优解相差较小。

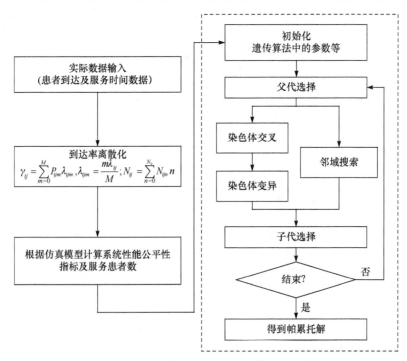

图 8.2　基于邻域搜索的多目标遗传算法流程图

下面将某医院的实际数据代入模型中求解以验证模型和算法的有效性，并对不同的参数进行敏感度分析。所有数值实验都在 CPU 2.6GHz 和内存为 10GB 的 Intel E5-2670 服务器上进行，混合整数规划模型用 CPLEX 12.5 求解。

模型中的参数设置如下：假设总共有 300 个病房，特需病房只有 1 个床位，普通病房有 2 个床位，$M$ 设置为 100，患者参数表如表 8.6 所示。

表 8.6　患者参数表(多目标优化模型)

| 患者类型 $ij$ | 科室类型 $i$ | 病房类型 $j$ | 日到达率/(人/天) | 住院天数/天 | 单位收益/元 | 目标等待时间/天 |
|---|---|---|---|---|---|---|
| 1-1 | 妇科 | 普通 | 4.2823 | 9.2166 | 1841.52 | 15 |
| 1-2 | | 特需 | 0.4439 | 7.6628 | 7662.27 | 7 |
| 2-1 | 微创外科 | 普通 | 3.5316 | 2.5176 | 503.45 | 6 |
| 2-2 | | 特需 | 0.2357 | 2.7086 | 2708.41 | 3 |
| 3-1 | 骨科 | 普通 | 8.9645 | 9.9800 | 1994.52 | 7 |
| 3-2 | | 特需 | 0.7042 | 7.6336 | 7632.15 | 4 |
| 4-1 | 泌尿外科 | 普通 | 3.5124 | 11.2994 | 2256.09 | 16 |
| 4-2 | | 特需 | 0.2739 | 10.4822 | 10578.58 | 8 |
| 5-1 | 胸内科 | 普通 | 5.8987 | 8.0515 | 1609.34 | 14 |
| 5-2 | | 特需 | 0.4987 | 6.2112 | 6211.08 | 7 |
| 6-1 | 神经外科 | 普通 | 3.9179, | 10.661 | 2129.25 | 14 |
| 6-2 | | 特需 | 0.3507 | 8.6957 | 8700.52 | 7 |
| 7-1 | 肠胃外科 | 普通 | 7.8494 | 12.7877 | 2557.33 | 10 |
| 7-2 | | 特需 | 0.6672 | 10.989 | 10979.20 | 5 |
| 8-1 | 心外科 | 普通 | 3.2823 | 21.7865 | 4350.58 | 10 |
| 8-2 | | 特需 | 0.3288 | 19.6078 | 19573.48 | 5 |
| 9-1 | 眼科 | 普通 | 6.9837 | 4.3497 | 869.47 | 6 |
| 9-2 | | 特需 | 0.6220 | 3.5958 | 3594.80 | 3 |
| 10-1 | 灼伤科 | 普通 | 2.0713 | 15.456 | 3095.00 | 4 |
| 10-2 | | 特需 | 0.1784 | 10.2669 | 10260.13 | 2 |

图 8.3 为不同离散系数 $M$ 对应的多目标帕累托解集。综合求解效果和求解时间，选择 $M$=60。

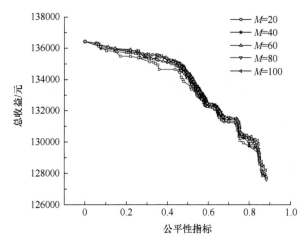

图 8.3　不同离散系数 $M$ 对应的多目标帕累托解集

图 8.4 表示分别利用我们提出的两种算法以及多目标求解的经典算法 NSGA-II 进行比较，AIEC、MOGANS 和 NSGA-II 三个算法的求解时间分别为 249102.05s、44.47s、10.21s。AIEC 算法虽然耗费时间较长，但求出的是最优解，而 MOGANS 算法求出的解次于 AIEC 算法，但求解时间明显小于 AIEC 算法，我们提出的两种算法的求解效果都要优于 NSGA-II 算法。

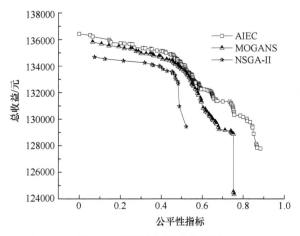

图 8.4　不同求解算法的结果

下面分别对不同的参数进行敏感度分析，得到不同参数的影响效果。图 8.5 为总资源数敏感度分析结果。结果表明，总的病房资源数越多，总收益和公平性指标都增大。这是因为总资源数越多，每类患者可接收的人数也越多，患者的接收率和服务时间都得到改善，总收益也增加。且当总资源数为 330 时，帕累托解集中只有一个解，说明此时所有患者都被接收，即当总资源数为 330 时，可以接收所有患者并保证他们在其目标等待时间内得到服务。

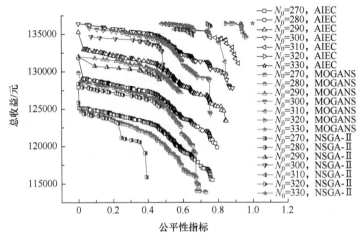

图 8.5　总资源数敏感度分析结果

图 8.6 为目标等待时间的敏感度分析结果。可以看出，随着目标等待时间的增大，总收益和公平性指标都增大。这是因为目标等待时间越大，保证服务所需的资源数越少，所以接收的患者会更多，收益也越大。

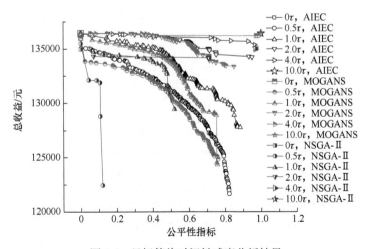

图 8.6　目标等待时间敏感度分析结果

图 8.7 为特需患者的单位收益敏感度分析结果。特需患者的单位收益越大，

总的收益也越大，但公平性指标基本不变，这是因为单位收益不改变接收患者数量的决策，只改变其总收益。

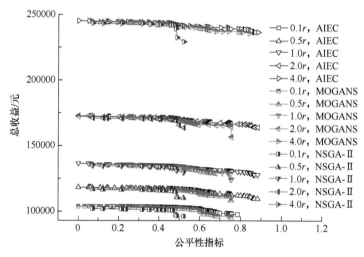

图 8.7　特需患者的单位收益敏感度分析结果

# 参 考 文 献

[1] 王平根, 高允锁. 大型综合医院病床分配方法初探. 中国医院统计, 2006, 13(1): 7-8.

[2] 董捷. 2015 年我院住院床位预测与分配. 数理医药学杂志, 2015, (12): 1794-1795.

[3] Goldman J, Knappenberger H A, Eller J C. Evaluating bed allocation policy with computer simulation. Health Services Research, 1968, 3(2): 119-129.

[4] Esogbue A O, Singh A J. A stochastic model for an optimal priority bed distribution problem in a hospital ward. Operations Research, 1976, 24(5): 884-898.

[5] Li X, Beullens P, Jones D, et al. An integrated queuing and multi-objective bed allocation model with application to a hospital in China. Journal of the Operational Research Society, 2009, 60(3): 330-338.

[6] Ben Abdelaziz F, Masmoudi M. A multiobjective stochastic program for hospital bed planning. Journal of the Operational Research Society, 2012, 63(4): 530-538.

[7] Ben Bachouch R, Guinet A, Hajri-Gabouj S. An integer linear model for hospital bed planning. International Journal of Production Economics, 2012, 140(2): 833-843.

[8] Pinker E, Tezcan T. Determining the optimal configuration of hospital inpatient rooms in the presence of isolation patients. Operations Research, 2013, 61(6): 1259-1276.

[9] Kao E P C, Tung G G. Bed allocation in a public health care delivery system. Management Science, 1981, 27(5): 507-520.

[10] Cochran J K, Bharti A. Stochastic bed balancing of an obstetrics hospital. Health Care Management Science, 2006, 9(1): 31-45.

[11] 张清慧. 基本医疗卫生制度的公共产品属性及供应方式分析. 地方财政研究, 2009, (6): 11-13.

[12] 朱晨姝. 医疗卫生资源配置中的公平与效率——国际经验的比较与借鉴. 济南: 山东大学, 2010.

[13] Mooney G H. Equity in health care: Confronting the confusion. Effective Health Care, 1983, 1(4): 179-185.

[14] Grand J L. Equity, health, and health care. Social Justice Research, 1987, 1(3): 257-274.

[15] Culyer A J, Wagstaff A. Equity and equality in health and health care. Journal of Health Economics, 1993, 12(4): 431-457.

[16] Wagstaff A, van Doorslaer E. Equity in health care finance and delivery//Culyer A J, Newhouse J P. Handbook of Health Economics. Amsterdam: Elsevier, 2000: 1804-1862.

[17] Reinhardt U E, Cheng T. The world health report 2000—Health systems: Improving performance. Bulletin of The World Health Organization, 2000, 78(8): 1064.

[18] Ayer T, Keskinocak P, Swann J. Research in public health for efficient, effective, and equitable outcomes//Bridging Data and Decisions. Catonsville: Informs, 2014: 216-239.

[19] Gulliford M, Figueroa-Munoz J, Morgan M, et al. What does 'access to health care' mean? Journal of Health Services Research & Policy, 2002, 7(3): 186-188.

[20] Goddard M, Smith P. Equity of access to health care services: Theory and evidence from the UK. Social Science & Medicine, 2001, 53(9): 1149-1162.

[21] 徐凌中, 邴媛媛. 卫生服务的公平性研究进展. 中华医院管理杂志, 2001, 17(5): 265-267.

[22] 兰迎春. 对卫生服务公平与效率问题的思考. 卫生经济研究, 2001, (8): 7-9.

[23] 李文贵. 对医疗卫生领域中卫生服务公平性的思考. 现代医药卫生, 2007, 23(10): 1568-1569.

[24] 李廷. 中国医疗公平问题研究. 济南: 山东大学, 2008.

[25] 陈家应, 龚幼龙, 舒宝刚, 等. 卫生服务公平性研究的理论与现实意义. 中国卫生资源, 2000, 3(4): 167-169.

# 第三篇　输入管理篇

# 第9章 门诊预约优化调度

## 9.1 门诊预约调度的现状

由于对门诊就诊的需求不断增长，以及医护人员的严重短缺，门诊预约调度在许多国家都引起了极大的关注。在我国，大型综合医院除接收提前预约的患者外，还接收当天到医院挂号的患者就诊。鉴于我国医疗资源的地域失衡，农村乡镇的患者往往会前往大城市以获得高质量的医疗服务。但是，这导致很少有患者提前预约医疗服务，而是一感到不适就即刻去综合医院就诊。因此，最终的患者到达过程将变得难以管理，并且给已经紧缺的医疗资源带来巨大负担。

在过去的十年中，中国的综合医院鼓励患者在就诊之前进行门诊预约，并承诺给预约患者服务的优先权[1]。为了简化说明，我们将前一类的门诊患者称为预约患者(AP)，而将后者称为非预约患者(WP)。对于许多中国综合医院而言，WP到访门诊次数可能高达门诊总数的四分之三[2]。因此，如何重视大量WP就诊的需求，同时尽量不影响AP的优先权，提高整体患者群体的满意度，是门诊医疗系统非常急迫且重要的任务。

### 9.1.1 门诊预约患者和非预约患者在候诊中的满意度现状

现实生活中，对于等待了很长时间的WP，若在就诊前，恰好该时间段内的一批AP到达并插队，则WP可能会非常不满意。我们在上海某医院发现，当WP抱怨他们等待了很长时间但不确定需要再等待多长时间时，他们却看到许多刚到达医院的AP可以很快就诊，吵架争论等现象屡见不鲜。此外，很明显，当某些WP等待的时间比其预期的等待时间长时，不满意的感觉会变得更加明显。在本章中，我们的目标是最大化与等待时间相关的平均满意度。根据上述现象，我们得出结论，患者的满意度不一定会随其等待时间的增加而线性减少[3-5]。因此，我们通过前景理论[6]来描述与等待时间相关的满意度。可构造一个S形函数，该函数具有参考点、损失厌恶以及等待时间和满意度之间的非线性关系等特点。为简单起见，本书中使用效用值来指代依赖于等待时间的患者满意度。

### 9.1.2 门诊预约规则和患者调度规则现状

门诊安排的常规做法如下：门诊接诊时间分为多个等长的时间段(如一个小

时); 每个时间段安排同样多个 AP 预约; 仅当该时间段的所有 AP 就诊结束或还未到达医院时, 医生才会看 WP。即无论 WP 的数量有多少, 准时到达的 AP 始终拥有绝对的服务优先权, 除非 AP 迟到, 那么他们将会和 WP 一样排队。而早到的 AP, 必须要候诊, 直到其预约的时间段开始接诊。这样的门诊预约规则和患者调度规则导致 WP 可能需要等待很长时间才能就诊。此外, 为了确保公平, 同样类别的患者以先到先服务(FCFS)的原则就诊。

为了最大限度地提高平均效用值, 现有文献研究了实时访问控制策略, 该策略可调整等待患者的优先级以平衡 WP 和 AP[7]。同时, 关于优化预约数量的研究已经出现在文献中[8], 以提高患者在拥挤时段的满意度, 并简化整个门诊的服务流程。在本章中, 我们提出了一种策略以整合以上两个方面的内容, 即该策略不仅旨在控制每个时间段的患者访问以实时平衡 AP 和 WP 就诊, 还旨在不同时间段分配不同数量的预约名额以减轻 WP 的到达随时间段变化的影响。

更具体地说, 我们先要确定每个时间段中分配的预约名额数量, 然后进一步应用实时控制优先级来平衡 AP 和 WP 就诊。与先前关于根据患者的效用值做出实时决策的文献不同[9,10], 我们基于固定的阈值来减轻实际实施的难度。只要有患者就诊后离开, 系统就会根据此时的效用值在两个队列中更新还在候诊的 AP 和 WP 的状态。根据各自的阈值, 将这两个患者分别标记为 UAP 或 SAP、UWP 或 SWP。然后, 系统会按照固定规则进行决策, 该规则的优先级顺序为 UAP、UWP, 然后是 SAP 和 SWP。

我们在上海市某医院内分泌科收集真实数据进行实证研究。结果发现, 在试点研究期间内, 患者的投诉比以前减少。联合优化方法显著减少了 WP 的平均等待时间和方差, 而 AP 的平均等待时间几乎保持不变, 并且方差仅略有增加。受这些结果的激励, 上海市某医院已考虑将我们的优化方法推广到全院其他普通门诊。

## 9.2 基于前景理论的预约和实时调度联合优化

### 9.2.1 基于前景理论的患者满意度建模

效用函数描述患者实时的效用值与实际等待时间之间的关系。本节应用前景理论, 即 S 形价值函数, 刻画参考点、损失厌恶、等待时间和满意度之间的非线性关系。参考点患者的效用值与当前状态和等待时间的期望的差值有关, 效用函数在参考点处有一个拐点。损失厌恶意味着人们对于损失比收益更敏感, 由参考点定义等待时间和满意度之间的非线性关系指随着等待时间偏离参考点, 效用值以非线性方式增加或减少。效用函数可以表示为

$$V(\mathrm{WT}) = V_{\mathrm{ET}} + c\left\{\left[(\mathrm{ET}-\mathrm{WT},0)^{+}\right]^{\alpha} - \lambda\left[(\mathrm{WT}-\mathrm{ET},0)^{+}\right]^{\beta}\right\} \tag{9.1}$$

其中，$\mathrm{ET}$、$V_{\mathrm{ET}}$、$c$、$\alpha$、$\beta$ 和 $\lambda$ 是正常数。患者的预期等待时间 $\mathrm{ET}$ 及其相应的效用 $V_{\mathrm{ET}}$ 是参考点；增益区域是 $0 \leqslant \mathrm{WT} < \mathrm{ET}$ 和 $V > V_{\mathrm{ET}}$，而损失区域是 $\mathrm{WT} \geqslant \mathrm{ET}$ 和 $V \leqslant V_{\mathrm{ET}}$；$c$ 可以解释为对患者等待时间价值的衡量；$\alpha$、$\beta$ 分别描述了等待时间与获利和损失满意度之间的非线性关系；$\lambda$ 描述损失规避的程度。

假设 AP 和 WP 的参考点相等，则可以按照以下方式构造第 $m$ 个 AP 和第 $n$ 个 WP 的效用函数，即

$$V_{\mathrm{AP}}(\mathrm{WT}_m^{\mathrm{AP}}) = V_{\mathrm{ET}} + c\left\{\left[(\mathrm{ET}^{\mathrm{AP}}-\mathrm{WT}_m^{\mathrm{AP}},0)^{+}\right]^{\alpha^{\mathrm{AP}}} - \lambda^{\mathrm{AP}}\left[(\mathrm{WT}_m^{\mathrm{AP}}-\mathrm{ET}^{\mathrm{AP}},0)^{+}\right]^{\beta^{\mathrm{AP}}}\right\} \tag{9.2}$$

$$V_{\mathrm{WP}}(\mathrm{WT}_n^{\mathrm{WP}}) = V_{\mathrm{ET}} + c\left\{\left[(\mathrm{ET}^{\mathrm{WP}}-\mathrm{WT}_n^{\mathrm{WP}},0)^{+}\right]^{\alpha^{\mathrm{WP}}} - \lambda^{\mathrm{WP}}\left[(\mathrm{WT}_n^{\mathrm{WP}}-\mathrm{ET}^{\mathrm{WP}},0)^{+}\right]^{\beta^{\mathrm{WP}}}\right\}$$
$$\tag{9.3}$$

其中，$\mathrm{ET}^{\mathrm{AP}}$ 和 $\mathrm{ET}^{\mathrm{WP}}$ 表示患者预先确定的 AP 和 WP 的预期等待时间。

本章进行了一项实验，以评估效用函数的适用性。首先设计一个问卷，从中收集每个实验对象的个人基本信息，并将这些人分为 AP 或 WP 类型。然后，将两种假设的在门诊等待的情况随机分配给实验对象。在第一种情况下，假定每个实验者等待的时间比预期的等待时间长几分钟。反之，在第二种情况下，假定每个实验者等待的时间都比预期的等待时间短。患者的预期等待时间已知，而具体的超时时间和减少时间将随机分配给实验者。每个实验者以 0 到 100 的分数来评估其等待时间满意度。问卷的详细信息在本章附录 1 中给出。

在筛掉 16 个无效样本后，共收集了 141 份问卷，其中 AP 有 67 份问卷，WP 有 74 份问卷。通过收集不同情况下每个实验者的得分情况，可以得出患者效用值与等待时间之间的关系，通过非线性回归，发现方程(9.2)和方程(9.3)的 $R^2$ 分别达到 0.7039 和 0.8078。此外，这里通过使用相同数据检验指数函数[7]表达效用值的效果。非线性回归显示，AP 和 WP 的效用函数的 $R^2$ 分别达到 0.5533 和 0.6003。因此，式(9.2)和式(9.3)表达患者效用值的效果更好。

对于基于固定效用值阈值的患者优先级调度，可以得到以下推论：基于固定效用值阈值的患者优先级调度可以减少 WP 等待时间的差异(证明见本章附录 2)。如前所述，即使没有遇到一批 AP，一些 WP 的等待时间也可能比其他人更长。降低 WP 的等待时间的差异表明，基于固定效用值阈值的患者优先级调度可以提高系统的公平性，并减少 WP 的不满。

### 9.2.2　包含预约患者和非预约患者的门诊预约调度建模

通过上海的合作医院，我们获得了用于模拟医院患者流量的数据。令 $M$ 为整

个门诊接诊的患者总数(包括 AP 和 WP),并令 AP 的比例为 $q$,整个门诊工作时间分为 $N$ 个等长时间段。根据采集的数据,假设每个时间段的 WP 到达均遵循随时间变化的泊松过程,即第 $i$ 时段的平均到达率为 $w_i$。早到 AP 和迟到 AP 的比例分别用 $p_1$ 和 $p_2$ 表示,假设提前到达的 AP 的等待时间(即在预约的时间段开始之前到达)仅在时间段开始后计算,而迟到的 AP(即在预约的时间段结束后到达)将被视为 WP 进行惩罚。

联合优化方法包括两个方面。首先,根据门诊工作期间 WP 到达的特点,确定每个时间段的预约数量。$\pi=\{a_1,a_2,\cdots,a_N\}$ 表示在 $N$ 个时间段中预约名额的安排,这样在不同的时间段可得到相似数量的患者就诊(AP 和 WP),以减少等待。

在联合优化方法的第二个方面,本章通过比较实时的效用值对患者接诊进行控制,从而进一步改善 AP 和 WP 的平衡。为了确保成功实施,本章提出基于固定阈值的优先级排序方案,以确定下一个要接诊的患者。方案详情如图 9.1 所示。每当有患者就诊结束离开门诊时,我们通过基于前景理论的效用函数,对队列中的第一个 AP 和第一个 WP 进行实时评估。首先,将所选的 AP(WP)的效用值与阈值 $\tilde{V}^{AP}$ ($\tilde{V}^{WP}$)进行比较。效用值低于 $\tilde{V}^{AP}$ 的 AP 被标记为 UAP(unsatisfied AP),否则被标记为 SAP(satisfied AP);效用值低于 $\tilde{V}^{WP}$ 的 WP 被标记为 UWP(unsatisfied WP),否则被标记为 SWP(satisfied WP)。然后,根据以下规则对这两名患者进行优先级排序:UAP>UWP>SAP>SWP,即除非将其标记为 SAP 并且将相应的 WP 标记为 UWP,否则始终是 AP 先就诊。

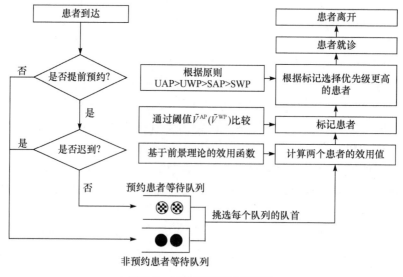

图 9.1 门诊调度流程的图示

根据以上描述，$\pi=\{a_1,a_2,\cdots,a_N\}$ 和 $\tilde{V}^{AP}$ ($\tilde{V}^{WP}$) 都影响目标函数，即患者的平均效用。由于 $\tilde{V}^{AP}$ ($\tilde{V}^{WP}$) 会影响每个时间段 AP 的数量，$\pi=\{a_1,a_2,\cdots,a_N\}$ 应进行相应调整，以确保整体患者效用。因此，模型如下：

$$\max_{\pi,\tilde{V}^{AP},\tilde{V}^{WP}} k\times AV_{AP}\left(\pi,\tilde{V}^{AP},\tilde{V}^{WP}\right)+AV_{WP}\left(\pi,\tilde{V}^{AP},\tilde{V}^{WP}\right) \tag{9.4}$$

$$\text{s.t.}\quad \sum_{i=1}^{N}a_i=M\times q \tag{9.5}$$

$$0\leqslant a_i\leqslant A,\quad a_i\in\mathbf{Z} \tag{9.6}$$

其中，$k$ 表示 AP 与 WP 相对的加权系数；$AV_{AP}$ 和 $AV_{WP}$ 分别表示 AP 和 WP 的平均效用值；$A$ 表示每个时间段可预约的最大预约名额。

### 9.2.3　预约和实时调度联合优化仿真算法设计

为了解决上述问题，本节在 Microsoft Visual Studio 2012 中建立模拟门诊调度流程的模型，然后提出一种启发式模拟优化算法，以搜索最优解。该算法将 PSO 算法和 OCBA 结合，其中 PSO 算法提供了一个搜索最佳解的通用框架，而 OCBA 考虑消除了模拟随机性的影响。

根据 PSO 算法，将可行域划分为 $R$ 个相同大小的区域，并为每个区域分配几个粒子作为初始解。然后，该算法将进行递归搜索以找到更好的解决方案。在本节中，每个粒子的适应度值是患者的平均加权效用值，即从式(9.4)中获得。粒子的维度为 $N+2$，包括每个时间段中的预约名额和一对控制阈值，定义为 $X_i=(a_1,a_2,\cdots,a_N,\tilde{V}^{AP},\tilde{V}^{WP})$。本节提出了一种联合优化方法更新每次迭代中的粒子，在每次迭代中，粒子将自身位置更新两次。第一次更新基于 OCBA[11]，该模型考虑了基于随机仿真输出的有限模拟预算分配，以优化正确选择的可能性，它确定每个区域中的最佳粒子数。第二次更新基于 PSO[12]，该模型模仿了一群鸟的捕食行为以寻找最优解，它以给定的速度将粒子导向其所在区域的最佳粒子。

在第一次更新过程中，根据式(9.7)和式(9.8)计算属于它们各自区域 $r$ 的粒子适应度值的平均值 $\overline{f}_r$ 和标准偏差 $\sigma_r$。

$$\overline{f}_r=\sum_{j=1}^{c_{r,t}}f_{rj}/c_{r,t} \tag{9.7}$$

$$\sigma_r=\sqrt{\sum_{j=1}^{c_{r,t}}(f_{rj}-\overline{f}_r)^2/(c_{r,t}-1)},\quad r=1,2,\cdots,R;\quad \text{find}(k)=\underset{r}{\arg\min}\,\overline{f}_r \tag{9.8}$$

当前第 $t$ 次迭代中 $c_{r,t}$ 是区域 $r$ 中的粒子数，然后根据式(9.9)和式(9.10)计算每个区域中的新粒子数 $c_{1,t+1}, c_{2,t+1}, \cdots, c_{R,t+1}$，以合理安排各个区域中的粒子数，从而获得更优解。

$$\frac{c_{l,t+1}}{c_{j,t+1}} = \left( \frac{\sigma_l / d_{l,k}}{\sigma_j / d_{j,k}} \right)^2, l \neq j \neq k, \quad d_{l,k} = \overline{f_l} - \overline{f_k} \tag{9.9}$$

$$c_{k,t+1} = \sigma_k \sqrt{\sum_{l=1,l\neq k}^{R} \frac{c_{l,t+1}^2}{\sigma_l^2}} \tag{9.10}$$

根据新分配的粒子数，随机创建每个区域中粒子的特定位置，将这些当前位置随机分配给每个粒子作为其第一次更新 $X_{io}(t+1)$。

在第二次更新过程中，粒子通过式(9.11)和式(9.12)调整其速度 $V_i(t+1)$ 和位置 $X_i(t+1)$。

$$V_i(t+1) = cm(X_{r\text{Best}} - X_{io}(t+1)) \tag{9.11}$$

$$X_i(t+1) = X_{io}(t+1) + V_i(t+1) \tag{9.12}$$

其中，$c$ 为认知参数；$m$ 为一个随机数；$X_{r\text{Best}}$ 为区域 $r$ 中具有最佳适应性的最佳粒子的位置。

该算法的步骤总结如下。

(1) 将可行域 $R$ 划分为多个区域，并在每个区域中均匀且随机地生成 $X_i$ 个原始粒子。

(2) 执行仿真模型并计算患者满意度的加权平均效用 $f_i$。

(3) 根据区域 $R$ 的位置划分粒子群，如果 $X_i \in$ 区域 $r$，则 $f_{rj} = f_i$，$c_{r,t} = c_{r,t} + 1$，$j = 1, 2, \cdots, c_{r,t}$。

(4) 更新区域 $r$ 中最佳的区域：如果 $f_{rj} < f_{r\text{Best}}$，则 $f_{r\text{Best}} = f_{rj}$，$X_{r\text{Best}} = X_{rj}$。

(5) 根据式(9.7)和式(9.8)计算粒子适应度值的平均值 $\overline{f_r}$ 和标准偏差 $\sigma_r$。

(6) 根据式(9.9)和式(9.10)计算每个区域中新的粒子数分配 $c_{1,t+1}, c_{2,t+1}, \cdots, c_{R,t+1}$。然后在区域 $R$ 中均匀随机地生成一定数量的粒子，并为每个粒子随机分配当前位置。

(7) 根据式(9.11)和式(9.12)调整每个粒子的位置和速度。

(8) 终止条件：如果 $t$<最大迭代次数，返回步骤(2)，否则转到步骤(9)。

(9) 获取 $X^* = (a_1, a_2, \cdots, a_N, V^{\text{AP}}, V^{\text{WP}})$ 和 $f^* = \max\{f_1, f_2, \cdots, f_r\}$，算法结束。

### 9.2.4 数值实验结果和分析

在本节中，首先介绍基于真实数据的案例研究，以检验本章提出的联合优化方法的有效性，并将该方法在合作医院中实施。通过设置各种环境因素和行为因素等敏感性分析来研究该方法的性能在不同情况下的工作方式及效果。

## 1. 案例分析

我们在上海市某医院进行了案例研究，该医院共有 33 个临床科室和 9 个技术科室，内分泌科是最重要的科室之一，允许 AP 和常规 WP 就诊。根据现场调查，该门诊的患者满意度较低。为了在该门诊实施联合优化方法，首先根据 2013～2017 年的患者就诊记录进行了大量的计算实验。我们发现，在这种情况下，联合优化方法可以有效地提高患者的平均满意度。本节还介绍了该方法在医院的具体试点实施过程，并展示出现实结果。

## 2. 计算实验

为了评估方法的效率，我们首先设计一些可比较的政策，然后从医院收集真实数据，以确定患者日常就诊和到达率的合理范围。我们在每种情况下搜索每个时间段的最佳预约名额和效用阈值，以进行性能比较，其中包括患者的平均效用、平均等待时间及其差异。

当前的门诊患者调度政策称为平均分配及预约优先(even appointment and AP first, EA-APF)策略，即预约名额会在每个时间段平均分配，除了上午和下午的最后一个时间段，空时间段留给医生以服务完所有患者。与 WP 相比，AP 始终具有服务的优先权。本章的优化方法定义为最优预约和实时优先(optimal appointment and real-time priority, OA-RTP)策略，该方法同时应用每个时间段的最佳预约名额和基于固定阈值的优先级排序方案来实时调度患者。此外，本节定义了另外两种方案以比较每种方法的效果，即平均分配和实时优先(even appointment and real-time priority, EA-RTP)策略与最优预约和预约优先(optimal appointment and AP first, OA-APF)策略。

我们收集了 2013～2017 年的患者就诊记录，并在筛选出无效和不合理的记录之后，发现 $M$、$q$、$p$ 分别在[678,724]、[40%,50%]、[25%,35%]范围内，并且 $a_i$={40,40,40,40,0,40,40,40,0}，$w_i$={65,75,70,20,25,60,45,10,0}。内分泌科的医生每天从上午 8 点到下午 5 点工作，预约时间段的长度为一个小时。采用正态分布 $N(3,0.4)$ 来确定患者的服务时间，AP 和 WP 分别遵循泊松分布 $P(a_i/60)$ 和 $P(w_i/60)$。

效用函数的价值直接反映了患者的满意度。$V_{ET}$ 给定一个恒定值，不会影响患者的效用随等待时间的变化，因此设定 $V_{ET}$=2000，$c$=300，避免出现负效用。通过采访患者和医生，得到了 $ET^{AP}$=20min，$ET^{WP}$=40min。对于其他参数，我们采用上面提出的方法进行了实验，并通过回归分析获得 $\alpha^{AP}=\beta^{AP}=0.31$，

$\alpha^{WP} = \beta^{WP} = 0.28$，$\lambda^{AP} = 1.81$，$\lambda^{WP} = 1.51$。

基于上述数据，我们生成了数百个与实际情况相符的方案。以下为其中一种情况，其中，$D=5$，$M=700$，$q=40\%$，$p=30\%$。每个时间段内非预约患者数量和预约名额配置如表 9.1 所示。

表 9.1 每个时间段内非预约患者数量和预约名额配置

| 时间段 | $a_1$ | $a_2$ | $a_3$ | $a_4$ | $a_5$ | $a_6$ | $a_7$ | $a_8$ | $a_9$ |
|---|---|---|---|---|---|---|---|---|---|
| 非预约患者数量 | 65 | 75 | 70 | 20 | 25 | 60 | 45 | 10 | 0 |
| EA-APF 策略下的预约名额配置 | 40 | 40 | 40 | 40 | 0 | 40 | 40 | 40 | 0 |
| EA-RTP 策略下的预约名额配置 | 40 | 40 | 40 | 40 | 0 | 40 | 40 | 40 | 0 |
| OA-APF 策略下的预约名额配置 | 36 | 26 | 29 | 48 | 0 | 39 | 47 | 55 | 0 |
| OA-RTP 策略下的预约名额配置 | 39 | 33 | 29 | 48 | 0 | 45 | 44 | 42 | 0 |

根据目标函数，在大多数情况下 OA-RTP 策略中患者的平均效用表现最佳，其次是 EA-RTP 策略，再次是 OA-APF 策略，当前的 EA-APF 策略表现最差。即在每个时间段中使用最佳预约名额或基于固定阈值的优先级排序方案都可以有效提高患者满意度，而联合优化方法可以最大限度地提高患者满意度。

此外，需要注意的是，当目标函数的值最佳时，患者等待时间的平均值和方差也表现良好。如表 9.2 所示，三个优化策略下 WP 的平均等待时间显著减少，而 AP 的平均等待时间稍有增加。OA-RTP 策略使 WP 等待最短而 AP 延长最少。在 OA-RTP 策略下，患者等待时间的变化最小，这表明它最有效地提高了系统的公平性和 WP 满意度。这证明基于前景理论的目标函数可以为以患者为中心的门诊安排提供有效的衡量指标。

表 9.2 四种策略下的效果

| 策略 | EA-APF | EA-RTP | OA-APF | OA-RTP |
|---|---|---|---|---|
| 目标函数值 | 5602.97 | 7251.23 | 6149.88 | 7507.46 |
| AP 平均等待时间/min | 16.95 | 17.82 | 17.84 | 17.36 |
| WP 平均等待时间/min | 46.36 | 28.23 | 39.24 | 24.30 |
| AP 等待时间方差/min | 20.00 | 34.41 | 32.23 | 22.43 |
| WP 等待时间方差/min | 611.27 | 92.90 | 476.10 | 57.63 |

3. 实际实验研究

我们将计算实验结果展示给上海市某医院，他们同意在医院进行试点研究。

我们首先分析患者的每日就诊次数和到达率,然后找出工作日之间的差异。因此,根据实际情况,我们为每个工作日(如星期一)设计不同的预约名额安排和相应的阈值。仿真结果表现良好,我们于 2018 年初开始在内分泌科进行试验。

经过一年的试点,我们得到了性能分析结果,并与 2017 年的情况进行比较,如表 9.3 所示。发现尽管 AP 的总患者就诊次数增加了 1.57%,提出的联合优化策略将 WP 的平均等待时间减少了 22.76%,但并未显著增加 AP 的等待时间;WP 的等待时间方差减少了 89.48%,而 AP 的等待时间方差增加了 9.28%。医院的管理人员反馈,患者对新政策反应良好,抱怨等情况显著减少。这些结果表明该方法的有效性,因此医院将我们的方法引进到其他部门。

表 9.3　上海市某医院的性能比较

| 年份 | 患者就诊次数 | AP 平均等待时间/min | AP 等待时间方差/min | WP 平均等待时间/min | WP 等待时间方差/min |
|------|------------|-----------------|-----------------|-----------------|-----------------|
| 2017 | 201319 | 19.25 | 39.44 | 96.08 | 547.89 |
| 2018 | 204480 | 19.78 | 43.10 | 74.21 | 57.62 |

### 4. 敏感性分析

当前,医院正试图激励更多的患者提前预约而不是直接到访,WP 的比例将随时间变化,因此 WP 的比例是否会极大地影响该方法的效率以及在哪种情况下该方法将无效很关键。对于前一种情况,如图 9.2 所示,随着 AP 比例从 10% 变到 85%,我们提出的最佳调度策略与原来的策略相比,患者效用提高了 20%。但是,当 AP 的比例太低或太高,即两种类型患者中的一种占大多数时,基于固定阈值的优先级排序方案优化的空间很小。针对本章的研究对象,当 AP 占据大约 30% 的患者时,方法的改进效果最为显著。

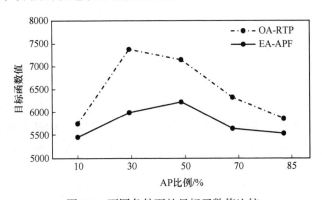

图 9.2　不同条件下的目标函数值比较

对于该方法，结果将受到 $ET^{WP}$、$ET^{AP}$、$\alpha$、$\beta$、$\lambda$ 等行为因素的影响。但是，这里收集的问卷只是样本数据，估计的参数可能不适用于其他城市或人口。因此，本节更改所有行为参数以研究该方法效果与患者行为偏好的关系。当 $ET^{WP}$ 较小时，如图 9.3 所示，OA-RTP 的优化更为明显。因为在这种情况下，WP 的满意度较低，更容易变得不满意，因此有更多机会在 AP 之前就诊，以使系统更好地运转。当 $ET^{AP}$ 增加时可以获得类似的结论。此外，OA-RTP 方法中 $\alpha$、$\beta$ 和 $\lambda$ 可以有效改善患者的效用。如图 9.4 所示，在 EA-APF 策略下，更敏感的厌恶行为会导致患者效用值降低，而 OA-RTP 策略随 $\lambda$ 的增加而保持有效。

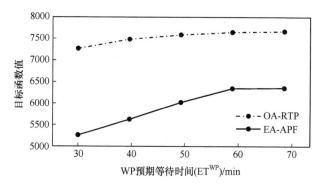

图 9.3　不同 $ET^{WP}$ 下的目标函数值比较

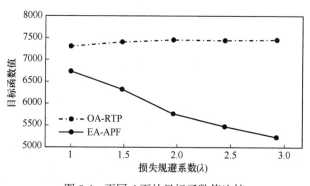

图 9.4　不同 $\lambda$ 下的目标函数值比较

总结来说，本章研究了在 WP 占患者主体情况下的门诊调度。考虑到患者随时间段变化的到达行为和等待行为，我们针对每个时间段的预约名额和基于固定阈值的优先级排序方案提出了一种联合优化方法，以最大化患者的平均效用，效用函数基于前景理论来衡量患者的实时满意度，实验验证了该表达式并拟合得到实际参数。基于仿真模型，本章提出了一种结合 PSO 和 OCBA 的启发式算法，以找到最优解。最后，我们在上海市某医院进行了试点研究。研究表明，联合优化方法具有重要的实用价值，可减少患者的平均等待时间以及 WP 之间的差异。该方法适用于不同的情况，因此已被上海市某医院的许多科室引进。

　　未来的研究可以向多个方向扩展。第一个方向是研究确定每个时间段的最佳长度，以提高 AP 和 WP 满意度。第二个方向是研究时间段长度如何影响 AP 的到达行为。尽管大多数文献都假设预约患者的到达与预约时间无关，但本章数据显示，对于同时具有 WP 和 AP 的系统，时间间隔的确会影响患者的到达。第三个方向是考虑异类患者，如具有不同预期等待时间和等待行为的患者。

# 参 考 文 献

[1] Chinese Ministry of Health. Opinions of the ministry of health on the implementation of appointment service in public hospitals. Gazette of the National Health and Family Planning Commission of People's Republic of China, 2009: 8-10.

[2] Jiang Z Y. Study on the status and influencing factors of clinical reservation services. Medicine and Society, 2010, 23(6): 61-63.

[3] Robinson L W, Chen R R. Scheduling doctors' appointments: Optimal and empirically-based heuristic policies. IIE Transactions, 2003, 35(3): 295-307.

[4] Koeleman P M, Koole G M. Optimal outpatient appointment scheduling with emergency arrivals and general service times. IIE Transactions on Healthcare Systems Engineering, 2012, 2(1): 14-30.

[5] Chen R R, Robinson L W. Sequencing and scheduling appointments with potential call-in patients. Production and Operations Management, 2014, 23(9): 1522-1538.

[6] Kahneman D, Tversky A. Prospect theory: An analysis of decision under risk. Econometrica, 1979, 47(2): 263-291.

[7] Song J, Qiu Y Z, Liu Z K. A real-time access control of patient service in the outpatient clinic. IEEE Transactions on Automation Science and Engineering, 2017, 14(2): 758-771.

[8] Wang S, Liu N, Wan G H. Managing appointment-based services in the presence of walk-in customers. Management Science, 2018, 66(2): 667-686.

[9] Green L V, Savin S, Wang B. Managing patient service in a diagnostic medical facility. Operations Research, 2006, 54(1):11-25.

[10] Qu X L, Peng Y D, Shi J, et al. An MDP model for walk-in patient admission management in primary care clinics. International Journal of Production Economics, 2015, 168: 303-320.

[11] Chen C H, Lin J W, Yücesan E, et al. Simulation budget allocation for further enhancing the efficiency of ordinal optimization. Discrete Event Dynamic Systems, 2000, 10(3): 251-270.

[12] Zhou H M, Pang J H, Chen P K, et al. A modified particle swarm optimization algorithm for a batch-processing machine scheduling problem with arbitrary release times and non-identical job sizes. Computers & Industrial Engineering, 2018, 123: 67-81.

# 附录 1　门诊患者等待时间敏感性问卷

诚挚邀请您参加有关等待时间敏感性的研究。请注意，此调查表中的任何问题都没有正确或错误的答案。我们只会收集您的意见和反馈，这将使上海市某医院制定更好的预约政策，并使您对将来的医疗服务体验更加满意。此问卷大约需要 1~3 分钟才能完成。信息将被保密，并且不会链接到任何个人身份信息。感谢您的参与与合作！

1) 您去诊所之前要预约吗？

A. 是　　　　　　　　　　　　　　　　B. 否

以下我们将介绍两个虚拟的场景以衡量您对等待时间的敏感性。请注意，没有正确或错误的答案，您只需根据自己的喜好、经验和特定需求进行选择。

假设您当前正在一家创新医疗机构的普通门诊排队，您去医院之前已预约。假定该机构已告知您等待 20 分钟，但是您现在等待的时间比预期多 5 分钟。您会如何评价才能合理表示您对该医院的满意度？

2) 请输入分数(假设 60 分表示您在预期等待时间的满意度)。

____。

如果您现在等待的时间比预期少 10 分钟，您现在会如何评价您对这家医院的满意度？

3) 请输入分数(假设 60 分表示您在预期等待时间的满意度)

____。

# 附录 2　推 论 证 明

假设 WP 的效用方差可以表示为

$$\text{Var} = \frac{\sum_{j=1}^{M_1}\left(\text{WT}_j^{\text{WP}} - \frac{1}{M_1}\sum_{j=1}^{M_1}\text{WT}_j^{\text{WP}}\right)^2}{M_1}$$

服务优先级策略使 UWP 获得服务的优先级高于 SAP，从而降低了被插队的可能性。此外，考虑到 SWP 在静态方案中的优先级最低，大多数患者可能不得不在队列中等待直到其效用值低于阈值，并且其类型变为 UWP。在这种情况下，当效用值达到阈值时，包括 UWP 和 SWP 在内的 WP 都将尽快获得服务。因此，效用值的方差减小。

# 第 10 章　入院患者预约优化调度

本章针对择期住院患者在入院过程中经历的盲目和无效的等待，提出一种入院时间窗告知方案并设计合理的时间窗预约策略来提高患者满意度，主要关注以下几个问题：其一，引入时间窗告知方案是否显著提高患者入院过程的体验；其二，入院时间窗告知系统与其他现有研究有没有本质区别；其三，如何寻找合理的时间窗预约策略。

若以上几个问题均能获得满意的答案，则意味着医院无法直接套用现有排队系统的研究来改善择期住院患者入院等待体验，却可通过引入入院时间窗告知方案并应用相关告知策略来提高患者满意度。另外，本章主要以三甲医院为研究对象，而大量的轻微病症患者会前往三甲医院就诊，当引入时间窗告知后，由于提前得知了等待时长，部分患者对前往高等级医院就诊的意愿有可能降低，从而前往低等级的一、二级医院。同时，在止步和转院事件发生时，医院可根据患者的病情将其推荐至合适的上、下级医院。这意味着时间窗告知可在一定程度上优化医疗资源的配置。

本章的研究不仅适用于择期住院患者入院背景，只要排队系统具有以下特征均可考虑引入时间窗告知方案：①顾客会经历漫长且盲目的等待，容易发生无效等待；②顾客不耐烦行为与等待时间密切相关；③通过明确准入信息有可能将顾客等待过程转化成"离线"和"后台"形式的等待。

## 10.1　入院患者调度问题的特点及现状

三级医院特别是三甲医院拥有大量优势医疗资源，可信度高，品牌效应明显，其关键医疗资源尤其是病床资源异常稀缺。但是，由于目前国内分级诊疗制度的欠缺和不完善，患者可以随意选择就诊医院。患者前往一级/二级医院除了少许医疗费用(报销比例)的差别外，并不存在与西方国家以家庭医生为基础的转诊制度类似的门槛限制。因此，大量轻微病患前往高等级医院就诊，造成高等级医院门庭若市而低等级医院门可罗雀的现象。如图 10.1 及表 10.1(根据卫健委官方网站统计数据整理得出[1])所示，2012 年，11%的三甲医院服务了将近 40%的住院患者，病床利用率达到 106%。这表明三甲医院加床现象非常严重，医院长期处于过载运营的状态。

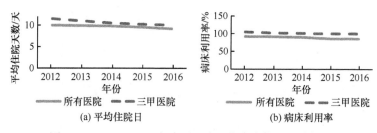

图 10.1　2012～2016 年全国医疗机构病床使用统计数据

表 10.1　各级医院住院医疗资源及使用情况

| 医院等级 | 医院数 | 出院患者数/$10^4$ | 病床利用率/% |
|---|---|---|---|
| 三级 | 1624 | 3803.5 | 106.0 |
| 二级 | 6566 | 5593.7 | 94.1 |
| 一级 | 5962 | 530.8 | 63.6 |

随着近几年分级诊疗系统的推进，其拥挤程度有所降低，但三级医院的病床利用率仍高于 100%，这意味着前往三级医院就诊的患者需要排队等候较长的时间。另外，医患矛盾的升级使得包括患者就诊体验在内的医疗机构的服务水平日益成为民众关注的热点问题。因此，利用先进的管理手段提升患者的服务体验、优化医疗资源的利用变得更加重要。

### 10.1.1　患者入院现状调研及分析

通过对上海市某三甲医院进行深入调研，作者发现其择期住院患者入院过程存在很大问题。如图 10.2 所示，择期住院患者递交入院申请后进入等待队列，医护人员将根据先到先服务原则在有病床空闲的前一天通知该患者住院。入院等待时长根据科室特性，从数周到数月不等。在等待过程中，患者由于各种原因有可能放弃等待。

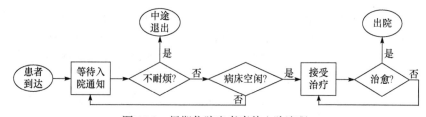

图 10.2　择期住院患者当前入院流程

分析该入院流程，不难发现其存在以下弊端：

(1) 所有排队的患者随时都有可能接到入院通知，需要时刻准备入院接受治疗，无法合理、正常地安排平时的工作和生活。作者认为这种没有等待目标的、随时可能接受服务的等待过程是盲目的。而高等级医院资源紧缺，择期住院患者排队时间又很长，更加剧了患者等待过程的煎熬程度，让患者在等待期间无所适从。

(2) 患者可能由于长时间的盲目等待，发生不耐烦行为离开等待队列。这些患者经历了漫长的等待却没有接受服务，他们的等待成为无效等待。这不仅浪费了患者的时间，也增加了医院的运营成本(通知已经离开队列的患者入院，维持与正在排队顾客的联系，口碑，品牌效应等)。漫长的入院等待时间也加剧了无效等待发生的概率。

总的来说，大量择期住院患者在长时间的盲目等待过程中失去耐性离开队列产生大量无效的等待，入院等待的过程备受煎熬，等待体验糟糕，患者对医院服务的满意度随之降低，而医院管理者有心改善却无力为之。其主要原因是缺乏有效的方法解决考虑患者行为以及等待过程满意度的住院患者入院问题。

### 10.1.2 患者入院调度研究的现状及不足

围绕前面所述择期住院患者经历漫长、盲目、无意义等待的问题，本节将从住院患者准入管理、预约调度、等待提示以及其他相关方面总结国内外研究现状，寻找解决该问题的潜在方法。

#### 1. 住院患者准入管理

住院患者入院计划通常与病床能力调度相关，入院计划的研究需要考虑相关关键资源的约束，如护士、病床、手术室等，患者住院时间的不确定性，以及随机到达的急诊患者。Brandeau 等[2]提到医院能力的衡量指标主要包括住院患者病床数、员工数(尤其是护士人数)、手术室数量和主要的诊断设备(如 MRI)数量，这些都是常见的关键医疗资源。目前研究和应用中采用较多的评价入院调度的三个重要评价指标是病床周转率、入院平均等待时间和入院公平性。同时，入院计划与病床的管理模式紧密相关，如病床是专用的还是共享的、某些病床周末是否关闭等。因此，需要结合具体的病床管理模式，对住院患者的入院计划进行研究。

患者准入调度(patient admission scheduling, PAS)问题于 2010 年由 Demeester 等[3]详细定义为一种将患者分配到相应病床使得相关医疗需求及患者偏好(病情、性别和年龄等)得到最大满足的过程(a process of assigning patients to beds in such a way that the medical concerns and personal wishes are fulfilled as much as possible)。PAS 的定义也被后续文献认可[4, 5]，其主要解决的是在竞争的客户群中分配服务能力的问题。该问题已经在不同的行业进行了研究，包括飞机座位管理[6]、旅馆房间预订[7]、汽车租赁[8]，以及呼叫中心的研究[9]等。

其他的与住院患者入院相关的文献主要是针对某医院或科室的病床产能规

划。例如，Thompson 等[10]提出了一个有限马尔可夫决策支持模型，来决定什么时候把患者转移到病房、哪一层，以及楼层之间的主动转移；Mazier 等[11]对一家医院的患者入院和病床分配问题进行了研究，同时考虑预约和急诊患者，目的是使得病床利用率最高的同时最小化患者分配到不适合的楼层、患者的转移、患者入院的等待、入院的改变等引起的成本；Nunes 等[12]将患者准入控制构建成马尔可夫决策模型并证明最优控制策略可以将资源利用率控制在期望水平的同时最优化偏离成本，但该模型过于复杂以至于在大规模情况下由于维度问题无法求解；Garg 等[13]提出一个离散时间的非齐次马尔可夫模型，在给定入院策略下预测和配置每天的患者需求，他们的研究很大部分都是基于长时间稳态条件下的估计，并不能反映系统的波动性；Hulshof 等[14]考虑多类资源、若干时间段及拥有不同的非确定诊疗路径的多类患者，从战术层对资源配置和择期住院患者调度提出了一个混合整数线性规划框架，研究结果表明，这种方法可以生产一个相对公平的资源分配方案，并且可对患者的等待时间和被服务的患者总数予以控制；Adan 等[15]以给定的患者吞吐率和资源利用率为目标提出了一个整数线性规划模型求解入院计划，考虑了病床、手术室、护士及 ICU 病床等资源约束。

de Bruin 等[16]认为大部分医院对所有的病床使用单一的利用率目标，一般来说为 85%，这种假设实际上是不合理的，将导致服务提供方大量拒绝入院申请，该现象在小规模机构(医院或科室)中表现得更为明显。该文献指出择期住院患者的接收量方差实际上和急诊患者接收量方差至少处于一个数量级，甚至更大；大部分住院患者住院时间的变异系数是大于 1 的，这说明住院时间的不确定性非常高。而住院时间不确定性的增加对病床需求的影响是显著的。本章假设患者的住院时间服从变异系数等于 1 的指数分布，既简化了问题的复杂度，又符合该文献的研究结论。

2. 预约调度

Buhaug[17]认为在顾客到达时刻就告知顾客其准入时刻，即预约，是减轻顾客长时间等待负担的很好的方式。预约调度早在 1952 年[18,19]就被提出，已经在很多领域得到了广泛研究，包括手术调度[20,21]、门诊预约[22]以及其他预约系统。特别是在门诊部的运营管理中，预约调度的研究和应用已经日趋成熟[23-25]。设计良好的预约系统可以在有效提高医护人员及医疗设备利用率的同时减少顾客的等待时间[22]。预约调度效果的影响因素包括患者到达和服务时间的波动、患者/医生的偏好、信息技术以及调度人员的熟练程度等[23]。

预约调度的主要决策有三个：特定日期预约人数决策(booking，预约)、特定日期顾客到达顺序决策(sequencing，排序)、特定日期顾客到达时间间隔决策(scheduling，调度)。在预约决策中，一般需要考虑多类病人，而其决策主要为特定时间段内接受顾客的种类及数量的组合[12,26-28]。而将预约调度看成运作层面的能力规划问题[29-32]的研究中，到达是随机的，但服务时间是固定的，即将服务能力分割成若干固定时长的时间槽(block)，其主要决策在于如何预留资源给未来到达的高等级需求[29, 31, 33, 34]。排序及调度决策通常基于给定的预约决策[35]，而很多情况预约调度专指研究到达时间间隔的调度决策[23]。一般来说，预约调度认为每天的调度都是相互独立的，即每天开始时刻服务器完全空闲，而当天的任务不会遗留到第二天，多余的需求及服务的不确定性一般通过加班行为来弥补[24, 33, 35-38]。预约调度问题的研究目标包括但不仅限于收益最大化[32]、达到目标等待时间条件下的成本最小化[29]、平均等待时间最小化[39]等。

预约调度的特点在于系统中顾客的到达时间是可以调度的决策变量，并且每位顾客在其预约时间之前不会到达系统。如果前面顾客的服务超过约定时间，那么当前顾客需要等待前面的顾客服务结束后才能开始他的服务；然而，如果前面的顾客服务提早结束，当前顾客依然会按照自己的预约时间到达系统。在顾客到达之前，服务器处于空闲状态。因此，缩短顾客之间的到达间隔有利于提高服务器的利用率，但是会让顾客等待更长时间。反之，过长的到达间隔则会造成服务器的空闲时间增多。因此，预约调度的实质是优化及权衡服务器效率和顾客满意度。关于预约调度的更全面介绍可参考综述性文献[22]和[23]。总的说来，预约调度的难点在于服务时间的不确定性、需求到达的不确定性以及相互竞争的优化指标。

### 3. 等待提示

等待提示(delay announcement 或 delay information)策略，即服务提供方在顾客等待发生前或等待过程中与顾客分享系统信息(如预估的等待时间、当前排队人数等)的一种提高顾客满意度的方式。目前主要以呼叫中心(call center)为应用背景展开。经过几十年的研究，等待提示已经被证明是一种有效提高顾客满意度的方法[40-43]。早在 20 世纪 80 年代，Maister[44]首次提出盲目的等待比确定的等待显得更加漫长(uncertain waits feel longer than known finite waits)的论断，为研究顾客行为(customer behavior)打下了基础。Armony 等[42]认为等待提示的重要性在于其得以通过一种相对廉价(几乎不产生成本)的方式大幅提高顾客的服务体验，Jouini 等[45]认为等待提示应用于不可见队列(invisible queues)时显得尤为重要，在这种情况下，顾客无法估计队列长度和队伍前进的速度，因此更倾向于对等待时间做过高的估计[46]。这意味着顾客将对等待产生更重的负面情绪。等待提示引入的主要原因就是为了减少这种心理误判，提高顾客满意度，而择期住院患者的入院过程恰巧是一种典型的不可见队列。

顾客在服务系统中的等待过程可分为在线和离线两种等待方式。传统的呼叫中心系统中，顾客因为一直手持电话，几乎无法从事其他工作，因此，处于在线的等待过程。而在考虑回拨电话(call-back option)的呼叫中心系统中，顾客等待的是已知的最大等待时间之内的回拨电话，在等待过程中顾客可以从事其他的工作。因此，他们的等待是离线的[47, 48]。

Ibrahim 等[49]认为等待提示策略的研究主要集中在三个方面：等待提示策略对系统动态性能的影响[41, 47, 48, 50]、等待提示策略的设计[51, 52]、顾客行为研究[46, 53, 54]。等待提示的方式多种多样，最常见的一种就是告诉顾客排在其前面的顾客人数，即常见的排队叫号系统[45]，常应用于餐厅、银行等。但当服务时间的随机性很高或者顾客无法得知(感知)服务器台数、队列前进速度(包括完成服务的顾客和发生不耐烦行为的顾客)时，叫号系统实施的意义不大。另一种典型的等待提示方式就是系统根据近期的等待历史预测当前到达顾客的等待时间并告知给顾客。Whitt[51]指出当前到达顾客的等待时间是与系统状态息息相关的，如何正确地预测等待时间是非常具有挑战性的问题。表 10.2 展示了几种在超负荷服务系统中常用的等待提示策略。

表 10.2　呼叫中心常见的等待提示策略

| 策略 | | 描述 | 评价 |
|---|---|---|---|
| 基于等待历史的预测 | LES | 最后一名被接收的顾客的实际等待时间 | LES 和 HOL 几乎一样[52, 55] |
| | HOL | 队列首位的顾客已经历的等待时间 | |
| | HOLr | $\frac{1}{s\mu}\left(2+\int_{t-\omega}^{t}\lambda(u)\mathrm{d}u\right)$ | 实现困难，但在模糊信息下表现卓越[56] |
| 基于当前队列长度的预测 | QL | $(n+1)/(s\mu)$ | 在 GI/M/s 队列不考虑顾客不耐烦行为时表现优异[43, 56] |
| | QLm | $\sum_{i=0}^{n}\frac{1}{s\mu+i\alpha}$ | 对 GI/M/s+M 队列预测准确，但不适用于服务时间及不耐烦行为服从一般分布的情况[51] |
| | QLr | $\beta(n+1)/(s\mu)$ | 在大规模及超负荷系统下很有竞争力[43] |
| | QLap | $\sum_{i=0}^{n}\frac{1}{s\mu+\delta_n-\delta_{n-i}}$ | 服务时间确定时预测效果好[43] |

其中，$n$ 表示队列长度，$s$ 表示服务器台数，$\mu$ 表示服务速率，$\lambda$ 表示到达速率，$\alpha$ 表示不耐烦行为发生速率，$(\omega, q)$ 为稳态下确定性的等待时间和队列长度，$\beta=\omega s\mu/q$，$h(t)$ 为不耐烦行为发生时间的失效函数，而 $\delta_k=\sum_{j=1}^{k}h(j/\lambda)$。

### 4. 顾客行为研究

针对服务系统中顾客不耐烦行为(abandon behavior)的研究数不胜数，比较典型的可参考 Wang 等[57]所做的综述性文献。总的说来，绝大多数考虑止步行为的排队系统的文献是在给定的控制策略下对系统的性能进行分析，少数关于最优控制的文献有[58]～[61]。在预约调度问题中考虑的爽约(no-show)行为一般与决策及实际发生的等待无关，一般是一个固定的爽约概率。两种情况下，顾客的各种不耐烦行为都会使系统的性能指标发生显著改变[62]。

具体地，在呼叫中心系统中，顾客不耐烦行为主要体现在：①接收到等待提示信息后是否立刻离开队伍(止步)或进入队列；②在等待过程中是否放弃等待并离开系统(中途退出)。显然，止步行为与告知的等待提示信息的长短有关，而中途退出行为与实际经历的等待有关。传统的排队论假设顾客的不耐烦行为(止步/中途退出时间/概率)与系统状态、性能无关，是"分配"给每个顾客的[63]。例如，不可见队列的中途止步行为一般描述为：若顾客的实际等待时间超过其中途止步时间上限，则该顾客发生中途止步行为。一般认为，中途止步时间上限符合指数分布[64]。近几年，理智队列(rational queue)的概念被提出，而上述行为被归类为有限理智队列(bounded rational queue)。纯理智队列将顾客和服务提供者看成博弈双方，双方决策的目的为各自经济模型收益的最大化，即假设顾客的止步/中途退出的决策依据是个人收益方程(cost equation)，该方程主要考虑与期望的剩余等待时间相关的成本和服务器利用率[55, 65, 66]。

在预约调度系统中，顾客行为主要体现在顾客是否在预约的时刻到达系统接受服务，爽约行为与等待提示信息以及顾客在预约时刻到达系统后实际发生的等待均不相关，因此爽约概率一般被设定为 5%～30%不等的常数[22]。Ho 等[67]评估了爽约概率、服务时间随机性以及每个时间段顾客人数对系统性能的影响。发现爽约概率影响最大，而最佳预约策略的选择也与爽约概率密切相关。爽约可导致资源利用率和收益的降低以及等待时间的增加。对爽约行为的研究主要可分为以下四个方面[23]：①估算爽约概率及分析爽约概率与顾客特征之间的关系[68]；②收集实际数据来讨论爽约概率对时间和收益的影响[69]；③建立模型来评估爽约概率的影响[18, 67]；④研究超额预定(overbooking)来缓解爽约行为带来的影响[70, 71]。

5. 交货期管理

制造业中的交货期管理或提前期管理也与本章的问题相关，其关注点在于新的订单是否到达、什么时候可以交货。显然，管理者需要预留一部分资源能力给未来到达的高收益订单，因此如何处理(告知多长的提前期)新到达的低收益订单是一个值得探讨的问题[72-75]。大部分交货期管理的研究将决策分成两步，首先为订单设置提前期，最简单的策略是给所有的订单设置相同的提前期[73]，然后根据优先级评定规则调度订单的生产顺序[72]。交货期管理主要在告知和实现较短提前期之间选择平衡点。特别地，Feng 等[75]针对单一服务器系统构建马尔可夫决策模型，证明报价和提前期两维最优决策的相关结构特性。大部分提前期管理的文献忽略了提前期告知对顾客行为的影响[74]，其主要关注点在于报价和提前期的组合决策[76]。

### 6. 文献小结及分析

通过以上文献综述，我们发现当前的患者入院研究主要集中在病床的分配方案，并没有文献在考虑(与等待过程相关的)患者行为的基础上对患者入院过程及方式予以研究。而在等待提示和预约调度问题中，同时考虑顾客行为及服务器利用率的研究已进行得非常深入，但均不适用于患者入院背景。在上述系统中表现良好的策略也并不适用于择期住院患者入院的过程。具体来说，造成显著差异的主要原因在于：

(1) 等待提示问题一般应用背景为电话呼叫中心或银行叫号系统，其根本假设在于顾客等待全程均可随时接受服务。若要求患者入院的等待全程均可随时入院，则意味着患者一直处于盲目在线等待，与本章的优化目的相悖。

(2) 预约调度问题一般应用于门诊、B 超、CT 等诊疗过程，其显著特点在于每日有固定的班次及服务时间。在该应用背景下，超过基本服务能力的需求可由加班行为来满足，从而使得每个班次的初始时刻系统为空，因此每个班次的调度决策与之前的调度结果基本不存在耦合关系，每个班次之间的调度决策是相对独立的。

(3) 本章提出的入院时间窗告知系统与交货期管理问题虽有相似之处，但差别更大：①交货期管理的决策是订单提交时刻(准入时刻+生产时间，一般还包含报价决策)，而择期住院患者入院问题主要的决策是患者何时可以入院，即入院时刻；②择期住院患者是"离线"的后台等待状态，无法实现"随时"入院，而交货期管理问题中订单一旦生成，可以随时进行生产；③患者入院顺序的公平性要求远高于订单交货期管理，因此本章将严格遵循先到先服务原则；④交货期管理一般只考虑顾客的止步行为，而住院患者的中途退出行为也在本章的考虑范围内。

## 10.2　基于时间窗预约的患者入院调度模型

针对 10.1 节所述患者入院研究存在的问题及现有研究的欠缺，本章提出一种基于时间窗告知的入院方案，如图 10.3 所示。在患者到达时刻，告知其由最早准入时刻(earliest admission time, EAT)和最晚准入时刻(latest admission time, LAT)组成的入院时间窗信息。根据此信息，患者可选择离开(止步)或等待并承诺在 EAT 之前不会离开系统。进入时间窗后患者随时可能接到入院通知，在此之前也可能放弃等待(中途退出)。由于系统的随机性，无法保证所有的患者在 LAT 之前均能接受服务，因此若在该时刻仍未接受服务的患者将享受特惠服务，如转入更高等级的医院或 VIP 病房，本章称为转院。

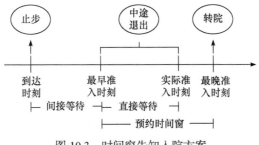

图 10.3　时间窗告知入院方案

患者在 EAT 之前的等待称为间接等待，而 EAT 之后的等待为直接等待。在间接等待阶段，患者知晓自己不可能接受服务，是一种透明的等待，等待压力小，可以合理地安排工作和生活。而在入院时间窗之内，患者也需要等待，且随时可能入院，这种等待是盲目的。本章将患者无法在间接等待过程接受服务的约束称为准入约束。相对于随时可能接受服务的"在线"形式的盲目的直接等待，"离线"形式的间接等待显然更受欢迎。另外，发生止步行为的患者由于并没有发生实际的等待，其对等待过程的满意度显然高于中途退出或转院的顾客。值得注意的是，由于患者知道自己在时间窗结束时刻仍未入院则会享受特惠服务，在入院时间窗告知方案下的直接等待阶段的盲目程度明显弱于不提供入院信息的现状。

从患者的角度来看，转院意味着该名患者经历了极其漫长的间接和直接等待，没有发生止步和中途退出行为，却最终仍无法入院接受治疗。无论从病情的发展还是心理上，均承受了巨大的损失，将最有可能对医院产生不满情绪。从医院的角度来看，转院意味着其无法在告知的时间窗内为患者提供服务，是一种违约，因此需要支付相应的成本将该名患者转向有空闲病床的高级别的 VIP 病房或支付给该患者一笔赔偿费并协助其寻找其他医院。无论哪种情况，医院均将承担较大的成本。因此，除了病床利用率以外，转院事件发生的概率将是医院最关注的系统性能指标。当然，中途退出行为和直接等待时间也比较重要，因为时间窗告知方案引入的初衷就是减少无效和盲目的等待。

针对上述基于时间窗告知的入院方案，本节提出告知方案的优化方法：通过动态优化告知时间窗的开始时刻，在兼顾病床利用率的同时，尽可能地减少患者的盲目和无效等待，即转院和中途退出行为以及直接等待时长来提高患者等待体验和满意度，从而体现"以患者为中心"的医疗服务理念。

### 10.2.1　模型构建

本节将给出严格的基于离散时间的入院时间窗告知模型，使用到的主要数学符号如表 10.3 所示。

表 10.3　本章所用主要数学符号

| 符号 | 符号说明 |
|---|---|
| $N$ | 病床数 |
| $w/W$ | 时间窗长度 |
| $t$ | 时间标尺 |
| $a$ | 控制变量，告知的间接等待时长 |
| EAT | 时间窗开始时刻，最早准入时刻：$t+a$ |
| LAT | 时间窗结束时刻，最晚准入时刻：$t+a+w$ |
| $\alpha_B$ | 止步速率 |
| $\alpha_R$ | 中途退出速率 |
| $p_B(a,W)$ | 控制变量为 $a$、时间窗长度为 $W$ 时的止步概率 |
| $\lambda$ | 到达速率 |
| $p_S$ | 符合几何分布的出院概率 |
| $s$ | 状态 $s \triangleq [s_0, s_1, \cdots]$ |
| $q(s)$ | 状态 $s$ 下告知策略的下限：$q(s) = \min\limits_{i} \{i : I_i = 0, \forall j > i\}$ |

该模型的主要假设如下：

**假设 10.1**　患者到达、接收告知、止步或加入间接等待队列以及入院发生在每个时间段的开始时刻，而出院、中途退出和转院发生在每个时间段的结束时刻。

**假设 10.2**　共有 $N$ 张同类病床同时工作，每名患者需要一张病床。

**假设 10.3**　某一特定系统中告知给所有病床的时间窗长度一定，即对任意患者 $i$，$W = w^i$，$\forall i$。

**假设 10.4**　患者以告知信息 EAT 为顺序入院。

**假设 10.5**　每名患者到达时，系统会根据当前状态给出间接等待时长 $a$ 作为控制策略。$a$ 不得小于任何正在排队的患者的剩余间接等待时长。

**假设 10.6**　没有选择止步行为的患者在 EAT 之前无法离开系统，而后进入时间窗，即直接等待阶段，才有可能入院或因不耐烦发生中途退出行为。

**假设 10.7**　每个时间段内新到达的患者人数符合均值为 $\lambda$ 的泊松分布，而患者出院事件符合概率为 $p_S$ 的几何分布，即平均住院时长$=1/p_S$。

**假设 10.8**　每名患者在每个直接等待时间段内以固定概率 $p_R = 1 - e^{-\alpha_R}$ 发生中途退出行为。在告知的间接等待时长 $a$ 且时间窗长度为 $W$ 时，患者的止步概率为 $p_B(a,W) = 1 - e^{-(a+\beta W)\alpha_B}$，其中 $\alpha_B$、$\alpha_R$ 为止步、中途退出速率，$\beta$ 为时间窗长度影响因子。

**说明 10.1**　从理论上来说，可根据不同应用背景下对离散化精确程度的需求来选择任意时间单位作为时间段的长度。以住院患者入院为背景，时间段长度可定为一天。服务能力一般认为是可变的，如病床中的加床、门诊服务的加班时间等。但在住院背景下，即使考虑加床，其最大服务能力也存在上限。避免考虑更复杂的模型，本章认为服务能力是确定的并提出假设 10.2。

　　**说明 10.2**　基于假设 10.3，$W$ 从决策变量变成系统的输入参数。其原因如下：①时间窗告知问题的决策变量由于该假设的提出可从二维$(a^i, W^i)$降至一维 $a^i$，大幅降低了求解难度。②由于只考虑一类患者，若时间窗长度不同，则入院顺序将成为另一难点。举例来说，若患者 $i$ 于时刻 $t$ 到达，则接收到的入院时间窗信息为$(t+1, t+5)$，而若患者 $i+1$ 于时刻 $t+1$ 到达，则接收到的入院时间窗信息为$(t+2, t+4)$。那么系统在 $t+3$ 时刻有一张病床空闲的情况下，选择哪名患者入院接受服务？若选择患者 $i$，则患者 $i+1$ 发生转院事件的可能性很大，不利于系统的整体收益；反之，后到达的患者 $i+1$ 与患者 $i$ 并无优先级差别，却提前接受服务，公平性无法得到保证。③最重要的是，固定的时间窗长度有很强的实用性，管理者更易操作，患者更易理解。例如，将择期住院患者的时间窗长度设置为与时间单位"周"相吻合的 5/7 天，患者接受程度高，医院操作简单。

　　按照惯性思维，医院会期望转院事件发生的概率越小越好，处于直接等待状态的患者数越多越好，以便随时填补病床的空缺，提高其利用率，因此医院会偏好较长的时间窗长度。相反，患者却希望得到更准确的入院时刻，因此偏好较短的时间窗长度。如何对时间窗长度取值是一个非常具有挑战性的问题。本章将在数值实验部分针对时间窗长度开展敏感度分析，讨论不同时间窗长度下系统性能的变化。

　　**说明 10.3**　由于只考虑同一类型的患者，从公平性的角度考虑，假设 10.4 和假设 10.5 保证了患者接受服务的顺序符合 FCFS 原则。诚然，由于假设 10.5 的约束，有可能出现病床空闲，有患者处于间接等待过程却无法入院，而新到达的患者无法插队接受服务的情况。早在 1995 年，Hassin 等[65]就提出 FCFS 原则并不是全局最优的。但是，本章的应用背景为医院，在医疗服务领域，公平性的重要性甚至超过医疗资源的稀缺性。因此，在 Cayirli 等[22]撰写的医疗服务行业预约调度问题的综述中引用的所有文献都遵循 FCFS 原则。

　　**说明 10.4**　假设 10.6 要求患者只可能在告知的时间窗之内接受服务，这是所有预约调度研究的基本假设。传统的预约调度问题与松弛情形下的时间窗告知问题一致只给出了 EAT，而本章研究的时间窗告知原问题不仅给出 EAT，还给出 LAT。但本质上，患者均只可能在直接等待阶段入院。基于假设 10.6，患者知道自己无法在 EAT 之前入院，那么他就可以自如地安排日常生活和工作，而不需要一直处于随时可能入院的待命状态。等待过程的煎熬程度显然可得到缓解。另外，若系统可提供非常靠谱的时间窗信息，如系统在很大程度上可以在时间窗刚开始就接受该患者或时间窗长度较短，则可以极大地缩短盲目等待时长。进一步地，假设 10.6、假设 10.5 以及假设 10.4 的存在可以促使系统为患者提供更加准确的入院信息。

**说明 10.5**　假设 10.7 是预约调度、等待提示等问题研究过程中常用的假设。而假设 10.8 对患者行为的描述参考等待提示系统[22, 42, 50, 60]。传统的预约调度问题一般考虑给定概率的爽约行为来描述顾客的不耐烦性，爽约概率与其经历的直接等待时长没有关系。在住院背景下，患者接到入院通知后才会前往医院办理住院手续，不耐烦行为显然与直接等待时长有关，用单一的给定概率的爽约行为来描述并不合适。因此，本章将中途退出行为引入。由于患者接收到的入院信息包含间接等待时长 $a$ 和直接等待时长 $W$ 两个因素，直观上来说，止步行为应满足以下条件：① $p_B(a,W)$ 分别与 $a$ 和 $W$ 呈递增关系；②若 $\beta>0$ 或 $a>0$，则均有 $p_B(a,W)>0$。由于缺乏研究两参数止步行为的参考文献，而择期住院患者对时间窗告知信息的反应暂时也无从研究，本章的重点也不在于对顾客行为的描述，不如化繁为简，用最常用且最简单的模型来表达。假设 10.7 所描述的止步行为派生于常用的指数分布且符合 $p_B(a,W)$ 需要满足的条件。

基于以上假设，系统在 $t$ 时刻的状态可定义为 $s=[s_0,\cdots,s_i,\cdots,s_W,s_{W+1},\cdots,s_{W+j},\cdots]$，其中 $s_0$ 为住院人数；$\mathbf{s}_D=[s_1,\cdots,s_i,\cdots,s_W]$ 为直接等待向量，由 $s_i(0<i\leqslant W)$ 组成，其中 $s_i$ 为剩余直接等待时长为 $i$ 的患者人数，他们的 LAT=$t+i$；$\mathbf{s}_I=[s_{W+1},\cdots,s_{W+j},\cdots]$ 为间接等待向量，由 $s_{W+j}(j>0)$ 组成，其中 $s_{W+j}$ 为剩余间接等待时长为 $j$ 的患者人数，他们的 EAT=$t+j$。对于所有已到达的患者，其离开系统的方式不外乎出院、转院、中途退出以及止步，那么表现优异的告知策略需要在保证病床利用率的同时，尽可能地让更多的患者发生止步行为，从而减少转院以及中途退出的人数。因此，本章主要考虑的系统性能指标为：每个时间段内的平均出院人数、平均转院人数、平均中途退出人数、平均止步人数。通过前几章的研究，作者发现直接等待时长和中途退出事件有较大的耦合关系，因此不作为主要系统性能指标予以研究。而时间窗告知方案提出的目的在于减少无意义的和盲目的等待，间接等待以及止步行为是受欢迎的，因此也不需要考虑这两类成本。至此，可给出在每个时间段内系统离散事件的发生顺序。

步骤 1：到达和止步。患者到达，接收时间窗告知信息并选择是否加入队列或发生止步行为。

步骤 2：入院。以病床数 $N$ 为上限，遵循 FCFS 原则从直接等待队列中接收患者。

步骤 3：离开。

出院：正在住院的患者($s_0$)以概率 $p_S$ 出院；

中途退出：每名直接等待中的患者以概率 $p_R$ 发生中途退出行为；

转院：直接等待时长超出时间窗长度的患者($s_1$)发生转院。

步骤 4：时间推进。更新等待患者的状态 ($s_i = s_{i+1}, i > 0$)。

为了评估告知策略以及系统的性能，本章将考虑如下成本结构：$r$ 为治疗每名患者的收益，$c_T$ 为单位转院成本，$c_R$ 为单位中途退出成本。那么，在特定告知策略下的系统性能可由 Reward = $n_S r + n_T c_T + n_R c_R$ 来衡量，其中 $n_S$、$n_T$ 和 $n_R$ 分别代表平均的出院人数、转院人数、中途退出人数。通常来说，根据本章对中途退出和转院的定义，存在以下不等式 $0 \geqslant c_R \geqslant c_T$。值得一提的是，各成本的具体取值反映了医院的管理思路，需要与管理者共同沟通，经过深思熟虑才能决定。

### 10.2.2　模型特点

10.2.1 节提出的时间窗告知模型的主要特征包括：单一类型的固定能力的资源，服务时间不确定、随机到达的单类患者，以及患者在等待过程中会因不耐烦离开队列，且不耐烦行为发生的概率与等待时间密切相关，其动态优化的决策变量为在患者到达时刻告知的间接等待时长。与该模型最为相似的等待提示和预约调度问题相比，时间窗告知问题有其显著特征，如表 10.4 所示。

表 10.4　入院时间窗告知系统与等待提示和预约调度系统的差异对比

| 指标 | 时间窗告知 | 等待提示 | 预约调度 |
| --- | --- | --- | --- |
| 准入时间 | 直接等待阶段 | 等待全过程 | 直接等待阶段 |
| 顾客不耐烦行为 | 止步+中途退出 | 止步+中途退出 | 爽约 |
| 决策耦合性 | 耦合性高 | 独立性高 | 周期性独立 |
| 间接等待状态 | 离线、后台 | 在线、现场 | 离线、后台 |
| 直接等待状态 | 在线、后台 | 在线、现场 | 在线、现场 |
| 时间维度 | 天/周 | 秒/分 | 天/周 |
| 服务时间 | 随机性高 | 随机性高 | 时间槽 |

与等待提示系统对比，其主要差异在于等待提示信息不会影响顾客实际接受服务的时间，即顾客可在任意时刻接受服务，不会出现有顾客排队却无法接受服务的现象。因此，等待提示策略对系统性能和系统事件的影响较小，决策之间的耦合性也不强。为了减少择期住院患者的盲目等待，本章提出了准入约束，即顾客在间接等待阶段无法接受服务，这也是预约调度的通用假设。该基本假设的不同一方面增加了时间窗告知决策的策略求解的难度，另一方面也导致性能良好的等待提示策略在入院时间窗告知系统中并不适用。

与预约调度对比，其主要差异在于：①本章所提出的时间窗与传统预约调度问题定义的时间槽虽然均指一段时间，但存在很大差别。例如，若基本单位为小时的某时间槽和时间窗的长度均为 5 小时，那么时间槽 $t$ 和时间窗 $t$ 均可定义为 $(t, t+5)$，但时间槽 $t+1$ 为 $(t+6, t+10)$，而时间窗 $t+1$ 为 $(t+1, t+6)$。这意味着，不同的时间窗之间是部分重叠的，而时间槽之间却没有。因此，在同样系统规模下，入院时间窗告知的决策规模显著增加。②本章对患者不耐烦行为的描述与传统预约调度不同。传统预约调度的应用背景一般是门诊或者关键设备，服务时间和等待时间的衡量单位一般是分钟或小时，患者在预约时刻之前处于"后台"等待状态(不在医院)，而在预约时刻之后是"现场"等待状态(在医院)。而住院患者入院问题的时间单位为天，患者全部等待阶段均处于"后台"等待状态。在传统的预约调度问题假设患者会以一定的概率发生爽约行为，即在预约的时刻不前往医院，但一旦到达医院，则不会在"现场"的等待过程中发生不耐烦行为。爽约概率可能与间接等待时长有关，但与直接等待时长无关。反观住院患者，由于一直处于"后台"等待状态，其不耐烦行为用与实际直接等待时长无关的特定概率来描述显然不恰当。因此，本章用中途退出来描述顾客在直接等待阶段的不耐烦行为，即随时可发生不耐烦行为离开队列，其发生概率与实际的直接等待时长密切相关。相对于爽约行为，中途退出行为带来了更高的不确定性，提高了决策与系统事件之间的耦合性，增加了策略求解的难度。③传统的预约调度问题假设每天的任务均可以通过价格高昂的加班行为来满足，即当天的任务不会遗留到第二天。这意味着系统会以特定的周期"定时清空"，各清空周期之间的调度决策是相互独立的。因此，传统的预约调度一般将决策过程分成两个阶段：第一个阶段是预约，为每一个固定长度的时间段分配特定数量的顾客；第二个阶段是调度，确定每个时间段已分配的顾客的到达时刻。这样可以显著降低策略求解的难度，而病床资源无法实现这一点。传统的基于时间槽分配能力的预约方式由于时间槽和时间窗定义以及系统周期性清空行为等的区别，一般不会从动态优化的角度考虑预约策略，而为给定的小批量顾客优化其到达时刻的预约调度问题一般给出的最优调度呈"屋顶"状，显然无法处理本章考虑的长期的大量的顾客到达。因此，本章提出的时间窗告知决策的耦合性显然更强，策略求解难度显著增加。

总的说来，本章提出的入院时间窗告知方案与现有的排队系统差异显著，告知方案的求解难度也明显高于其他问题。

## 10.3　时间窗预约策略研究

在上述时间窗预约模型下，患者入院调度问题已转变成每名患者到达时刻，系统如何告知时间窗信息的预约策略优化问题。本节将由易到难介绍几种时间窗预约策略。首先介绍一种控制 $a$ 与系统状态无关的静态策略,并得出时间窗告知问题的若干性质;然后介绍一种平滑直接等待队列有效到达的阈值策略;最后考虑一种基于状态分布的递推算法的机会约束策略。

### 10.3.1　静态时间窗预约策略

本节详细分析静态策略(告知决策与系统状态无关,即 $a(s)=D$)下系统的性能,以较为简单明了的方式展示缺乏有效调度情况下患者入院过程的相关体验,同时也在一定程度上分析控制策略对系统各性能的影响。

由于告知策略固定,患者进入直接等待队列符合速率 $\lambda^D = \lambda(1 - p_B(D + \beta W))$ 的稳定的泊松过程。那么,在经历 $i$ 个时间段的直接等待后仍留在系统中的患者人数为 $\lambda^D e^{-\alpha_R i}$,且此事件与当前系统状态和未来到达均无关。那么,系统可以将直接等待患者的到达事件推迟至有病床空闲但无可接受的直接等待患者时才予以实现。换句话说,系统仅考虑当前正在住院接受治疗的患者以及已经经历的直接等待时长为 $y$ 的直接等待患者。值得注意的是,所有在 $t-y$ 时刻进入直接等待队列的患者中,有一部分已经接到入院通知,或发生中途退出或入院;剩余的那部分处于直接等待状态。而 $t-y$ 时刻之后进入直接等待队列的患者还没有在状态中体现出来。经过上述系统事件转换,静态策略下的时间窗告知问题可建模成二维变量的马尔可夫链: $(x,y)$,其中 $x$ 代表正在住院和正在直接等待的患者人数和,$0 \leqslant y < W$ 代表正在 $x$ 中发生直接等待的患者已经经历的直接等待时长(简记为 DW)。那么,系统事件的发生顺序可修正为:

步骤 1:出院。$(x \wedge N)$ 名患者中有 $i$ 名出院,其概率为 $\Theta(x \wedge N, i, p_S)$。

步骤 2:转院及中途退出。若 $y=W-1$,则 $j = (x-N)^+$ 名患者转院;否则,$(x-N)^+$ 名患者中有 $j$ 名发生中途退出行为,其概率为 $\Theta((x-N)^+, j, e^{-\alpha_R})$。

步骤 3:更新。$x \leftarrow x - i - j$。

步骤 4:入院/到达。

步骤 4a:若 $y=-1$ 或 $x>N$,则前往步骤 5;否则,前往步骤 4b。

步骤 4b:$k$ 名患者以概率 $\Pi(\lambda^D e^{-\alpha_R y}, k)$ 到达。

步骤 4c:更新 $(x,y) \leftarrow (x+k, y-1)$,前往步骤 4a。

步骤 5:更新。$y \leftarrow y+1$。

其中,$\wedge$ 为求小运算符,$\Theta(n,i,p) = \binom{n}{i} p^i (1-p)^{n-i}$ 为二项分布概率,$\Pi(\lambda,k) = \lambda^k e^{-\lambda} / k!$ 为均值为 $\lambda$ 的泊松到达。值得一提的是,此部分的事件发生顺序与 10.2.1

节描述的略有差异，主要目的在于阐述的简易性和计算的简便性，系统性能在足够长时间的仿真中变现一致，并没有发生变化。

那么，在系统参数为 $\left(\lambda^D, p_S, \alpha_R\right)$ 下的稳态概率为

$$P(x,y) = \sum P(x',y') \sum_{i=0}^{x' \wedge N} \sum_{j=0}^{(x'-N)^+} \Theta(x' \wedge N, i, p_S) \Upsilon\left((x'-N)^+, j, y'\right) A(x - x' + i + j, y', y)$$

其中，$\Upsilon(i,j,y)$ 为 DW=$y$ 时 $i$ 名直接等待患者中有 $j$ 名转院或中途退出的概率：

$$\Upsilon(i,j,y) = \begin{cases} 1, & y = W - 1, j = i \\ 0, & y = W - 1, j \neq i \\ \Theta\left(i, j, 1 - \mathrm{e}^{-\alpha_R}\right), & 其他 \end{cases}$$

$A(n, y', y)$ 为 DW=$y' \sim y$ 内有 $n$ 名患者进入直接等待队列的概率：

$$A(n, y', y) = \sum_{\forall i_k: \sum i_k = n} \Pi\left(\lambda^D \mathrm{e}^{-\alpha_R y'}, i_1\right) \Pi\left(\lambda^D \mathrm{e}^{-\alpha_R(y'-1)}, i_2\right) \cdots \Pi\left(\lambda^D \mathrm{e}^{-\alpha_R y}, i_{y'-y+1}\right)$$

进一步地，定义 $Q(x, y)$ 为在状态$(x,y)$下处于直接等待过程和住院过程中的患者人数，可得关系：

(1) $E\left[Q(x,y)\right] = x + \sum_{i=0}^{y-1} \lambda^D \mathrm{e}^{-\alpha_R i}$。

(2) $E\left[Q(x,y)\right] < E\left[Q(x+i, y)\right], \forall i > 0$。

(3) $E\left[Q(x,y)\right] < E\left[Q(x, y+i)\right], \forall i > 0$。

记在状态$(x, y)$下出院/中途退出/转院的患者人数分别为 $n_S(x,y)$、$n_R(x,y)$ 和 $n_T(x,y)$，在静态告知 $D$ 下到达直接等待队列的患者人数为 $n_A^D(x,y)$，并且记 $x^{\mathrm{POST}} \overset{\Delta}{=} x - n_S(x,y) - n_R(x,y) - n_T(x,y)$。那么可得以下性质，详细证明过程见本章附录。

**推论 10.1** $x_1^{\mathrm{POST}} \geqslant x_2^{\mathrm{POST}}, \forall x_1 \geqslant x_2, y_1 = y_2$。

**推论 10.2** $n_A^D(x,y) \geqslant n_A^{D+1}(x,y)$。

**定理 10.1** 记 $(x_D^0, y_D^0)$ 为在静态告知 $D$ 下系统在 $t$ 时刻所处的状态，如果 $Q_D^0(x_D^0, y_D^0) = Q_{D+1}^0(x_{D+1}^0, y_{D+1}^0)$，那么存在 $Q_D^t(x_D^t, y_D^t) \geqslant_{\mathrm{st}} Q_{D+1}^t(x_{D+1}^t, y_{D+1}^t), \forall t > 0$。

由推论 10.1、推论 10.2 和定理 10.1 可得，静态告知 $D$ 增大，稳态下的 $Q_D^t(x_D^t, y_D^t)$ 将降低，止步人数将增加，出院人数 $n_S(x_D^t, y_D^t)$ 将降低，中途退出人数 $n_R(x_D^t, y_D^t)$ 将降低，转院人数 $n_T(x_D^t, y_D^t)$ 将降低。因此，当病床利用率为唯一考虑的系统性能指标时，最优的静态告知策略为 $D=0$。该结论说明在当前医院仅考虑病床利用率而忽略患者等待满意度的状态下，不提供入院信息(即让患者一直处

于盲目的可随时入院的直接等待过程)是符合医院管理目标的。另外, 对于给定的静态告知 $D$, 直接等待队列长度随着 $p_S$ 和 $\alpha_R$ 的减小以及 $W$ 的增大而增大, 出院人数随着 $p_S$ 和 $W$ 的增加以及 $\alpha_R$ 的减小而增加。上述结论和松弛情形下的时间窗告知问题的静态策略分析得出的结论一致。

**定理 10.2**　记 $n_t^D$ 为在静态告知 $D$ 下系统在 $t$ 时刻的有效到达人数, Reward$^D$ 为相应的长期收益。若 $c_R<0$, 且存在 $D>0$ 使得 $P(n_t^a \geqslant N) \geqslant 1-\delta$, $\lambda \geqslant [Np_S(\delta r - c_R + c_T - \delta c_T) - \lambda^D c_T]/c_R$, 那么 Reward$^0 \leqslant$ Reward$^D$。

该定理揭示了为患者提供入院信息的主要原因。当系统超负荷运转且考虑患者等待满意度时, 引入时间窗告知方案对病床利用率的影响微乎其微, 但能将很大一部分的中途退出行为和转院事件转化为止步行为, 减少大量无效的等待和盲目的等待, 提高顾客满意度。

### 10.3.2　阈值策略

阈值策略在传统的预约调度中应用很广泛。本章提出的阈值策略派生于基本的固定阈值策略, 即每个时间段开始时刻进入直接等待队列的人数不超过正整数 $H$。同时, 考虑不让病床空闲, 提出约束:

$$\sum_{i \leqslant W} s_i \geqslant N$$

进一步, 可得阈值策略为: 保证系统内的患者总数低于经过(-1, $N$)点的一条斜率为 $H$ 的直线:

$$\forall n \leqslant q(s): \sum_{i<n} s_i \leqslant N + (n+1)H$$

那么, 新到达患者接收到的时间窗告知信息为

$$a = \min_n \left[ n \geqslant q(s): N + (n+1)H - \|s\| \right]$$

显然, 控制 $a$ 关于 $H$ 非减。因此, 根据定理 10.1, 增加 $H$ 将增加出院人数、中途退出人数以及转院人数但减少止步人数。值得一提的是, 当 $H \to \infty$ 时, 告知的间接等待时长将恒等于 0, 与静态告知 $D=0$ 重合。虽然这两者类似, 但本节提出的阈值策略优于静态告知策略。主要原因有以下两点:

(1) 阈值策略并不是完全固定的, 它将根据系统当前状态调整控制策略, 即使调整的范围和有效性有待考证。例如, 当 $\|s\| < N$ 时, 阈值策略将提示 $a=q(s)$ 以便新到达的患者可尽早进入直接等待过程进而接受服务。然而, 静态告知策略则无论系统状态如何均给出固定的时间窗信息。

(2) 在特定的成本结构下, 可以搜索出使得系统收益最大的静态告知 $D$ 以及阈值策略的斜率 $H$。其中, $D$ 只能为非负整数, 而 $H$ 可为任意实数。从这个意义

上来说，$H$ 的选择范围更广，可以实现连续变化。因此，最优 $H$ 下的阈值策略将比最优 $D$ 下的静态告知策略更接近全局最优策略。

### 10.3.3 机会约束策略

由于入院时间窗告知原问题的复杂性，需要用多维向量来描述其状态，求解异常复杂。即使在非常小的系统规模下可求得最优控制策略，其规律对启发式策略设计的指导意义也不大。因此，本节在不改变系统性能和状态转移概率的前提下，通过巧妙的降维和递推方式，提出一种可求得从任意已知状态出发的仅考虑当前系统容纳的患者在将来任意时间节点的状态分布的递推算法。基于该算法，设计一种考虑患者期望的服务水平(service level)的机会约束策略。

状态分布递推算法设计的主要思路是从时间维度和患者人数两个维度逐层逐个叠加计算。具体说来，当且仅当有病床空闲系统按顺序通知患者入院时，系统才会知晓当前联系的患者的等待状态以判断其是否发生中途退出或转院事件。这意味着从院方视角来看，直接等待队列的长度只有在有患者空闲时才会减小。这个假设仅仅延迟了中途退出和转院行为的发生，除了直接等待队列长度"虚假的"增加外，并没有改变系统各类事件的发生概率。

基于该假设，若不考虑未来到达的患者，系统状态 $s^t$ 可唯一地表达为一维状态 $n = \|s^t\|$，即当前系统状态下所有患者的人数和。并且：

$$s_i^t = s_{t+i}^0, i > W, \quad s_0^t = \left( N, n - \sum_{j>W} s_j^t \right)^-, \quad s_i^t = \left( n - s_0^t - \sum_{j>i} s_j^t, s_{t+i}^0 \right)^-, 0 < i \leqslant W$$

由于处于间接等待队列的患者无法离开系统，而直接等待时间超过 $W$ 的患者必须要转院，因此存在不等关系：

$$\sum_{j>t+W} s_j^0 \leqslant n \leqslant s_0^0 + \sum_{j>t} s_j^0$$

记 $P_n^t$ 为在 $t$ 时刻系统人数和为 $n$ 的概率，即 $P_n^t = P(\|s^t\| = n)$。

该递推算法的时间轴 $t$：从时刻 0 开始至时刻 $t$ 结束为第一层递推循环；人数轴 $m$：每次多考虑 1 名患者的状态转移概率为第二层递推循环。记 $P_n^t(m)$ 为总体考虑 $m$ 名患者在 $t$ 时刻系统剩余 $n$ 名患者的概率，显然，$0 \leqslant n, m \leqslant \|s\|$，同时 $P_n^t(\|s\|)$ 即为 $P_n^t$。进一步地，记 $\gamma_k^\tau$ 为在 $s_k^0(\forall k > 0)$ 的患者中途退出和转院的概率。对于直接等待的患者 $(k \leqslant W)$，若 $\tau \leqslant k-1$，则 $\gamma_k^\tau = 1 - \mathrm{e}^{-\alpha_R \tau}$，否则 $\gamma_k^\tau = 1$。对于间接等待的患者 $(k > W)$，在 $i - W$ 时刻之前无法离开系统，可得若 $\tau < k - W$，则 $\gamma_k^\tau = 0$，若 $k - W \leqslant \tau \leqslant k-1$，则 $\gamma_k^\tau = 1 - \mathrm{e}^{-\alpha_R(\tau - k + W)}$，否则 $\gamma_k^\tau = 1$。由此，易得

$$P_n^0(m) = \begin{cases} 1, & m = n \\ 0, & \text{其他} \end{cases}, \quad \forall n \leqslant m \leqslant \|s\| \tag{10.1}$$

$$P_n^t(s_0) = \sum_{k=n}^{s_0} P_k^{t-1}(s_0) \Theta_{k,p_S}^{k-n} \tag{10.2}$$

记 $\varDelta_k$ 为 EAT=$t+k$ 的单名患者,其最早准入时刻可表达为: $\sigma_k = 0$ (若 $k \leqslant W$) 或 $\sigma_k = k - W$ (若 $k > W$)。假设 $P_n^t(m)(\forall n \leqslant m)$ 已知,则 $P_n^t(m+\varDelta_k)(\forall n \leqslant m+1)$ 可由以下递推算法求得。

情况 I:若 $t < \sigma_k$, $\varDelta_k$ 没法离开系统(包含出院、转院、中途退出)或入院,因此,有

$$P_n^t(m+1) = P_{n-1}^t(m) \tag{10.3}$$

情况 II:若 $t > \sigma_k$,且 $\varDelta_k$ 在 $t$ 时刻之前已经接到入院通知而该名患者当前仍留在系统中,其离开系统的方式只可能为出院;反之, $\varDelta_k$ 只可能在 $t$ 时刻接到入院通知并且发生离开系统(中途退出、转院)或入院事件。于是:

$$P_n^t(m+1) = \begin{cases} \displaystyle\sum_{j=n}^{N} P_j^{t-1}(m+1)\Theta_{j,p_S}^{j-n} + \Delta P_n^t(m)\gamma_k^t, & n = 0 \\ \displaystyle\sum_{j=n}^{N} P_j^{t-1}(m+1)\Theta_{j,p_S}^{j-n} + \Delta P_n^t(m)\gamma_k^t + \Delta P_{n-1}^t(m)\left(1-\gamma_k^t\right), & n < N \\ \displaystyle\sum_{j=n}^{N} P_j^{t-1}(m+1)\Theta_{j,p_S}^{j-n} + \Delta P_{n-1}^t(m)\left(1-\gamma_k^t\right), & n = N \\ P_{n-1}^t(m), & n > N \end{cases} \tag{10.4}$$

其中,

$$\Delta P_n^t(m) = P_n^t(m) - \sum_{j=n}^{N-1} P_j^{t-1}(m)\Theta_{j,p_S}^{j-n}$$

为 $\varDelta_k$ 在 $t$ 时刻接到入院通知的概率。

情况 III:若 $t = \sigma_k$,只有病床空闲时, $\varDelta_k$ 才能接到入院通知。换一种说法,该患者将一直待在等待队列中直到有病床空闲。因此, $P_n^t(m+1)=P_{n-1}^t(m), n > N$。反之, $\varDelta_k$ 将以概率 $\gamma_k^\tau$ 离开系统。可得

$$P_n^t(m+1) = \begin{cases} P_n^t(m)\gamma_k^t, & n = 0 \\ P_n^t(m)\gamma_k^t + P_{n-1}^t(m)\left(1-\gamma_k^t\right), & n < N \\ P_{n-1}^t(m)\left(1-\gamma_k^t\right), & n = N \\ P_{n-1}^t(m), & n > N \end{cases} \tag{10.5}$$

　　由于需要针对每一名新到达的患者计算状态分布，当排队人数很多时，该算法的计算复杂度并不乐观。可从以下几个方面加速该算法：①有相同 EAT 的数名患者可以同时计算其带来的系统状态转移变化；②同一时间段到达的数名患者可以共享部分中间结果；③若 $\|s\| < N$，则不用计算状态分布，直接给出控制 $a=q(s)$；④可设合适的计算终止条件 $f$，使算法尽可能早结束。优化之后的递推算法如下：

---

**参数**

$s$：当前系统状态；$h$：新到达的患者；$f$：终止条件；

$t,\tau$：时间标尺；$m,n$：患者标尺；$P_n^t(m)$：状态分布；$a$：控制

---

**步骤 1**：预处理。当纳入考虑的患者人数小于 $N$ 时，直接给出准入控制 $a=q(s)$。

　　for $i=1{:}h$:

　　　　若 $\|s\| < N$：$a=q(s)$，考虑止步行为，更新系统状态（ $s \leftarrow s + \Delta_{W+q(s)}$ ）；

　　　　否则，$h \leftarrow h-i+1$，并前往步骤 2。

**步骤 2**：根据当前系统状态 $s$ 求解状态分布，给出单次决策。

　　(a) 初始化：

　　　　根据式(10.1)求解 $P_n^0(m), \forall n \leqslant m \leqslant \|s\|$ ；根据式(10.2)求解 $P_n^t(s_0), \forall t > 0, n \leqslant s_0$ ；

　　　　更新 $t \leftarrow 0$，$f \leftarrow 0$，$m \leftarrow s_0$。

　　(b) for $i=1{:}q(s)$：

　　　　for $j=1{:}s_i$：根据式(10.3)～式(10.5)求解 $P_n^t(m+j), \forall n \leqslant m+j \leqslant \|s\|$ ；

　　　　更新 $m \leftarrow m+s_i$；更新 $t \leftarrow t+1$ 和 $f$。若 $f \neq 0$，前往步骤 3。

　　(c) 根据 $P_n^t(\|s\|), \forall n \leqslant \|s\|$ 求解 $a$。

**步骤 3**：考虑剩余所有新到达的患者，更新状态分布并求解控制 $a$。

　　for $i=1{:}h$:

　　　　if 当前患者在控制 $a$ 下不发生止步行为，则 $s \leftarrow s + \Delta_{a+q(s)}$ 。

　　　　(a) for $\tau=0{:}t$：根据式(10.3)～式(10.5)求解 $P_n^t(\|s\|), n \leqslant \|s\|$ ；

　　　　(b) 更新 $f$；

　　　　(c) while $f=0$：更新 $t \leftarrow t+1$；根据式(10.3)～式(10.5)求解 $P_n^t(\|s\|), \forall n \leqslant \|s\|$ 并更新 $f$；

　　　　(d) 根据 $P_n^t$ 求解 $a$。

---

　　令 $A(s,a)$ 为新到达患者在控制 $a$ 下若不发生止步行为，最终在时间窗 $(a,a+W)$ 内得以入院的概率，$\delta$ 为服务水平控制参数。在已知 $P_n^t(\|s\|)$ 的情况下，可得新到达的患者若不发生止步行为，在时间段 $t$ 可接受服务的概率为

$$Y^t = \sum_{n<N} P_n^t = \sum_{n=0}^{N-1} P_n^t(\|s\|)$$

因此，有

$$A(s,a) = Y^a + \sum_{i=a+1}^{a+W-1} e^{-\alpha_R(i-a)} \left( Y^i - Y^{i-1} \right)$$

那么，本节提出的基于服务水平的机会约束策略可表达为

$$a = \min_{a} \left\{ a \geqslant q(s) : A(s,a) > \delta \right\}$$

由于 $Y^t$ 关于 $t$ 非减，而 $a \to \infty$ 时 $A(s,a) \to 1$。当 $\delta < 1$ 时，通过增加告知的间接等待时长，服务水平的约束总能被满足，因此最终实现的服务水平肯定不小于 $\delta$。显然，较高的服务水平控制参数 $\delta$ 将使系统告知较长的间接等待时长，$\delta$ 与最终实现的病床利用率为负相关关系。服务水平的取值反映了管理者的偏好，在患者等待过程的满意度和病床利用率中选出更重要的系统性能指标并给定期望值。在特定的成本结构下，可以很容易地(如通过仿真实验)搜索出最优的参数 $\delta$。

本章提出了一种全新的基于入院时间窗动态优化的入院方案，与现有的准入系统特别是传统的预约调度问题有显著差别。由于住院时长的不确定性及患者的不耐烦行为，医院无法为择期住院患者提供可能的入院时间，导致患者经历盲目等待和无效等待。本章提出的时间窗告知方案将等待过程分成间接等待和直接等待两部分。通过告知入院时间窗信息，患者可根据自身情况决定是否进入间接等待队列；从时间窗开始时刻患者进入直接等待后随时可能接到入院通知；时间窗结束时刻仍在等待的患者将接受特惠服务。这一入院方案增加了信息透明度，可有效减少盲目和无效等待，提高患者就医体验和满意度。本章对上述时间窗告知模型进行了严格的定义，分析了该系统的若干特性，并设计了包括基于状态分布递推算法的机会约束策略在内的几类时间窗预约策略。本章也开展了大量的数值实验(实验步骤及结果略)，通过实验发现：

(1) 通过在患者到达时刻告知入院时间窗信息并配合合理的告知策略，可在兼顾病床利用率的前提下大量减少患者的直接等待和中途退出，从而显著减少患者的盲目等待和无效等待，改善等待体验，提高患者满意度。

(2) 入院时间窗告知系统与其他考虑顾客等待体验排队系统差别显著，无法直接运用相关的研究结论。

(3) 当系统关注患者的等待体验、超负荷运转、平均服务时间长、患者更倾向于间接等待时，引入时间窗告知带来的收益更加显著。

(4) 为直接等待时间设置上限，即时间窗长度，并不会影响病床利用率，也不会增加转院和中途退出事件的发生概率，但是时间窗长度的缩短可提供给患者更加准确的入院时间，可极大提高患者满意度。

总的说来，住院患者入院是一个复杂的过程，包含多种不确定因素，需考虑

多类患者及其偏好，考虑病情状况及变化趋势，关联多类医疗资源的系统工程。本章将其限定于单类患者单一资源，而患者行为的描述也是借用的其他排队系统的现有研究。因此，对于患者入院的综合调度和模型的精确性来说还有一定的局限性，未来的研究可以从以下几个方面展开：

(1) 针对入院时间窗告知问题的不耐烦行为研究。本章借用了排队论对顾客不耐烦行为的通用描述，即止步和中途退出行为均为无后效性的指数分布。虽然在排队论广泛应用的呼叫中心研究中有大量研究顾客不耐烦行为的文献指出顾客行为不能用简单的指数分布来描述，但指数分布的良好特性可以极大地简化模型复杂度。因此，关注系统性能和控制策略的很多文献依然沿用指数分布。对于本章所研究的时间窗告知问题来说，它与呼叫中心系统存在显著差别，顾客等待过程的特性也大相径庭。那么，指数分布的假设甚至止步和中途退出行为的设定是否合适是值得深入探讨的问题。由于该入院方案并未在实际医院中应用，如何获得有效的不耐烦行为的统计数据非常困难。因此，不耐烦行为研究是本章投入实际应用之前亟待解决的最大最难的问题。

(2) 考虑多类患者和多资源需求的准入系统。本章将研究对象限定于择期住院患者，而实际上急诊患者对病床及相关资源的需求更迫切也更重要。大部分医院也会同时考虑急诊患者和择期住院患者的需求。进一步地，即使是择期住院患者，也因为疾病种类、病情及其他因素会有不同的优先级。另外，患者住院所需要的资源显然不仅仅是病床。例如，手术室就是一个很重要且稀缺的关键资源，其他很多关键诊疗设备的排队时间也不容小觑。因此，考虑多类患者、多资源需求的准入系统也是本章的一个重要拓展。由于本章所研究的入院时间窗告知问题已经很复杂，将其向多类患者和多类资源方向拓展，其复杂度显然会以不可估量的程度增加，其最优策略几乎不可能求得。因此，寻找适用于该复杂问题的研究思路及求解方向至关重要。

(3) 获取医院实际数据并设计合适的告知策略投入试用。本章还需解决如何从医院获取有效数据的问题。医院可能并没有记录设计时间窗告知策略所需的完整数据，需要在医院管理者的大力配合下开辟数据获取渠道。对于已获取的数据，筛选、辨别工作的重要性和难度也不容小觑。

## 参 考 文 献

[1] 国家卫生健康委员会. http://www.nhc.gov.cn/wjw/index.shtml[2020-4-30].

[2] Pitt M. Operations research and health care: A handbook of methods and applications. Journal of Simulation, 2009, 3(3): 189-190.

[3] Demeester P, Souffriau W, de Causmaecker P, et al. A hybrid tabu search algorithm for

automatically assigning patients to beds. Artificial Intelligence in Medicine, 2010, 48(1): 61-70.

[4] Bilgin B, Demeester P, Misir M, et al. One hyper-heuristic approach to two timetabling problems in health care. Journal of Heuristics, 2012, 18(3): 401-434.

[5] Ceschia S, Schaerf A. Local search and lower bounds for the patient admission scheduling problem. Computers & Operations Research, 2011, 38(10): 1452-1463.

[6] Belobaba P P. OR practice—Application of a probabilistic decision model to airline seat inventory control. Operations Research, 1989, 37(2): 183-197.

[7] Bitran G R, Gilbert S M. Managing hotel reservations with uncertain arrivals. Operations Research, 1996, 44(1): 35-49.

[8] Geraghty M K, Johnson E. Revenue management saves national car rental. Interfaces, 1997, 27(1): 107-127.

[9] Gans N, Koole G, Mandelbaum A. Commissioned paper: Telephone call centers: Tutorial, review, and research prospects. Manufacturing & Service Operations Management, 2003, 5(2): 79-141.

[10] Thompson S, Nunez M A, Garfinkel R, et al. OR practice—Efficient short-term allocation and reallocation of patients to floors of a hospital during demand surges. Operations Research, 2009, 57(2): 261-273.

[11] Mazier A, Xie X L, Sarazin M. Scheduling inpatient admission under high demand of emergency patients//IEEE International Conference on Automation Science and Engineering, Toronto, 2010: 792-797.

[12] Nunes L G N, de Carvalho S V, Rodrigues R D C M. Markov decision process applied to the control of hospital elective admissions. Artificial Intelligence in Medicine, 2009, 47(2): 159-171.

[13] Garg L, McClean S, Meenan B J, et al. A non-homogeneous discrete time Markov model for admission scheduling and resource planning in a cost or capacity constrained healthcare system. Health Care Management Science, 2010, 13(2): 155-169.

[14] Hulshof P J, Boucherie R J, Hans E W, et al. Tactical resource allocation and elective patient admission planning in care processes. Health Care Management Science, 2013, 16(2): 152-166.

[15] Adan I I, Vissers J J. Patient mix optimisation in hospital admission planning: A case study. International Journal of Operations & Production Management, 2002, 22(4): 445-461.

[16] de Bruin A M, Bekker R, van Zanten L, et al. Dimensioning hospital wards using the Erlang loss model. Annals of Operations Research, 2010, 178(1): 23-43.

[17] Buhaug H. Long waiting lists in hospitals: Operational research needs to be used more often and may provide answers. British Medical Journal, 2002, 324(7332): 252-253.

[18] Bailey N T J. A study of queues and appointment systems in hospital out-patient departments, with special reference to waiting-times. Journal of the Royal Statistical Society: Series B (Methodological), 1952, 14(2): 185-199.

[19] Lindley D V. The theory of queues with a single server. Mathematical Proceedings of the Cambridge Philosophical Society, 1952, 48(2): 277-289.

[20] Magerlein J M, Martin J B. Surgical demand scheduling: A review. Health Services Research, 1978, 13(4): 418-433.

[21] Blake J T, Carter M W. Surgical process scheduling: A structured review. Journal of the Society for Health Systems, 1997, 5(3): 17-30.

[22] Cayirli T, Veral E. Outpatient scheduling in health care: A review of literature. Production and Operations Management, 2009, 12(4): 519-549.

[23] Gupta D, Denton B. Appointment scheduling in health care: Challenges and opportunities. IIE Transactions, 2008, 40(9): 800-819.

[24] Geng N, Xie X, Augusto V, et al. A Monte Carlo optimization and dynamic programming approach for managing MRI examinations of stroke patients. IEEE Transactions on Automatic Control, 2011, 56(11): 2515-2529.

[25] Mancilla C, Storer R. A sample average approximation approach to stochastic appointment sequencing and scheduling. IIE Transactions, 2012, 44(8): 655-670.

[26] Gerchak Y, Gupta D, Henig M. Reservation planning for elective surgery under uncertain demand for emergency surgery. Management Science, 1996, 42(3): 321-334.

[27] Cardoen B, Demeulemeester E, Belien J. Operating room planning and scheduling: A literature review. European Journal of Operational Research, 2010, 201(3): 921-932.

[28] Hulshof P J H, Mes M R K, Boucherie R J, et al. Tactical planning in healthcare using approximate dynamic programming. Department of Applied Mathematics Memorandum, 2013: 1-33.

[29] Patrick J, Puterman M L, Queyranne M. Dynamic multipriority patient scheduling for a diagnostic resource. Operations Research, 2008, 56(6): 1507-1525.

[30] Schütz H J, Kolisch R. Capacity allocation for demand of different customer-product-combinations with cancellations, no-shows, and overbooking when there is a sequential delivery of service. Annals of Operations Research, 2013, 206(1): 401-423.

[31] Green L V, Savin S, Wang B. Managing patient service in a diagnostic medical facility. Operations Research, 2006, 54(1): 11-25.

[32] Gupta D, Wang L. Revenue management for a primary-care clinic in the presence of patient choice. Operations Research, 2008, 56(3): 576-592.

[33] Begen M A, Queyranne M. Appointment scheduling with discrete random durations. Mathematics of Operations Research, 2011, 36(2): 240-257.

[34] Santibáñez P, Begen M, Atkins D, et al. Surgical block scheduling in a system of hospitals: An application to resource and wait list management in a British Columbia health authority. Health Care Management Science, 2007, 10(3): 269-282.

[35] Berg B P, Denton B T, Erdogan S A, et al. Optimal booking and scheduling in outpatient procedure centers. Computers & Operations Research, 2014, 50: 24-37.

[36] Wang P P. Static and dynamic scheduling of customer arrivals to a single-server system. Naval Research Logistics, 1993, 40(3): 345-360.

[37] Wang P P. Sequencing and scheduling N customers for a stochastic server. European Journal of Operational Research, 1999, 119(3): 729-738.

[38] Zhang Z, Xie X L. Simulation-based optimization for surgery appointment scheduling of multiple operating rooms. IIE Transactions, 2015, 47(9): 998-1012.

[39] Luzon Y, Mandelbaum A, Penn M. Scheduling appointments via fluids control//International Conference on Model-Based Systems Engineering, Haifa, 2009: 29-35.

[40] Brown L, Gans N, Mandelbaum A, et al. Statistical analysis of a telephone call center: A queueing-science perspective. Journal of the American Statistical Association, 2005, 100(469): 36-50.

[41] Guo P F, Zipkin P. Analysis and comparison of queues with different levels of delay information. Management Science, 2007, 53(6): 962-970.

[42] Armony M, Shimkin N, Whitt W. The impact of delay announcements in many-server queues with abandonment. Operations Research, 2009, 57(1): 66-81.

[43] Ibrahim R, Whitt W. Real-time delay estimation in overloaded multiserver queues with abandonments. Management Science, 2009, 55(10): 1729-1742.

[44] Maister D H. The psychology of waiting in lines//The Service Encounter. Lexington: Lexington Books, 1985: 113-123.

[45] Jouini O, Akşin Z, Dallery Y. Call centers with delay information: Models and insights. Manufacturing & Service Operations Management, 2011, 13(4): 534-548.

[46] Taylor S. Waiting for service: The relationship between delays and evaluations of service. Journal of Marketing, 1994, 58(2): 56-69.

[47] Armony M, Maglaras C. Contact centers with a call-back option and real-time delay information. Operations Research, 2004, 52(4): 527-545.

[48] Armony M, Maglaras C. On customer contact centers with a call-back option: Customer decisions, routing rules, and system design. Operations Research, 2004, 52(2): 271-292.

[49] Ibrahim R, Whitt W. Wait-time predictors for customer service systems with time-varying demand and capacity. Operations Research, 2011, 59(5): 1106-1118.

[50] Allon G, Bassamboo A, Gurvich I. "We will be right with you": Managing customer expectations with vague promises and cheap talk. Operations Research, 2011, 59(6): 1382-1394.

[51] Whitt W. Predicting queueing delays. Management Science, 1999, 45(6): 870-888.

[52] Nakibly E. Predicting waiting times in telephone service systems. Haifa: Israel Institute of Technology, 2002.

[53] Hui M K, Tse D K. What to tell consumers in waits of different lengths: An integrative model of service evaluation. Journal of Marketing, 1996, 60(2): 81-90.

[54] Munichor N, Rafaeli A. Numbers or apologies? Customer reactions to telephone waiting time fillers. Journal of Applied Psychology, 2007, 92(2): 511-518.

[55] Mandelbaum A, Shimkin N. A model for rational abandonments from invisible queues. Queueing Systems, 2000, 36(1-3): 141-173.

[56] Ibrahim R, Whitt W. Real-time delay estimation based on delay history in many-server service systems with time-varying arrivals. Production and Operations Management, 2011, 20(5): 654-667.

[57] Wang K, Li N, Jiang Z. Queueing system with impatient customers: A review//Proceedings of IEEE International Conference on Service Operations and Logistics, and Informatics, Qingdao, 2010: 82-87.

[58] Blackburn J D. Optimal control of a single-server queue with balking and reneging. Management Science, 1972, 19(3): 297-313.

[59] Movaghar A. Optimal control of parallel queues with impatient customers. Performance Evaluation, 2005, 60(1-4): 327-343.

[60] Ward A R, Kumar S. Asymptotically optimal admission control of a queue with impatient customers. Mathematics of Operations Research, 2008, 33(1): 167-202.

[61] Ata B, Olsen T L. Near-optimal dynamic lead-time quotation and scheduling under convex concave-customer delay costs. Operations Research, 2009, 57(3): 753-768.

[62] Hassin R, Mendel S. Scheduling arrivals to queues: A single-server model with no-shows. Management Science, 2008, 54(3): 565-572.

[63] Garnett O, Mandelbaum A, Reiman M. Designing a call center with impatient customers. Manufacturing & Service Operations Management, 2002, 4(3): 208-227.

[64] Whitt W. Improving service by informing customers about anticipated delays. Management Science, 1999, 45(2): 192-207.

[65] Hassin R, Haviv M. Equilibrium strategies for queues with impatient customers. Operations Research Letters, 1995, 17(1): 41-45.

[66] Haviv M, Ritov Y. Homogeneous customers renege from invisible queues at random times under deteriorating waiting conditions. Queueing Systems, 2001, 38(4): 495-508.

[67] Ho C J, Lau H S. Minimizing total cost in scheduling outpatient appointments. Management Science, 1992, 38(12): 1750-1764.

[68] Dove H G, Schneider K C. The usefulness of patients' individual characteristics in predicting no-shows in outpatient clinics. Medical Care, 1981, 19(7): 734-740.

[69] Moore C G, Wilson-Witherspoon P, Probst J C. Time and money: Effects of no-shows at a family practice residency clinic. Family Medicine, 2001, 33(7): 522-527.

[70] Kim S, Giachetti R E. A stochastic mathematical appointment overbooking model for healthcare providers to improve profits. IEEE Transactions on Systems, Man, and Cybernetics—Part A: Systems and Humans, 2006, 36(6): 1211-1219.

[71] LaGanga L R, Lawrence S R. Clinic overbooking to improve patient access and increase provider productivity. Decision Sciences, 2007, 38(2): 251-276.

[72] Cheng T C E, Gupta M C. Survey of scheduling research involving due date determination decisions. European Journal of Operational Research, 1989, 38(2): 156-166.

[73] Kingsman B, Worden L, Hendry L, et al. Integrating marketing and production planning in make-to-order companies. International Journal of Production Economics, 1993, 30-31: 53-66.

[74] Simchi-Levi D, Wu S D, Shen Z. Handbook of Quantitative Supply Chain Analysis: Modeling in the E-Business Era. New York: Springer Science & Business Media, 2004.

[75] Feng J J, Liu L M, Liu X M. An optimal policy for joint dynamic price and lead-time quotation. Operations Research, 2011, 59(6): 1523-1527.

[76] Moodie D R. Demand management: The evaluation of price and due date negotiation strategies using simulation. Production and Operations Management, 2009, 8(2): 151-162.

# 附录 1　推论 10.1 证明

**证明**　首先构造两个系列的随机 0-1 变量：$\left\{\left[r_S^{ti}\right]_{i=1}^{N}\right\}_{t=1}^{\infty}$ 和 $\left\{\left[r_R^{ti}\right]_{i=1}^{\infty}\right\}_{t=1}^{\infty}$ 其中 $r_S^{ti}$ 以

概率 $p_S$ 等于 1，$r_R^{ti}$ 以概率 $p_R$ 等于 1。易得

$$n_S(x_1, y_1) = \sum_{i=1}^{x_1 \wedge N} r_S^{ti}$$

$$n_R(x_1, y_1) = 1(y_1 \neq W-1) \sum_{i=1}^{(x_1-N)^+} r_R^{ti}$$

$$n_T(x_1, y_1) = 1(y_1 = W-1)(x_1 - N)^+$$

均随 $x_1$ 的增加而增加。以下分三种情况讨论。

情况 I：若 $N \geqslant x_1 \geqslant x_2$，则

$$x_1^{\text{POST}} = x_1 - \sum_{i=1}^{x_1} r_S^{ti} > x_2 - \sum_{i=1}^{x_2} r_S^{ti} = x_2^{\text{POST}}$$

情况 II：若 $x_1 \geqslant x_2 > N$ 且 $y_1 \neq W-1$，则

$$x_1^{\text{POST}} = x_1 - \sum_{i=1}^{N} r_S^{ti} - \sum_{i=1}^{x_1-N} r_R^{ti} > x_2 - \sum_{i=1}^{N} r_S^{ti} - \sum_{i=1}^{x_2-N} r_R^{ti} = x_2^{\text{POST}}$$

情况 III：若 $x_1 \geqslant x_2 > N$ 且 $y_1 = W-1$，则

$$x_1^{\text{POST}} = x_1 - \sum_{i=1}^{N} r_S^{ti} - (x_1 - N) = x_2 - \sum_{i=1}^{N} r_S^{ti} - (x_2 - N) = x_2^{\text{POST}}$$

综上所述，推论 10.1 成立。证毕。

# 附录 2　推论 10.2 证明

**证明**　构造随机数系列：$\left\{\left[u^{tj}\right]_{j=1}^{\infty}, \left[r_A^{ti}\right]_{i=0}^{W-1}\right\}_{t=1}^{\infty}$，其中 $u^{tj} =_d \text{UNIF}(0,1)$，$r_A^{ti} =$

$_d \text{Poisson}(\lambda e^{-\alpha_R i})$。

由于 $p_B(D) \leqslant p_B(D+1)$，可得

$$n_A^D = \sum_{i=0}^{y} \sum_{j=1}^{r_A^{ti}} 1\left(u^{tj} \geqslant p_B(D)\right) \geqslant \sum_{i=0}^{y} \sum_{j=1}^{r_A^{ti}} 1\left(u^{tj} \geqslant p_B(D+1)\right) = n_A^{D+1}$$

推论 10.2 显然成立。证毕。

# 附录 3　定理 10.1 证明

**证明**(反证法)　当 $t=0$ 时，$Q_D^0(x_D^0, y_D^0) = Q_{D+1}^0(x_{D+1}^0, y_{D+1}^0)$ 显然成立。

假设 $Q_D^t(x_D^t, y_D^t) \geqslant Q_{D+1}^t(x_{D+1}^t, y_{D+1}^t)$ 成立，该式可分成以下几种情况讨论。

情况 I：$N \geqslant x_D^t \geqslant x_{D+1}^t$，$y_D^t = y_{D+1}^t = 0$。

情况 II：$x_D^t \geqslant x_{D+1}^t > N$ 且 $y_D^t = y_{D+1}^t < W-1$。

情况 III：$x_D^t \geqslant x_{D+1}^t > N$ 且 $y_D^t = y_{D+1}^t = W-1$。

情况 IV：$x_D^t = x_{D+1}^t$ 且 $y_D^t < y_{D+1}^t$。

基于推论 10.1，情况 I、II、III 时定理 10.1 显然成立；而基于推论 10.2 可得情况 IV 时定理 10.1 成立。证毕。

# 附录 4　定理 10.2 证明

**证明**　当告知的间接等待时长为 0 时，出院速率受服务能力限制，最多不超过 $Np_S$。当告知的间接等待时长为 $a$ 时，基于 $n_t^a$ 的定义可得出院速率最少为 $N(1-\delta)p_S$。又由于 $0 \geqslant c_R \geqslant c_T$，可得下式成立：

$\text{Reward}^0 \leqslant Np_S r + (\lambda - Np_S)c_R$

$\text{Reward}^D \geqslant N(1-\delta)p_S r + \left(\lambda^D - N(1-\delta)p_S\right)c_T$

$\quad\quad = Np_S r + (\lambda - Np_S)c_R - (\lambda - Np_S)c_R - N\delta p_S r + \left(\lambda^D - N(1-\delta)p_S\right)c_T$

$\quad\quad \geqslant \text{Reward}^0$

综上所述，定理 10.2 成立。证毕。

# 第11章　急诊患者需求预测

急诊医学科(室)或急诊医学中心是医院中重症患者最集中、病种最多、抢救和管理任务最重的部门，急诊室拥堵是世界多个国家医院面临的严重问题，可能会延误部分紧急患者(如心梗、脑梗患者等)的救治，使得患者满意度降低、医疗差错和医疗纠纷增加等。急诊患者动态随机的到达是引发拥堵的重要因素之一，到达高峰时会出现患者等待时间过长、医院人手安排不够的问题；到达低谷时则造成医护人员闲置问题。因此，提高急诊患者到达预测精度，有助于医护人员的排班调度与急诊资源优化，从而进一步缓解急诊拥堵的现状[1]。

在急诊到达预测的时间粒度上，目前大部分研究是针对每日、每月的急诊到达人数预测，少数文献涉及每小时到达人数预测。Jiang 等[2]基于神经网络模型，用改进的遗传算法做降维预处理，根据不同分诊级别，预测急诊的小时、日到达人数。McCarthy 等[3]采用了结合时间、天气、患者因素的泊松回归模型进行小时患者到达预测。相比于每天、每月的到达预测，以小时计的到达预测更有利于医院及时调整医护人员的排班调度，但由于其更为精细，预测难度更大。

目前研究患者到达的预测方法可分为线性和非线性方法。大部分传统到达预测均采用线性预测，常用方法有多元线性回归模型和时间序列模型[4]。

多元线性回归(MLR)模型是典型的多变量模型，将患者到达与时间变量[5]、节假日[6, 7]、天气变量[5, 6, 8]等多个变量联系起来。研究表明，急诊需求呈季节和周分布特性[6]，时间变量对患者到达的影响比节假日和天气变量的影响更大[9]。

时间序列模型使用最近历史时间序列数据来对急诊科到达人数进行预测，包括自回归移动平均(ARIMA)法[7, 10]、指数平滑法[11]、季节自回归移动平均(SARIMA)法[10]等方法。Sun 等[7]考虑了患者的三种分诊级别，运用 ARIMA 法分别对不同级别患者建立模型，预测急诊患者日到达。

非线性方法能够在复杂的动态系统中对输入输出关系进行建模，常用方法包括机器学习中的随机森林(RF)、梯度提升决策树(GBDT)、极端梯度提升树(XGB)、LightGBM(LGB)、支持向量机回归(SVR)、$k$ 近邻学习(KNN)和深度学习中的神经网络。目前大部分急诊到达预测文献使用神经网络方法，其患者到达预测效果优于线性回归模型[12]。Bibi 等[12]基于神经网络方法，根据气象和污染数据，如温度、相对湿度、气压等，预测患呼吸道疾病的急诊人数。在其他领域的到达预测中，Yu 等[13]运用 SVR、KNN、神经网络、线性回归四种方法来预测巴士到达，其中 SVR 效果最佳。

现有急诊预测方法多采用单模型预测算法，预测效果不稳定且各有利弊，采用集成学习可以吸收融合模型的优点，提升准确率和稳定性[14]。堆叠法(Stacking)是常用的集成学习方法，可获得比单模型更好的预测效果[15, 16]，杨博文等[16]将其用在金融方向的 P2P 网贷违约风险预测，叶雷[17]将其应用在房价预测上。

综上所述，基于急诊每小时患者到达预测对医院实时调度更有意义，但目前研究相对少，多为单一算法，尚未取得良好效果。因此，本章基于 Stacking 集成模型进行急诊到达预测，并探究针对每小时、每天、每周的不同时间长度预测效果的差异。

# 11.1 预测理论及方法

本章所选用的基础学习算法有 RF、GBDT、XGB、LGB、SVR、KNN、LSTM(长短期记忆)神经网络，其中 RF、GBDT、XGB、LGB 均为常用且效果好的树模型。这些学习算法是机器学习中回归问题常用的方法[14]，在疾病预测上已有很多成功案例[17]，本章将其应用在急诊到达预测领域。

## 11.1.1 单算法预测[14]

常用的单算法预测原理和优缺点如表 11.1 所示。

表 11.1 常用单算法预测原理和优缺点

| 序号 | 算法 | 原理 | 优点 | 缺点 |
|---|---|---|---|---|
| 1 | 随机森林(RF) | 基于提升法(Boosting)，将决策树集成的组合预测模型 | 可解释性强；对异常、缺失值不敏感；能处理高维数据且不需特征选择 | 易过拟合；不同属性划分方式对预测效果有较大影响 |
| 2 | 梯度提升决策树(GBDT) | 是由多棵决策树组成的迭代决策树算法，基于套袋法(Bagging)，大多用作回归预测 | 不需复杂的特征工程，可解释性强；对缺失值不敏感，预测效果稳定 | 不好并行化；计算复杂度高；不太适合高维稀疏特征 |
| 3 | 极端梯度提升树(XGB) | XGBoost 的简称，热门比赛算法，能 CPU 多线程并行，基学习器同时包含线性分类器和树 | 分布式处理高维特征，速度快；可以输出特征重要性；加入正则项，减少拟合 | 迭代要遍历数据，空间消耗大 |
| 4 | LightGBM(LGB) | 轻量级，采用直方图算法和带深度限制的按叶子生长的策略 | 轻量、分布式、低内存、高准确率；速度快，并行学习、处理大规模数据 | 空间消耗大 |

续表

| 序号 | 算法 | 原理 | 优点 | 缺点 |
|---|---|---|---|---|
| 5 | 支持向量机回归(SVR) | 通过核函数将样本映射到高维特征空间，对此空间进行线性回归，减少了过拟合 | 可解决非线性特征；可解决大型特征空间，不易受噪声干扰 | 对缺失值敏感；核函数的选择要求高；内存消耗大，难解释 |
| 6 | $k$ 近邻学习(KNN) | 将 $k$ 个最相近的样本值的平均值作为预测结果，也可根据距离加权 | 简单，训练时间复杂度为 $O(n)$ | 在特征数大时计算量大 |
| 7 | LSTM 神经网络 | 神经网络是模拟人脑思维的建模方法。传统神经网络没有时间记忆性，LSTM 是一种特定形式的 RNN 循环神经网络，针对时间序列数据，让信息在网络中再次循环，发挥时间的记忆性 | 良好非线性拟合；考虑时间记忆性 | 需要大量样本、参数；可解释性差 |

### 11.1.2　集成预测

单模型的预测效果和解释性有限，集成学习通过组合多种"好而不同"的模型，形成新集成模型，以此降低方差、偏差，提升准确性。常用方法有投票法、平均法、Boosting、Bagging、Stacking。投票法主要应用于分类问题，平均法是最简单的集成法，常用于回归问题，分为简单平均和加权平均。

Bagging 或 Boosting 中，弱学习器一般为同模型，想集成不同的模型，则要用 Stacking 集成法。个体学习器被称为初级学习器，结合用的学习器被称为次级学习器。如图 11.1 所示，常见二级 Stacking 集成思路为：将数据样本的特征变量作为输入，选一系列弱学习器作为初级学习器，初级学习器的输出结果作为次级学习器的输入，输出结果即为 Stacking 预测结果。为防止过拟合，初级学习器训练集并不直接产生次级学习器的训练集，而是采用 $k$ 折交叉验证法。最开始将训练集分为 $k$ 份，对每一份训练数据，都用剩余 $k-1$ 份数据来训练模型，预测出该份数据的结果。重复步骤，直到每一份数据都得到预测结果后堆叠起来。在构造次级训练集的过程中，测试集的次级数据也同步得到。

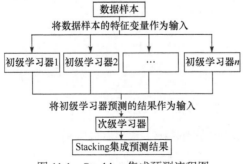

图 11.1　Stacking 集成预测流程图

### 11.1.3 误差指标

误差指标分两种类型，解释度比较型、残差比较型。本书采用其中四项常用指标[2, 4, 14]。

(1) 均方根误差(RMSE)。

$$\text{RMSE}(X,h) = \sqrt{\frac{1}{m}\sum_{i=1}^{m}(h(x_i) - y_i)^2} \tag{11.1}$$

式中，$h(x_i)$ 为预测值；$y_i$ 为真实值；$m$ 为样本数目。RMSE 是回归中常用的指标，属于残差比较型，其值越小越好。

(2) 平均绝对误差(MAE)。

$$\text{MAE}(X,h) = \frac{1}{m}\sum_{i=1}^{m}|h(x_i) - y_i| \tag{11.2}$$

MAE 是残差比较型，相对于 RMSE 更稳定，是在指定单位时间内预测效果的首要参考指标，其值越小越好。

(3) 平均绝对百分误差(MAPE)。

$$\text{MAPE}(X,h) = \frac{1}{m}\sum_{i=1}^{m}\frac{|h(x_i) - y_i|}{y_i} \tag{11.3}$$

MAPE 是残差比较型，是比例值，考虑预测值与真实值误差的同时，还考虑了误差与真实值之间的比例，在本书比较不同时间长度的预测效果时作为重要指标，其值越小越好。

(4) 拟合优度($R^2$)。

$$R^2(X,h) = 1 - \frac{\sum_{i=1}^{m}(h(x_i) - y_i)^2}{\sum_{i=1}^{m}(h(x_i) - \overline{y_i})^2} \tag{11.4}$$

解释度比较型指标中常用的是拟合优度 $R^2$，反映回归的拟合程度，对线性模型的解释性较好，其值越接近 1 越好。

# 11.2 实 例 分 析

## 11.2.1 数据来源

本节以上海市某三甲综合医院 2017 年 4 月 1 日至 2018 年 6 月 30 日共 15 个月的急诊内科到达人数数据为基础，预测急诊内科初诊患者每小时、每天的到达率，用 Python 软件进行数据处理、统计分析、到达预测。数据集基本信息如下。

(1) 医院的急诊数据集：时间范围为 2017 年 4 月 1 日到 2018 年 6 月 30 日，共 456 天。

(2) 天气、空气质量数据集：来自中国气象局。

### 11.2.2　数据预处理及特征工程

#### 1. 数据初探、缺失值及异常值处理

首先统计医院急诊的小时及日到达情况，对重复、缺失、异常数据进行了处理。其中异常数据出现在 2018 年 1 月、2 月期间，数值统计表明，这两个月到达人数的均值、峰值都远超其他月份。因为在此期间暴发过流感，所以医院急诊人数暴增，因此本章对异常数据进行了一定比例的缩小，使修正后的异常数据均值与整体均值接近。

#### 2. 特征提取

基于医院的急诊数据集提取了以小时、天、周为时间长度的到达人数，并与天气、空气数据集进行了合并，得到的特征数据有小时、周几、月份、季节、节假日、日均最高气温、日均平均气温、日均最低气温、空气污染指数、平均风速、降雨情况。输入变量如表 11.2 所示。对非数值数据进行数值化处理，同时对空数据进行替换[16]。如是否节假日，可处理为类别变量 0、1。不同天气，如晴天、雨天、阴天，也可以转化为数值型的多类别变量。若某一列空数据比例高，则可删除数据；否则，用那列均值等方法来替代空数据。

**表 11.2　急诊到达预测特征变量**

| 变量名 | 数据类型 | 含义 |
|---|---|---|
| hour | int | 小时，类别变量，选取 6~23 |
| weekday | int | 周几，类别变量 |
| month | int | 月份，类别变量 |
| season | int | 季节，类别变量 |
| hight | float | 日均最高气温，连续变量($℃$) |
| avert | float | 日均平均气温，连续变量($℃$) |
| lowt | float | 日均最低气温，连续变量($℃$) |
| pollution | int | 空气污染指数，连续变量，无量纲 |
| wind | int | 平均风速，类别变量，风速级别 |
| rainfall | int | 降雨情况，类别变量，晴为 0，多云为 1，阴为 2，雨为 3，暴雨为 4，雪为 5 |
| holiday | int | 是否节假日，类别变量，节假日为 1，非节假日为 0 |

　　由表 11.3 和图 11.2 可知，夜间 0 点 0 分至 5 点 59 分的 6 个小时内，每小时平均急诊内科人数不足 5 人。因此将该时间段去掉，将每日 6 点 0 分至 23 点 59 分的 18 个小时作为预测时段，对排班来说更有借鉴意义。

**表 11.3　每小时平均急诊内科到达人数**

| 时间(小时) | 平均急诊内科到达人数 | 时间(小时) | 平均急诊内科到达人数 |
|---|---|---|---|
| 0 | 4.07 | 12 | 15.39 |
| 1 | 3.14 | 13 | 15.39 |
| 2 | 2.63 | 14 | 18.29 |
| 3 | 2.49 | 15 | 16.77 |
| 4 | 2.30 | 16 | 16.27 |
| 5 | 3.78 | 17 | 14.25 |
| 6 | 7.68 | 18 | 15.27 |
| 7 | 13.90 | 19 | 20.34 |
| 8 | 18.15 | 20 | 18.07 |
| 9 | 21.59 | 21 | 12.96 |
| 10 | 21.83 | 22 | 9.48 |
| 11 | 17.04 | 23 | 6.21 |

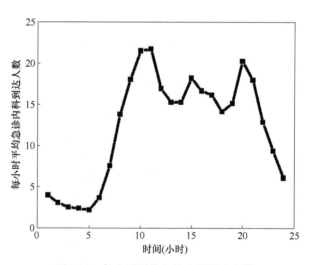

图 11.2　每小时平均急诊内科到达人数

**3. 数据标准化**

　　对于类别变量，用 onehot 独热编码进行重新编码，如 1、2、3，会变成 001、

010、100 这种更易读取的方式，便于后续预测；对于连续变量，如到达人数，在后续预测方法中需要数据归一化，处于 0~1 内，需在预处理环节针对到达人数先进行归一化的缩放，预测出的结果也将等比例缩放回正常值。Python 一般采用 minmaxscaler 这个指令进行归一化[18]。

# 11.3　实　验　设　计

分别以小时、天、周为时间单位，用基于集成学习的急诊患者预测模型，探究不同时间长度的预测效果。先进行经典的单模型预测，再进行 Stacking 集成预测，探究集成预测效果能否优于单模型预测效果，以及在小时、天、周不同时间单位的预测效果差异。其中集成预测是通过单模型中预测效果较好的算法作为初级学习器，以线性回归作为次级学习器，构建基于 Stacking 集成策略的预测模型，同时将经典的线性回归、ARIMA、LSTM 的预测效果作为对比。

## 11.3.1　单一算法预测结果对比与分析

### 1. 每小时急诊到达预测

每小时急诊到达人数预测的数据样本为 456 天，每天 18 小时，从早 6 点到晚 23 点，因为有时间并未有急诊患者到达，所以含约 0.13%的零数据，其特征变量是表 11.2 中的变量经过 onehot 编码、归一化后所得的变量。在数据预处理结束后，利用 Python 的 train_test_split 对总数据样本进行划分，80%作为训练集，20%作为验证集。在训练集上对模型进行训练、调参以后，在验证集上验证预测效果。

预测方法上，首先分别用 RF、GBDT、XGB、LGB、SVR、KNN、多元线性回归(MLR)、Logistic 回归、Lasso 回归、Ridge 回归、LSTM、ARIMA 算法作为回归模型进行预测，并通过网格搜索进行了各模型的简易调参，各单一算法的每小时急诊到达人数预测效果如表 11.4 所示。除 KNN、Logistic 回归、LSTM、ARIMA 模型在 MAE 指标上高于 1.9 以外，其他预测模型预测效果接近。在 RMSE、MAE、$R^2$ 三个指标上，预测效果最好的单模型为 XGB 模型，在 MAPE 指标上则为 LGB 模型最佳。

表 11.4　每小时急诊到达人数单一算法预测效果

| 方法 | RMSE | MAE | MAPE/% | $R^2$ |
| --- | --- | --- | --- | --- |
| RF | 4.54 | 1.90 | 24.09 | 0.55 |
| GBDT | 4.36 | 1.86 | 24.13 | 0.57 |
| XGB | 4.29 | 1.85 | 24.13 | 0.58 |

续表

| 方法 | RMSE | MAE | MAPE/% | $R^2$ |
|---|---|---|---|---|
| LGB | 4.31 | 1.85 | 23.42 | 0.58 |
| SVR | 4.38 | 1.87 | 25.19 | 0.57 |
| KNN | 6.51 | 2.27 | 34.79 | 0.11 |
| MLR | 4.51 | 1.89 | 25.22 | 0.54 |
| Logistic 回归 | 5.08 | 1.98 | 30.17 | 0.45 |
| Lasso 回归 | 4.51 | 1.89 | 25.18 | 0.54 |
| Ridge 回归 | 4.51 | 1.89 | 25.02 | 0.54 |
| LSTM | 4.54 | 1.91 | 24.43 | 0.44 |
| ARIMA | 5.81 | 2.00 | 30.76 | 0.41 |

$k$ 折交叉验证的 $k$ 通常取值为 5 或 10，因 10 折交叉验证时间过长，本章均选择 5 折交叉[16]。每小时急诊到达人数 Stacking 集成预测流程图如图 11.3 所示，以最小化 MAE 为目标，得到最佳组合方式为将 XGB、LGB、SVR 模型作为初级学习器，多元线性回归模型作为次级学习器，得到 Stacking 集成预测，其参数设置如表 11.5 所示。

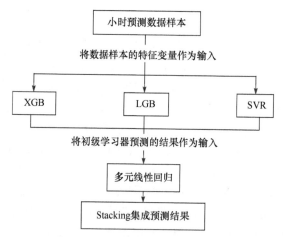

图 11.3　每小时急诊到达人数 Stacking 集成预测流程图

**表 11.5　每小时急诊到达人数 Stacking 集成预测模型参数设置**

| 预测方法 | 参数设置 |
|---|---|
| XGB | learning_rate=0.05，max_depth=4，n_estimators=500 |
| LGB | n_estimators=300，max_depth=4，learning_rate= 0.05，reg_lambda=0，reg_alpha= 0，num_leaves=140，min_child_weight=0.002，min_child_samples=18，feature_fraction=0.7，bagging_fraction=0.6 |
| SVR | 核函数为 poly 函数，$C$=1000，degree=2 |

2. 每日急诊到达预测

每日急诊到达人数预测数据样本为 456 天，其特征变量在表 11.2 的基础上删除了小时变量，其余保留。

经过相似数据预处理后，进行单模型的预测算法建模以及调参，预测效果如表 11.6 所示。除 KNN、Logistic 回归、ARIMA 模型在 RMSE 指标上高于 40 以外，其他模型预测效果接近。在 RMSE、$R^2$ 两个指标上，效果最好的单模型为 XGB，在 MAE、MAPE 指标上则为 Lasso 回归模型最佳。

表 11.6　每日急诊到达人数单一算法预测效果

| 方法 | RMSE | MAE | MAPE/% | $R^2$ |
|---|---|---|---|---|
| RF | 33.92 | 5.16 | 9.38 | 0.30 |
| GBDT | 33.78 | 5.16 | 9.38 | 0.30 |
| XGB | 33.71 | 5.20 | 9.39 | 0.31 |
| LGB | 33.87 | 5.18 | 9.43 | 0.30 |
| SVR | 35.71 | 5.22 | 9.69 | 0.27 |
| KNN | 40.23 | 5.65 | 11.20 | 0.08 |
| MLR | 35.62 | 5.21 | 9.51 | 0.29 |
| Logistic 回归 | 45.81 | 6.01 | 12.93 | 0.001 |
| Lasso 回归 | 33.81 | 5.11 | 9.15 | 0.30 |
| Ridge 回归 | 33.88 | 5.11 | 9.16 | 0.30 |
| LSTM | 38.94 | 5.72 | 13.11 | 0.28 |
| ARIMA | 42.26 | 5.86 | 12.88 | 0.21 |

每日急诊到达人数预测中，将 XGB、SVR、Ridge 回归、Lasso 回归模型作为初级学习器，多元线性回归模型作为次级学习器，得到 Stacking 集成预测，如图 11.4 所示，其参数设置如表 11.7 所示。

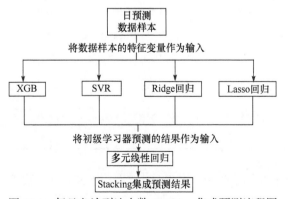

图 11.4　每日急诊到达人数 Stacking 集成预测流程图

**表 11.7　每日急诊到达人数 Stacking 集成预测模型参数设置**

| 预测方法 | 参数设置 |
|---|---|
| XGB | learning_rate=0.05，max_depth=3，n_estimators=300 |
| SVR | 核函数为 linear 函数，　$C$=1000 |
| Ridge 回归 | alpha=6 |
| Lasso 回归 | alpha=0.3，max_iter=500 |

## 3. 每周急诊到达预测

每周急诊到达人数预测数据样本为 64 周，51 周为训练集，13 周为验证集，其特征变量在表 11.2 的基础上删除了小时变量，气温、空气、风速、降雨变量则取一周均值，预测效果如表 11.8 所示。KNN 模型在所有指标上均为最佳，而多元线性回归的误差远大于其他模型，因此后续在构造 Stacking 模型的次级学习器中选择 Lasso 回归模型。

**表 11.8　每周急诊到达人数单一算法预测效果**

| 方法 | RMSE | MAE | MAPE/% | $R^2$ |
|---|---|---|---|---|
| RF | 158.45 | 11.19 | 6.67 | 0.41 |
| GBDT | 171.08 | 12.16 | 7.70 | 0.39 |
| XGB | 169.27 | 11.72 | 7.36 | 0.32 |
| LGB | 192.22 | 12.07 | 8.17 | 0.30 |
| SVR | 149.42 | 11.08 | 6.40 | 0.48 |
| KNN | 142.88 | 10.95 | 6.29 | 0.53 |
| MLR | 9789.67 | 74.79 | 43.24 | 0.0004 |
| Logistic 回归 | 159.48 | 11.64 | 7.34 | 0.53 |
| Lasso 回归 | 161.31 | 11.69 | 7.16 | 0.43 |
| Ridge 回归 | 158.56 | 11.65 | 7.12 | 0.39 |
| LSTM | 181.55 | 11.68 | 7.50 | 0.25 |
| ARIMA | 255.88 | 13.97 | 8.99 | 0.30 |

每周急诊到达人数预测中，将 XGB、SVR、KNN、RF 模型作为初级学习器，Lasso 回归模型作为次级学习器，得到 Stacking 集成预测，如图 11.5 所示，参数

设置如表 11.9 所示。

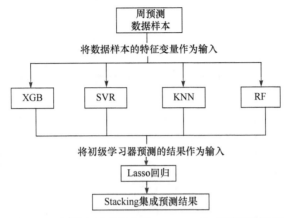

图 11.5　每周急诊到达人数 Stacking 集成预测流程图

**表 11.9　每周急诊到达人数 Stacking 集成预测模型参数设置**

| 预测方法 | 参数设置 |
| --- | --- |
| XGB | learning_rate=0.05，max_depth=3，estimators=2200 |
| SVR | 核函数为 RBF 函数，$C$=1000，gamma=0.1 |
| KNN | n_neighbors=4, weights=uniform, algorithm=auto, leaf_size=50, $p$=2, metric=minkowski, metric_params=None, n_jobs=3 |
| RF | n_estimators=100, criterion=mse, max_depth=None, min_samples_split=2, min_samples_leaf=2, n_jobs=1, random_state=10 |

### 11.3.2　集成算法预测结果对比与分析

#### 1. 单一算法与集成算法预测效果比较

每小时急诊到达人数集成预测与单一最优预测效果对比如表 11.10 和图 11.6 所示。以单一模型的最优预测效果为基准，除在 MAPE 指标上预测误差提高了 26.52%以外，Stacking 集成模型在 RMSE、MAE、$R^2$ 这三个指标上均有正向提升，RMSE 和 MAE 的误差分别降低了 0.93%、0.54%，拟合优度 $R^2$ 则提高了 1.72%。MAPE 指标未取得良好效果有两点可行的解释，一是集成预测中的目标是最小化 MAE，最终 MAE 也的确得到了提升；二是每小时到达人数预测中含有零项，占比约为 0.13%，含零项的值在计算 MAPE 时删除，但仍会在一定程度上影响到该指标的准确性。

表 11.10　每小时急诊到达人数集成预测与单一最优预测效果对比

| 预测方法 | RMSE | MAE | MAPE/% | $R^2$ |
|---|---|---|---|---|
| 单模型 | 4.29 (XGB) | 1.85 (XGB) | 23.42 (LGB) | 0.58 (XGB) |
| 集成模型 | 4.25 | 1.84 | 29.63 | 0.59 |

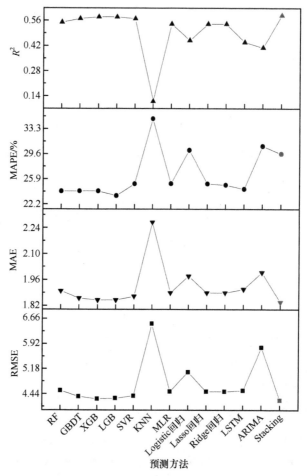

图 11.6　每小时急诊到达人数集成预测与单一最优预测效果对比

　　每日急诊到达人数集成预测与单一最优预测效果对比如表 11.11 和图 11.7 所示。可知，虽然在 MAPE 指标上预测误差增加了 6.78%，Stacking 集成模型在 RMSE、MAE、$R^2$ 这三个指标上均有正向提升，RMSE 和 MAE 分别降低了 0.42%、0.39%，拟合优度 $R^2$ 则提高了 3.23%。

表 11.11　每日急诊到达人数集成预测与单一最优预测效果对比

| 预测方法 | RMSE | MAE | MAPE/% | $R^2$ |
|---|---|---|---|---|
| 单模型 | 33.71<br>(XGB) | 5.11<br>(Lasso 回归) | 9.15<br>(Lasso 回归) | 0.31<br>(XGB) |
| 集成模型 | 33.57 | 5.09 | 9.77 | 0.32 |

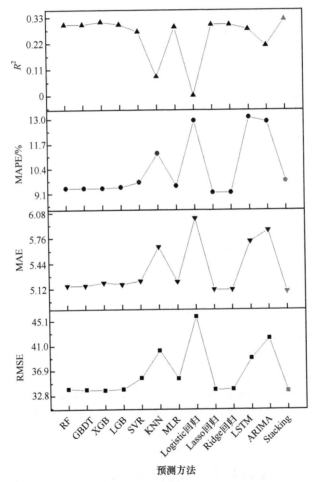

图 11.7　每日急诊到达人数集成预测与单一最优预测效果对比

　　每周急诊到达人数集成预测与单一最优预测效果对比如表 11.12 和图 11.8 所示。可知，四项指标均有所改善，RMSE、MAE、MAPE 别降低了 0.49%、0.82%、1.75%，拟合优度 $R^2$ 则提高了 11.32%。

表 11.12　每周急诊到达人数集成预测与单一最优预测效果对比

| 预测方法 | RMSE | MAE | MAPE/% | $R^2$ |
|---|---|---|---|---|
| 单模型 | 142.88 (KNN) | 10.95 (KNN) | 6.29 (KNN) | 0.53 (KNN) |
| 集成模型 | 142.18 | 10.86 | 6.18 | 0.59 |

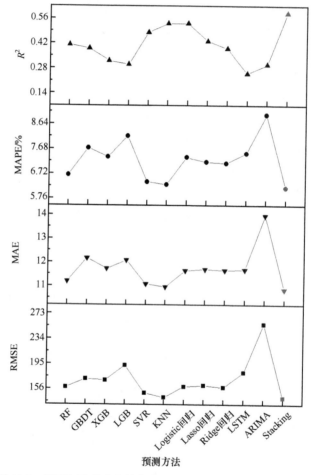

图 11.8　每周急诊到达人数集成预测与单一最优预测效果对比

### 2. 不同时间单位预测效果比较

由表 11.13 和图 11.9 可知，以 MAPE 为指标，每周急诊到达人数预测效果最佳，每日急诊到达人数预测次之，每小时急诊到达人数预测误差最大，表明在急诊到达数据上，以周为最长时间跨度时，时间长度越长，MAPE 越小，预测效果越好。

表 11.13  不同时间单位预测效果比较

| 时间单位 | RMSE | MAE | MAPE/% | $R^2$ |
|---|---|---|---|---|
| 小时 | 4.25 | 1.84 | 29.63 | 0.59 |
| 日 | 33.57 | 5.09 | 9.77 | 0.32 |
| 周 | 142.18 | 10.86 | 6.18 | 0.59 |

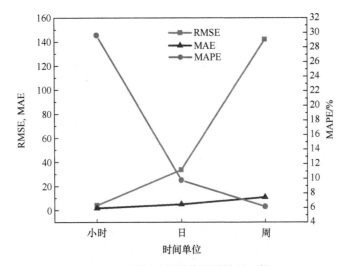

图 11.9  不同时间单位预测效果比较

本章分别以每小时、每日、每周为时间单位，基于 Stacking 集成学习建立急诊患者的到达预测。该集成预测思路可以拓展到其他医院的急诊到达预测上。

本章在上海市某三甲综合医院的急诊患者到达数据集上，考虑气温、降雨、空气污染、节假日等因素，首先采用经典单模型预测方法进行预测，如 RF、GBDT、XGB、LGB、SVR、KNN 等机器学习算法，并以线性回归、ARIMA、LSTM 神经网络作为比较参考。其中大多数机器学习算法预测效果优于 ARIMA 和 LSTM 神经网络方法，线性回归方法的变动性比较大。

在集成预测环节，选取几种预测效果较佳且有差异的单模型算法作为初级学习器，以线性回归作为次级学习器，采用 5 折交叉验证，构建基于 Stacking 集成策略的预测模型。在每小时、每日、每周预测中，在 RMSE、MAE、$R^2$ 这三个指标上，Stacking 集成方法相比于单一预测模型都有所提升，且稳定性更高。本章也探究了不同时间单位的预测效果，以 MAPE 指标为标准，时间单位越长，预测效果越好。

本章仅针对急诊到达进行预测，未来可进一步将到达预测与医生排班调度问题结合研究。同时急诊背景下的预测，可以综合急诊到达患者在分诊台采集的各种体征指标、年龄病史等信息，对患者的病情严重程度进行无监督聚类学习，预测其所属的危险级别、所需的医疗资源种类、住院概率，对医院的医疗资源分配、住院病床的安排有重要指导意义。与此同时，根据所得聚类结果提取其分类规则，与目前医院所采取的急诊分诊规则进行比较，有助于改进医院急诊分诊的准确性和有效性。

## 参 考 文 献

[1] 刘强, 谢晓岚, 刘冉, 等. 面向动态时变需求的急诊科医生排班研究. 工业工程与管理, 2015, (6): 122-129.

[2] Jiang S C, Chin K S, Tsui K L. A universal deep learning approach for modeling the flow of patients under different severities. Computer Methods and Programs in Biomedicine, 2018, 154: 191-203.

[3] McCarthy M L, Zeger S L, Aronsky D, et al. The challenge of predicting demand for emergency department services. Academic Emergency Medicine Official Journal of the Society for Academic Emergency Medicine, 2014, 15(4): 337-346.

[4] Wargon M, Guidet B, Hoang T D, et al. A systematic review of models for forecasting the number of emergency department visits. Emergency Medicine Journal, 2009, 26(6): 395-399.

[5] Batal H, Tench J, McMillan S, et al. Predicting patient visits to an urgent care clinic using calendar variables. Academic Emergency Medicine, 2014, 8(1): 48-53.

[6] Jones S S, Thomas A, Evans R S, et al. Forecasting daily patient volumes in the emergency department. Academic Emergency Medicine, 2008, 15(2): 159-170.

[7] Sun Y, Heng B H, Seow Y T, et al. Forecasting daily attendances at an emergency department to aid resource planning. BMC Emergency Medicine, 2009, 9(1): 1.

[8] Tai C C, Lee C C, Shih C L, et al. Effects of ambient temperature on volume, specialty composition and triage levels of emergency department visits. Emergency Medicine Journal, 2007, 24(9): 641-644.

[9] Xu M, Wong T C, Chin K S. Modeling daily patient arrivals at emergency department and quantifying the relative importance of contributing variables using artificial neural network. Decision Support Systems, 2013, 54(3): 1488-1498.

[10] Schweigler L M, Desmond J S, McCarthy M L, et al. Forecasting models of emergency department crowding. Academic Emergency Medicine, 2014, 16(4): 301-308.

[11] Morzuch B J, Allen P G. Forecasting hospital emergency department arrivals//The 26th Annual Symposium on Forecasting, Santander, 2006: 1-16.

[12] Bibi H, Nutman A, Shoseyov D, et al. Prediction of emergency department visits for respiratory symptoms using an artificial neural network. Chest, 2002, 122(5): 1627-1632.

[13] Yu B, Lam W H K, Tam M L. Bus arrival time prediction at bus stop with multiple routes. Transportation Research Part C: Emerging Technologies, 2011, 19(6): 1157-1170.

[14] 周志华. 机器学习. 北京: 清华大学出版社, 2016.

[15] 丁岚, 骆品亮. 基于 Stacking 集成策略的 P2P 网贷违约风险预警研究. 投资研究, 2017, 36 (4): 41-54.

[16] 杨博文, 曹布阳. 基于集成学习的房价预测模型. 电脑知识与技术, 2017, 13(29): 191-194.

[17] 叶雷. 机器学习算法在医疗数据分析中的应用. 武汉: 华中师范大学, 2017.

[18] Moolayil J. Deep neural networks for supervised learning: classification//Learn Keras for Deep Neural Networks. Berkeley: Apress, 2019: 101-135.

# 第四篇　过程管理篇

# 第 12 章 急诊分级诊疗管理

急诊室是医院中患者需求最紧急、病情最复杂、管理任务最重的科室。如何保证急诊室有序高效的服务是医院管理者面临的主要挑战。根据我国卫生部于2011 年起草的《急诊病人病情分级试点指导原则(征求意见稿)》,将急诊患者按照病情紧急程度和复杂程度分为 4 个级别,其中 1 级和 2 级患者属于濒危患者,需立即转至抢救室采取急救措施,3 级和 4 级患者属于次紧急患者[1],自行排队等待看诊、检查和检验(下面将检查和检验统称为检查)。本书的主要研究对象为次紧急患者,其对应的就诊流程图如图 12.1 所示。患者离开分诊台后,前往相应的科室等待首诊,首诊结束后,部分患者取药/离开,部分患者需要进一步检查。在检查阶段,患者可能需要多类检查,且各项检查之间没有先后顺序约束,图 12.1 仅列举了四种常见的检查。患者完成所需检查并拿到检验报告后则返回诊室等待复诊,复诊后可能还需进一步检查,因此患者会多次往返于诊室和检查室,待病情确定后方离开急诊室。根据合作医院急诊内科 2017 年 7 月至 2018 年 7 月的实际数据,患者在诊室平均耗时约为 15min(患者首诊和复诊的总服务时间),在检查阶段平均耗时长达 63min(患者到达检查阶段直至患者拿到所需检查报告的时间),数据通过对全年所有患者求平均值获得。患者长时间滞留急诊室不仅降低患者满意度,还可能导致患者病情恶化,而其主要原因是在检查阶段缺乏统一的调度管理[2,3],因此本章主要研究次紧急患者在检查阶段的调度优化问题。

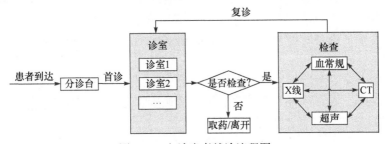

图 12.1 急诊患者就诊流程图

急诊患者的检查过程可归为传统的开放车间调度问题[4,5]。系统包含有限的检查资源,对应车间调度问题中的服务台。患者的各项检查之间没有先后顺序约束,即对于每一个工件,各个工序加工顺序不固定。一位患者不能同时进行两种检查,一个检查资源不能同时服务两位患者,检查过程不允许中断。车间调度问题可分为静态调度问题和动态调度问题[6]。静态调度问题中，所有需求及可用资源数量均已知。动态调度问题将未知的需求到达和设备故障考虑进来，静态问题的调度策略在动态问题下可能导致不可行解。急诊室的一个重要特点是患者到达的随机性[7]，因此调度策略应随着系统状态的更新而变化，即采用动态重调度策略。一般情况下，重调度由时间或事件触发[8]，如周期性重调度属于由时间触发的重调度，由新需求到达或者设备故障导致的重调度属于事件触发的重调度。Shafaei 等[9]研究了周期性的重调度问题，重调度间隔时间的设置与交货日期相关，当距离交货日期较远时，可适当延长重调度周期。Shen 等[10]研究了事件触发的重调度问题，事件包括紧急工件到达、设备故障以及设备维护，考虑总流程时间、工件超期时间、设备负荷以及设备稳定性四个目标，采用多目标进化算法对车间动态调度问题进行优化。本书采用基于事件触发的重调度，即每新到一个急诊患者，对当前系统中所有患者的检查需求进行重调度。

综合现有文献，Luscombe 等[11]的研究与本书最为接近。在医院急诊室背景下，他们建立了两阶段模型，分别对应床位和其他医疗资源的调度问题。在第一阶段的床位调度问题中，调度规则为等待权重最高的患者优先。第二阶段的资源调度问题属于柔性车间动态重调度问题，当新的患者获得床位时触发重调度，考虑患者不同的检查需求，并假设患者按照一定的检查路径接受服务，采用启发式算法对每台设备上患者的服务顺序进行统一重调度，从而使得目标函数最优。Luscombe 等[11]研究的第二阶段的资源调度问题与本章探讨的检查阶段调度问题类似，但本章的研究主要有以下四个不同点：

(1) 不考虑服务顺序约束，即患者的检查顺序不固定。因此，本书的重调度决策不仅优化每台设备上患者的服务顺序，同时也要优化每位患者的检查路径。

(2) 考虑患者紧急程度差异性，假设患者滞留成本函数与患者滞留时间及其紧急程度有关，目标为最小化所有患者的滞留成本。

(3) 考虑了检查后等报告时间，在数值实验中验证了等报告时间对决策具有较大的影响。

(4) 结合医院急诊室实际情况，提出部分重调度算法，并将该算法与完全重调度算法对比，数值实验结果表明，部分重调度算法能够在不影响前序患者检查顺序的情况下有效降低患者滞留成本。

# 12.1　问题描述与建模求解

## 12.1.1　问题描述

急诊患者的检查需求随机到达，每位患者需要一种或多种检查资源。完成相应检查且拿到检查报告后，患者返回诊室复诊。该问题包括以下三个特点：①需求到达随机；②患者紧急程度不同；③检查顺序不固定。该问题可归为开放车间重调度问题，一旦新患者到达检查阶段，则触发重调度算法，建立新的静态模型。首先将已完成或正在进行的检查服务剔除，同时更新每位患者及每台设备的忙闲状态，然后将新到达的患者需求加入当前的静态模型中，最后采用数学规划或者启发式算法求解该静态问题，并返回优化后的重调度策略。

### 12.1.2　重调度问题数学规划模型

每一个重调度问题都对应一个静态的开放车间调度问题，可以采用数学规划模型建模求解。数学规划模型基于两个基本假设：①每一种检查的检查时间以及等报告时间固定；②服务一旦开始，不允许中断。Matta[12]的研究表明，与基于时间的模型相比，基于服务顺序的模型会导致更少的变量以及约束，因此本章采用基于服务顺序的数学模型。

符号说明：$n$ 为当前的患者总人数，$i$、$k$ 为患者编号，$i,k \in \{1,2,\cdots,n\}$；$s$ 为检查类别数，$j$、$l$ 为检查类别编号，$j,l \in \{1,2,\cdots,s\}$；$m_j$ 为第 $j$ 类检查对应的设备数，$r$ 为设备编号，$M_j$ 为第 $j$ 类检查对应的设备集合；$N_i$ 为患者 $i$ 需要完成的检查集合；$N_j$ 为第 $j$ 类检查需要服务的患者集合；$T_j$ 为第 $j$ 类检查的等报告时间；$a_i$ 为患者 $i$ 的到达时间；$p_j$ 为第 $j$ 类检查的服务时间；$H$ 为一个足够大的正数。

变量说明：$c_{ij}$ 为患者 $i$ 在检查 $j$ 的服务结束时间；$c_{ir}$ 为患者 $i$ 在设备 $r$ 的服务结束时间；$x_{ikr}$ 为 0-1 变量，即如果设备 $r$ 先服务患者 $i$ 再服务患者 $k$，则 $x_{ikr}=1$，反之 $x_{ikr}=0$；$y_{ijl}$ 为 0-1 变量，即如果患者 $i$ 先完成检查 $j$ 再完成检查 $l$，则 $y_{ijl}=1$，反之 $y_{ijl}=0$，其中 $j,l \in N_i$；$C_i$ 为患者 $i$ 完成所有检查且拿到检查报告的时间，$C_i$ 与 $c_{ij}$ 的关系为

$$C_i = \max_{j \in N_i}\{c_{ij} + T_j\}$$

数学规划模型如下所示：

$$\min \sum_{i=1}^{n} f_i(C_i - a_i)$$

$$\text{s.t.} \quad \sum_{r=1}^{m_j} \sum_{\substack{i \in \{0\} \cup N_j \\ i \neq k}} x_{ikr} = 1, \quad \forall j \in S, \forall k \in N_j \tag{12.1}$$

$$\sum_{i \in N_j} x_{i0r} \leqslant 1, \quad \forall r \in \bigcup_{j \in S} M_j \tag{12.2}$$

$$\sum_{\substack{i \in \{0\} \cup N_j \\ i \neq k}} x_{ikr} = \sum_{\substack{i \in \{0\} \cup N_j \\ i \neq k}} x_{kir}, \quad \forall r \in \bigcup_{j \in S} M_j, \forall k \in N_j \tag{12.3}$$

$$c_{kr} \geqslant c_{ir} + p_r + H(x_{ikr} - 1), \quad \forall r \in \bigcup_{j \in S} M_j, \forall k \in N_j, \forall i \in \{0\} \cup N_j \tag{12.4}$$

$$c_{0r} = d_{0r}, \quad \forall r \in \bigcup_{j\in S} M_j \tag{12.5}$$

$$c_{ir} \geqslant c_{ij} + p_l + H(y_{ijl} - 1) + H\left(\sum_{\substack{k\in\{0\}\cup N_l \\ k\neq i}} x_{kir} - 1\right), \tag{12.6}$$

$$\forall i \in N, \forall r \in M_l, \forall j \in \{0\} \cup N_i, \forall l \in N_i, j < l$$

$$c_{ir} \geqslant c_{il} + p_j - Hy_{ijl} + H\left(\sum_{\substack{k\in\{0\}\cup N_j \\ k\neq i}} x_{kir} - 1\right), \tag{12.7}$$

$$\forall i \in N, \forall r \in M_j, \forall j \in \{0\} \cup N_i, \forall l \in N_i, j < l, p_0 = 0$$

$$c_{ir} \geqslant d_{i0} + p_r, \quad \forall r \in \bigcup_{j\in S} M_j \tag{12.8}$$

$$c_{ij} \geqslant c_{ir}, \quad \forall j \in S, \forall r \in \bigcup_{j\in S} M_j, \forall i \in N_j \tag{12.9}$$

$$C_i \geqslant c_{ij} + T_j, \quad \forall i \in \{1,\cdots,n\}, \forall j \in N_i \tag{12.10}$$

$$x_{ikr} \in \{0,1\}, \quad y_{ijl} \in \{0,1\}, \quad c_{ir} \geqslant 0, \quad \forall i \in \{1,\cdots,n\}, \forall r \in \bigcup_{j\in S} M_j \tag{12.11}$$

目标函数中$(C_i-a_i)$表示患者$i$的滞留时间。$f_i(C_i-a_i)$是关于$(C_i-a_i)$的函数,若该函数关于变量是线性的,则该模型为混合整数规划模型,若该函数关于变量是二次函数,则该模型为混合整数二次规划模型。式(12.1)表示对于检查$j$和患者$k$,有且只有一位患者排在患者$k$之前,当该式中$i=0$时,表示患者$k$为设备$r$上第一个被服务的患者。式(12.2)表示对于任意一台设备$r$,最多有一位患者为最后被服务的患者。式(12.3)表示患者$k$在设备$r$上前序和后序的患者最多为1。前三个约束保证了每台设备同时只能服务一位患者,且每位患者不会在某类检查中的多台设备上接受服务。式(12.4)为患者$i$和患者$k$在设备$r$的检查结束时间约束。式(12.5)为设备$r$的初始延迟时间约束,其中$d_{0r}$为设备$r$的初始延迟时间。式(12.6)和式(12.7)为患者$i$在检查$j$和检查$l$的检查结束时间约束。式(12.8)为患者$i$在设备$r$的检查结束时间约束,其中$d_{i0}$为患者$i$的初始延迟时间。式(12.9)为患者$i$在检查$j$的检查结束时间约束。式(12.10)为患者$i$结束检查并取得报告的时间约束。由于开放车间问题是NP难问题,大规模问题下通常不能求得精确解[13],因此本章提出常用的动态调度规则以及基于禁忌搜索的重调度算法来求解此问题。

## 12.2　动态调度问题求解算法

在实际应用中,急诊室常采用简单规则对患者检查需求进行调度,常用的规则如下:①患者服务顺序为先到先服务(FCFS),检查顺序为服务时间最短(SPT)的检查优先,用F-SPT表示;②患者服务顺序为先到先服务,检查顺序为等报告时间最长(LTT)的检查优先,用F-LTT表示;③紧急患者优先,对于相同紧急程度的患者采用先到先服务的规则,检查顺序为服务时间最短的检查优先,用 U-SPT 表示;④紧急患者优先,检查顺序为等报告时间最长的检查优先,用 U-LTT 表示。

本章结合医院急诊室的实际情况,分别考虑完全重调度(CR)和部分重调度(PR)两种方法,提出了基于禁忌搜索(TS)的重调度算法。完全重调度是当前大部分文献中考虑的方法,即当前调度策略不考虑历史调度策略,对所有患者的检查任务进行重排。完全重调度方法适用于大部分车间调度问题,但是将该方法应用于医院及其患者存在两个问题:①由于患者的检查路径随时会改变,患者在完成任何一种检查后,需要回到叫号区域等待,直至叫号系统通知其前往下一项检查;②患者从叫号区域到达检查设备处的行程时间会降低检查设备的利用率,此外,有的检查需要提前准备辅助资源,临时更改调度计划会一定程度上扰乱医院的服务秩序。采取部分重调度算法,即假设一旦患者的检查路径确定,在后续的重调度中将不再改变,新到的患者只需按照一定的检查顺序插入当前服务序列中即可。根据医院管理者的意见,部分重调度更适用于急诊室,即患者按照指定的检查路径去相应的科室等待接受检查,医护人员根据系统给定的调度策略呼叫下一位患者,并依据队列中的患者信息提前准备检查辅助资源。下面将详细介绍基于禁忌搜索的完全重调度和部分重调度算法的关键步骤。

### 12.2.1 解的表示方式

每一项任务用$(i, j)$表示,即患者 $i$ 需要完成检查 $j$。假设系统中有 3 种检查,即检查 1、2、3,分别需要设备{A}、{B1, B2}、{C},共 4 名患者,针对每个患者的检查需求{1,2,3}、{1,2}、{2,3}、{1,2},给出一个可行解为{(1,2), (2,1), (3,2), (1,3), (2,2), (4,1), (3,3), (1,1), (4,2)},该可行解对应的甘特图如图 12.2 所示,任务排列顺序代表了患者/检查设备的服务顺序。以任务(1,2)为例,患者 1(P1)需要完成检查 2,检查 2 对应设备 B1 和 B2,则任务(1,2)可以在其中任意一台设备上完成。当某种检查对应多台相同设备时,优先选择最先空闲的设备。例如,患者 4(P4)在设备 A 完成服务(4,1)后,去最先空闲下来的设备 B2 接受服务(4,2)。

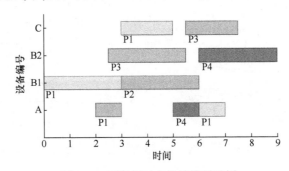

图 12.2 可行解对应的甘特图示例

## 12.2.2　初始解

初始解的生成与上一次重调度方案有关，以表 12.1 为例，假设 S0 为上一次重调度对应的调度策略，且任务 1~9 尚未执行。当患者 5 到达时，其需要的检查为{1,3,4}，将任务(5,1)、(5,3)、(5,4)放在最后，从而得到新的初始解 S1。在每一天开始时，S0 为空集。

表 12.1　重调度的初始解

| 策略 | 1 | 2 | 3 | 4 | 5 | 6 | 7 | 8 | 9 | 10 | 11 | 12 |
|------|------|------|------|------|------|------|------|------|------|------|------|------|
| S0 | (4,1) | (4,2) | (3,3) | (2,3) | (1,2) | (3,4) | (1,4) | (2,2) | (1,3) | — | — | — |
| S1 | (4,1) | (4,2) | (3,3) | (2,3) | (1,2) | (3,4) | (1,4) | (2,2) | (1,3) | (5,1) | (5,3) | (5,4) |

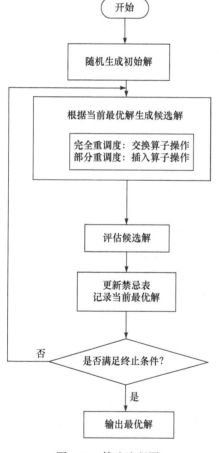

图 12.3　算法流程图

## 12.2.3　邻域结构与算法流程

禁忌搜索基于邻域的概念生成候选解，并采用短时记忆防止禁忌表中的禁忌对象被再次访问，算法流程如图 12.3 所示。其中确定邻域操作是构造该算法的一个重要步骤，本章通过两种不同的邻域操作，实现完全重调度和部分重调度的目的。

## 12.2.4　完全重调度算法

对于完全重调度算法(TS-CR)，候选解通过交换任意两项任务产生。以表 12.2 为例，原始解用 S1 表示，生成的一系列候选解用 C1、C2、…表示。候选解中灰色部分为任务交换的位置。对于每一个候选解，计算其适应度值，选择最优的候选解，并将其放入禁忌表中。假如表 12.2 中的候选解 C2 为最优解，则将任务对{(3,4), (3,3)}放入禁忌表中，并在接下来的 L 次迭代中不考虑交换该任务对的位置，L 即为禁忌长度。算法终止条件为迭代次数。随着时间的推移，患者完成检查离开系统，相应的有新患者到达系统，重调度问题的规模大小与患者到达率正相关。因此，我们设

定候选解数量、禁忌长度和迭代次数随着重调度问题规模的变化而变化，分别设置为 $\max(10, N/2)$、$N$ 和 $\max(10, |N|^2/|S|)$，这里 $N$ 表示当前需要调度的总任务数，$S$ 为总的检查类别数，其中 $N$ 随着当前系统中患者检查需求的变化而变化。

表 12.2　交换算子操作

|    | 1 | 2 | 3 | 4 | 5 | 6 | 7 | 8 | 9 | 10 | 11 | 12 |
|----|---|---|---|---|---|---|---|---|---|----|----|----|
| S1 | (4,1) | (4,2) | (3,3) | (2,3) | (1,2) | (3,4) | (1,4) | (2,2) | (1,3) | (5,1) | (5,3) | (5,4) |
| C1 | (4,1) | (4,2) | (3,3) | (2,3) | (5,1) | (3,4) | (1,4) | (2,2) | (1,3) | (1,2) | (5,3) | (5,4) |
| C2 | (4,1) | (4,2) | (3,4) | (2,3) | (1,2) | (3,3) | (1,4) | (2,2) | (1,3) | (5,1) | (5,3) | (5,4) |
| ⋯ |  |  |  |  |  | ⋯ |  |  |  |  |  |  |

### 12.2.5　部分重调度算法

对于部分重调度算法(TS-PR)，采用将新任务随机插入的方式生成候选解。如表 12.3 所示，S1 表示初始可行解，将任务(5,1)、(5,3)、(5,4)随机插入到前面的序列中，产生的候选解如 C1、C2、⋯所示。计算每一个候选解的适应度值，选择最优的候选解，并将其插入的位置序列放入禁忌表中。假如 C1 为当前最优的候选解，则将位置序列(1, 9, 6)放入禁忌表中。算法终止条件为迭代次数。候选解数量和迭代次数与重调度问题规模正相关，分别设置为 $w^2$ 和 $w \times N$，$N$ 为当前待调度的总任务数，$w$ 为需要新插入的任务数，其中 $N$ 随着当前系统中患者检查需求的变化而变化。禁忌长度设置为∞，即一旦被禁，不再重复访问。

表 12.3　插入算子操作

|    | 1 | 2 | 3 | 4 | 5 | 6 | 7 | 8 | 9 | 10 | 11 | 12 |
|----|---|---|---|---|---|---|---|---|---|----|----|----|
| S1 | (4,1) | (4,2) | (3,3) | (2,3) | (1,2) | (3,4) | (1,4) | (2,2) | (1,3) | (5,1) | (5,3) | (5,4) |
| C1 | (5,1) | (4,1) | (4,2) | (3,3) | (2,3) | (5,4) | (1,2) | (3,4) | (5,3) | (1,4) | (2,2) | (1,3) |
| C2 | (4,1) | (4,2) | (5,3) | (5,1) | (3,3) | (2,3) | (1,2) | (3,4) | (1,4) | (5,4) | (2,2) | (1,3) |
| ⋯ |  |  |  |  |  | ⋯ |  |  |  |  |  |  |

# 12.3　数值实验

本节对 12.2 节提出的算法以及常用调度规则进行数值实验分析，并探讨不同参数设置对结果的影响。数值实验运行环境是 Intel Core i5-7200U CPU、2.5GHz 主频、8GB 内存和 Windows 10 操作系统。

### 12.3.1 参数设置

根据急诊内科 2017～2018 年 3 级和 4 级患者的统计数据，验证了检查患者的到达服从泊松分布。考虑患者到达与资源使用情况，设置检查阶段患者平均到达率如图 12.4 所示，其中 3 级患者的比例约为 0.3。到达率较高的时间段为 8:00～23:00，本书主要考虑这 15 个小时内的动态调度问题，并假设这期间到达的检查需求能够在第二天的 8:00 前服务完。

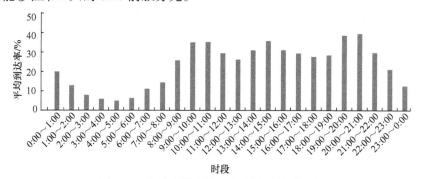

图 12.4　急诊室检查阶段患者的平均到达率

医院将检查主要分为化验、超声和放射 3 大类。化验包括抗凝血、血清和脑脊液等，超声包括彩色超声和介入超声等，放射检查包括 X 线、CT 和 MRI。忽略检查需求少以及无需重要资源参与的项目，主要考虑四个项目：验血、超声、X 线和 CT。有效的样本数量为 55552 条，构成原始样本库，表 12.4 给出了各种检查组合的样本数及其概率分布。在后续的数值实验中，将从该样本库中随机取样生成患者的检查需求。

表 12.4　检查需求数据统计

| 检查数量 | 检查组合 | 样本数量 | 百分比/% |
|---|---|---|---|
| 38283(68.91%) | 验血 | 23997 | 43.20 |
| | 超声 | 2066 | 3.72 |
| | X 线 | 3439 | 6.19 |
| | CT | 8781 | 15.81 |
| 16616(29.91%) | 验血 + 超声 | 1665 | 3.00 |
| | 验血 + X 线 | 3310 | 5.96 |
| | 验血 + CT | 11143 | 20.06 |
| | 超声 + X 线 | 99 | 0.18 |
| | 超声 + CT | 399 | 0.72 |
| | X 射线 + CT | 0 | 0 |
| 653(1.18%) | 验血 + 超声 + X 线 | 105 | 0.19 |
| | 验血 + 超声 + CT | 548 | 0.99 |

各项检查的平均服务时间、设备/人力资源数量和等报告时间如表 12.5 所示。

表 12.5　各项检查的参数

| 检查项目 | 验血 | 超声 | X 线 | CT |
|---|---|---|---|---|
| 服务时间/min | 2 | 16 | 6 | 5 |
| 资源数量 | 1 | 1 | 1 | 1 |
| 等报告时间/min | 20 | 0 | 10 | 30 |

假设急诊患者的滞留成本是滞留时间的凸函数，相同滞留时间下，3 级患者比 4 级患者的成本更大，定义患者 $i$ 的滞留成本函数为

$$f_i(C_i - a_i) = \begin{cases} \omega(C_i - a_i)^2 + \delta_1(C_i - a_i), & i \text{ 为3级患者} \\ \omega(C_i - a_i)^2 + \delta_2(C_i - a_i), & i \text{ 为4级患者} \end{cases}$$

参数 $\omega$、$\delta_1$、$\delta_2$ 为非负数，当 $\omega=0$ 时，12.1 节中的数学模型属于混合整数规划模型，当 $\omega>0$ 时，模型属于混合整数二次规划模型。后续数值实验中，成本函数参数设置为 $\omega=1/15$，$\delta_1=2$，$\delta_2=0$。

### 12.3.2　算法性能分析

算法性能分析借鉴了文献[14]中的表 1，即对比 CPLEX 与重调度算法求解结果的偏差。假设所有患者到达时间和需求已知，该静态问题的最优解是动态调度问题的下界，可通过求解 12.1 节中的数学模型获得。根据 12.3.1 节的参数设置，随机生成患者需求算例，采用 ILOG CPLEX 12.6 求解静态模型，求解时间上限设为 1800s，输出下界(LB)和当前最优解与下界的偏差(Gap)，Gap 定义为(当前最优解−LB)/当前最优解。对于每一个算例，重调度算法随机运行 5 次，获得与 CPLEX 下界的平均偏差及方差。表 12.6 给出了 CPLEX 与重调度算法的求解结果。当问题规模较小时，CPLEX 求得最优解，重调度算法与下界的偏差不超过 1%。当问题规模增大时，CPLEX 在短时间内无法求得最优解，与下界的偏差增大。例如，当总人数为 45 人时，将 CPLEX 运行 1800s 获得的当前最优解作为上界(UB)，UB 与 LB 的偏差为 34.42%，完全重调度算法和部分重调度算法获得的解与 LB 的偏差均为 18.65%，重调度算法在 1s 内获得的解比 CPLEX 提供的 UB 更优。重调度算法针对当前时刻待完成任务进行调度，计算规模较小，每次重调度均能得到相同的最优解，因此两种重调度算法的方差均近似为 0，这说明了该算法用于动态调度问题的稳定性。重调度算法运算时间与参数取值密切相关，根据 12.2.3 节对于参数取值的定义，参数值随着问题规模的变化而变化，表 12.6 中对应的重调度问题规模较小，因此运算速度较快，CPU 时间均在 1s 之内。以总人数为 50

人为例，完全重调度算法执行了 50 次，整个系统仍处于预热阶段，其候选解数量、禁忌长度和迭代次数的取值区间分别为[10, 10]、[1, 13]和[10, 42]，部分重调度的候选解数量和迭代次数的取值区间分别为[1, 4]和[1, 22]。随着时间累积，系统中患者人数增加，问题规模也会逐渐增大。假如考虑一天 200 名患者，完全重调度对应的候选解数量、禁忌长度和迭代次数的取值区间将增大为[10, 27]、[1, 55]和[10, 756]，部分重调度的候选解数量和迭代次数的取值区间分别为[1, 9]和[1, 108]。由于重调度问题规模的时变性，简单的调度规则并不适用于问题规模较大的情况，因此本章采用启发式算法进行调度优化，且算法参数设置随着问题规模的变化而变化，从而保证了算法的求解效率。

表 12.6　CPLEX 与重调度算法计算结果对比

| 人数 | CPLEX | | | 完全重调度 | | 部分重调度 | |
|---|---|---|---|---|---|---|---|
| | CPU/s | LB | Gap/% | CPU/s | Gap/% | CPU/s | Gap/% |
| 20 | 1.3 | 1393.2 | 0 | 0.1 | 0.68 | 0.1 | 0.68 |
| 25 | 5.1 | 1752.3 | 0 | 0.1 | 0.54 | 0.1 | 0.54 |
| 30 | 1800 | 2106.2 | 1.78 | 0.1 | 2.42 | 0.1 | 2.42 |
| 35 | 1800 | 2384.6 | 10 | 0.1 | 10.33 | 0.1 | 10.33 |
| 40 | 1800 | 2567.9 | 14.06 | 0.2 | 15.44 | 0.3 | 15.44 |
| 45 | 1800 | 2839.1 | 34.42 | 0.3 | 18.65 | 0.3 | 18.65 |
| 50 | 1800 | 3311.4 | 33.27 | 0.4 | 23.64 | 0.4 | 24.03 |
| 55 | 1800 | 3538.4 | 80.61 | 0.4 | 33.16 | 0.4 | 33.41 |
| 60 | 1800 | 4121.6 | 81.23 | 0.5 | 35.78 | 0.4 | 36.11 |

### 12.3.3　基础算例分析

根据患者到达率和检查样本库，随机生成 1000 天的到达数据，平均每天的患者到达数量为 480。分别采用启发式算法和常用调度规则进行仿真，统计患者平均滞留成本(AC)、3 级患者平均滞留时间(FT3)、4 级患者平均滞留时间(FT4)、所有患者的平均滞留时间(AFT)、算法总运行时间(RT)以及与最低滞留成本的偏差(Gap)，结果如表 12.7 所示。完全重调度策略 TS-CR 的滞留成本最低，常用的调度规则偏差均大于 6%，部分重调度策略 TS-PR 的偏差为 0.6%。重调度算法参数取值随着问题规模的变化而变化，随机抽取一天的数据，统计重调度算法对应的参数取值。完全重调度的候选解数量、禁忌长度和迭代次数的取值区间分别为[10, 54]、[1, 108]和[10, 2916]，部分重调度的候选解数量和迭代次数的取值区间分别为[1, 9]和[1, 324]。RT 指平均每天的算法运行时间，平均到每一次重调度，算法时间不到 0.1s，可认为各种算法在效率上没有明显差异，后续的数值实验中将不再对比各个策略的运行时间。

表 12.7　基础案例各个策略的性能指标

| 策略 | AC | FT3/min | FT4/min | AFT/min | RT/s | Gap/% |
|------|------|---------|---------|---------|------|-------|
| F-SPT | 128.98 | 35.43 | 35.42 | 35.42 | 4 | 6.54 |
| F-LTT | 128.25 | 35.84 | 35.82 | 35.82 | 3 | 6.01 |
| U-SPT | 134.05 | 28.66 | 38.68 | 35.68 | 3 | 10.08 |
| U-LTT | 128.97 | 28.43 | 38.64 | 35.59 | 3 | 6.54 |
| TS-CR | 120.54 | 31.52 | 35.59 | 34.37 | 17 | — |
| TS-PR | 121.27 | 31.68 | 35.71 | 34.50 | 2 | 0.6 |

### 12.3.4　敏感度分析

#### 1. 工作负荷改变

假设工作负荷分别为真实工作负荷的 0.5 倍、0.8 倍、1.0 倍、1.5 倍、2 倍,各个策略与最优策略的成本偏差如表 12.8 所示,此处通过改变患者到达率实现工作负荷的改变。表中 optAC 对应所有策略中的最小滞留成本,即 TS-CR 策略的滞留成本。随着负荷增大,前四种规则以及 TS-PR 策略偏差逐渐增大。负荷较低时,相比基于 SPT 的调度规则(F-SPT 和 U-SPT),基于 LTT 的调度规则(F-LTT 和 U-LTT)会导致更小的成本偏差。因此,当急诊室检查阶段工作负荷较低时,相比服务时间,等报告时间对调度策略的影响更大。当负荷较均衡时,TS-PR 的成本偏差在 1%以内,该策略能够在不改变前序患者检查顺序的同时,保证较低的患者滞留成本,适用于急诊室的实际应用。

表 12.8　不同工作负荷下各个策略与最优策略的成本偏差

| 倍数 | Gap/% | | | | | optAC |
|------|-------|-------|-------|-------|-------|-------|
| | F-SPT | F-LTT | U-SPT | U-LTT | TS-PR | TS-CR |
| 0.5 | 4.39 | 3.02 | 4.27 | 2.09 | 0.07 | 72.49 |
| 0.8 | 5.72 | 4.84 | 6.24 | 3.64 | 0.26 | 87.14 |
| 1.0 | 6.54 | 6.01 | 10.08 | 6.54 | 0.60 | 120.54 |
| 1.5 | 6.74 | 8.16 | 26.39 | 22.87 | 0.76 | 695.21 |
| 2 | 14.51 | 24.35 | 36.65 | 42.13 | 3.52 | 1894.57 |

图 12.5 为患者在不同工作负荷下的平均滞留时间。随着到达率增大,U-SPT 和 U-LTT 策略中 3 级患者平均滞留时间没有明显的变化,4 级患者平均滞留时间增速明显。TS-CR 和 TS-PR 能够更好地平衡 3 级和 4 级患者的平均滞留时间,从

而使得总滞留成本降低。

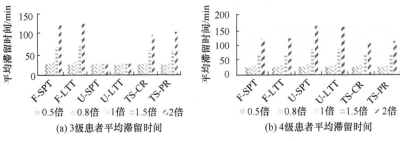

(a) 3级患者平均滞留时间    (b) 4级患者平均滞留时间

图 12.5    不同工作负荷下各个策略的患者平均滞留时间

2. 等报告时间改变

假设等报告时间分别为原始数据的 0.5 倍、0.8 倍、1.0 倍、1.5 倍、2 倍，各个策略与最优策略 TS-CR 的成本偏差如表 12.9 所示。随着等报告时间的延长，患者滞留成本增大，各个策略的偏差逐渐减小，即动态调度算法的优化空间变小。当患者数量有限且等报告时间足够长时，任意一种调度策略都不会影响患者的滞留时间。

表 12.9    不同等报告时间下各个策略与最优策略的成本偏差

| 倍数 | Gap/% | | | | | optAC |
| --- | --- | --- | --- | --- | --- | --- |
| | F-SPT | F-LTT | U-SPT | U-LTT | TS-PR | TS-CR |
| 0.5 | 10.21 | 9.41 | 16.82 | 11.03 | 0.94 | 68.71 |
| 0.8 | 8.03 | 7.33 | 13.01 | 8.21 | 0.69 | 97.45 |
| 1.0 | 6.54 | 6.01 | 10.08 | 6.54 | 0.60 | 120.54 |
| 1.5 | 5.17 | 4.76 | 8.11 | 4.99 | 0.25 | 191.68 |
| 2.0 | 4.04 | 3.77 | 6.26 | 3.83 | 0.12 | 281.61 |

本章考虑急诊者到达随机性以及紧急程度差异性，针对多个无先后顺序约束的检查项目，以最小化患者滞留成本为目标，建立了优化急诊室检查阶段的动态调度模型。该动态调度模型由一系列的静态子问题组成，每一个静态子问题可由数学规划模型求解，但随着问题规模的增大，数学规划模型求解耗时较长甚至无法求得最优解。为了提高计算效率，提出了基于禁忌搜索的完全重调度算法和部分重调度算法。数值实验中将提出的算法与常用调度规则进行对比，结果表明，完全重调度策略的滞留成本最小，在工作负荷合理的情况下，部分重调度策略的偏差在 1%以内，且该策略不会影响前序患者的检查路径，更适用于急诊室检查阶段的实际应用。此外，对调度规则的分析结果表明，当工作负荷较低时，相比服务时间，等报告时间对动态调度策略的影响更大，在实际应用中，建议患者的检查顺序为等报告时间最长的检查优先。当等报告时间延长时，动态调度算法的优化空

间变小。

后续工作可以从两方面展开：求解大规模混合整数二次规划模型时，针对长时间运算无法求得最优解的问题，研究精确解算法；本书目标函数为最小化所有患者的滞留成本，但是该成本函数难以确定，可分别考虑 3 级患者和 4 级患者的滞留成本，研究多目标求解算法。

参 考 文 献

[1] Wen J, Geng N, Xie X L. Real-time scheduling of semi-urgent patients under waiting time targets. International Journal of Production Research, 2019, 58(4): 1127-1143.

[2] Marinagi C C, Spyropoulos C D, Papatheodorou C, et al. Continual planning and scheduling for managing patient tests in hospital laboratories. Artificial Intelligence in Medicine, 2000, 20(2): 139-154.

[3] Azadeh A, Farahani M H, Torabzadeh S, et al. Scheduling prioritized patients in emergency department laboratories. Computer Methods and Programs in Biomedicine, 2014, 117(2): 61-70.

[4] Baron O, Berman O, Krass D, et al. Strategic idleness and dynamic scheduling in an open-shop service network: Case study and analysis. Manufacturing & Service Operations Management, 2017, 19(1): 52-71.

[5] Liaw C F. A hybrid genetic algorithm for the open shop scheduling problem. European Journal of Operational Research, 2000, 124(1): 28-42.

[6] MacCarthy B L, Liu J Y. Addressing the gap in scheduling research: A review of optimization and heuristic methods in production scheduling. International Journal of Production Research, 1993, 31(1): 59-79.

[7] 刘强, 谢晓岚, 刘冉, 等. 面向动态时变需求的急诊科医生排班研究. 工业工程与管理, 2015, 20(6): 122-129.

[8] Ouelhadj D, Petrovic S. A survey of dynamic scheduling in manufacturing systems. Journal of Scheduling, 2008, 12(4): 417-431.

[9] Shafaei R, Brunn P. Workshop scheduling using practical (inaccurate) data Part 1: The performance of heuristic scheduling rules in a dynamic job shop environment using a rolling time horizon approach. International Journal of Production Research, 1999, 37(17): 3913-3925.

[10] Shen X N, Yao X. Mathematical modeling and multi-objective evolutionary algorithms applied to dynamic flexible job shop scheduling problems. Information Sciences, 2015, 298: 198-224.

[11] Luscombe R, Kozan E. Dynamic resource allocation to improve emergency department efficiency in real time. European Journal of Operational Research, 2016, 255(2): 593-603.

[12] Matta M E. A genetic algorithm for the proportionate multiprocessor open shop. Computers & Operations Research, 2009, 36(9): 2601-2618.

[13] 杨德博. 基于候鸟优化算法的开放车间调度研究. 武汉: 华中科技大学, 2017.

[14] 徐国勋, 张伟亮, 李妍峰. 共享单车调配路线优化问题研究. 工业工程与管理, 2019, 24(1): 80-86.

# 第13章　日间手术室优化调度

近年来，随着市场经济的深入和医疗体制改革，医院更加重视医疗成本的控制、服务质量和患者满意度的提高。手术室作为医院的主要单位和重要保障部门，是核心的成本和利润中心，据统计，手术成本占医院总成本的百分之四十以上[1]，收入占医院总收入的三分之二[2]。为了加快患者周转、增加手术量、提高病床利用率，日间手术应运而生，并由国外逐渐推广至国内。

手术排程是把控手术的重要环节，过多的安排会加重医护人员的负担，过少的安排则会降低资源利用率，影响医院的运作效率和运营水平；同时，患者的满意度也和等待时间有着直接的联系。日间手术并不是缩短的住院手术，其手术类型更为丰富，时间不确定性更小，在患者入院前完成相关检查、床位分配、手术安排等，最大化缩短患者在医院的时间，因此合理的手术安排显得更为重要。国外日间手术虽然发展迅速，但其医疗资源相对丰富，排程时需考虑的因素很少，国内日间手术尚在起步阶段，相对存在的问题更多，是值得我们研究的地方。

本章主要介绍日间手术的定义、流程及管理要求，分析现行排程方法存在的问题；总结国内外相关的研究情况，提出确定性和不确定性时间下的排程模型及求解算法，以某三甲医院为实例，验证模型及算法的有效性。

## 13.1　日间手术简介

日间手术(day surgery)，也可以叫非住院手术，这个概念最早由英国小儿外科医师 Nichol 提出[3]，意思是指选择一定适应症的患者，当天住院、当天手术、24~48h 出院的新型治疗模式。至 1995 年，已有 20 多个国家开展了日间手术工作，并组成国际日间手术协会，日间手术开始蓬勃发展[4]。2003 年，国际日间手术学会(International Association for Ambulatory Surgery, IAAS)提议将日间手术定义为除外在医师诊所或医院开展的门诊手术以外，从患者入院到出院，能够在 1 个工作日中完成的手术。2006 年，美国及加拿大等国的日间手术占比已达到 90%，瑞典、丹麦、西班牙等国也已经超过手术总量的 80%[5]。21 世纪初，我国上海、北京、天津、武汉、成都等地的部分医院开始试点日间手术，2013 年，中国正式成立日间手术合作联盟(China Ambulatory Surgery Alliance, CASA)，并于同年正式加入国际日间手术学会。2016 年，中国日间手术合作联盟在 IAAS 指导下，将日间手术定义为有计划的、患者在 24 小时内完成出入院的手术或操作，其中不包含门诊手术。对于因特殊病情需要延期住院的患者，时长最多放宽到 48 小时[6]。调研显示，日间手术患者的住院费用明显下降，平均下降 20%～40%，有效缩短了医院平均住院日，提高了患者满意度，调动了医护人员的积极性[7]。

目前，我国的日间手术发展水平与发达国家相比依然差距较大。欧美部分发达国家的日间手术量已于 2006 年超过总手术量的 80%[7]，截至 2016 年底，国内开展日间手术的医疗机构超过两千家，仅占择期手术的 11%[8]，总体仍然处于较低的水平。为了合理利用医疗资源，进一步解决"看病难"问题，国务院办公厅在《深化医药卫生体制改革 2017 年重点工作任务》中提出，由国家卫生计生委、人力资源和社会保障部、国家发展和改革委员会等负责，重点推进日间手术工作[9]。

日间手术是临床手术经过信息技术支撑和流程优化的成果，便捷高效，能大大提高医院的床位资源利用率，符合现代医院管理的发展方向。随着医疗领域各种技术的不断成熟，技术上的保证促进了日间手术的发展。推动日间手术不仅是国家层面的要求，也是当前医院改善服务质量、降低医疗费用、提升竞争力的重要举措，同时，日间手术的普及推广也有利于推进术后康复体系建设和完善不同等级院间转诊制度，降低医疗费用，提高优质医疗资源的利用水平。日间手术一般具有术后出血风险小、气道受损风险小、能快速恢复饮食饮水、术后疼痛可用口服镇痛药缓解、无需特殊术后护理、手术时间一般不超过 2 小时、术后 24 小时内可离院等特点。

需要注意的是，日间手术不是缩短的住院手术或者门诊手术，而是将检查、评估等放在入院前、需要进行麻醉的特殊手术形式，其特点是短、平、快。短表示患者在医院的待床时间短；平表示日间手术为了保证流转速率，对手术类型、患者类型和医生资质都存在准入标准，以降低不确定性，维持整个系统的平稳和顺畅；快表示术前等待、术后观察时间较短，能够快速康复。日间手术能够提供高质量医疗技术，保障手术安全，对患者来说，日间手术能够减少住院时间，缩短患者手术等待时间，降低对工作和生活的影响，减轻患者的经济负担，减弱交叉感染的风险；对医院来说，可以充分利用医院床位，为更多患者进行治疗，住院患者的主要医疗消费发生在前期，包括检查费用、麻醉与手术费用，因此日间手术可以在个体收益降低较少的情况下，使个体数量大大增加，从而提高总体收益；对医护人员来说，日间手术大多独立运作，工作繁杂性降低，且部分患者无需在医院过夜，换班工作会有所减少，有益于医院的管理和医护人员的工作。

# 13.2　日间手术流程及特点

## 13.2.1　精益日间手术流程

如 13.1 节所述，国内外的日间手术发展水平存在较大的差距，因此在日间手术的流程上也存在一定差别。国外日间手术常见的流程是，患者在社区医院进行预诊，通过初步筛选后在大型医院提前进行预约，并接受线上宣教，手术日期前一天院方进行电话确认。手术当天，患者到达日间手术中心后，应首先接受诊断评估，若符合要求则由护士引导更换衣物，进入术前等待区，由医生进行术前沟通。完成手术后，进入术后休息区，由护士帮助更换衣物、提供饮食等，休息一段时间，听取医生术后医嘱后即可出院[10]。

目前国内流程总体上与国外相似，但由于人口密度和管理制度等方面存在差异，需要的步骤更复杂一些，近年来，也有许多学者做出研究，并随着技术的提升和经验的成熟不断改进。郑宏明等[11]提出了由门诊医生在诊间确认后，再交由急诊医生再次判断患者是否有资格进行日间手术，并且允许患者在入院后进行术前检查。白雪等[12]针对院内日间手术中心提出了三种常见的管理模式，即集中管理、分散布局以及两者兼有，并给出了大概的流程，其中应用较为广泛的是集中管理模式。任力等[13]在流程中加入了患者预约，预约后医院会按照手术日期提前1～3 天通知患者术前检查，并且在患者入院后必须进行再次评估，只有两次评估均通过的患者才能进行日间手术。

根据上述要求，日间手术是一个较为复杂的过程，需要门诊、手术室、财务部门、入院准备中心(HPC)、日间手术中心等多方面配合。日间手术中心是核心部分，它是整个系统的组织者，承担着从接受预约到术后随访的一系列职能，主要由日间管理中心、日间病房和日间手术室构成，其中管理中心一般配置有护士、文员以及财务人员，负责在患者入院前、出院后进行相关信息的沟通和各类手续的办理。选择集中出入院、安排手术及随访的一体化管理模式来运行独立的日间手术中心，其特点是统一收治、统一管理，日间手术中心与医院住院部分开，拥有自己独立的手术室、病房及医护管理团队，这种模式能够提供更加全面和专业的支持服务。同时，日间手术中心和专科病区之间要有完善的会诊、转诊衔接制度，以保证出现异常时日间手术中心正常运行，医院也应建立相关的医疗绩效考核体系与成本核算方式，将日间手术的术后风险降到最低。

日间手术效率依赖于患者在各环节的快速转运，减少一切可避免的浪费，使用专有资源，合理安排，科学排程，可提高效率，保障患者及时出院。因此，将精益思想运用到流程设计上，可以从源头上保持高标准和高水平的管理，针对日间手术,对工作流程进行分析再造,使用廉价的信息资源辅助,可以帮助医院快速提升服务效率和服务质量。

基于精益思想,设计日间手术流程如图 13.1 所示,日间手术患者病情相对不紧急,所以允许有一定的等待,患者一共需要到医院三次,第一次医生看诊,第二次进行检查,第三次正式入院直至手术结束后离开,整个过程完成。

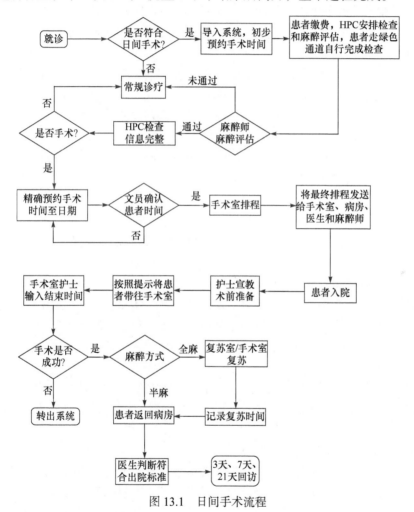

图 13.1  日间手术流程

日间手术流程具体步骤如下。

1) 门诊就诊

门诊医生对患者进行初诊,该流程负责人为专科医师,熟悉日间手术中心的各个流程和基本情况,进行初步筛选。

2) 初预约

判断患者可以进行日间手术后，导入患者信息并预约患者可行的手术时间(精确到以天为单位的某个时间范围)，便于检查的安排，随后医生给出术前医嘱，双方签手术同意书。

3) 入院准备中心确认和术前评估

患者在入院准备中心确认信息并缴费，中心优先安排需要进行的各项检查及手术麻醉评估，患者按时完成检查，所有检查安排在同一天完成。

4) 麻醉评估

麻醉师根据检查结果及患者情况开展术前评估，明确有无手术指征、麻醉风险，若不通过，则转入常规诊疗；若通过，则由入院准备中心检查其完成情况。如果有遗漏则提醒患者继续检查，检查全部完成则提醒医生查看患者检查结果。

5) 医生确认

医生再次确认患者信息和麻醉方式，若符合要求则根据自身情况预约时间(精确到日期)，不符合则转为常规诊疗。

6) 文员确认

手术日前 1～2 天由日间管理中心文员与患者联系确认时间，若当前预约手术时间不可行，则与医生沟通修改预约时间(精确到日期)，若可行，则通知患者入院并进行电话宣教。

7) 手术排程

通过系统将需要进行的手术清单发送给日间手术室护士长，护士长参考系统排程结果进行最终排程，完成后将排程表发送给文员、日间手术室、日间病房、主刀医生等，以便手术室在前一天进行术前准备，提醒医生确认将要进行的手术。

8) 办理入院

患者于手术当天到院，在日间管理中心办理缴费、入院手续，日间病房护士询问医嘱履行情况、测量基本体征、进行二次宣教，安置入住病房，做术前准备，等待手术。

9) 手术

根据实际手术时间，由护工将患者带至手术室或准备室，由主刀医师、麻醉师、护士等进行三方确认，开始麻醉和手术，护士通过扫码记录各环节时间。

10) 术后

手术结束后，若手术不成功，则转出日间手术进入常规手术；若手术成功，局部麻醉患者由护工推回病房，全身麻醉患者根据实际情况选择复苏室或当前手术室进行复苏，优先选择复苏室。

11) 观察评估

患者返回病房后，床位医师和主管护士进行术后护理和观察，由医生进行病情评估，判断是否符合出院标准，符合则由病房护士长开具出院通知；如果评估不符合出院指征，需要继续留院长期观察或治疗，应进行相关告知后尽快转入相关科室普通病房继续治疗。

12) 出院及随访

日间管理中心根据出院通知单，为患者办理出院结账及相关手续。为防止并发症不能及时处理，术后 3 天、7 天、21 天由文员进行随访，并设立 24 小时专人值班以应对紧急情况。

精益日间手术流程充分体现了创新医疗模式和一站式的服务理念，在保证医疗质量的前提下，缩短了患者住院时间，降低了就医成本，为患者提供了更便捷优质的服务。在此流程下，可以根据实际情况进一步细化，如手术可以分上下午，患者出入院时间更灵活，进一步提高病床利用率，同时可以缩短现场等待，避免出现空腹时间过长等情况，提高患者满意度。为了进一步提高周转，可以根据是否需要观察的病种进行分类排程，不需观察的患者排在前面，直接出院，病床可供下一人使用，需要观察的患者排在后面，利用晚上中心休息(不进行手术工作)的时间来进行观察。由于手术室是主要的成本和利润中心，大部分医院的瓶颈资源都是手术室，但如果病床数量有限，也可以考虑增设休息室，入院后患者可不安置到床位，直接在休息室等候手术，手术完成后再进入病房，避开出入院高峰以免拥挤。

## 13.2.2　现行排程方法及问题

根据调研，现行的手术排程方式是医生定好日期，护士长根据经验手动排程，并与医生进行协调确认。遵循的主要原则有：①聚类原则，即将同一类手术排在一起，方便医生进行连续操作和护士进行药品器械准备；②按照清洁等级，手术风险分级标准中把手术切口按照其清洁程度分为 4 类，分别为清洁手术、清洁-污染手术、污染手术、感染手术，将较为清洁的手术排在前面，有污染的手术排在后面。排程时主要考虑的目标是最小化完成时间和各手术室之间的均衡性。

某医院排程示例如表 13.1 所示，左侧为手术室，右侧为手术，A1 实际应为手术代码，此处用字母和数字代替表示，每行从左到右为手术开始的顺序。

表 13.1　排程方案示例

| 手术室 | 手术代码 |
| --- | --- |
| 1 号手术室 | A1、A2、A3、A4、A5 |
| 2 号手术室 | B1、B2、B3、B4 |
| 3 号手术室 | C1、C2、C3、C4 |

可以看出，这种方式对人工的依赖较大，需要人工进行一定的思考、计算，

效率较低，并且对经验存在一定要求，主要权利掌握在手术室护士长手中，由人为因素主导。并且，只针对手术室进行排程，不考虑准备室和复苏床等其他资源，实际应用时根据现场情况人工进行调度，无法直观地判断手术时间以及准备室和复苏床的占用情况，实际时间会与计划时间存在差距。同时，排程结果粗略，只包含资源分配和顺序安排，无法直观地看出手术大致的开始时间和结束时间，不便于相关医护人员进行相应安排。此外，同类手术占用资源相同，缺少组合搭配必定减弱资源的平衡性，降低利用率和工作效率。

日间手术在手术时间上相对比较稳定，可以较为准确地进行估计，并且对效率要求较高，因此排程上应该采用更加标准化的方式。通过数据和模型来代替或辅助人工决策，使得结果更加科学，易于管理，同时降低操作人员要求和操作难度。

# 13.3　日间手术排程问题建模

## 13.3.1　常用排程方法

排程是将待施行的手术列表转化成各间手术室有序的手术时间表，包括分配和排序两个阶段，是医疗管理领域重要的一部分，也是很多专家学者研究的热点。分配可以分为区间分配和开放分配两类，区间分配指以时间块为单位进行分配，开放分配指以单台手术为单位进行分配。早期，关于区间分配的研究较多，Dexter 等[14]通过分析时间序列，探究最小化手术室劳动力成本的时间周期。舒文等[15]以小时为单位，将单个手术时间归整，从而降低分配时间块的复杂性。相较于区间分配，开放分配更加细致，因此准确性也相对更高，更具复杂性，是近年研究的重点。

目前国内外医院日间手术排程采用最多的方法依然是经验调控、手工排程，针对日间手术的研究几乎没有，但对常规手术排程的研究已有较多的研究，也在逐步应用到实际中，多篇综述性文献对此进行了总结和归纳[16]，主要可以从流程、指标和研究方法三个方面来对现状进行分析。

从流程上看，手术分为术前、术中、术后三个阶段，术前阶段护士需要核对信息、检查患者状态等，确认手术可进行；术中阶段包括麻醉和手术操作；术后患者被转移到不同的地方进行复苏或观察。早期研究大部分集中于在手术室进行的术中阶段，近些年开始将术前和术后纳入排程范围。Augusto 等[17]针对术中和术后阶段，考虑运输工具、手术室和复苏床三种资源，使用拉格朗日松弛法，对一至两周的长期排程进行了研究。Roland 等[18]同时考虑长期安排和短期计划，加入人力资源因素综合寻优，使用遗传算法进行求解。Jeang 等[19]只针对术中阶段，考虑医生资源、门诊咨询时间和不可用手术时间等因素，使用数学规划以最小化手术室总操作时间与总可用时间之间的偏差。Saremi 等[20]考虑术前、术中、术后三个阶段和不同患者类型,使用禁忌搜索减少患者等待时间、服务时间及手术取消数量。Saadouli 等[21]研究术中和术后两个阶段手术室和复苏室资源,用背包模型和混合整数规划模型使得手术完成时间最小化,并通过离散事件仿真进行验证。Yang 等[22]考虑术前和术中阶段,提出了一种鲁棒的方法来解决不确定的手术持续时间,以优化手术资源利用率和患者等待公平性。Marques 等[23]考虑术中阶段,将一天划分为若干时间段,建立医生的偏好函数,基于双侧匹配理论建立了模型。

从指标上看,由于资源和成本的限制,等待时间和空闲时间是最常见的衡量指标,另外由于人力紧缺,加班时间也常常成为考量因素。Min 等[24]以最小化患者等待和医生加班为目标,考虑手术时间的不确定性和手术可用资源的变动性进行建模,采用随机优化求解。李惠等[25]以最小化最大完成时间和平均完成时间为目标,采用绝对鲁棒策略,针对手术时间不确定的问题进行了优化。邓富民等[26]以患者等待时间和手术总流程时间为目标,考虑手术室、医生等资源约束构建模糊调度数学模型,并用改进的非支配排序遗传算法求解。张政等[27]针对开放成本、加班成本、手术切换和偏好四个优化指标建立线性规划模型,利用蒙特卡罗模拟考虑不确定性,采用 CPLEX 求解。由于手术是医院的重要收益来源,手术量也常常被纳入考虑。Vijayakumar 等[28]以最大化手术量为目标,考虑资源可用性和患者优先级,建立混合整数规划模型。Astaraky 等[29]以减少患者请求至手术间的等待、医生加班以及病房拥挤情况为目标,建立马尔可夫模型,使用最小二乘近似策略求解。Cappanera 等[30]选择将手术次数最大化并平衡复苏床位和手术室的使用率,比较了三种不同调度策略的效率、平衡性和鲁棒性。Monteiro 等[31]除经典目标之外,考虑团队协作和护士技术水平,建立多目标多约束模型并求得帕累托解。

从研究方法上看,由于组合优化问题的复杂性,大多数文献采用数据规划建模,并使用蚁群算法[32]、禁忌搜索[33]、遗传算法[34]、构造性启发式算法[35]、粒子群算法[36]、贪婪算法、模拟退火算法[37]等较为常见的启发式算法[38]求解,少数文献使用仿真、马尔可夫等方法来描述排程模型。Liu 等[39]针对开放式调度策略,基于前人的排程模型,构建了一种通过聚合来简化计算量,避免数据爆炸的算法,经验证,该算法对于大型算例求解效果较好。此外,Guda 等[40]将最短方差优先(shortest-variance-first, SVF)规则应用到单手术室排程中,证明了其有效性。Gantwerker 等[41]按照患者情况和手术难度将手术分为四类,简化了手术排程操作。白雪等[42]运用生产调度理论中的并行机调度及车间调度,分析生产调度理论在手术室调度中的适用性和差异性。罗永等[43]根据实际数据进行实验,结果显示,将相同医生的手术安排在一起时,手术室利用分钟数的平均标准差远远大于允许安排在不同手术室的情况。朱悦等[44]构建了包含手术间准备时间和医疗团队间准备时间的排程模型，考虑了存在于手术时间和手术间准备时间的学习效应及存在于医疗团队间准备时间的恶化效应，发现按照患者基本手术时间的非减顺序进行手术所用总时间最短。

可以看出，目前研究的手术流程主要针对住院手术，各科室对象相对较为固定，缺少考虑日间手术中手术类型较多导致不同麻醉方式对资源、流程的影响，同一资源做多种用途的灵活性，以及针对日间手术病床周转率、进入时间优化问题。目前国内手术室资源相当紧缺，大多数医院在手术资源十分有限的情况下进行日间手术，如何提高日间手术资源利用率和手术效率非常具有现实意义。

### 13.3.2　确定性时间排程

1. 问题描述

排程的目的是对一个待安排的手术列表，为其分配资源和占用资源的具体时间或者顺序。患者从入院到出院，经过术前、术中、术后几个阶段，术前阶段护士需要核对信息、检查患者状态等，确认手术可进行，主要在病房完成；术中阶段包括麻醉和手术操作，在麻醉准备室和手术室完成；术后全身麻醉患者复苏在复苏室或手术室完成，局部麻醉患者直接回病房；所有术后患者均要在病房进行观察。与排程有关的核心部分是从麻醉开始到复苏结束，如图 13.2 所示。

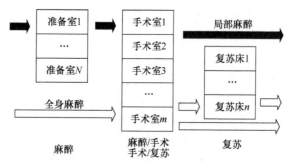

图 13.2　手术流程
有填充为局部麻醉流程，无填充为全身麻醉流程

不同手术的麻醉方式不同，各流程时间也不同。采用局部麻醉的患者在准备室进行麻醉，手术室进行手术，之后送回病房观察；采用全身麻醉的患者在手术室进行麻醉，复苏室进行复苏，当复苏室没有床位时，则在当前手术室进行复苏，复苏结束后进入观察阶段，手术室在此过程中承担着多种任务角色。

2. 模型建立

手术过程中涉及的资源较多, 每个阶段的开始和进行都受到不同资源的制约, 且不同类型的手术流程上有一定区别, 这很容易使人联想到制造领域中生产过程的复杂性。柔性流水线是一种常见的生产方式, 每个产品需要经过多道生产工序, 每道工序有多个机器可选, 不同机器的生产时间可能不同, 这使得工件生产的先后顺序、每道工序选择的机器不同, 都影响着流水线的产能和资源利用率[45]。手术排程由于不同麻醉类型占用的资源不同, 每个阶段也可在多个资源中进行选择, 从而与柔性车间调度有一定的相似性。

我们可以将每个患者看成一个工件, 手术过程看成其生产过程, 不同手术阶段看成不同工序, 准备室、手术室、复苏床等看成机器, 参考柔性车间调度模型。然而, 与柔性车间调度相比, 日间手术排程具有三个突出的特点: 一是手术每个阶段必须是连续的, 而工件各工序间可以有等待; 二是对于全身麻醉的患者, 手术阶段完成后, 若复苏室床位均被占用, 可以使用当前手术室进行复苏操作, 这意味着在开始排程前, 复苏阶段可选的资源是不确定的, 需要根据排程方案选择, 同时也影响着排程方案, 而柔性车间调度中, 每个工序可用的机器集合是确定的; 三是手术排程中, 参与整个过程的是患者, 需要考虑到其满意度, 加入等待时间等衡量指标, 而车间调度无此要求, 基本只考虑最大完成时间, 因为可以较好地反映工作效率、加班情况、资源均衡等。

根据实际情况, 合理建立以下假设:

(1) 每个资源(包括准备室、手术室、复苏床)在同一时刻只能处理一个手术。

(2) 每个手术中, 各个阶段顺序不能颠倒。

(3) 同一手术各个阶段必须连续, 不可间断。

(4) 所有手术在零时刻都可以开始进行第一阶段。

(5) 某个阶段一旦开始进行则不能中断。

(6) 复苏阶段若没有空余复苏床位, 则留在当前手术室进行复苏。

(7) 各手术阶段的持续时间不会随着排序而变化。

(8) 不同手术相互独立, 没有影响。

(9) 出室交接、搬送患者、打扫房间、空气净化等时间较短, 此处忽略不计。

在以上假设条件下, 建立问题的数学规划模型来描述整个排程过程。考虑到资源占用情况, 每个手术可以分为两个阶段, 同一阶段内占用资源不变, 局部麻醉类手术第一阶段为麻醉, 第二阶段为手术和复苏; 全身麻醉类手术第一阶段为麻醉和手术, 第二阶段为复苏。模型各参数设置如下。

$N$: 待排程手术数量;

$M$: 准备室数量;

$m$：手术室数量；

$n$：复苏床位数量；

$j,k \in \{1,2,\cdots,N\}$：患者序号；

$i,e \in \{1,2,\cdots,M+m+n\}$：资源序号，包括准备室、手术室、复苏床；

$h,l \in \{1,2\}$：手术阶段序号；

$\Omega_{jh}$，$j \in \{1,2,\cdots,N\}$，$h \in \{1,2\}$：患者 $j$ 的第 $h$ 个阶段可使用的资源集合；

$M_{jh}$，$j \in \{1,2,\cdots,N\}$，$h \in \{1,2\}$：患者 $j$ 的第 $h$ 个阶段可使用的资源数量；

$p_{jh}$，$j \in \{1,2,\cdots,N\}$，$h \in \{1,2\}$：患者 $j$ 的第 $h$ 个阶段所需的时间基数；

$s_{jh}$，$j \in \{1,2,\cdots,N\}$，$h \in \{1,2\}$：患者 $j$ 的第 $h$ 个阶段开始时间；

$c_{jh}$，$j \in \{1,2,\cdots,N\}$，$h \in \{1,2\}$：患者 $j$ 的第 $h$ 个阶段结束时间；

$L$：一个足够大的正数；

$W_j$：第 $j$ 个患者的等待时间；

$C_i$：资源 $i$ 结束工作的时刻。

决策变量如下。

$x_{ijh} \in \{0,1\}$：患者 $j$ 的第 $h$ 个阶段选择在资源 $i$ 上进行等于 1，否则等于 0；

$y_{ijhkl} \in \{0,1\}$：在资源 $i$ 上，患者 $j$ 的第 $h$ 个阶段选择比患者 $k$ 的第 $l$ 个阶段先进行时等于 1，其他情况等于 0。例如，$x_{211}=x_{232}=1$ 表示第一个手术的第一个阶段和第三个手术的第二个阶段均在资源 2 上进行，若前者在前，则 $y_{21132}=1$，若后者在前，则 $y_{23211}=1$，其他情况均等于 0。

模型的输入应该为待排程手术数量、各阶段时间、麻醉方式以及各种资源数量，直接输出为决策变量，间接输出为手术各阶段所占资源及开始和结束时间，或者甘特图。模型具体如下。

目标函数：

$$\min \quad \alpha C + (1-\alpha)W \tag{13.1}$$

式(13.1)表示目标函数是最小化 $C$ 和 $W$，两者存在联系但不可相互替代，因此使用系数 $\alpha$ 进行平衡。其中 $C=\max(c_{j2})$，$j \in \{1,2,\cdots,N\}$，表示最大完成时间，即所有资源完成所排任务的最大值；$W = (\sum_{j=1}^{N} s_{j1}) / N$，$\forall j = 1,2,\cdots,N$，表示平均等待时间。

约束：

$$s_{jh} + p_{jh} = c_{jh}, \quad \forall j = 1,2,\cdots,N, \ \forall h = 1,\cdots,h_j \tag{13.2}$$

$$c_{j1} = s_{j2}, \quad \forall j = 1,2,\cdots,N \tag{13.3}$$

$$x_{ijh} \times x_{ikl} \times (s_{ijh} - c_{ikl})(s_{ikl} - c_{ijh}) \leqslant 0,$$
$$\forall i = 1,2,\cdots,m+n+M, \forall j = 1,2,\cdots,N, \ \forall h = 1,\cdots,h_j, \forall k = 1,2,\cdots,N, \ \forall l = 1,\cdots,h_k \tag{13.4}$$

$$x_{ijh} \in \{0,1\}, \quad \forall i = 1,2,\cdots,m+n+M, \forall j = 1,2,\cdots,N, \forall h = 1,\cdots,h_j \tag{13.5}$$

$$\sum_{i=1}^{M+m+n} x_{ijh} = 1, \quad \forall j = 1,2,\cdots,N, \forall h = 1,\cdots,h_j \tag{13.6}$$

$$\Omega_{j2} \neq \{M+m+1,\cdots,M+m+n\}, \quad \sum_{i=1}^{m_{jh}} x_{ijh} = 1, \quad \forall j = 1,2,\cdots,N, \forall h = 1,\cdots,h_j \tag{13.7}$$

$$\Omega_{j2} = \{M+m+1,\cdots,M+m+n\}, \quad \sum_{i=1}^{m_{j1}} x_{ij1} = 1, \quad \forall j = 1,2,\cdots,N \tag{13.8}$$

$$\Omega_{j2} = \{M+m+1,\cdots,M+m+n\}, x_{ij2} \leqslant x_{ij1}, \quad \forall i = 1,2,\cdots,M+m, \forall j = 1,2,\cdots,N \tag{13.9}$$

$$s_{jh} \geqslant 0, \quad \forall j = 1,2,\cdots,N, \forall h = 1,\cdots,h_j \tag{13.10}$$

其中，约束(13.2)表示每个阶段无间断；约束(13.3)表示同一手术各个阶段连续；约束(13.4)表示每个资源不能同时处理一台以上的手术，即当两个阶段选择同一资源时，占用时间块不可重叠；约束(13.5)表示 $x_{ijh}$ 为 0-1 变量；约束(13.6)、约束(13.7)表示对于局部麻醉手术，每个阶段只能占用一个资源；约束(13.6)、约束(13.8)表示对于全身麻醉手术，每个阶段只能占用一个资源；约束(13.9)表示复苏阶段只能选择前一阶段所选手术室或者复苏室，具有资源依赖性；约束(13.10)表示每个手术都可以在 0 时刻以后开始。

上述模型是非线性模型，为了方便分析求解，对约束(13.4)进行线性化，得到如下约束：

$$y_{ijhkl} \in \{0,1\},$$

$$\forall i = 1,2,\cdots,m+n+M, \forall j = 1,2,\cdots,N, \forall h = 1,\cdots,h_j, \forall k = 1,2,\cdots,N, \forall l = 1,\cdots,h_k \tag{13.11}$$

$$c_{jh} \leqslant s_{kl} + L(1 - y_{ijhkl}),$$

$$\forall i = 1,2,\cdots,m+n+M, \forall j = 1,2,\cdots,N, \forall h = 1,\cdots,h_j, \forall k = 1,2,\cdots,N, \forall l = 1,\cdots,h_k \tag{13.12}$$

$$(x_{ijh} + x_{ikl})/2 - 0.9 < y_{ijhkl} + y_{ikljh} \leqslant (x_{ijh} + x_{ikl})/2,$$

$$\forall i = 1,2,\cdots,m+n+M, \forall j = 1,2,\cdots,N, \forall h = 1,\cdots,h_j, \forall k = 1,2,\cdots,N, \text{且} k \neq j, \forall l = 1,\cdots,h_k \tag{13.13}$$

$$y_{ijhkl} = 0, \quad \forall i = 1,2,\cdots,m+n+M, \forall j = k = 1,2,\cdots,N, \forall h = 1,\cdots,h_j \tag{13.14}$$

其中，约束(13.11)表示 $y_{ijhkl}$ 为 0-1 变量；约束(13.12)表示同一时间一个资源只能处理一个阶段；约束(13.13)、约束(13.14)表示对 $y_{ijhkl}$ 的具体取值限制，当 $x_{ijh}$ 和 $x_{ikl}$ 不均为 1 时，$y_{ijhkl}$、$y_{ikljh}$ 均为 0，当 $x_{ijh} = x_{ikl} = 1$ 时，$y_{ijhkl} + y_{ikljh} = 1$，与前面定义中一致。

### 3. 求解算法

可以发现，求解模型(13.1)是一个复杂的问题，难以直接进行计算，因此考虑使用启发式算法求解。遗传算法(genetic algorithm，GA)于 1975 年首次被美国 Holland 提出[46]，是借鉴生物界规律、模拟进化论的一种全局搜索优化模型，用染色体表示问题的解，从初始种群开始，通过交叉、变异和随机选择等操作产生新的子代种群，根据适者生存的原则不断迭代，逐渐逼近最优解。其主要优点是优化过程限制较少，直接对染色体操作，可以从实际问题中抽离形成自己的框架，适应性强；搜索能力强，具有内在的隐式并行性，搜索效率高；覆盖面大，具有优化方向，不完全随机。因此，常常被应用在组合优化、机器学习等领域，在排程调度模型上具有较好的求解效果。

遗传算法包括编码、产生初始解、解码、适应度转化、选择、交叉、变异、产生新种群等步骤，每个部分规则的制定都会对算法的求解效果产生影响，下面对该模型算法各个部分所使用的具体逻辑进行说明，其中最复杂的是解码。

#### 1) 编码方式

编码是用某种特定方式表达问题的解，以便于实现后续交叉、变异等操作，进行这些操作时需要保持解的可行性和完整性。根据前面内容，问题的决策点分为两部分，第一部分确定各手术的各个阶段所使用的资源，第二部分是对于每个资源，所承担的所有手术阶段的排序。因此，我们考虑使用分段编码，分为工序部分和资源选择部分。

每个染色体一共含有 $4N$($N$ 为待排程的患者个数)个基因，其中工序部分的长度为 $2N$，每个基因为 $1\sim N$ 的整数，代表手术序号，相同整数出现两次，第一次代表该手术的第一阶段，第二次代表该手术第二阶段，从左到右表示手术进行的顺序。资源部分的长度也为 $2N$，每个基因为整数，和工序部分中相同位置的基因一一对应，代表该手术阶段所选择的资源在该阶段可选资源列表中的序号，而不是资源本身的编号，便于在后续操作时保持可行。例如，图 13.3 中，$N=2$，[1 2 1 2 1 1 1 1]表示先进行手术 1 后进行手术 2，各个阶段均选择自己可选资源列

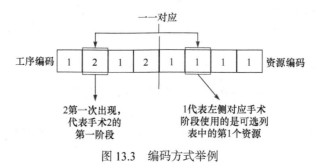

图 13.3　编码方式举例

表中的第一个, 若手术 1 的第一阶段的可选资源集合为[4, 5, 6], 则选择资源 4。

2) 产生初始解

读取数据后, 采取随机生成的方式产生初始解。每次随机产生长度为 $2N$ 的工序编码, 从 1 到 $N$ 每个数字出现 2 次, 然后一一对应, 计算每个工序对应的资源集合长度 $L$, 从 1 到 $L$ 中随机生成所选资源在集合中的顺序。

3) 解码

解码是该模型求解最为关键的步骤, 因为不同手术间可以存在时间间隔, 严格来说, 同一染色体可以对应无数个排程方案。此外, 阶段连续、全身麻醉手术复苏阶段可选资源依赖前一阶段这两个限制无法在编码中体现, 需要通过解码来实现。对于阶段连续, 在解码中需要将同一手术的不同阶段打包一起解码, 否则会在迭代过程中出现时间冲突; 对于复苏阶段, 可选资源不独立, 因为无法预先确定实际可用资源集合, 这里将资源集合固定为复苏床, 在解码过程中, 如果占用前一阶段手术室进行复苏可以更早开始手术, 则占用该手术室。具体可以分为以下几个步骤:

(1) 提取染色体中的手术顺序, 以及各手术阶段选择的资源编号。

(2) 初始化各资源可用时间, 从手术顺序中排第一位的手术开始, 执行步骤(3)。

(3) 提取该手术不同阶段所需时间, 根据阶段连续原则计算各阶段开始、结束时间点与进入点之间的关系, 如图 13.4 所示, A 表示进入点即阶段 1 开始点, B 表示阶段 1 结束、阶段 2 开始点, C 表示阶段 2 结束点, $t_B=t_A+p_{j1}$, $t_C=t_B+p_{j2}$。

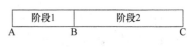

图 13.4  手术阶段示意图

(4) 对于每个阶段, 在所选资源的剩余可用时间中筛选出大于该阶段所需时间的区间, 并用手术进入点表示, 为一个二维矩阵, 每一行由一个资源对于该手术阶段的所有可用区间组成。例如, 如图 13.5 所示, 白色块为待排阶段, 阴影为已排手术, 横轴表示时间长短, 纵轴表示资源编号, 如果此时选择的是最下方的资源, 其可插入区间有两个。

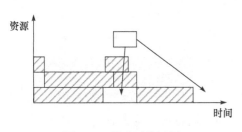

图 13.5  筛选可排区间

(5) 计算该手术不同阶段所对应资源的可用区间的交集, 取结果区间的最小值。例如, 如图 13.6 所示, 白色块为待排阶段, 阴影为已排手术, 横轴表示时间长短, 纵轴表示资源编号, 待排阶段 1 选择资源 3, 待排阶段 2 选择资源 1, 考虑阶段 1, 最早进入点为 A, 考虑阶段 2, 最早进入点为 B, 因此交集最早点为 B。

(6) 如果为局部麻醉手术, 将步骤(5)中结果作为该手术进入点, 执行步骤(7); 如果为全身麻醉手术, 将第二阶段资源更改为与第一阶段相同, 再次执行步骤(3)~

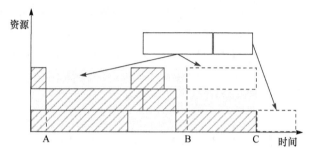

图 13.6　确定待排手术插入点

(5)，比较两次步骤(5)中的结果，取较小值作为该手术进入点，记录资源改变情况。

(7) 计算各阶段开始、结束时间并进行记录，更新对应资源的剩余可用时间。

(8) 已经遍历手术列表，结束；若没有，则回到步骤(3)。

对每个染色体进行解码之后，得到种群的目标函数值。

4) 适应度转化

不同问题的目标函数值大小不同，需要有一个更为合适的标准进行衡量，同时缩小个体间的差异，避免过早收敛。即要对每个染色体进行适应度转化，根据目标函数值对各个体分配不同的适应度，通过筛选，适应度越大的个体越容易得到遗传进入子代种群，从而保证算法的优化方向。适应度转化的方式影响着择优效果，本章先将染色体按照目标函数值排序，然后选择基于排序的适应度尺度变化函数 ranking，使用线性转化，计算公式为

$$FintV(pos) = 2 - sp + 2(sp - 1) \times \frac{pos - 1}{Nind - 1} \qquad (13.15)$$

其中，FintV 表示适应度；pos 为个体排序后所处的序号；Nind 为种群规模；sp 为选择强度，即转换之后种群中最佳个体的适应度。

5) 选择

选择是指根据适应度，按照代沟从种群中选择较为优秀的一部分个体作为子代。本章采用轮盘赌(比例选择方法)进行选择，通过适应度占总适应度的比例计算出每个个体被选中的概率，叠加计算累积概率，然后通过随机数落点进行选择。

6) 交叉

根据交叉率，采用单点交叉的方式，将子代中任意两个基因在随机点进行单点交叉，然后对于工序部分去除重复项，补充缺失点，对资源选择部分核对可行性，如果某基因不可行，随机产生一个可行基因进行替换。例如，如图 13.7 所示，对于任意两个父代，随机生成交叉点 2，将第 3、4 位基因和对应的第 7、8 位基因进行交换得到中间两条染色体，对工序部分进行检查，第一条将多余的 2 改为缺少的 1，第二条将多余的 1 改成缺少的 2，对机器部分进行检查，假设手术 2

第一阶段的资源集合长度为 2，则交叉后得到的 3 不是可行解，重新随机生成一个符合要求的基因 2 进行替换。

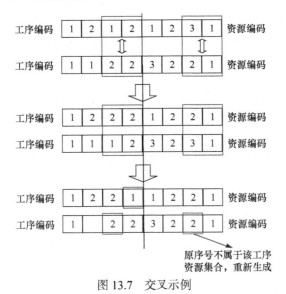

图 13.7　交叉示例

7) 变异

根据变异率，在子代工序部分随机选择两个基因进行交换，并将资源部分对应位置的基因进行交换，检查可行性。如果新资源不可行，在该手术阶段对应资源列表中进行随机选择并替换。例如，如图 13.8 所示，随机选择工序部分第 1、4 位基因及资源部分对应的第 5、8 位基因进行交换，由于变异后原本代表手术 2 的第二阶段的基因现在代表手术 2 的第一阶段，对应资源集合发生变化，框中原本的 3 不可行，因此重新随机生成可行基因替换。

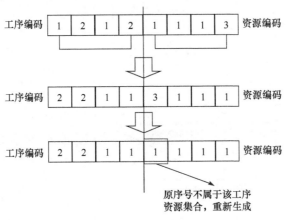

图 13.8　变异示例

8) 产生新种群

通过 reins 函数，使用子代替换父代中适应度较差的个体，形成新种群。

根据上述内容，本章遗传算法框架如图 13.9 所示，不断对种群进行迭代，记录和更新目标函数值，直至满足迭代条件，输出优化结果。

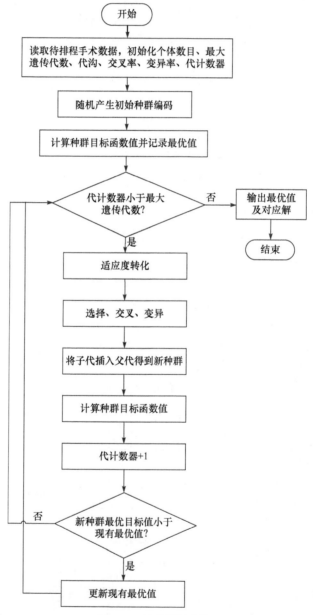

图 13.9　遗传算法框架

### 13.3.3　不确定性时间排程

在实际应用中，受医生技能水平、患者身体状况、医护人员疲劳程度等各类外部因素制约，手术各阶段的时间常常会有波动，即使日间手术和普通手术相比较为平稳，不确定性较小，但是仍然存在一定范围内的可能性。确定性时间下的手术排程方法得到的方案可能难以保证在手术时间存在扰动情况下的性能。因此，接下来将对不确定性时间排程进行研究。

#### 1. 模型建立

和 13.3.2 节相比，除手术时间由确定变为不确定外，其他保持一致。现有研究中，对于不确定性有多种处理方式，如仿真、随机规划、鲁棒优化等，其中鲁棒优化是一种处理系统扰动的有效方法，目标是优化最差情况下的指标，从而使得整个系统在外部环境变化时仍然保持较好的性能。Kouvelis 等[47]对鲁棒优化及其应用成果进行了系统的归纳和总结，提出了三个相关指标：绝对鲁棒(absolute robustness)、鲁棒偏差(robust deviation)和相对鲁棒(relative robustness)。绝对鲁棒是指优化最差情况下的性能，后两种是优化给定参数情况下的性能与最优性能的偏差。

在医疗服务领域，由于缺乏制造业中标准运作的特性，在调度过程中存在大量不确定因素，鲁棒优化方法逐渐被重视。鲁棒解是不确定情境下最坏情况时使目标函数具有最优值的解，对于每个具体的情境，鲁棒解只可能近似最优解，但是对于整个不确定情境集合来说是综合表现最优的，因此在求解不确定优化问题时具有较大优势。我们选取绝对鲁棒作为目标，以寻求手术时间不确定情境下的一个保证鲁棒性的方案。

标准的绝对鲁棒优化问题可以描述为：对于一个存在不确定性的情境，$x$ 是决策变量，$\xi$ 是其中任意一种情况，$\min_x(\max_\xi(f(x,\xi)))=\max_\xi(\min_x(f(x,\xi)))$ 是目标函数，$g(x,\xi)$ 是约束。在本章情境下，$\xi$ 指手术时间，$x$ 指资源选择和顺序安排。

在 13.3.2 节的假设下，对每个手术阶段设置波动范围，并限制整体最大波动程度，建立问题的数学规划模型来描述整个排程过程，模型各参数设置如下。

$N$：待排程手术数量；

$M$：准备室数量；

$m$：手术室数量；

$n$：复苏床位数量；

$j,k \in \{1,2,\cdots,N\}$：患者序号；

$i,e \in \{1,2,\cdots,M+m+n\}$：资源序号，包括准备室、手术室、复苏床；

$h,l \in \{1,2\}$：手术阶段序号；

$\Omega_{jh}$，$j \in \{1, 2, \cdots, N\}$，$h \in \{1, 2\}$：患者 $j$ 的第 $h$ 个阶段可使用的资源集合；

$M_{jh}$，$j \in \{1, 2, \cdots, N\}$，$h \in \{1, 2\}$：患者 $j$ 的第 $h$ 个阶段可使用的资源数量；

$p_{jh}$，$j \in \{1, 2, \cdots, N\}$，$h \in \{1, 2\}$：患者 $j$ 的第 $h$ 个阶段所需的时间基数；

$s_{jh}$，$j \in \{1, 2, \cdots, N\}$，$h \in \{1, 2\}$：患者 $j$ 的第 $h$ 个阶段开始时间；

$c_{jh}$，$j \in \{1, 2, \cdots, N\}$，$h \in \{1, 2\}$：患者 $j$ 的第 $h$ 个阶段结束时间；

$L$：一个足够大的正数；

$W_j$：第 $j$ 个患者的等待时间；

$C_i$：资源 $i$ 结束工作的时刻；

$lb_{jh}$，$j \in \{1, 2, \cdots, N\}$，$h \in \{1, 2\}$：患者 $j$ 的第 $h$ 个阶段最小缩放系数；

$ub_{jh}$，$j \in \{1, 2, \cdots, N\}$，$h \in \{1, 2\}$：患者 $j$ 的第 $h$ 个阶段最大缩放系数；

$\delta$：整个系统最大缩放系数。

决策变量如下。

$x_{ijh} \in \{0, 1\}$：患者 $j$ 的第 $h$ 个阶段选择在资源 $i$ 上进行等于 1，否则等于 0；

$y_{ijhkl} \in \{0, 1\}$：在资源 $i$ 上，患者 $j$ 的第 $h$ 个阶段选择比患者 $k$ 的第 $l$ 个阶段先进行时等于 1，其他情况等于 0，同 13.3.2 节中所述。

$k_{jh}$：患者 $j$ 的第 $h$ 个阶段时间的缩放系数，用于表示不确定性范围。

模型的输入为待排程手术数量、各阶段时间(包括基数和波动系数)、麻醉方式、各种资源数量，直接输出为决策变量，间接输出为各手术各阶段所占资源及开始和结束时间，或者甘特图。模型具体如下。

目标函数：

$$\min_{x, y} \left( \max_k \left( \alpha C + (1 - \alpha) W \right) \right) \tag{13.16}$$

式(13.16)表示目标函数是对于 $x$ 和 $y$ 最小化 $C$ 和 $W$，对于 $k$ 最大化 $C$ 和 $W$，即最小化最坏情况下的时间，$C$ 表示最大完成时间，$W$ 表示平均等待时间，计算方式与 13.3.2 节中相同。

约束：

$$s_{jh} + k_{jh} \times p_{jh} = c_{jh}, \quad \forall j = 1, 2, \cdots, N, \forall h = 1, \cdots, h_j \tag{13.17}$$

$$c_{j1} = s_{j2}, \quad \forall j = 1, 2, \cdots, N \tag{13.18}$$

$$x_{ijh} \in \{0, 1\}, \quad \forall i = 1, 2, \cdots, m + n + M, \quad \forall j = 1, 2, \cdots, N, \forall h = 1, \cdots, h_j \tag{13.19}$$

$$\sum_{i=1}^{M+m+n} x_{ijh} = 1, \quad \forall j = 1, 2, \cdots, N, \forall h = 1, \cdots, h_j \tag{13.20}$$

$$\Omega_{j2} \neq \{M + m + 1, \cdots, M + m + n\}, \quad \sum_{i=1}^{m_{jh}} x_{ijh} = 1, \quad \forall j = 1, 2, \cdots, N, \forall h = 1, \cdots, h_j \tag{13.21}$$

$$\Omega_{j2} = \{M + m + 1, \cdots, M + m + n\}, \quad \sum_{i=1}^{m_{j1}} x_{ij1} = 1, \quad \forall j = 1, 2, \cdots, N \tag{13.22}$$

$$\Omega_{j2} = \{M + m + 1, \cdots, M + m + n\}, \quad x_{ij2} \geqslant x_{ij1}, \quad \forall i = 1, 2, \cdots, M + m, \forall j = 1, 2, \cdots, N \tag{13.23}$$

$$s_{jh} \geqslant 0, \quad \forall j = 1, 2, \cdots, N, \forall h = 1, \cdots, h_j \tag{13.24}$$

$$y_{ijhkl} \in \{0, 1\},$$

$$\forall i = 1, 2, \cdots, m + n + M, \forall j = 1, 2, \cdots, N, \forall h = 1, \cdots, h_j, \forall k = 1, 2, \cdots, N, \quad \forall l = 1, \cdots, h_k \tag{13.25}$$

$$c_{jh} \leqslant s_{kl} + L(1 - y_{ijhkl}),$$

$$\forall i = 1, 2, \cdots, m + n + M, \forall j = 1, 2, \cdots, N, \forall h = 1, \cdots, h_j, \forall k = 1, 2, \cdots, N, \quad \forall l = 1, \cdots, h_k \tag{13.26}$$

$$(x_{ijh} + x_{ikl}) / 2 - 0.9 < y_{ijhkl} + y_{ikljh} \leqslant (x_{ijh} + x_{ikl}) / 2,$$

$$\forall i = 1, 2, \cdots, m + n + M, \forall j = 1, 2, \cdots, N, \forall h = 1, \cdots, h_j, \forall k = 1, 2, \cdots, N, k \neq j, \forall l = 1, \cdots, h_k \tag{13.27}$$

$$y_{ijhkl} = 0, \quad \forall i = 1, 2, \cdots, m + n + M, \forall j = k = 1, 2, \cdots, N, \forall h = 1, \cdots, h_j \tag{13.28}$$

$$lb_{jh} \leqslant k_{jh} \leqslant ub_{jh}, \quad \forall j = 1, 2, \cdots, N, \forall h = 1, \cdots, h_j \tag{13.29}$$

$$\sum_{j=1}^{N} \sum_{h=1}^{h_j} k_{jh} \leqslant \delta \tag{13.30}$$

其中，约束(13.17)表示每个阶段无间断，每个阶段的时间等于对应的缩放系数乘以时间基数；约束(13.18)~约束(13.28)与 13.3.2 节中相同；约束(13.29)表示对每个阶段波动范围的限制；约束(13.30)表示对整体宽放程度的限制，由于主要考虑最坏情况，所以不做最低限制。

### 2. 算法设计

鲁棒优化的核心思想是，将原始复杂问题在一定的近似程度下转化为一个多项式的凸优化问题。该模型目标函数分为两层，一层是对于 $x$、$y$ 的最小化，以最优化时间指标，一层是对于 $k$ 的最大化，以探寻最坏情况，两者之间相互联系，不可分离求解。13.3.2 节中已经设计了不考虑 $k$ 情况下用于求解 $x$ 和 $y$ 的遗传算法，而当这两个变量确定时，不确定性时间排程模型则转化为一个变量为 $k$ 的线性规划问题，即

$$\max_{k} (\alpha \times \max(c_{j2}) + (1 - \alpha) \times (\sum_{j=1}^{N} s_{j1}) / N) \tag{13.31}$$

$$\text{s.t.} \quad s_{jh} + k_{jh} \times p_{jh} = c_{jh}, \quad \forall j = 1, 2, \cdots, N, \forall h = 1, \cdots, h_j$$

$$c_{j1} = s_{j2}, \quad \forall j = 1, 2, \cdots, N$$

$$s_{jh} \geqslant 0, \quad \forall j = 1, 2, \cdots, N, \forall h = 1, \cdots, h_j$$

$$lb_{jh} \leqslant k_{jh} \leqslant ub_{jh}, \quad \forall j = 1, 2, \cdots, N, \forall h = 1, \geqslant, h_j$$

$$\sum_{j=1}^{N} \sum_{h=1}^{h_j} k_{jh} \leqslant \delta$$

因此，可以采取组合优化的方式求解原模型，将遗传算法作为外层确定 $x$、$y$，内点法作为内层确定 $k$。

1) 内点法简介

一个标准的数学规划模式如下：

$$\max \quad f(\boldsymbol{x}) \tag{13.32}$$

$$\text{s.t.} \quad g_i(\boldsymbol{x}) \leqslant 0, \quad i = 1, 2, \cdots, m \tag{13.33}$$

其中，可行域为 $\mathrm{int}\, S = \left\{ \boldsymbol{x} \in \mathbf{R}^n \middle| g_i(\boldsymbol{x}) > 0, i = 1, 2, \cdots, m \right\}$，为了方便求解，罚函数法通过设计惩罚函数来描述可行区域，然后遍历内部可行区域搜索最优解，即通过引入效用函数将约束下的优化问题转换成无约束问题，同时通过迭代不断地更新效用函数，使得算法收敛，求得最优解。内点法是罚函数法中应用较为广泛的一种，主要通过在可行域的边界设立一道很高的"围墙"来表示约束，当迭代过程中解靠近边界时，目标函数陡然增大，从而阻止迭代点穿越边界，将最优解挡在可行域之内。

在内点法中，为了去掉约束(13.33)，引入罚函数 $G(\boldsymbol{x}, r)$，对企图脱离可行域的点给予惩罚，不让迭代点进入可行域之外，两种常用的函数形式如下(分别称为倒数障碍函数和对数障碍函数)：

$$G(\boldsymbol{x}, r) = f(\boldsymbol{x}) + r \sum_{i=1}^{m} \frac{1}{g_i(\boldsymbol{x})}$$

$$G(\boldsymbol{x}, r) = f(\boldsymbol{x}) - r \sum_{i=1}^{m} \ln g_i(\boldsymbol{x}) \tag{13.34}$$

式中，$r$ 为惩罚系数。从式(13.34)中可以看出，$r$ 取值越小，$\min G(\boldsymbol{x}, r)$ 的最优解越接近原问题的最优解。内点法选择一个严格单调递减并趋于 0 的正数列 $\{r_k\}(k \geqslant 1)$，从可行域内部出发，生成一系列内点逼近原约束问题的最优解[48]。

MATLAB 求解器 fmincon 中嵌有内点法，可直接使用，其计算原理如下：

（1）读取目标函数和约束条件，设置可行的初始解 $x_0$，初始参数 $r_1>0$，递减系数 $r_k$，允许误差 $\varepsilon>0$，令 $k=1$。

（2）以 $x_{k-1}$ 为初始点，求解无约束问题，得到最优解 $x_k$。

（3）若 $r_k B(x_k)<\varepsilon$，则迭代终止，$x_k$ 为问题的近似最优解；否则，令 $r_{k+1}=\beta r_k$，$k=k+1$，再次返回步骤(2)。

2）算法结构

在鲁棒优化中，式(13.16)等价于 $\max\limits_{k}(\min\limits_{x,y}(\alpha C+(1-\alpha)W))$，因此将内点法嵌入遗传算法的解码部分，对于遗传算法，使每次迭代过程中染色体的目标函数值都是在最差情况下计算得出的，对于内点法，使每次求解过程是在给定 $x$、$y$ 的情境下进行的。与 13.3.2 节相比，对于每个染色体，按照前面的步骤完成解码后，再使用内点法求解 $k$ 和新的目标函数值，将其作为此次解码的最终结果。

内点法部分所使用的模型相对较为简单，求解方向是最大化目标函数值，但是需要注意的是，如果不加限制，在不同手术阶段之间可以无限添加空余时间以增大目标函数，与我们的初衷相悖。因此，为了避免出现不必要的"浪费"，对于每个待排手术，做出如图 13.10 所示的限制，其中纵轴为资源，横轴为时间，阴影和白色分别代表两个不同的手术，白色的两个块按照前后分别代表该手术的第一阶段和第二阶段，框内表示贴合无空闲，有两个红框时(图 13.10(b)和(d))，必须满足至少一个，且需注意不可出现色块重合情况。

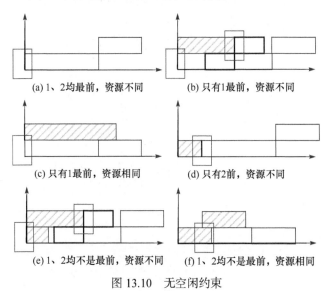

(a) 1、2 均最前，资源不同　　　　(b) 只有 1 最前，资源不同

(c) 只有 1 最前，资源相同　　　　(d) 只有 2 前，资源不同

(e) 1、2 均不是最前，资源不同　　　　(f) 1、2 均不是最前，资源相同

图 13.10　无空闲约束

解码其他步骤同 13.3.2 节，具体操作流程如图 13.11 所示。

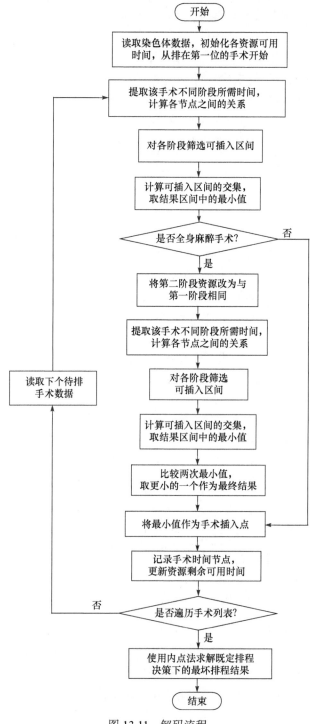

图 13.11　解码流程

# 13.4　日间手术排程示例分析

上海市某三甲医院根据 13.2.1 节中的流程建立了日间手术中心，由于日间手术模式的特殊性，存在准入术式规定，因此计划一期转入日间手术中心的手术有泌尿外科输尿管镜手术、骨科内固定物取出术、骨科关节镜手术、甲状腺良性病变手术、肾内科动静脉造瘘术五种。医院可用准备室 1 间、手术室 5 间、复苏床 2 张，医护人员充足。以此为例，我们对 13.3 节中的模型进行验证，数值运算的环境是 2.50GHz 主频 Intel(R) Core(M) i5-3210M CPU、8GB 内存、Windows 10(64 位)操作系统。

## 13.4.1　数据准备与现状测算

根据该医院 2016 年的数据，筛选出上述五种手术相关的部分，其中肾内科动静脉造瘘术时间数据缺失，通过调研进行合理假设，其余四种手术数据由统计得到，并根据调研结果进行了少量修正，最终结果如表 13.2 所示。

**表 13.2　麻醉时长、手术时长及占比信息**

| 手术名称 | 麻醉时长/h | 手术时长/h | 手术台数 | 数量占比/% |
|---|---|---|---|---|
| 骨科内固定物取出术 | 0.29 | 1.04 | 42 | 2.1 |
| 骨科关节镜手术 | 0.39 | 1.43 | 378 | 18.8 |
| 肾内科动静脉造瘘术 | 0.20 | 0.30 | 69 | 3.4 |
| 甲状腺良性病变手术 | 0.27 | 1.66 | 1187 | 58.9 |
| 泌尿外科输尿管镜手术 | 0.23 | 0.81 | 339 | 16.8 |

由于系统中没有复苏时间的相关记录，通过调研确定五种手术的麻醉方式及复苏时长，其中局部麻醉手术术后直接由工勤推回病房，不占用复苏资源，因此没有复苏时长，相关信息如表 13.3 所示。

**表 13.3　复苏时长及麻醉方式信息**

| 手术名称 | 复苏时长/h | 麻醉方式 |
|---|---|---|
| 骨科内固定物取出术 | — | 局部麻醉 |
| 骨科关节镜手术 | — | 局部麻醉 |
| 肾内科动静脉造瘘术 | — | 局部麻醉 |

| 手术名称 | 复苏时长/h | 麻醉方式 |
| --- | --- | --- |
| 甲状腺良性病变手术 | 1 | 全身麻醉 |
| 泌尿外科输尿管镜手术 | 1 | 全身麻醉 |

该医院每日待排手术量由瓶颈资源决定，该医院瓶颈资源为手术室，因此将通过占用手术室的时间进行估算，五种手术占用手术室的时间分别为 1.04h、1.43h、0.3h、1.93h、1.04h，根据表 13.2 中的数量占比计算得到期望为 1.61h。手术室每日标准工作时间为 8h，平均接受 25 台手术。按照比例计算出各类手术数量，为了方便后续结果展示，在待排手术列表中，我们将骨科内固定物取出术编为 1、骨科关节镜手术编为 2~6，肾内科动静脉造瘘术编为 7，甲状腺良性病变手术编为 8~21，泌尿外科输尿管镜手术编为 22~25。

通过调研了解，上述五类手术按照清洁等级排序，从最清洁到最不清洁依次为骨科内固定物取出术(一类)、骨科关节镜手术(一类)、肾内科动静脉造瘘术(二类)、甲状腺良性病变手术(二类)、泌尿外科输尿管镜手术(二类)，根据 13.2.2 节中所述规则得到排程方案，如表 13.4 所示，其中同类手术内部顺序可随机调换，如骨科关节镜手术(2、3、4、5、6)可替换为(3、2、6、5、4)、(4、3、2、6、5)等任意顺序，效果等价；清洁程度相同的手术可整块调换顺序，如骨科内固定物取出术(1)可与骨科关节镜手术(2、3、4、5、6)调换。

**表 13.4　排程方案示例**

| 手术室编号 | 手术顺序(按照编号) |
| --- | --- |
| 1 | 1、2、3、4、5、6、7 |
| 2 | 8、9、10、11 |
| 3 | 12、13、14、15 |
| 4 | 16、17、18、19 |
| 5 | 20、21、22、23、24、25 |

为了更清晰地展示实际排程效果，加入准备室和复苏床，在资源列表中，准备室编为 1，手术室编为 2~6，复苏床编为 7~8。使用 MATLAB 计算作图，实验 10 次，结果较稳定，最大完成时间为 10.72h，排程结果如图 13.12 所示。甘特图中每个色块代表一个手术阶段，每个色块中左侧的 $a0\text{-}b$ 表示这是第 $a$ 个手术的第 $b$ 个阶段，横轴为时间，每个色块的长度代表该阶段的开始和结束时间，

纵轴为资源编号，纵向对应的位置为该阶段选择的资源。可以看出，手术室利用率较高，准备室和复苏床稍差，患者的等待时间较长，仍有很大改善空间。

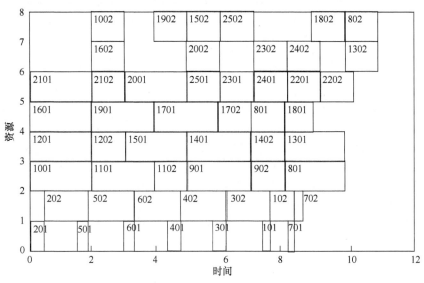

图 13.12　排程结果示例

## 13.4.2　确定性排程

1. 排程方案

使用 13.4.1 节中相关数据作为排程算法的输入，$\alpha$ 设置为 0.5。利用 MATLAB 2015 实现算法程序，考虑到实际应用场景对运行时间的限制，设置个体数目为 50，最大遗传代数为 50，代沟为 0.9，变异率为 0.7，交叉率为 0.8，进行 20 次实验，结果如表 13.5 所示，其中最好解为 6.65h，最差解为 7.10h，平均目标函数值为 6.85h，标准差为 0.13h，平均运行时间为 311.5s，标准差为 2.5s，可以看出遗传算法求解较为稳定。其中一次得到排程甘特图如图 13.13 所示，目标函数值为 6.72h，最大完成时间为 10.26h，等待时间为 3.17h，对应迭代过程如图 13.14 所示。

表 13.5　遗传算法实验结果(确定性排程)

| 实验编号 | 运行时间/s | 目标函数值/h |
|---|---|---|
| 1 | 307.2 | 6.77 |
| 2 | 307.6 | 6.73 |
| 3 | 308.4 | 6.80 |
| 4 | 309.1 | 6.99 |
| 5 | 309.2 | 7.02 |

续表

| 实验编号 | 运行时间/s | 目标函数值/h |
|---|---|---|
| 6 | 310.2 | 6.83 |
| 7 | 311.3 | 6.74 |
| 8 | 311.3 | 6.75 |
| 9 | 312.0 | 6.86 |
| 10 | 312.6 | 7.03 |
| 11 | 313.3 | 6.89 |
| 12 | 314.7 | 6.73 |
| 13 | 315.0 | 6.72 |
| 14 | 315.3 | 6.65 |
| 15 | 315.3 | 6.80 |
| 16 | 312.4 | 6.77 |
| 17 | 313.6 | 6.79 |
| 18 | 310.3 | 6.99 |
| 19 | 309.8 | 7.10 |
| 20 | 311.2 | 7.00 |
| 平均值 | 311.5 | 6.85 |
| 标准差 | 2.5 | 0.13 |

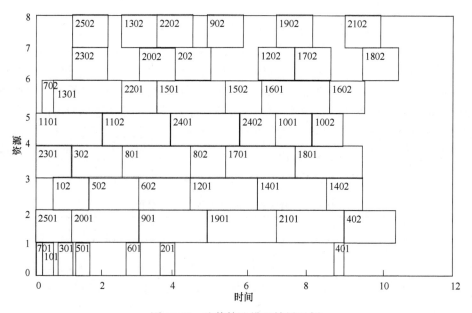

图 13.13　遗传算法排程结果示例

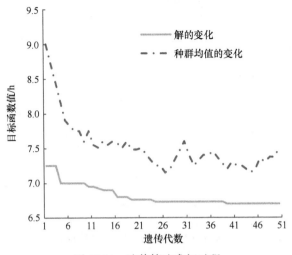

图 13.14　遗传算法求解过程

为了验证算法的有效性，我们使用商用求解器进行对比。CPLEX 是 IBM 开发的一款求解工具，特点是能解决较为困难的数学问题，且求解速度非常快。为了减少语言对计算效率的影响，使用 MATLAB 2015 调用 CPLEX12.7，考虑到实际应用场景限制，求解时间不宜过长，为了更好地与遗传算法进行对比，限制求解时间为遗传算法最大用时的 2 倍即 632s，实验 10 次，结果较为稳定，目标函数值为 7.35h，最大完成时间为 11.19h，平均等待时间为 3.52h，Gap 为 79.64%，排程甘特图如图 13.15 所示，对应部分迭代过程如图 13.16 所示。

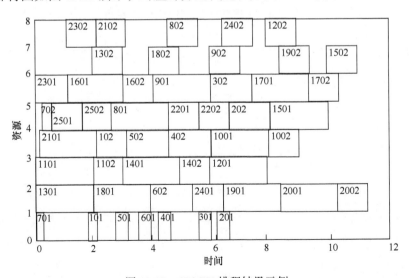

图 13.15　CPLEX 排程结果示例

| 473+ | 380 | | | 9.1922 | 1.4962 | | 83.72% |
| 1297+ | 732 | | | 7.9330 | 1.4981 | | 81.12% |
| 1297+ | 488 | | | 7.6982 | 1.4981 | | 80.54% |
| 1297+ | 325 | | | 7.5036 | 1.4982 | | 80.03% |
| 1297+ | 216 | | | 7.4736 | 1.4982 | | 79.95% |
| 1297+ | 144 | | | 7.4672 | 1.4982 | | 79.94% |
| 1297+ | 96 | | | 7.4154 | 1.4982 | | 79.80% |
| 1297+ | 64 | | | 7.3902 | 1.4982 | | 79.73% |
| 1297+ | 42 | | | 7.3820 | 1.4982 | | 79.70% |
| 1297+ | 28 | | | 7.3760 | 1.4982 | | 79.69% |
| 1297+ | 18 | | | 7.3588 | 1.4982 | | 79.64% |
| 1297 | 19 | 1.4982 | 199 | 7.3588 | 1.4982 | 83434 | 79.64% |
| 1309 | 22 | 3.0218 | 167 | 7.3588 | 1.4982 | 84058 | 79.64% |
| 1366 | 52 | 3.1576 | 220 | 7.3570 | 1.4982 | 93320 | 79.64% |

图 13.16　CPLEX 部分求解过程

比较遗传算法与 CPLEX 的求解效果，可以发现遗传算法最大用时为 CPLEX 的一半，结果平均比 CPLEX 小 6.8%，优化速度相对较快，因此可以认为该算法能够较好地求解该问题，更适合实际应用。

为了进一步探究算法的求解效果，考虑较大规模算例的求解可能性，目前国内每天日间手术大多在 30～50 台，因此考虑将医院的情况等比放大 4 倍，在 100 台手术、4 间准备室、8 间复苏室、20 间手术室的情况下进行实验，个体数目和最大遗传代数改为 40，其他情况不变。实验进行 10 次，结果如表 13.6 所示，遗传算法平均运行时间为 13348.9s，标准差为 105.7s，平均目标函数值为 8.07h，标准差为 0.26h，最好解为 7.71h，最差解为 8.62h。

表 13.6　大规模算例遗传算法实验结果

| 实验编号 | 运行时间/s | 目标函数值/h |
| --- | --- | --- |
| 1 | 13435.4 | 7.71 |
| 2 | 13287.7 | 8.19 |
| 3 | 13527.8 | 8.38 |
| 4 | 13194.6 | 8.09 |
| 5 | 13351.6 | 7.84 |
| 6 | 13382.4 | 8.14 |
| 7 | 13506.5 | 8.62 |
| 8 | 13325.9 | 7.82 |
| 9 | 13188.7 | 7.76 |
| 10 | 13288.6 | 8.15 |
| 平均值 | 13348.9 | 8.07 |
| 标准差 | 105.7 | 0.26 |

同等条件下，CPLEX 平均运行时间为 87738.4s，超过 24h，有限时间内的最好结果为 9.36h，Gap 为 88.9%。对比可以看出，所设计的遗传算法平均用时仅为 CPLEX 的 15%，目标函数值平均减少 13.8%，具有较好的求解效果。若未来发展需要在实际中运用大规模算例，可以通过选用其他编程语言、使用工作站计算等方式进一步加快算法求解速度。

将平均排程结果和 13.4.1 节中的现行方法结果进行对比，如表 13.7 所示。可以发现，本章模型最大完成时间减少了 4%，平均等待时间减少了 8%，综合资源利用率提高了 2%，均优于现有方法，具有实际应用价值。

表 13.7　两种模型结果对比(确定性排程)

| 指标 | 本章模型 | 现行方法 |
| --- | --- | --- |
| 最大完成时间/h | 10.33 | 10.72 |
| 平均等待时间/h | 3.37 | 3.68 |
| 资源利用率/% | 80.1 | 78.4 |

为了进一步探究模型的求解效果，与现行方法进行对比，改变输入的各手术个数，其他设置保持不变，每组遗传算法进行 10 次实验，记录平均目标函数值，结果如表 13.8 所示，$(n_1, n_2, n_3, n_4, n_5)$ 从左到右分别表示骨科内固定物取出术、骨科关节镜手术、肾内科动静脉造瘘术、甲状腺良性病变手术、泌尿外科输尿管镜手术的数量。可以看出，对于不同的数据，模型改善程度不同，但均有所提升。

表 13.8　不同输入下排程结果对比(确定性排程)

| 输入数量 | (4,0,0,9,4) | (0,3,0,12,0) | (0,5,0,12,7) | (7,0,0,16,0) | (0,0,8,6,3) |
| --- | --- | --- | --- | --- | --- |
| 本章模型/h | 4.43 | 4.78 | 6.39 | 6.51 | 2.24 |
| 现行方法/h | 4.89 | 4.94 | 6.78 | 6.84 | 3.49 |
| 改善比例/% | 10.4 | 3.3 | 6.1 | 5.1 | 55.8 |

2. 模型探究

在建立模型时提到，本章模型的一个特点是全身麻醉手术复苏阶段资源具有依赖性，不能预先确定可选集合，增加了可能的排程组合，之前的研究大多将复苏阶段固定在复苏床。为了研究此条件对排程效果的影响，我们使用 13.4.1 节中的数据，更改该约束进行求解，算法相关参数保持不变，进行 20 次实验，程序平均运行时间为 295.95s，平均目标函数值为 7.45h，最优目标函数值为 7.29h，对应结果如图 13.17 所示。

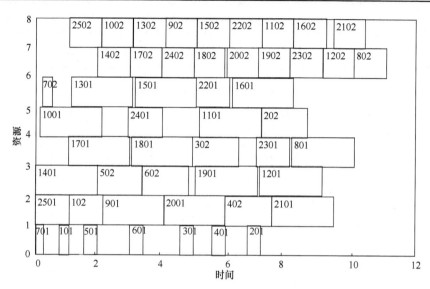

图 13.17　资源独立模型排程结果示例(确定性排程)

　　详细指标对比如表 13.9 所示。可以看出，考虑复苏资源柔性的本章模型和不考虑的普通模型在资源利用率上基本相同，但是最大完成时间减少了 6%，患者平均等待时间减少了 7%，综合来看，本章模型取得了更好的效果。

**表 13.9　资源依赖性模型和资源独立模型结果对比**

| 指标 | 资源依赖性模型 | 资源独立模型 |
| --- | --- | --- |
| 最大完成时间/h | 10.33 | 10.97 |
| 平均等待时间/h | 3.37 | 3.61 |
| 资源利用率/% | 80.1 | 80.6 |

　　**3. 配置优化**

　　在已有条件固定的情况下，可以利用上面模型给出一个较好的排程结果，实际上，也可以通过此模型来研究资源配置问题，为配置优化提供参考方向。可以看到，该医院准备室因为只在局部麻醉手术中使用，且时间较短，利用率较低，无需再增加，下面主要对手术室个数和复苏床位数进行探讨。

　　从排程结果看，复苏阶段资源不固定时，手术室利用率明显高于复苏床，但在将资源固定为复苏床位后，复苏床利用率大大增加。因此，使用 13.4.1 节中的数据，保持其他设置与排程方案相同，分别增加手术室和复苏床来对比它们的影响，每种组合进行 10 次实验，取平均值，结果对比如表 13.10 和图 13.18 所示。

表 13.10　不同配置(准备室，手术室，复苏床)结果对比(确定性排程)

| 资源组合 | (1, 5, 2) | (1, 5, 3) | (1, 6, 2) | (1, 7, 2) | (1, 8, 2) |
|---|---|---|---|---|---|
| 最大完成时间/h | 10.33 | 9.76 | 8.83 | 7.9 | 7.79 |
| 平均等待时间/h | 3.37 | 3.15 | 2.90 | 2.28 | 1.84 |
| 手术室利用率/% | 98.5 | 98.5 | 98.6 | 99.4 | 98.5 |
| 复苏床利用率/% | 60.0 | 49.2 | 56.4 | 52.3 | 47.6 |
| 综合利用率/% | 80.1 | 76.4 | 82.1 | 83.9 | 87.8 |

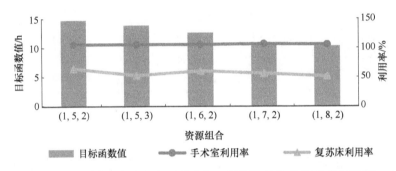

图 13.18　不同配置(准备室，手术室，复苏床)结果对比(确定性排程)

可以看出，随着资源增加，最大完成时间和平均等待时间都逐渐减少，和增加复苏床相比，增加手术室明显具有更好的效果，这是因为手术室本身承担的阶段时间较长，且具有替代复苏床的功能，柔性更强。在选择增加手术室的情况下，增加 2 个手术室相对较为合适，此时手术室利用率达到峰值。因此，在现有情况下，1 间准备室、7 间手术室、2 张复苏床较为合理。

### 4. 排程指标分析

当排程效果较差时，平均等待时间和最大完成时间都会较大，两者存在正相关关系，这很容易理解，但在优化过程中，两者是否能互相替代仍不确定。前面的模拟中，为了方便对比，均将 $\alpha$ 设置为 0.5。为了探究不同取值对结果的影响，使用 13.4.1 节中的数据，保持其他设置与排程方案相同，对 $\alpha$ 分别取 0、0.2、0.4、0.6、0.8、1.0，取 0 表示只考虑平均等待时间，取 1.0 表示只考虑最大完成时间，每种取值进行 10 次实验，取平均值，得到结果如表 13.11 和图 13.19 所示。

表 13.11 不同 $\alpha$ 下排程结果对比(确定性排程)

| | $\alpha$ | 0 | 0.2 | 0.4 | 0.6 | 0.8 | 1.0 |
|---|---|---|---|---|---|---|---|
| 最大完成时间 | 数值/h | 12.12 | 10.54 | 10.48 | 10.35 | 10.32 | 10.31 |
| | 与只优化该项相比减少比例/% | 17.56 | 2.23 | 1.65 | 0.39 | 0.10 | 0 |
| 平均等待时间 | 数值/h | 3.32 | 3.34 | 3.35 | 3.44 | 3.54 | 3.59 |
| | 与只优化该项相比减少比例/% | 0 | 0.60 | 0.90 | 3.61 | 6.63 | 8.13 |

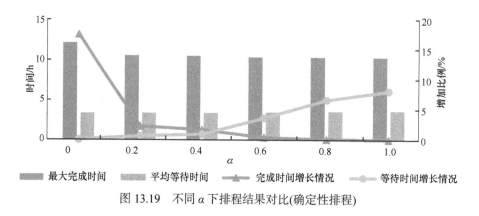

图 13.19 不同 $\alpha$ 下排程结果对比(确定性排程)

可以发现,在逐渐优化直至达到较优解或最优解的过程中,由于准备室资源相对充足,且局部麻醉手术开始于此,优化平均等待时间会使得这些手术趋向于排在前面,而优化最大完成时间则无此限制,两者逐渐转为负相关。从上述结果看,$\alpha$ 对排程结果影响相对较小,但最大差距仍存在 10% 以上的,医院可以根据实际需求选择 $\alpha$ 取值,从而对排程效果进行控制。

### 13.4.3 不确定性排程

1. 排程方案

使用 13.4.1 节中相关数据作为排程算法的输入,$lb$ 统一设置为 0.8,$ub$ 统一设置为 1.2,$\delta$ 设置为 $25 \times 2 + 5$,$\alpha$ 设置为 0.5。使用 MATLAB 2015 实现算法程序,考虑到实际应用场景对运行时间的限制,设置个体数目为 30,最大遗传代数为 30,代沟为 0.9,变异率为 0.7,交叉率为 0.8,进行 20 次实验。结果如表 13.12 所示,其中最好解为 6.72h,最差解为 7.71h,平均目标函数值为 7.14h,标准差为 0.25h,平均运行时间为 1181.6s,标准差为 13.2s,可以看出遗传算法求解较为稳定。其中一次得到排程甘特图如图 13.20 所示,图 13.21 为对应迭代过程,目标函数值为 7.04h，最大完成时间为 10.29h，平均等待时间为 3.79h。

表 13.12　遗传算法实验结果(不确定性排程)

| 实验编号 | 运行时间/s | 目标函数值/h |
| --- | --- | --- |
| 1 | 1183.0 | 7.31 |
| 2 | 1159.1 | 6.72 |
| 3 | 1162.5 | 6.93 |
| 4 | 1163.2 | 7.71 |
| 5 | 1168.4 | 7.13 |
| 6 | 1172.4 | 6.85 |
| 7 | 1172.7 | 6.83 |
| 8 | 1173.9 | 7.12 |
| 9 | 1178.8 | 7.04 |
| 10 | 1182.9 | 7.20 |
| 11 | 1183.0 | 7.32 |
| 12 | 1186.2 | 6.97 |
| 13 | 1185.8 | 6.99 |
| 14 | 1189.0 | 7.00 |
| 15 | 1197.2 | 7.19 |
| 16 | 1208.9 | 6.99 |
| 17 | 1177.2 | 7.67 |
| 18 | 1198.4 | 7.28 |
| 19 | 1185.6 | 7.35 |
| 20 | 1203.4 | 7.17 |
| 平均值 | 1181.6 | 7.14 |
| 标准差 | 13.2 | 0.25 |

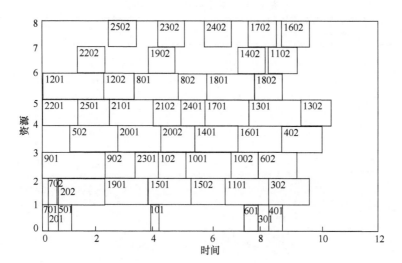

图 13.20　鲁棒优化排程结果示例

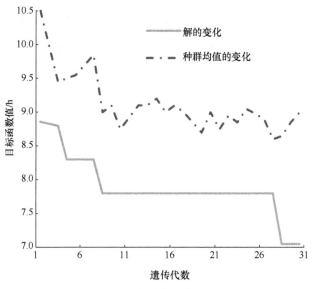

图 13.21　鲁棒优化求解过程

为了验证模型的有效性，我们使用 13.4.2 节中得到的 20 个确定性时间的排程方案(表 13.5)，保持相关设置和时间波动性限制与上面鲁棒模型完全相同，求解最差情况，结果如表 13.13 所示，平均目标函数值为 8.04h，最优解为 7.74h，标准差为 0.15h。在此波动下，表 13.13 示例所对应的最差情况如图 13.22 所示，最大完成时间为 12.02h，平均等待时间为 3.77h，目标函数值为 7.90h，可以明显看出效果较差。

表 13.13　确定性时间模型结果

| 实验编号 | 目标函数值/h |
| --- | --- |
| 1 | 8.12 |
| 2 | 7.94 |
| 3 | 7.98 |
| 4 | 8.19 |
| 5 | 8.29 |
| 6 | 8.05 |
| 7 | 7.96 |
| 8 | 7.95 |
| 9 | 8.07 |
| 10 | 8.23 |

续表

| 实验编号 | 目标函数值/h |
|---|---|
| 11 | 8.24 |
| 12 | 7.94 |
| 13 | 7.90 |
| 14 | 7.74 |
| 15 | 7.83 |
| 16 | 8.02 |
| 17 | 7.99 |
| 18 | 8.02 |
| 19 | 8.24 |
| 20 | 8.33 |
| 平均值 | 8.04 |
| 标准差 | 0.15 |

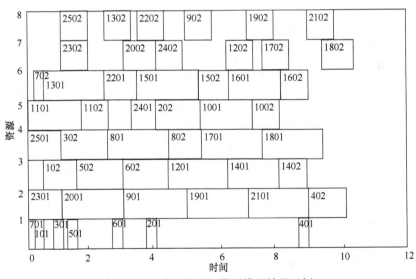

图 13.22  确定性时间模型排程结果示例

考虑医院现行排程方法的效果，使用 13.4.1 节中得到的排程方案，保持相关设置和时间波动性限制与上面鲁棒模型完全相同，求解最差情况，得到结果如图 13.23 所示，目标函数值为 8.71h，最大完成时间为 12.56h，平均等待时间为 4.86h，可以明显看出效果较差。

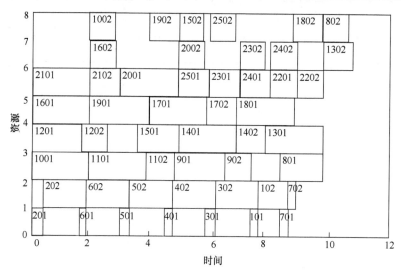

图 13.23　现行方法排程结果示例

　　三种模型指标对比结果如表 13.14 所示。可以发现，在最大完成时间上，鲁棒模型比确定性模型减少了 13%，比现行方法减少了 17%；在平均等待时间上，鲁棒模型比确定性模型减少了 5%，比现行方法减少了 20%；在资源利用率方面，鲁棒模型比确定性模型增加了 2%，比现行方法增加了 4%。鲁棒模型各方面表现均优于确定性模型和现行方法，具有较好的优化效果和抗干扰能力。

表 13.14　三种模型结果对比

| 指标 | 鲁棒模型 | 确定性模型 | 现行方法 |
|---|---|---|---|
| 最大完成时间/h | 10.41 | 12.01 | 12.56 |
| 平均等待时间/h | 3.87 | 4.07 | 4.86 |
| 资源利用率/% | 76.2 | 74.5 | 73.2 |

　　为了进一步探究模型的求解效果，与现行方法进行对比，改变输入的各手术个数，其他设置保持不变，每组遗传算法进行 10 次实验，记录平均目标函数值，结果如表 13.15 所示，$(n_1, n_2, n_3, n_4, n_5)$ 从左到右分别表示五类手术的数量。可以看出，对于不同的数据，模型改善程度不同，但均有所提升。

表 13.15　不同输入下排程结果对比(不确定性排程)

| 输入数量 | (4, 0, 0, 9, 4) | (0, 3, 0, 12, 0) | (0, 5, 0, 12, 7) | (7,0,0,16,0) | (0,0,8,6,3) |
|---|---|---|---|---|---|
| 本章模型/h | 5.10 | 5.61 | 7.12 | 6.60 | 3.64 |
| 现行方法/h | 5.75 | 5.85 | 7.53 | 7.70 | 4.18 |
| 改善比例/% | 11 | 4 | 5 | 14 | 13 |

2. 模型探究

在建立确定性模型时提到,它的一个突出特点是全身麻醉手术复苏阶段资源具有依赖性,可以更好地释放资源柔性,并与对应的资源独立模型(固定复苏床进行复苏)进行对比。为了探究针对不确定性时间的鲁棒模型是否依然具有这一优势,我们使用与表 13.12 同样的数据,更改该约束进行求解,算法相关参数保持不变,进行 20 次实验,平均运行时间为 1372.5s,最优目标函数值为 7.96h,最大完成时间为 12.15h,平均等待时间为 3.81h,排程结果如图 13.24 所示,具体指标对比如表 13.16 所示。

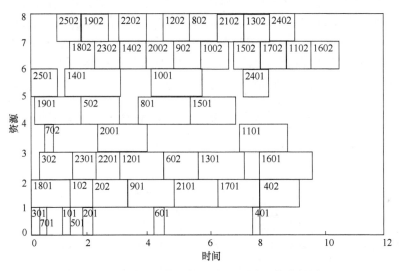

图 13.24　资源独立模型排程结果示例(不确定性排程)

表 13.16　两种模型结果对比(不确定性排程)

| 指标 | 资源依赖性模型 | 资源独立模型 |
| --- | --- | --- |
| 最大完成时间/h | 10.41 | 12.15 |
| 平均等待时间/h | 3.87 | 3.81 |
| 资源利用率/% | 76.2 | 70.9 |

可以看出,在手术时间存在不确定性的情况下,考虑复苏资源柔性的本章模型最大完成时间减少了 14%,资源利用率增加了 7%,优于不考虑的普通模型。将复苏阶段固定到复苏床位时,此时的配置下,手术室相对较多,处于低负荷状态,复苏床相对较少,属于紧缺状态,理论上应当考虑进行资源配置调整。但在实际情境中,复苏阶段的资源是可变的,根据实际情况进行调度,通过资源柔性

可以对配置进行平衡，本章模型很好地反映了现实情况，能够避免大规模变动，在有限的条件下达到更好的抗干扰效果，具有实际应用价值。

3. 配置优化

和 13.4.2 节一样，在已有条件固定的情况下，可以利用鲁棒模型计算出一个较好的排程方案，同时，也可以通过此模型来研究资源配置问题。根据前面的分析，在目前的情境下，增加准备室意义不大，主要考虑增加手术室个数和复苏床位数，下面进行详细探讨。

从排程方案来看，由于复苏阶段资源不固定，手术室具有最强的资源柔性，其利用率明显高于复苏床，但将资源固定为复苏床位后，复苏床负荷迅速增加，手术室则相对空闲。因此，使用与表 13.10 一致的资源配置，保持其他算法设置相同，分别增加手术室和复苏床来对比它们的影响，每组进行 10 次实验，结果对比如表 13.17 和图 13.25 所示。

**表 13.17　不同配置(准备室，手术室，复苏床)结果对比(不确定性排程)**

| 资源组合 | (1, 5, 2) | (1, 5, 3) | (1, 6, 2) | (1, 7, 2) | (1, 8, 2) |
|---|---|---|---|---|---|
| 最大完成时间/h | 10.41 | 9.79 | 10.01 | 9.78 | 8.51 |
| 平均等待时间/h | 3.87 | 3.33 | 3.05 | 2.88 | 2.29 |
| 手术室利用率/% | 97.5 | 97.4 | 98.0 | 99.4 | 95.8 |
| 复苏床利用率/% | 46.5 | 44.7 | 54.9 | 36.1 | 49.3 |
| 综合利用率/% | 76.2 | 74.4 | 79.2 | 80.2 | 82.2 |

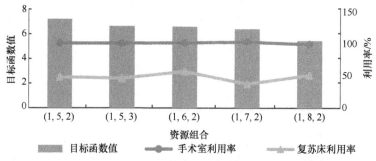

图 13.25　不同配置(准备室，手术室，复苏床)结果对比(不确定性排程)

可以看出，随着资源的增加，最大完成时间和平均等待时间都逐渐减少，这是非常容易理解的。和增加复苏床相比，增加手术室明显具有更好的效果，对整个系统影响更大。在选择增加手术室的情况下，增加 2 个手术室相对较为合适，此时手术室利用率达到峰值。因此，在现有情况下，1 间准备室、7 间手术室、2 张复苏床较为合适，这与 13.4.2 节的结果相同，可以看出是比较合理的。

4. 排程指标分析

当排程效果较差时，各资源负荷不均衡，空闲时间较多，都使得平均等待时间和最大完成时间较大，两者存在正相关关系。但从 13.4.2 节中可知，对于确定性模型，在逐渐优化直至达到较优解或最优解的过程中，两者存在一定程度的负相关，不可互相替代。可以猜想，对于鲁棒模型也存在这样的规律。为了验证不同取值对结果的影响，使用与表 13.11 相同的输入数据，保持其他算法设置不变，对 $\alpha$ 分别取 0、0.2、0.4、0.6、0.8、1.0，取 0 表示只考虑平均等待时间，取 1.0 表示只考虑最大完成时间，每种取值进行 10 次实验，得到结果如表 13.18 和图 13.26 所示。

表 13.18　不同 $\alpha$ 下排程结果对比(不确定性排程)

| | $\alpha$ | 0 | 0.2 | 0.4 | 0.6 | 0.8 | 1.0 |
|---|---|---|---|---|---|---|---|
| 最大完成时间 | 数值/h | 12.28 | 11.59 | 10.61 | 10.4 | 10.39 | 10.36 |
| | 与只优化该项相比减少比例/% | 18.53 | 11.87 | 2.41 | 0.39 | 0.29 | 0 |
| 平均等待时间 | 数值/h | 3.47 | 3.5 | 3.64 | 3.89 | 3.9 | 3.95 |
| | 与只优化该项相比减少比例/% | 0 | 0.86 | 4.90 | 12.10 | 12.39 | 13.83 |

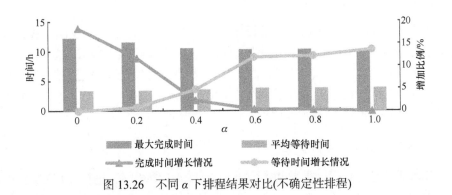

图 13.26　不同 $\alpha$ 下排程结果对比(不确定性排程)

可以发现，鲁棒模型和确定性模型相似，在达到最优化的过程中，最大完成时间和平均等待时间逐渐转为负相关。从上述结果看，$\alpha$ 对排程结果的影响与确定性模型相比较大，存在 0.5～2h 的差距，特别是对最大完成时间影响较大，医院应当根据实际需求选择 $\alpha$ 取值，以达到预期效果。

### 13.4.4 分类排程

13.3 节建模时依据的是现实情况，患者于早上统一入院，次日统一出院，每天一次，这种做法是目前最为常见的，其优点是统一处理，降低管理难度；出入院人流集中，财务人员等需求时间较短，节省医院人力资源。但是，从精益思想的角度看，其中无疑存在着很多浪费，无需观察的患者可以提前出院，节省医疗资源；同时提前出院后空出的病床可以服务下一位患者，减少病床配备需求；此外，设立灵活的出入院机制有利于减少患者等待，避免出现长期空腹等情况，提高患者满意度。

基于精益思想，平衡统一出入院和随时出入院两种方案，考虑分批出入院，将无须观察的手术排在前面，患者早上入院，结束后尽快出院，需要观察的手术排在后面，在规定时间统一入院，利用夜间时间进行观察，部分病床由一天供一位患者使用变为供两位患者使用，提高了病床利用率。

具体而言，在排程时，首先按照是否需要观察将手术分类，先对不需要观察的手术进行排程，最早从 0 时刻开始，完成后记录各资源剩余时间，然后对需要观察的手术进行排程，将每个资源前一批的完成时间作为第二批排程的起点，完成后合并成为完整排程方案。其他算法机制与 13.3 节相同。

通过调研得知，五种手术中，不需要观察的是骨科内固定物取出术、骨科关节镜手术、肾内科动静脉造瘘术，需要观察的是甲状腺良性病变手术、泌尿外科输尿管镜手术。

#### 1. 确定性时间排程方案

对于确定性时间，数据和参数设置与 13.4.2 节相同，进行 10 次实验，程序平均运行时间为 200.07s，得到平均目标函数值为 8.51h，最大完成时间为 11.73h，平均等待时间为 5.29h。输出排程甘特图之一如图 13.27 所示。根据排程结果，第二批患者可在第一批患者入院后大约 1.82h 开始入院，相对于 13.4.2 节中的统一排程，所需病床数从 25 张变为 18 张。

#### 2. 不确定性时间排程方案

考虑不确定性时间，数据和参数设置与 13.4.3 节相同，进行 10 次实验，程序平均运行时间为 2568.7s，得到平均目标函数值为 8.51h，最大完成时间为 11.73h，平均等待时间为 5.29h。输出排程甘特图之一如图 13.28 所示。根据排程结果，第二批患者可在第一批患者入院后大约 1.8h 开始入院，相对于 13.4.3 节中的统一排程，所需病床数从 25 张变为 18 张。

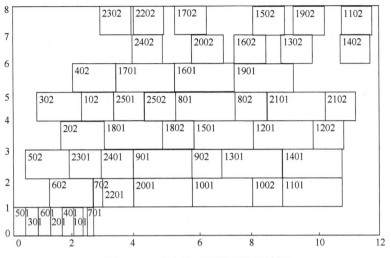

图 13.27 确定性时间排程结果示例

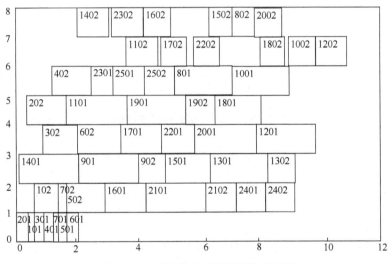

图 13.28 不确定性时间排程结果示例

本章对日间手术进行了简单的介绍,并且基于精益思想提出了适合我国国情的精益日间手术流程,分析了现行排程方法存在的问题和改进空间。对于不同手术,考虑麻醉方式不同对资源占用的影响,并贴合实际提出复苏阶段根据情况占用上一阶段手术室或者复苏床的构想,以此建立了确定性及不确定性时间情况下的排程模型。模型针对麻醉、手术、复苏三个流程,对全身麻醉手术和局部麻醉手术的资源占用情况分开处理,更具灵活性。根据模型设计了算法,与 CPLEX 对比,使用示例证明了其求解效率。将本章模型和现行方法相比,最大完成时间、平均等待时间均有减少,综合资源利用率提高;和复苏资源固定的模型对比,最大完成时间和平均等待时间也减少了，证明了其有效性。在此基础上，我们对当前资源配置情况进行了探究，提出了资源配置优化的方向；对排程指标之间的关系进行了分析，为模型落地提供参考。最后，为了进一步提高病房周转率，在确定性模型和鲁棒模型的基础上，基于精益思想提出了两阶段的排程方式，先排不需要观察的手术，再排需要观察的手术，可以进一步减少病床需求。

# 参 考 文 献

[1] Macario A, Vitez T S, Dunn B, et al. Where are the costs in perioperative care: Analysis of hospital costs and charges for inpatient surgical care. Anesthesiology, 1995, 83(6): 1138-1144.

[2] Jackon R L. The business of surgery. Health Management Technology, 2002, 23(7): 20-22.

[3] Nicoll J M. The surgery of unfancy. British Medical Journal, 1909: 753-756.

[4] Jarrett P, Staniszewski A. The development of ambulatory surgery and future challenges//Day Surgery. London: IAAS, 2006: 21-34.

[5] Totgaard C, Parmentier G. International terminology in ambulatory surgery and its worldwide practice//Day Surgery. London: IAAS, 2006: 35-60.

[6] 中国日间手术合作联盟. 关于日间手术定义和首批推荐适宜手术. http://www.chinaasa.org/content/index/id/1777[2018-5-23].

[7] 史力群, 夏仲方, 潘云龙. 推进日间手术规范化管理的思考[J]. 现代医院, 2015, 15(11): 9-10.

[8] 白雪, 马洪升, 罗利. 中外日间手术发展对比研究及展望. 中国医院管理, 2014, 34(5): 35-37.

[9] 国务院办公厅. 国务院办公厅关于印发《深化医药卫生体制改革 2017 年重点工作任务》的通知. http://www.gov.cn/zhengce/content/2017-05/05/content_5191213.htm[2018-5-23].

[10] Ramis F J, Palma J L, Baesler F F, et al. The use of simulation for process improvement at an ambulatory surgery center//Proceeding of the Winter Simulation Conference, Arlington, 2001: 1401-1404.

[11] 郑宏明, 张志燕. 日间手术流程重组的实施与成效. 河北医药, 2012, 34(2): 318-319.

[12] 白雪, 马洪升, 戴燕. 日间手术流程再造及管理模式优化研究. 华西医学, 2015, 30(5): 842-845.

[13] 任力, 郝学超, 闵苏. 日间手术的实施流程及标准. 临床麻醉学杂志, 2016, 32(10): 1023-1026.

[14] Dexter F, Macario A, Qian F, et al. Forecasting surgical groups' total hours of elective cases for allocation of block time application of time series analysis to operating room management. Anesthesiology, 1999, 91(5): 1501-1508.

[15] 舒文, 罗利. 基于目标规划的外科手术排程研究. 技术与市场, 2008, 15(2): 42-44.

[16] Guerriero F, Guido R. Operational research in the management of the operating theatre: A survey. Health Care Management Science, 2011, 14(1): 89-114.

[17] Augusto V, Xie X L, Perdomo V. Operating theatre scheduling with patient recovery in both

operating rooms and recovery beds. Computers & Industrial Engineering, 2010, 58(2): 231-238.

[18] Roland B, Di Martinelly C, Riane F, et al. Scheduling an operating theatre under human resource constraints. Computers & Industrial Engineering, 2010, 58(2): 212-220.

[19] Jeang A, Chiang A J. Economic and quality scheduling for effective utilization of operating rooms. Journal of Medical Systems, 2012, 36(3): 1205-1222.

[20] Saremi A, Jula P, Elmekkawy T, et al. Appointment scheduling of outpatient surgical services in a multistage operating room department. International Journal of Production Economics, 2013, 141(2): 646-658.

[21] Saadouli H, Jerbi B, Dammak A, et al. A stochastic optimization and simulation approach for scheduling operating rooms and recovery beds in an orthopedic surgery department. Computers & Industrial Engineering, 2015, 80: 72-79.

[22] Yang Y, Shen B, Liu Y, et al. A surgical scheduling method considering surgeons' preferences. Journal of Combinatorial Optimization, 2015, 30(4): 1016-1026.

[23] Marques I, Captivo M E. Different stakeholders' perspectives for a surgical case assignment problem: Deterministic and robust approaches. European Journal of Operational Research, 2017, 26(1): 260-278.

[24] Min D, Yih Y. Scheduling elective surgery under uncertainty and downstream capacity constraints. European Journal of Operational Research, 2010, 206(3): 642-652.

[25] 李惠, 蒋大奎. 手术持续时间不确定的手术排程鲁棒优化. 工业工程与管理, 2012, 17(5): 126-130.

[26] 邓富民, 梁学栋, 刘爱军, 等. 多资源约束下改进 NSGA-II 算法的手术调度. 系统工程理论与实践, 2012, 32(6): 1337-1345.

[27] 张政, 谢晓岚, 耿娜. 多目标优化下的手术室分派调度问题. 上海交通大学学报, 2012, 46(12): 1983-1988.

[28] Vijayakumar B, Parikh P J, Scott R, et al. A dual bin-packing approach to scheduling surgical cases at a publicly-funded hospital. European Journal of Operational Research, 2013, 224(3): 583-591.

[29] Astaraky D, Patrick J. A simulation based approximate dynamic programming approach to multi-class, multi-resource surgical scheduling. European Journal of Operational Research, 2015, 245(1): 309-319.

[30] Cappanera P, Visintin F, Banditori C. Comparing resource balancing criteria in master surgical scheduling: A combined optimisation-simulation approach. International Journal of Production Economics, 2014, 158: 179-196.

[31] Monteiro T, Meskens N, Wang T. Surgical scheduling with antagonistic human resource objectives. International Journal of Production Research, 2015, 53(24): 7434-7449.

[32] 殷姣. 基于多资源约束柔性工件车间调度的手术排程优化研究. 宁波: 宁波大学, 2013.

[33] 李惠, 蒋大奎. 基于单亲遗传禁忌搜索算法的手术排程问题研究. 计算机应用研究, 2013, 30(3): 699-702.

[34] 郝志刚. 考虑医患满意度和手术成本的日手术排程方法. 工业工程, 2017, 20(4): 49-56.

[35] Latorre-Núñez G, Lüer-Villagra A, Marianov V, et al. Scheduling operating rooms with

consideration of all resources, post anesthesia beds and emergency surgeries. Computers & Industrial Engineering, 2016, 97: 248-257.

[36] 王昱. 手术室能力分配与优化调度问题的随机规划和鲁棒优化方法研究. 沈阳: 东北大学, 2015.

[37] Rezaeiahari M, Yoon S W. Two-stage surgical scheduling for balancing post-anesthesia care unit staffing//IIE Annual Conference, Norcross, 2015: 848-855.

[38] Silva T A, de Souza M C, Saldanha R R, et al. Surgical scheduling with simultaneous employment of specialised human resources. European Journal of Operational Research, 2015, 245(3): 719-730.

[39] Liu Y, Chu C B, Wang K L. A new heuristic algorithm for the operating room scheduling problem. Computers & Industrial Engineering, 2011, 61(3): 865-871.

[40] Guda H, Dawande M, Janakiraman G, et al. Optimal policy for a stochastic scheduling problem with applications to surgical scheduling. Production and Operations Management, 2016, 25(7): 1194-1202.

[41] Gantwerker E A, Bannos C, Cunningham M J, et al. Surgical scheduling categorization system (SSCS): A novel classification system to improve coordination and scheduling of operative cases in a tertiary pediatric medical system. International Journal of Pediatric Otorhinolaryngology, 2017, 92: 156-160.

[42] 白雪, 罗利, 杨晨曦, 等. 生产调度理论在医院手术室调度优化中的应用研究框架. 华西医学, 2015, 30(10): 1990-1995.

[43] 罗永, 罗利, 周颖, 等. 混合整数规划下的手术排程比较研究. 工业工程与管理, 2016, 21(2): 146-149,162.

[44] 朱悦, 张玉林, 宋旼珊. 考虑手术间及医疗团队间准备时间的手术排程. 东南大学学报(自然科学版), 2015, 45(6): 1218-1222.

[45] 张国辉. 柔性作业车间调度方法研究. 武汉: 华中科技大学, 2009.

[46] Holland J H. Adaptation in Natural and Artificial Systems. Cambridge: The MIT Press, 1992.

[47] Kouvelis P, Yu G. Robust Discrete Optimization and Its Applications. Dordrecht: Kluwer Academic Publisher, 1997.

[48] 王永福, 张伯明, 孙宏斌, 等. 基于内点法的实时平衡交易算法. 电网技术, 2004, (1):48-50, 55.

# 第14章　关键资源优化调度

本章考虑关键资源，研究如何为高优先级顾客分派服务能力并对这类顾客进行调度。问题描述如下：一般顾客与高优先级顾客共享同一关键资源，关键资源的能力可以分为多个时间槽，每个顾客服务时间为一个时间槽。

在每个时间段(或每天)开始，为高优先级顾客预留部分时间槽，称为 CTS；每天新顾客到达，需要一个时间槽。同一天的 CTS 分派给等待中的高优先级顾客，而其他的高优先级顾客要么等待以后的 CTS 或进入一般顾客队列等待相应的分派给一般顾客的时间槽(称为 RTS)；每天末，最多提前两天取消 CTS，因此对 CTS 的取消可以提前一天进行，也可以提前两天。

该问题可以用以下符号来进行刻画。

$t$：天数，$t=1, 2, \cdots$；

$T^R$：通过 RTS 服务的顾客的平均等待时间，$T^R > 1$；

$c$：CTS 的闲置惩罚；

$b_1$：CTS 提前一天取消的惩罚，$b_1 < c$；

$b_2$：CTS 提前两天取消的惩罚，$b_2 < b_1$；

$a_t$：第 $t$ 天顾客到达的随机数。

决策变量如下。

$n_t$：第 $t$ 天的 CTS 数；

$x_t$：第 $t$ 天末等待 CTS 服务的顾客数，$x_0$ 已知；

$w_t^1$：在第 $t-1$ 天取消的第 $t$ 天的 CTS 数；

$w_t^2$：在第 $t-2$ 天取消的第 $t$ 天的 CTS 数。

第 $t$ 天事件描述如下：在第 $t$ 天初，CTS 队列长度为 $x_{t-1}$，有$(w_t^1 + w_t^2)$个 CTS 已经被取消。第 $t$ 天新到达顾客数为 $a_t$，因此第 $t$ 天可以服务 $\min\{n_t - w_t^1 - w_t^2, x_{t-1} + a_t\}$个顾客，且 $\max\{0, n_t - (x_{t-1} + w_t^1 + w_t^2 + a_t)\}$个 CTS 闲置，即有 $\max\{0, (x_{t-1} + w_t^1 + w_t^2 + a_t) - n_t\}$个顾客在队列中等待。需要做出决策 $x_t$、$w_{t+1}^1$ 以及 $w_{t+2}^2$，$x_t$ 个顾客可以留在 CTS 队列中，$\max\{0, (x_{t-1} + w_t^1 + w_t^2 + a_t) - n_t - x_t\}$个顾客被指派至 RTS，平均等待 $T^R$ 天后得到服务，且取消第 $t+1$ 天的 $w_{t+2}^2$ 个 CTS 与第 $t+2$ 天的 $w_{t+2}^2$ 个 CTS。

**假设 14.1** 时间以 $D$ 天为周期被分隔，在一个周期内顾客到达数不同，但从一个周期到另一个周期是静态的，而且不同天内到达的顾客数相对独立。

**假设 14.2** 对所有 $t$，存在 $n_t = n_{t+D}$。因此对于预留能力决策时的一个 $D$ 维向量 $\mathbf{n}$，每个值 $n_i$ 对应不同周期中第 $i$ 天的 CTS 数。

基于假设 14.1，不同天到达数 $a_t$ 相互独立，而且周期顾客到达 $(a_{jD+1}, a_{jD+2}, \cdots, a_{jD+D})$ 对所有 $j = 0, 1, \cdots$ 是相同的分布。

$i$：每个周期内的第 $i$ 天；

$d(t)$：第 $t$ 天与周期天数的对应关系，$d(t) \in \{1, \cdots, D\}$；

$P_{ij}$：第 $i$ 天 $j$ 个新顾客到达的概率，且 $i = 1, \cdots, D$，$j \geqslant 0$，因此顾客到达过程可以用矩阵 $\mathbf{P} = [P_{ij}]$ 来刻画；

$$u_t = x_t + w_{t+1}^2$$

$$y_t = u_t + w_{t+1}^1 = x_t + w_{t+1}^1 + w_{t+1}^2$$

$$z_t = y_{t-1} + a_t = x_{t-1} + w_t^1 + w_t^2 + a_t$$

$$n^* = \max\{n_1, \cdots, n_D\}$$

$$a^* = \max\{E[a_1], \cdots, E[a_D]\}$$

除了离线的预留能力决策 $n_t$ 外，存在三个在线的控制决策：顾客指派、提前一天取消 CTS、提前两天取消 CTS。在第 $t$ 天末进行决策 $(x_t, w_{t+1}^1, w_{t+2}^2)$ 之前，系统状态可以表达为系统中顾客数量与第 $t+1$ 天已经被取消 CTS 数的组合，即 $(z_t, w_{t+1}^2)$。

本章研究采用历史相关策略，令 $h_t = \{h_{t-1}, ((z_t, w_{t+1}^2), (x_t, w_{t+1}^1, w_{t+2}^2))\}$，$h_0 = \{(z_i, w_{i+1}^2)\}$ 为从初始状态第 $i$ 天 $(z_i, w_{i+1}^2)$ 开始的全部历史信息，它记录了关于过去状态与控制变量的所有信息 $(z_1, z_2, \cdots, z_t)$，$(x_1, x_2, \cdots, x_t)$，$(w_1^1, w_2^1, \cdots, w_{t+1}^1)$，$(w_1^2, w_2^2, \cdots, w_{t+2}^2)$，顾客到达信息隐含在其中。顾客指派策略 $\boldsymbol{\pi} = \{\pi_1, \pi_2, \cdots\}$ 决定了顾客 CTS 等待队列长度 $x_t = \pi_t(h_t)$，且 $0 \leqslant x_t \leqslant (z_t - n_t)^+$。提前一天取消策略 $\boldsymbol{\mu}^1 = \{\mu_1^1, \mu_2^1, \cdots\}$ 决定了取消 $w_{t+1}^1 = \mu_t^1(h_t)$ 个第 $t+1$ 天的 CTS，且 $0 \leqslant w_{t+1}^1 \leqslant (n_{t+1} - x_t - w_{t+1}^2)^+$。提前两天取消策略 $\boldsymbol{\mu}^2 = \{\mu_1^2, \mu_2^2, \cdots\}$ 决定了取消 $w_{t+2}^2 = \mu_t^2(h_t)$ 个第 $t+2$ 天的 CTS，且 $0 \leqslant w_{t+2}^2 \leqslant n_{t+2}$。

目标为在预留能力决策 $\mathbf{n}$ 与历史相关策略 $(\boldsymbol{\pi}, \boldsymbol{\mu}^1, \boldsymbol{\mu}^2)$ 下，使得平均成本最小：

$$J_{\mu^1 \mu^2 \pi, n}(i, z, w) = \lim_{T \to \infty} \frac{1}{T} E\left[\sum_{t=i}^{T+i-1} g_{d(t)}(z_t, x_t, w_{t+1}^1, w_{t+2}^2) \Big| z_i = z, w_{i+1}^2 = w\right] \quad (14.1)$$

初始状态为 $z_i = z, w_{i+1}^2 = w$，$i = 1, \cdots, D$，其中 $g_{d(t)}(z_t, x_t, w_{t+1}^1, w_{t+2}^2) = b_1 w_{t+1}^1 + b_2 w_{t+2}^2 + c(n_{d(t)} - z_t)^+ + x_t + T^R(z_t - n_{d(t)} - x_t)^+$ 为阶段成本，即 CTS 提前取消惩罚、闲置惩罚以及顾客等待 CTS 和 RTS 的等待惩罚。简化起见，后继将 $g_{d(t)}(\cdot)$ 写为 $g_t(\cdot)$。

**定理 14.1** 存在最优控制策略对所有 $t > 0$，存在 $x_t \leqslant \bar{x}$，且 $\bar{x} = \lceil (T^R + c)n^* \rceil$，其中 $\lceil x \rceil$ 为大于或等于 $x$ 的最小整数。

本章将给出所有重要的理论结果，而忽略所有的证明过程。具体证明过程可参见已经发表的相关论文。因此，不失一般性，作如下假设。

**假设 14.3** 对所有 $t > 0$，存在 $x_t \leqslant \bar{x}$。

下面将在给定预留能力决策 $\boldsymbol{n}$ 的情况下，给出最优的控制策略结构，然后基于这些结果改进预留能力决策。首先证明折扣成本问题下的最优控制策略，然后通过证明将这些理论结果拓展到平均成本问题。

## 14.1 折扣成本下最优顾客调度策略

给定预留能力 $\boldsymbol{n}$ 的情况下，相对应的 $\alpha$ 折扣成本最优控制问题描述如下：

$$J_{\alpha,\mu^1\mu^2\pi}(i,z,w) = \lim_{T \to \infty} E\left[\sum_{t=i}^{T} \alpha^{t-i} g_t(z_t, x_t, w_{t+1}^1, w_{t+2}^2) \Big| z_i = z, w_{i+1}^2 = w\right] \quad (14.2)$$

其中，折扣因子 $0 < \alpha < 1$。

考虑如下最优成本函数：

$$U_\alpha(i,z,w) = \min_{\mu^1\mu^2\pi} J_{\alpha,\mu^1\mu^2\pi}(i,z,w) \quad (14.3)$$

简化起见，在后继部分省略折扣因子。最优成本函数是以下最优等待的唯一解：

$$U(i,z,w) = \min_{x_i, w_{i+1}^1, w_{i+2}^2} \left\{ g_i(z, x_i, w_{i+1}^1, w_{i+2}^2) \right.$$
$$\left. + \alpha \sum_a P_{i+1,a} U(i+1, x_i + w + w_{i+1}^1 + a, w_{i+2}^2) \right\}, \quad \forall i = 1, \cdots, D \quad (14.4)$$

最优控制策略是静态确定的，而且可以通过计算得到式(14.4)的最优变量$(\boldsymbol{x}, \boldsymbol{w}^1, \boldsymbol{w}^2)$。最优成本函数是以下值迭代的极限函数：

$$U^t(z_t, w_{t+1}^2) = \min_{x_t, w_{t+1}^1, w_{t+2}^2} \left\{ g_t(z_t, x_t, w_{t+1}^1, w_{t+2}^2) \right.$$
$$\left. + \alpha \sum_a P_{t+1,a} U^{t+1}(x_t + w_{t+1}^1 + w_{t+1}^2 + a, w_{t+2}^2) \right\} \quad (14.5)$$

$$U^0(z) = 0 \quad (14.6)$$

其中，$t = 0, 1, 2, \cdots,$　$0 \leqslant x_t \leqslant ((z_t - n_t)^+ \wedge \overline{x})$，$w_{t+1}^1 \leqslant (n_{t+1} - x_t - w_{t+1}^2)^+$，$w_{t+2}^2 \leqslant n_{t+2}$
且 $\wedge$ 表示两个值中的最小值，$n_t = n_{d(t)}$，$P_{t+1,a} = P_{d(t+1),a}$。因此，有

$$U(i, z, w) = \lim_{\kappa \to \infty} U^{-D\kappa + i}(z, w) \tag{14.7}$$

根据阶段成本的定义 $g_t(\cdot)$，式(14.4)可以重写为

$$U^t(z_t, w_{t+1}^2) = \min_{0 \leqslant x_t \leqslant ((z_t - n_t)^+ \wedge \overline{x})} \left\{ c(n_t - z_t)^+ + x_t + T^R(z_t - n_t - x_t)^+ + V^t(x_t, w_{t+1}^2) \right\} \tag{14.8}$$

$$V^t(x_t, w_{t+1}^2) = \min_{x_t + w_{t+1}^2 \leqslant y_t \leqslant ((x_t + w_{t+1}^2) \vee n_{t+1})} \left\{ W^t(y_t) + b_1(y_t - x_t - w_{t+1}^2) \right\} \tag{14.9}$$

$$W^t(y_t) = \min_{0 \leqslant w_{t+2}^2 \leqslant n_{t+2}} E\left[ b_2 w_{t+2}^2 + \alpha U^{t+1}(y_t + a_{t+1}, w_{t+2}^2) \right] \tag{14.10}$$

其中，$\vee$ 表示两个值中的最大值。$U^t(z_t, w_{t+1}^2)$、$V^t(x_t, w_{t+1}^2)$ 与 $W^t(y_t)$ 分别识别了
顾客指派、提前一天取消、提前两天取消的最优控制策略。

类似地，式(14.5)可以写为

$$U(i, z, w) = \min_{0 \leqslant x \leqslant ((z_i - n_i)^+ \wedge \overline{x})} \left\{ c(n_i - z)^+ + x + T^R(z - n_i - x)^+ + V(i, x, w) \right\} \tag{14.11}$$

$$V(i, x, w) = \min_{x + w \leqslant y \leqslant ((x+w) \vee n_{i+1})} \left\{ W(i, y) + b_1(y - x - w) \right\} \tag{14.12}$$

$$W(i, y) = \min_{0 \leqslant w \leqslant n_{i+2}} E\left[ b_2 w + \alpha U(i+1, y + a, w) \right] \tag{14.13}$$

根据式(14.7)与最优成本函数的唯一性，有

$$V(i, x, w) = \lim_{\kappa \to \infty} V^{-D\kappa + i}(x, w) \tag{14.14}$$

$$W(i, y) = \lim_{\kappa \to \infty} W^{-D\kappa + i}(y) \tag{14.15}$$

式(14.9)右侧是 $u_t$ 的函数，$u_t = x_t + w_{t+1}^2$，因此后面将用 $V^t(u_t)$ 替代 $V^t(x_t, w_{t+1}^2)$。式(14.9)与式(14.12)分别变为

$$V^t(u_t) = \min_{u_t \leqslant y_t \leqslant (u_t \vee n_{t+1})} \left\{ W^t(y_t) + b_1 y_t \right\} - b_1 u_t \tag{14.16}$$

$$V(i, u) = \min_{u \leqslant y \leqslant (u \vee n_{i+1})} \left\{ W(i, y) + b_1 y \right\} - b_1 u \tag{14.17}$$

**定理14.2**　式(14.11)中的最优值函数 $U(i, z, w)$ 在 $z$ 与 $w$ 上是凸函数，式(14.17)
中的 $V(i, u)$ 在 $u$ 上是凸函数，式(14.13)中的 $W(i, y)$ 在 $y$ 上是凸函数。而且，问题
(14.3)的最优控制策略如下：

$$x_i^* = \begin{cases} 0, & z_i - n_i \leqslant 0 \\ z_i - n_i, & 0 \leqslant z_i - n_i \leqslant (L_i - w_{i+1}^2)^+ \\ (L_i - w_{i+1}^2)^+, & z_i - n_i \geqslant (L_i - w_{i+1}^2)^+ \end{cases} \tag{14.18}$$

$$w_{i+1}^{1*} = \begin{cases} S_{i+1}^1 - x_i - w_{i+1}^2, & x_i + w_{i+1}^2 \leqslant S_{i+1}^1 \\ 0, & x_i + w_{i+1}^2 \geqslant S_{i+1}^1 \end{cases} \tag{14.19}$$

$$w_{i+2}^{2*}(y_i) = S_{i+2}^2(y_i) \tag{14.20}$$

其中,

$$L_i = \underset{w \leqslant u \leqslant w+(z-n_i)^+}{\arg\min} (V(i,u) - (T^R - 1)u)$$

$$S_{i+1}^1 = \underset{u \leqslant y \leqslant (u \vee n_{i+1})}{\arg\min} \{W_i(y) + b_1 y\}$$

$$S_{i+2}^2(y) = \underset{0 \leqslant w \leqslant n_{i+2}}{\arg\min} \{E[b_2 w + U_{i+1}(y + a_{i+1}, w)]\}$$

**定理 14.3**　$W^t(y_t)$ 在 $y_t$ 上为凸函数, $V^t(u_t)$ 在 $u_t$ 上为凸函数, $U^t(z,w)$ 在所有 $t = 0, -1, \cdots$ 上超模、超凸, 且在 $z$ 与 $w$ 上为凸函数。

# 14.2　平均成本下最优顾客调度策略

### 14.2.1　有限需求情况

该部分将给出已经证明的结论, 折扣成本问题下的最优控制策略也是有限需求平均成本问题上的最优控制策略。

**假设 14.4**　存在有限数 $A$, 且对所有 $t$ 有 $a_t \leqslant A$。

假设 14.3 和假设 14.4 表明系统状态变量 $z_t$ 有上限:

$$z_t \leqslant \bar{z} \equiv \bar{x} + A + n^* \tag{14.21}$$

**定理 14.4**　在假设 14.1～假设 14.4 下, 对平均成本模型(14.1)存在最优平均成本与最优静态控制策略, 且最优平均成本 $\lambda$ 与初始状态无关。

$$\lambda = \lim_{\alpha \to 1}(1-\alpha)U_\alpha(i,z,w) \tag{14.22}$$

差别成本函数为

$$\psi(i,z,w) = \lim_{\alpha \to 1}(U_\alpha(i,z,w) - U_\alpha(D,0,0)) \tag{14.23}$$

满足以下最优等式:

$$\lambda + \psi(i,z,w) = \min_{x,y,w'}\left\{c(n_i - z)^+ + x + T^R(z - n_i - x)^+ + b_1(y - x - w)\right.$$
$$\left. + b_2 w' + \sum_a P_{i+1,a}\psi(i+1,y+a,w')\right\} \tag{14.24}$$

式(14.24)可以重写为

$$\psi(i,z,w) = \min_{0 \leqslant x \leqslant ((z-n_i)^+,\bar{x})}\left\{c(n_i - z)^+ + x + T^R(z - n_i - x)^+ + \psi^1(i,x+w)\right\} \tag{14.25}$$

$$\psi^1(i,u) = \min_{u \leqslant y \leqslant \max\{u,n_{i+1}\}}\left\{\psi^2(i,y) + b_1(y - u)\right\} \tag{14.26}$$

$$\psi^2(i,y) = \min_{0 \leqslant w' \leqslant n_{i+2}} E\left[b_2 w' + \psi(i+1,y+a,w')\right] - \lambda \tag{14.27}$$

从式(14.23)、式(14.26)、式(14.27)、式(14.12)、式(14.13)可得

$$\psi^1(i,u) = \lim_{\alpha \to 1}(V_\alpha(i,u) - U_\alpha(D,0,0)) \tag{14.28}$$

$$\psi^2(i,y) = \lim_{\alpha \to 1}(W_\alpha(i,y) - U_\alpha(D,0,0)) \tag{14.29}$$

### 14.2.2　无限需求情况

**定理 14.5**　在假设 14.1～假设 14.3 下，①存在满足式(14.22)的$\lambda$，对于所有$(i,z,w)$，满足式(14.23)和式(14.24)的矩阵$\psi(i,z,w)$；②最优控制策略是使得式(14.24)最小的变量；③对于平均成本模型，最优控制策略如式(14.18)～式(14.20)所示。

### 14.2.3　最优控制策略的计算

根据定理 14.4 和定理 14.5，最优控制策略可以通过求解以下线性规划模型来求解：

$$J(\boldsymbol{n}) \equiv \max \lambda$$

s.t.　$\psi(i,z,w_{i+1}^2) \leqslant c(n_i - z)^+ + x + T^R(z - n_i - x)^+ + \psi^1(i,x+w_{i+1}^2), \quad \forall i = 1,\cdots,D$

$\psi^1(i,x+w_{i+1}^2) \leqslant \psi^2(i,y) + b_1(y - x - w_{i+1}^2), \quad \forall i = 1,\cdots,D$

$\lambda + \psi^2(i,y) \leqslant b_2 w_{i+2}^2 + \sum_a P_{i+1,a}\psi(i+1,y+a,w_{i+2}^2), \quad \forall i = 1,\cdots,D$

$\forall x_i \leqslant (z_i - n_i)^+ \wedge \bar{x}, \quad x + w_{i+1}^2 \leqslant y \leqslant ((x + w_{i+1}^2) \vee n_{i+1}), \quad 0 \leqslant w_{i+2}^2 \leqslant n_{i+2}, \quad \forall i = 1,\cdots,D$

其中，$J(\boldsymbol{n})$为问题(14.1)的最优平均成本。

## 14.3　预留能力优化

从某一给定的预留能力决策开始，考虑顾客指派及提前一天和提前两天取消 CTS，对预留能力决策进行局域搜索改进。算法描述如下：

(1) 选择初始预留能力决策 $n^0$，通过求解线性规划模型，确定最优控制策略 $\pi(n^0)$、$\mu^1(n^0)$、$\mu^2(n^0)$ 及对应的最优平均成本。

(2) 令 $n^* = n^0$，$J(n^*) = J(n^0)$。

(3) 通过在 $n^0$ 的邻域搜索，确定邻域中平均成本最小的预留能力决策 $n'$：

$$n' = \underset{n \in \{n+e_k; n-e_k; n-e_k+e_j : 1 \leqslant k, j \leqslant D, k \neq j\} \cap \mathrm{IN}^D}{\mathrm{argmin}} J(n)$$

(4) 若 $J(n') < J(n^*)$，令 $n^* = n'$，返回第(3)步。

(5) 最终预留能力决策为 $n^*$，且最终最优控制策略为 $\pi(n^*)$、$\mu^1(n^*)$ 与 $\mu^2(n^*)$。

数值实验结果表明，提前两天取消 CTS 有助于减少平均成本，且预留能力决策局域搜索算法可以在较短的时间内获得比较好的预留能力决策与控制策略。

# 第 15 章　临床路径工作流建模与变异处理管理

## 15.1　流程路径简介

经过十多年的医疗服务体制改革，我国医疗卫生行业取得了巨大成就，人民健康水平不断提高，但仍然存在"看病难、看病贵"的突出问题[1]。特别是目前患者到医院看病普遍存在盲目"多用药、用贵药、重复检查"等现象。一样的疾病，不同的医生进行诊断，其治疗方案和花费可能有很大差别。造成这些现象的一个重要原因是，医疗服务过程缺乏有效的行为规范和标准化，如检查项目哪些必须做、哪些不需要做，没有统一的标准，这导致医护人员诊疗行为的随意性，不但降低了医疗服务效率和质量，而且造成了医疗费用的增长。加之，中国的医疗资源约占世界医疗资源的 2%，人口却约占世界总人口的 20%，因此有效地提高资源利用率、降低医疗成本的同时不断提高医疗服务质量成为我国医疗机构生存和持续发展的关键。

患者看病和诊疗过程的标准化早已得到广泛关注和重视。美国医疗机构联合评审委员会(Joint Commission on Accreditation of Healthcare Organizations, JCAHO)下属的对医疗机构进行认证的国际性分支机构(Joint Commission International，JCI)[2]制定和完善了一整套医院管理标准——《JCI 医院评审标准》，至今共有 14 个国家的 76 家医院通过了该项认证，并明确提出要"临床路径诊疗标准化"。该模式在美国医疗费用高涨、政府负担过重、实施以诊断相关分组(diagnosis related groups, DRG)为付款基础的定额付款制度的背景下产生并受到医学界的高度重视和推广。该模式主要有以下几个特点：

(1) 诊疗标准化，可缩短平均住院日和降低医疗费用。

(2) 体现了"以患者为中心"的医院流程管理理念。

(3) 提高医疗质量、减少医疗纠纷。

(4) 提高服务质量和患者满意度。

临床路径在 20 世纪 80 年代由 Zander 首次引入医疗卫生领域以改善医疗质量和效率，其作为一种标准化管理方法，至今已有近二十余年的发展历史，国外对临床路径的研究与应用已较为成熟[2,3]。美国等西方发达国家都有大量相关文献报道，美国近 60%的医院在不同程度地使用临床路径，并且正在从外科向内科、从急性病向慢性病、从院内向社区医疗服务、从单纯临床管理向医院各方面管理扩展。因此，临床路径已逐渐成为医疗规范化管理中应用最广泛的质量效益型医疗管理模式[4-6]。

在我国，为规范临床诊疗行为，保证医疗质量和医疗安全，2009 年 12 月 9 日，卫生部颁发《关于开展临床路径管理试点工作的通知》，在全国范围内至少遴选 50 家试点医院，承担 22 个专业 112 个病种的临床路径管理试点工作。因此，研究临床路径在医疗质量管理中的应用，探索符合我国国情的临床路径实施办法，对提高医疗质量、控制医疗费用、缩短住院天数、促进医疗资源的合理利用等诸多方面具有重大而深远意义。

### 15.1.1 临床路径的内涵和主要特征

临床路径(clinical pathway)是医生、护士和其他专业人员所组成的医疗团队针对特定的诊断(diagnosis)、疾病(disease)或手术(disease)，在最适当的时间所采取的经过最佳顺序安排的最优治疗过程[7, 8]。它通过规范医疗行为和制定标准的诊疗流程，加强跨学科、跨部门之间的整体协作，规定合理的诊疗时间和费用以降低医疗成本和提高医疗服务满意度。标准的诊疗流程可减少同一病种的不同患者、不同医疗人员之间的医疗差异，并通过分析和总结个案差异和例外情况，改进医疗质量[9, 10]。国内外相关文献和研究报告都表明，成功开发和实施临床路径可在以下方面取得较为满意的效果：控制和缩短平均住院日；降低患者治疗成本，控制医疗费用的增长；改善临床结果(改善患者的生命质量，减少并发症发生率)；提高患者及家属的满意度；促进医生和护士之间的良好沟通和合作；促进患者及家属主动参与和配合治疗等。

事实上，临床路径是医疗小组针对特定临床问题的患者所采取的标准化医疗业务流程，它是一个多学科和多角色(如医生、护士、药剂师、麻醉师、化验师等)的协同管理计划，其主要特征可以归纳如下：

(1) 存在大量模糊、不确定的变异。尽管临床路径多用于常见病和多发病，力图事先规定相同病种或手术的可预测的标准诊疗流程，但在临床路径实施过程中仍存在大量不可避免且经常发生的变异。骨肉瘤临床路径术前化疗环节经常会出现大量不确定的变异，如肝功能和肾功能损害、骨髓抑制和口腔炎等。变异的形式多种多样，可能由于个体患者在生理和心理上的巨大差异，以及病情、病种等各种医学因素内在的复杂性，出现患者治疗结果与临床路径预期结果不相符的情况；也可能由于医护人员的医疗水平和工作状态等差异、药物的不同药性和副作用等，导致诊疗行为偏离临床路径的标准化过程。由于变异的复杂多样性，该过程所涉及的知识及其内在联系也比较复杂，加之，与变异有关的患者状况的评价和判断大都是主观、不精确的，同时医疗领域知识中大量概念和关系都是模糊的，因此变异的管理和控制十分困难。

(2) 不完全确定的结构。虽然临床路径为患有相同疾病或需要相同手术程序的所有患者提供了通用的、相对结构化的治疗过程，但是，由于存在大量的变异，临床路径应用于个体患者时的流程结构并不能完全确定和表示。个体临床路径中变异的识别、分析和处理需要医护人员运用专业知识才能完成，从而使得这些活动及过程在很大程度上具有一定的柔性和动态性。

(3) 知识密集。临床路径的患者诊疗过程具有知识密集型的特点。临床路径中的具体临床措施要由多学科医疗团队协作执行，该团队包括隶属于不同医疗组织、学科或组织单元(如泌尿科和检验科等)的各种成员(如医生和护士等)，而不仅仅是由某个学科或部门的医生执行这些临床活动。临床路径详细规定这些活动并供团队成员使用，旨在改善不同组织、学科和单元之间治疗的连续性和协调性。社区成员除了完成非知识密集型活动以外，还需要使用现有的异构应用程序通过内联网或互联网不断地交换和共享与路径相关的各种知识，如预期结果、临床措施及其逻辑连接关系和时间关系、变异相关知识等。

(4) 复杂的时间约束。临床路径是有严格的工作顺序、有准确的时间要求的照顾计划。在全局层次，该计划规定了特定临床问题的医疗过程的总体平均完成时间，即预期住院日。在局部层次，医疗活动通常在执行时刻或执行时间段上有限制，而且尤其重要的是，不同医疗活动之间存在复杂的时间约束。这包括相同类型诊疗活动之间的时间关系，如两次体温测量之间的时间间隔，以及不同类型的临床措施之间的时间关系，如手术日期间静脉推注抗生素活动发生在手术前 30 分钟，即存在抗生素使用与手术操作之间的时间间隔要求。

(5) 多角色异步协作。临床路径涉及不同专业、不同角色的医护人员，如主治医生、护士、药剂师等。这些人员在治疗患者的医疗小组中分别负责不同的治疗方面，并需要进行紧密的异步协作，以保证和提高医疗质量。

### 15.1.2　临床路径实施现状及存在的问题

目前，临床路径的管理和控制大多基于手工或纸质文档的方法[11]，该方法以图表的形式建模和表达临床路径所包含的 4 个主要组成部分：①时间线(time line)，即临床路径所适用诊断或手术类型、病种的平均住院日(length of stay，LOS)；②各种治疗活动或措施(interventions)；③中期和长期结果标准(outcome criteria)；④文档化偏离标准路径的变异记录(variance record)。纸质临床路径系统假设特定诊断、手术或疾病类型的管理包括一些原子治疗活动或措施及其实现的预期结果或目标，这些结果和措施沿着事先确定的时间线展开，这样临床路径文档沿着时间线分段(天或诊断治疗阶段)显示要实现的预期结果以及要执行的关键和标准化治疗措施清单，并指定一定的空间以记录临床路径实施中所出现的变异。在按照临床路径管理特定患者时，这些纸质表格在医护人员之间传递，用以记录、核实和确认他们是否已经在事先安排的时间段为该患者执行事先规定的各种临床活动，并用以将患者的实际诊疗情况与事先设定的预期住院天数、预期结果等进行比较，以确定是否出现变异情况，或者说，以确定是否出现任何偏离标准化临床路径的情况[12]。对于所出现的变异，医护人员进行及时记录、分析和处理，尽可能地使患者仍然可以按照后续临床路径流程进行治疗，但也可能会改变该患者的后续诊疗流程，甚至有可能改变临床路径自身的标准化规范。

由于手工临床路径系统采用纸张作为信息的载体，这种方式存在以下几方面的问题：

(1) 限制了可记录的信息量。纸张的尺寸(如 A4 或 A3 规格)极大地限制了关于患者管理的可记录信息量。临床路径表格只为医护人员提供了有限的空间，用以简单地记录针对特定患者执行相关临床活动和所发生变异的信息，这些活动和变异处理等详细细节则需单独记录在另外的纸质图表中。

(2) 难以形成有意义的临床信息集合。纸张的二维特性使得特定的患者健康问题、预期结果和目标、实际的治疗活动和评价结果等信息必须记录在不同的纸质图表中，相互之间不存在实际的物理连接，从而难以形成有意义的临床信息集合。

(3) 难以直接反映患者状态变化的趋势信息。纸张的二维静态特性使得手工临床路径系统难以为医护人员直接反映和提供患者状态变化趋势等有意义的临床信息。为了提取及综合这些信息以便为临床决策提供有力的支持，医护人员需要对多种纸质表格进行大量的手工处理。随着患者数量和表格的增加，这种处理的难度也随之增加[11]，而且手工方式的系统分析和整理会受到人为干扰并需要耗费大量的人工时间。这种高度劳动密集型的活动极大地影响了医护人员应用临床路径的积极性，从而降低了临床路径的实施效果。

(4) 缺乏对临床路径的实施过程实时监控。纸质临床路径文档的传递受到时间和空间的限制，如文档在任何时候都只能被特定诊疗点的医护人员使用，而不能被地理上分散的医疗团队成员同时查看，这使得特定患者的临床路径书的流转情况及所反映的病情难以被所有医疗团队成员实时掌握和监控。在实际的临床路径实施中，医护人员有可能不自觉地违反这些隐含知识所包含的活动执行等约束，从而导致有可能避免的变异情况和低效率。

(5) 不能明确建模和表示诊疗活动之间的相互依赖关系和不同的活动路径，难以支持临床路径协同处理。在纸质临床路径文档中，要实现的预期结果以及要执行的标准化诊疗措施沿时间线分段(天或诊断治疗阶段)显示，也就是说，临床路径被简单地建模为结果和诊疗措施的日常清单，这些诊疗活动之间的相互依赖关系和相应的活动路径并没有被明确地表示和规定。

(6) 缺少系统收集与分析变异信息和知识的支持。临床路径执行过程中，经常会出现一些模糊、不确定的变异，而现有的方式对变异的收集不系统、不全面，特别是无法有针对性地对临床路径的变异分析、处理提供必要的决策支持。

### 15.1.3　临床路径建模与流程路径计算机程序化

手工方式所存在的这些问题严重制约了临床路径的实施效率和效果，临床路径的信息化和自动化日益受到人们的关注。首先，信息技术提供了日益强大的信息收集和处理能力，将信息技术应用于临床路径会极大地提高医疗效率和避免医疗差错。其次，计算机化的临床路径与现有医院信息系统(hospital information system, HIS)相集成，可以弥补 HIS 对以患者为中心的诊疗流程管理支持不足的缺憾，从而提高医疗效率。有学者已经开始对此进行研究[13]，如台湾长庚大学附属纪念医院的 Chang 等开发了一个基于 Web 的临床路径管理系统，并应用于肾切除术临床路径的电子化实施[14]。Wakamiya 等[11]为纸质临床路径管理开发了一个低成本电子系统，提供变异、患者流等信息的自动统计、分析和管理功能。这两个研究基本实现了纸质临床路径文档的电子化，直接提供或通过日常活动清单创建功能间接提供临床路径的电子文档，实现文档中信息的计算机化记录、保存和管理，在一定程度上可弥补纸质系统的缺陷和不足，但他们较少考虑临床路径工作流中诊疗措施、结果及相互关系的明确建模，不能实时提醒和监控医护人员执行诊疗活动和了解患者情况。

我们研究临床路径计算机化的最终目标就是促使这一协作流程在不同医护人员、应用系统之间自动流转和高效运行，以增强临床路径实施效果，提供高质量、低成本的医疗服务。因此，自动化协调业务过程活动的工作流管理为临床路径计算机程序化和自动执行提供了重要的技术手段。工作流管理技术旨在实现业务过程的自动化，这些业务过程涉及人类活动和基于机器(计算机)的活动，特别是涉及与信息技术应用和工具之间的交互。1993 年工作流管理联盟(Workflow Management Coalition, WFMC)的成立标志着工作流技术开始进入相对成熟的阶段[15]，并逐渐被学术界和企业界广泛关注和重视[16, 17]。

在医疗服务过程中，工作流技术已经有成功的应用。Malamateniou 等[18]提出使用基于 Web 的工作流和 XML 技术，自动化地支持一个卫生区域内不同组织及其系统提供的协作医疗过程。Anzbock 等[19]提出基于 Web 服务的工作流模型，并用业务过程执行语言和 Web 服务描述语言形式化地描述该模型，以实现集成卫生企业事务和过程流(如患者管理过程流)。

据此，工作流管理思想可以引入到临床路径流程管理中，通过将临床路径诊疗流程建模为工作流模型(过程定义)，并通过计算机化临床路径系统解释和执行，以实现基于临床路径的患者诊疗过程的自动/半自动执行、动态监控和调整，从而增强临床路径总体实施效果。对于临床路径建模，与传统的工作流管理中工作流模型一般表示不同活动以及活动之间的逻辑依赖关系所形成的网络不同，临床路径工作流模型不仅要描述诊疗活动以及表示活动之间依赖关系的控制结构，还需要明确反映诊疗活动预期的结果和资源等。此外，由于时间是临床路径领域中一个非常重要的维度，临床路径工作流模型还需要明确表示临床活动和过程中的时间概念和时间关系。

### 15.1.4　临床路径变异分析的必要性

变异的管理是临床路径管理的重点，对变异记录和分析的过程就是为临床管理、制定医疗护理计划以及改进路径表单等工作提供信息反馈的过程。通过对变异的分析可以发现临床管理中存在的问题，可以明确诊疗流程中的瓶颈所在，也只有对变异进行有效的管理才能使临床路径真正起到缩短住院天数、降低医疗费用、提高医疗质量的作用。

卫生医疗领域对临床路径变异还没有统一的定义。一般将变异定义为：实际诊疗过程与假设的标准临床路径相比所出现的偏差、与任何预期决定相比的变化[20,21]。例如，已进入尿道下裂矫治术临床路径的 3 岁患者，拟在入院后第 3 天上午接受手术，但入院后第 2 天晚上出现急性支气管炎，因此要转入内儿科治疗，推迟手术。

临床路径变异的一个重要特点就是其复杂多样性。在进入临床路径患者诊疗过程中会出现多种多样的变异，引起这些变异的原因通常比较复杂，有可能是一种因素造成的，如个体患者的生理、心理或病情等因素以及医护人员的医疗水平或人为失误等，也有可能是由于多种因素，这些因素有些直接与所执行的临床路径活动相关，也可能与诊疗过程无关。医疗小组成员需根据患者诊疗数据和信息，运用相关医学知识或自身经验，对产生变异的原因进行分析，依据变异的不同原因、来源和/或性质，可能需要不同的相应变异处理策略。特别是，由于变异的分析处理与临床路径诊疗流程紧密相关，变异处理方法还需要考虑已执行临床活动的影响、分析处理方式及对后续临床流程的影响等。

此外，变异处理一般是结合多种不同领域(如特定医学领域、临床路径领域)知识进行推理的过程，还涉及大量不精确知识，即通常包含不具有清晰解释的语言术语、含糊概念和描述以及模糊关系。如何借助模糊推理和人工智能的方法进行临床路径工作流变异分析和处理十分重要。具体的，在临床路径变异分析和处理方法上，关键问题是合理确定病种、变异、诊疗活动属性，如何解决临床路径变异的模糊性和相关时间约束，如何利用人工智能的方法进行相关的临床路径变异分析和处理，为临床路径工作流可重构建模与自适应进行有效的决策支持。

## 15.2　基于 GFTECA 规则的临床路径工作流建模

工作流技术作为过程建模和过程管理的核心技术，为临床路径诊疗过程管理提供了有效的解决思路。常用以描述工作流过程定义的方法有形式逻辑、基于Petri网及其变形的建模(如工作流网)[22]和基于对话的工作流建模等。传统的工作流模型往往只能表达过程沿着线性路由依次执行的情况[23]。然而，在实际中往往需要根据具体情况动态地确定执行路由，这就需要工作流模型能表达出不同情况下的不同处理方法。

另外，由于临床路径十分复杂且具有诸多变异(如感染、中毒等)，通常不可能事先定义诊疗过程中的各种控制和步骤，所以系统应能在患者的状态有所改变时触发相应的操作对诊疗过程进行修改，同时对受到影响的工作流进行动态调整。这种动态调整问题很难处理，现有的工作流管理系统还没有彻底地解决该类问题。

目前，事件-条件-动作(event-condition-action，ECA)规则[24]是在基于知识的推理领域广泛使用的一种方法。用ECA规则来表示工作流，不仅因为它通过构建复杂的事件运算和条件表达式提供了很强的语义表达能力，还由于它本身是一种内部表示格式，容易执行且具有很强的扩展性。另外，以事件驱动为中心还可以大大提高系统的柔性，这种柔性允许工作流实例在运行过程中修改流程结构，具有较好的支持流程动态修改的能力。

鉴于在临床路径领域，诊疗活动间具有复杂的"硬时间"约束，有许多事实、规则等知识都是模糊的，因此必须对常规的ECA规则进行拓展，以适应临床路径工作流建模和变异处理的需要。本节在ECA基础上提出基于广义模糊时间ECA(generalized fuzzy time ECA, GFTECA)的临床路径工作流建模与变异处理方法。当事件、条件和动作均为精确值或模糊量时，就退化为一般的时间ECA规则或模糊时间ECA(FTECA)规则，否则表示为GFTECA规则。其中GFTECA规则可以用来进行临床路径工作流建模、FTECA规则可以用来进行临床路径的变异分析和处理。另外，不同病种变异的GFTECA规则是基于项目组临床专家或其他领域专家处理变异的流程与经验产生的。

### 15.2.1　基于GFTECA规则的临床路径工作流模型定义

在构建临床路径初始模型时，相关的治疗活动或者诊疗措施之间的逻辑关系大多数是确定的。况且这些事件的发生是精确的，也就是非模糊的。而在临床路径变异处理中，事件和条件命题涉及患者、医护人员或医疗资源状态或特定临床措施的执行情况等，这些通常是模糊、不确定的，如腹部很痛、出血量很大、肝损害很严重、患者白细胞数量很高等。这些命题真值不是精确的，而是模糊的。

如何通过一种广义的定义来解决临床路径工作流建模和变异处理问题十分重要。本节通过提出的GFTECA规则，将临床路径诊疗流程、变异处理措施等建模为一般ECA规则、模糊时间ECA规则或者广义模糊时间ECA规则，并考虑相关的时间约束机制，通过规定模糊/非模糊事件、模糊/非模糊条件、经典动作以及事件阈值，直接或者通过推理得到变异事件的适当处理措施，促使医护人员及时执行相关活动、解决变异问题，以便继续推动患者临床路径工作流的执行。

特别是，临床路径执行过程中有着一定的时间限制，如递交手术申请的截止时间为中午 12:00、骨肉瘤术前化疗在使用大剂量 MTX 的 12 小时后必须用 CF(四氢叶酸钙)解毒，否则会造成患者的死亡。因此，本章在 ECA 规则的基础上加入时间约束，并引入模糊集理论，提出了 GFTECA 规则建模和变异处理方法，如图 15.1 所示。其中时间约束分为固定时间约束和条件时间约束。

RULE <RuleID> [(Parameter_ 1, Parameter_ 2,···, Parameter_ n],
WHEN <Event|deterministic or fuzzy>

    IF<Condition 1|deterministic or fuzzy>　　　　　THEN <Action l|deterministic or fuzzy> ;
    ···
    IF <Condition n|deterministic or fuzzy >　　　　THEN <Action n|deterministic or fuzzy>; (n⩾1)

VALID-TIME time point or time period
END RULE

图 15.1　GFTECA 规则定义

固定时间约束表现为一个固定的时间间隔或日期。

条件时间约束：相当于 Until 操作，如肿瘤术前化疗使用 Etoposid(依托泊苷)药物时可能会导致患者感染，所以要用 Doxycyclin(多西环素)这样的抗生素来消除感染。用扩展 ECA 规则可表示如下：

WHEN critical-hemato-status (P) was found VALID-TIME [now (1, day), now]
THEN [add-repetitively (Doxycyclin, (1, day), P) Until drop (Etoposid, P)]
VALID-TIME Now

采用扩展 ECA 规则，临床路径变异可以看成一个事件，事件-条件部分(WHEN/IF)详细说明了在何种事件和条件之下需要治疗过程的自适应；规则的 THEN 部分指定的诊疗流程的修改与临床路径工作流自适应相对应，如悬挂、放弃临床路径工作流或增加、延迟或者删除单个的临床路径工作流活动。有效时间(VALID-TIME 或 VT)说明了进行自适应操作的时间约束。因此，在本章中，GFTECA 规则主要分为两类。

针对临床路径执行过程中出现的精确的变异，系统采取增加、删除、替换或延迟相关医疗活动措施，以实现临床路径工作流自适应。采用模糊时间 ECA 规则模型支持模糊、不确定变异的处理，在事件、条件和动作部分声明变异事件及其处理相关的条件、措施等。

时间 ECA 规则，即流程活动流转 ECA 规则，主要是用来描述流程运行过程中活动之间流转的规则，系统根据此类 ECA 规则可以实现对流程活动间流转的自动控制。复杂的流程流转规则都可以由顺序执行、选择分支、并发分支、选择汇合、并发汇合及循环六种基本流程活动流转组合而成，这些都可以用 ECA 规则表示。

**定义 15.1**　基于扩展 ECA 规则的工作流可以定义为 12 元组($E$、$C$、$A$、Rules、LC、$F$、CF、DF、ST、ET、RT、DT)，其含义分别如下：

$E$ 是一系列事件的集合(详细定义参见定义 15.2)。

$C$ 是一系列条件的集合，$C = \{C_1, C_2, \cdots, C_J\}$。

$A$ 是一系列活动(activity)和操作(operation)的集合，其中 Activity=DN∪SN∪EN∪CN，DN 为一般活动，SN 为开始节点，表示一个工作流过程的开始，它还用于子过程节点中子流程的入口节点，用 Start 表示；EN 为终止节点，表示一个工作流过程的结束，它还用于子过程节点中子流程的出口节点，用 End 表示；CN 为子过程节点，用 Sub flow 表示，子过程节点本身就是一个工作流模型，在子过程节点的工作流模型中还可以定义子过程节点，从而形成一个层次化的工作流模型。

Rules 是描述流程运行的 ECA 规则集合，Rules$\subseteq E \times C \times A$。

LC 是一系列逻辑连接符，为路由节点；包括与与(and-and)、与或(and-or)、或与(or-and)和或或(or-or)四种结构，用以实现流程控制的功能。它们的前后方向可以各自连接一条或者多条弧。

$F$ 是连接弧，其上可设定分支条件，活动之间必须通过路由节点连接，基本结构为活动—弧—路由节点—弧—活动。除此以外，路由节点之间可以直接连接，即等价于路由节点—弧—空活动—弧—路由节点。当弧是由活动指向路由节点时，弧上不需要指定条件，但需定义触发路由节点的事件。这些事件可以是预定义的原子事件，也可以是复合事件。当弧是由路由节点指向活动时，若为选择分支结构，则需要指定该分支弧的条件，用于 ECA 规则的实现。若不是分支结构，则弧上不需要设定条件，弧的指向即对应条件的活动。

CF 表示控制流，$CF \subseteq (A \times LC) \cup (LC \times A) \cup (LC \times LC)$。

DF 表示数据流，$DF \subseteq (A \times A)$, AND $CF \cup DF \neq \varnothing$, $CF \cap DF = \varnothing$。

ST 表示活动的开始时间，ET 表示活动的结束时间，RT 表示活动的时间段约束，DT 表示活动的持续时间。

**定义 15.2**　事件($E$)是一个函数，将时间映射为布尔值，它可以表示为

$$E: T \rightarrow \{\text{True, False}\}$$

$$E(t) = \begin{cases} \text{True}, & E\text{类型的事件在}t\text{发生} \\ \text{False}, & \text{其他} \end{cases}$$

式中，$t$ 为事件的发生时间，事件可以分成原子事件(Ea)和复合事件(Ec)。原子事件是那些可以被工作流管理系统直接探测到的事件，在本章中把它分为

绝对时间事件、活动状态变化事件和操作事件。其中活动状态变化事件包括以下 8 种:

$$Ea \subseteq \{e \forall a \in A, e \in \{Waiting(a), Initialized(a), Running(a), Completed(a),$$

$$Cancelled(a), Aborted(a), Suspend(a), Wake(a)\}\}$$

其中, Waiting()表示活动触发条件未满足, 活动执行条件还未就绪; Initialized() 表示活动触发条件已经满足, 可以开始执行本活动; Running()表示活动已经开始 执行, 但还未完成; Cancelled()表示活动被取消; Aborted()表示发生异常时退出 执行状态; Completed()表示活动已被执行完; Suspend()表示活动被悬挂; Wake() 表示活动被重新唤醒。

另外, 为了表达工作流执行中的复杂逻辑, 原子事件可以进行复合, 形成复 合事件[6]。

**定义 15.3**　活动的触发机制。

为了有利于临床路径工作流的表达, 这里引入了 5 种触发机制(如图 15.2 所

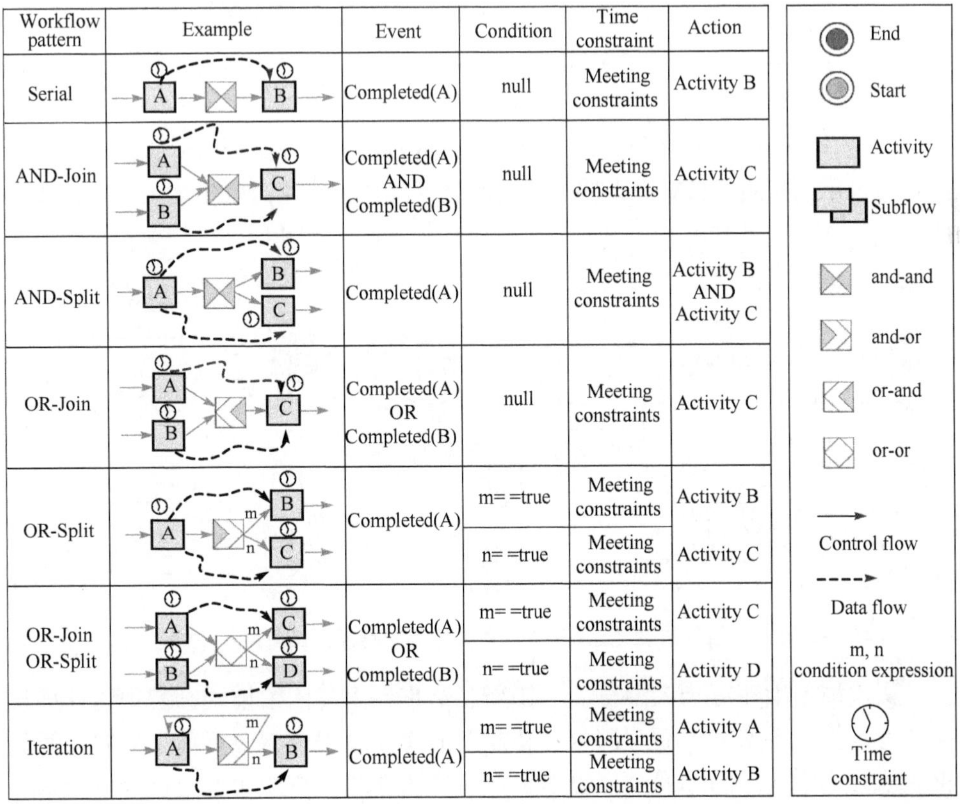

| Workflow pattern | Example | Event | Condition | Time constraint | Action | | |
|---|---|---|---|---|---|---|---|
| Serial | | Completed(A) | null | Meeting constraints | Activity B | ⬤ | End |
| | | | | | | ◎ | Start |
| AND-Join | | Completed(A) AND Completed(B) | null | Meeting constraints | Activity C | ⬛ | Activity |
| | | | | | | ⬛ | Subflow |
| AND-Split | | Completed(A) | null | Meeting constraints | Activity B AND Activity C | ⊠ | and-and |
| | | | | | | ⊠ | and-or |
| OR-Join | | Completed(A) OR Completed(B) | null | Meeting constraints | Activity C | ⊠ | or-and |
| | | | | | | ⊠ | or-or |
| OR-Split | | Completed(A) | m==true | Meeting constraints | Activity B | | |
| | | | n==true | Meeting constraints | Activity C | → | Control flow |
| OR-Join OR-Split | | Completed(A) OR Completed(B) | m==true | Meeting constraints | Activity C | --→ | Data flow |
| | | | n==true | Meeting constraints | Activity D | m, n | condition expression |
| Iteration | | Completed(A) | m==true | Meeting constraints | Activity A | 🕐 | Time constraint |
| | | | n==true | Meeting constraints | Activity B | | |

图 15.2　活动触发机制

示),其中,Automatic 表示自动触发,Message 表示消息触发,User 表示人工触发,Time 表示时间触发。除此之外,引入了混合触发机制,如 User+Time 混合触发机制。

### 15.2.2　基于扩展 ECA 规则的骨肉瘤临床路径工作流建模

骨肉瘤(osteosarcoma)是最常见的原发性骨恶性肿瘤之一,是高度恶性的间叶组织肿瘤,易发于 10~20 岁的青少年。骨肉瘤在局部呈侵袭性生长并且易发生转移。历史上,截肢是治疗骨肉瘤的标准方法,但用这种方法治疗只有 10%~20%的患者能够长期存活,大部分患者在两年内死于肺转移。

从 20 世纪 70 年代开始,化疗药物开始应用于骨肉瘤患者,并且取得了显著的疗效。70 年代末和 80 年代初逐步形成了新辅助化疗(neoadjuvant chemotherapy)的概念,越来越多的骨肉瘤患者得以保留肢体,"术前化疗—手术—术后化疗"的方式已被各国广泛接受[25]。术前化疗的意义在于:控制肿瘤的局部发展和全身临床病灶的扩大;由于局部肿瘤得以控制,保肢手术成为可能;通过手术中肿瘤坏死率的评估,为术后化疗药物的选择提供依据。目前,新辅助化疗已在全球广泛应用,肢体保留率在骨肿瘤治疗中心可达到 90%,骨肉瘤患者五年总生存率已达到 60%以上。

因此,骨肉瘤临床路径是一个相当复杂的过程,在详细分析骨肉瘤诊疗临床路径后,采用扩展 ECA 规则构建骨肉瘤临床路径工作流过程主模型,如图 15.3 所示。

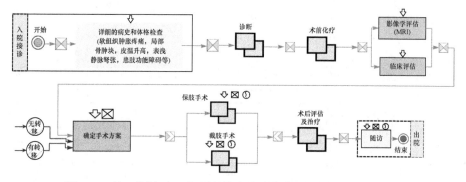

图 15.3　基于扩展 ECA 规则的骨肉瘤临床路径工作流过程主模型

该主模型主要分为入院接诊、诊断、治疗和出院四大模块,其中治疗模块又分为术前、手术和术后三部分。在模型的建立过程中,由于篇幅限制,我们重点关注诊断、术前和术后部分,手术子模块在此工作流模型中仅提供一个子流程的接口而不做展开。下面以骨肉瘤临床路径诊断子流程为例进行详细说明,如图 15.4 所示。

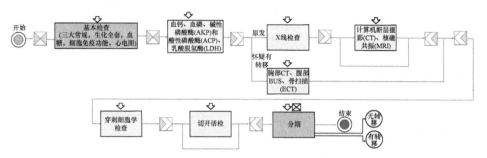

图 15.4　基于扩展 ECA 规则的骨肉瘤临床路径诊断子流程

　　骨肿瘤的诊断有赖于临床、X 线和病理三者的紧密结合。首先进行生化检验，其中碱性磷酸酶(AKP)增高是骨肉瘤的重要变化，它可反映瘤性成骨细胞的活动量；然后进行影像学检验，如果是原发灶，进行常规 X 线检查，怀疑有转移时需要进行胸部 CT、腹部 BUS、骨扫描(ECT)等相关检查；最后是病理学检验，骨肿瘤在决定采取截肢、放射、化疗等治疗时应做活检，或者在某些病例诊断产生疑问时也应做活检。根据诊断的结果可以对骨肉瘤分期，由于分期的种类很多，本章简化为原发和有转移两种。因为分期的不同，患者的手术方案也不同，有转移时还需进行手术切除转移灶。图 15.5、图 15.6 和图 15.7 分别为基于扩展 ECA 规则的骨肉瘤临床路径术前化疗子流程、保肢手术子流程和术后评估及治疗子流程。而这些子流程各自还可细化成更小的部分，如注射、用药或是血常规、肝肾功能这样的诊断指标检查，这些部分在工作流定义中被解释成活动，由于篇幅有限，这里不再详细说明。通过主过程模型的子流程的逐步细化，可形成层次化的临床路径工作流过程模型。

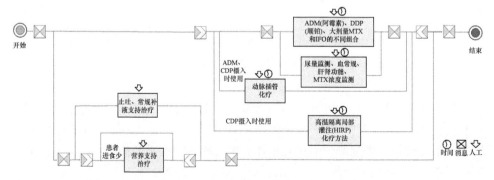

图 15.5　基于扩展 ECA 规则的骨肉瘤临床路径术前化疗子流程

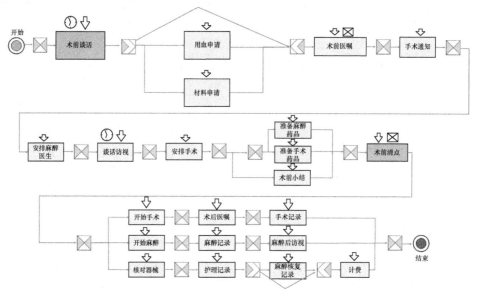

图 15.6　基于扩展 ECA 规则的骨肉瘤临床路径保肢手术子流程

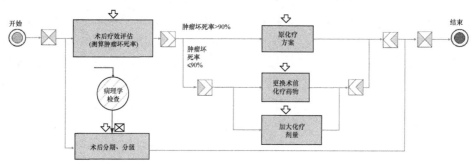

图 15.7　基于扩展 ECA 规则的骨肉瘤临床路径术后评估及治疗子流程

# 15.3　基于 GFTECA 规则的临床路径模糊推理和临床路径变异处理

如上所述，临床路径执行过程中经常会出现大量的变异，而且这些变异通常具有模糊和不精确特性，基于精确的推理显然不适用于这类问题。另外，大多数专家的临床知识是模糊的，因此大多数的事实和规则也是模糊的。本节介绍如何把模糊逻辑集成到 ECA 规则中，以适应不确定性变异处理。

## 15.3.1　基于 GFTECA 规则的临床路径模糊推理原理

通过引入模糊集理论，GFTECA 公式可以进一步表示如下：

Rule$_j$[$\omega_j$]:<RuleID> [(Parameter_1,Parameter_2,···,Parameter_n],

WHEN <Fuzzy Event>

　　IF[$r_1$ is $\mu_U(r_1)$]$\varphi_1$,···, AND [$r_n$ is $\mu_V(r_n)$]×$\varphi_n$

　　THEN $q_j(x)$; <$\lambda_j$>;

VALID-TIME Time Factor(F) or <time period>

END RULE

相关参数的含义如下。

$r_1$ 和 $r_n$：输入参数的精确值；

$\mu_U$ 和 $\mu_V$：输入参数的隶属函数；

$q_j(x)$：第 $j$ 条规则的动作函数；

$\omega_j$：第 $j$ 条规则的可信度；

$\varphi_j$：第 $j$ 条规则的触发强度，$\varphi_j = \min(\mu_U,\mu_V)\omega_j$；

$\lambda_j$：第 $j$ 条规则的阈值，只有当 $\alpha_j \geqslant \lambda_j$ 时，该规则的 Action 才会被触发；

$q'_j(x)$：第 $j$ 条规则被触发后的动作函数，$q'_j(x) = \alpha_j q_j(x)$；

$A(x)$：所有被触发的规则的综合模糊集(假设共有 $z$ 条规则被触发)，

$A(x) = \max(q'_1(x),q'_2(x),···,q'_z(x))$；

$\chi$：解模糊化后的精确输出值，可以使用重心法解模糊化。

采用 GFTECA 规则进行临床路径变异处理的主要流程如下。

确定系统输入和输出：根据专家知识制定 GFTECA 模糊推理规则。

模糊化：通过隶属函数把精确的输入值转换为模糊的语言值；在模糊控制中，观测到的输入量往往是精确的清晰量，模糊化的过程就是通过隶属函数把精确的输入量转化为模糊语言值的隶属度。

模糊推理：模糊推理是控制器的核心，它具有模拟人的基于模糊概念的推理能力。

解模糊化：解模糊化的作用是把模糊推理得到的模糊输出转换为实际的精确量。

### 15.3.2　基于 GFTECA 规则的肾功能变异处理实例

骨肉瘤术前化疗患者，在使用甲氨蝶呤(MTX)后，其直接进入体内，90%～95%以上通过肾脏廓清，并以原形由尿排出，MTX 及其代谢产物在酸性环境中结晶形成沉淀而阻塞肾小管，从而引起肾衰，因此应密切观察尿量、颜色、pH。pH要求在 7.5～8.5 内，如果 pH<7.0 应及时报告医生，采取措施，鼓励患者多饮水，每日尿量在 3000mL 以上，遵医嘱给 5%碳酸氢钠静滴或口服小苏打调整尿液 pH；并需要及时复查肾功能。因此，在患者出现肾功能变异后，必须结合具体情况进行处理，下面以具体实例进行详细说明，具体步骤如下。

1. 建立输入/输出隶属函数

通过实际调研和咨询相关专家，确定模糊推理系统的输入和输出。此问题为四个输入条件三个输出动作(4-input-3-output)的模糊推理。

1) 系统输入

四个输入条件如下。

(1) 尿量($u \in U$)，分 3 个等级。其隶属函数如图 15.8 所示。

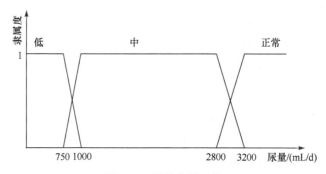

图 15.8　尿量隶属函数

(2) 尿液 pH，分 4 个等级。其隶属函数如图 15.9 所示。

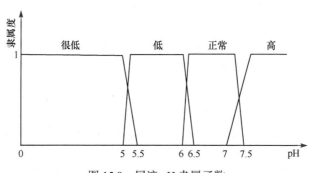

图 15.9　尿液 pH 隶属函数

(3) 肌酐清除率，又叫内生肌酐清除率，英文缩写 CCr。肌酐清除率的正常值男性为 85～125mL/min，女性为 75～115mL/min。根据专家建议和世界卫生组织标准，以 CCr(Creatinine)的含量($v \in V$)为指标，分 4 个等级。其隶属函数如图 15.10 所示。

(4) 尿素氮(BUN)。BUN 也是衡量肾功能的比较重要的指标，它是人体蛋白质代谢的主要终末产物，易受饮食、尿量等的影响，如蛋白质分解增加(如肠道出血、感染等)可使尿素氮升高。其隶属函数如图 15.11 所示。

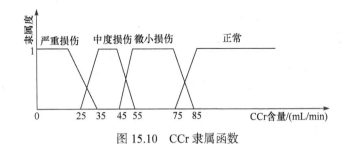

图 15.10　CCr 隶属函数

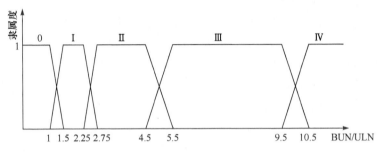

图 15.11　BUN 隶属函数

2) 系统输出

当发生肾中毒时，一般情况下并不会终止化疗，而是通过使用相关药物来治疗，如使用利尿剂的同时合用肾血管扩张剂、抗氧化剂、碱性药物，保持尿液呈碱性且每日尿量应大于 3000mL。通过对上海市某医院的实地调研，对于大剂量 MTX 化疗所引起的患者肾功能障碍一般使用三种方案进行治疗，本章主要是探索性项目，可以先设定三种方案即三种药物组合使用，这里把三种药分别命名为药物 A、药物 B 和药物 C，依次用符号 T1、T2、T3 表示。用药量的论域为[0, 1]，0 表示不用药，1 表示该种药的最大允许服用剂量。模糊输出空间划分为五个部分，分别为 0 级、A 级、B 级、C 级和 D 级。三种药的隶属函数相同，选用梯形分布，如图 15.12 所示(0 级在图中未标出)。

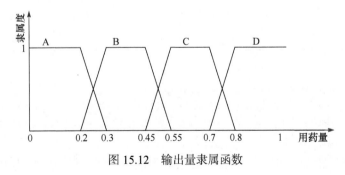

图 15.12　输出量隶属函数

2. 建立模糊 ECA 规则库

模糊输入空间的模糊分割个数决定了最大可能的模糊规则个数。若有 $m$ 个输入，每个输入的模糊分割数分别为 $n_1, n_2, \cdots, n_m$ ，则最大可能的模糊规则数为 $N_{max} = n_1 n_2 \cdots n_m$ 。根据上面介绍，本章的系统有四个输入量，分别为尿量、尿液 pH、CCr 和 BUN，它们的模糊分割数分别为 3 个、4 个、5 个和 5 个，所以本章系统的最大规则数为 3×4×5×5=300 条。

模糊规则的格式如下。

RULE 1: IF 尿量等级为 Ⅰ 度 and 尿液 pH 为 Ⅰ 度 and BUN 为 Ⅰ 度 and CCr 为 Ⅰ 度，THEN 药物 A 的用药强度为 C 级，药物 B 的用药强度为 0 级， 药物 C 的用药强度为 0 级。

以上模糊规则有四个输入量和三个输出量，属于多输入多输出(MIMO)系统，三个输出动作之间是相互独立的，可以拆分为三个 MISO 子规则，规则可信度均默认为 1。

根据骨肉瘤专家的知识和经验，可以初步建立如表 15.1 所示的模糊规则库。

**表 15.1　肝中毒解救系统规则库**

| 序号 | 尿量 | 尿液 pH | CCr | BUN | T1 | T2 | T3 |
|---|---|---|---|---|---|---|---|
| 1 | 少 | 很低 | 严重 | Ⅳ | D | C | C |
| 2 | 少 | 低 | 严重 | Ⅳ | D | C | C |
| 3 | 少 | 低 | 中度 | Ⅳ | C | A | A |
| 4 | 少 | 正常 | 中度 | Ⅲ | C | B | B |
| 5 | 少 | 正常 | 中度 | Ⅲ | B | 0 | 0 |
| 6 | 少 | 正常 | 中度 | Ⅱ | C | B | A |
| … | … | … | … | … | … | … | … |
| 298 | 正常 | 微小 | 正常 | Ⅰ | B | 0 | 0 |
| 299 | 正常 | 中度 | 正常 | Ⅰ | A | 0 | 0 |
| 300 | 正常 | 正常 | 正常 | Ⅰ | C | 0 | 0 |

3. 计算时间因子、权重和规则触发强度

下面以具体实例进行说明。现测得某患者的尿量 $r_1$=2900mL/d，肾功能指标肝氨酸酐 $r_2$=30，尿液 pH=6.3，BUN=7.3ULN。

(1) 把精确的输入值模糊化，先以尿量和肾功能指标肝氨酸酐为例进行说明，其隶属度为

$$\mu_{\text{偏少}}(2900) = 0.75, \quad \mu_{\text{正常}}(2900) = 0.25$$

$$\mu_{\text{严重损害}}(30) = 0.5, \quad \mu_{\text{中度损害}}(30) = 0.5$$

(2) 计算时间因子。若尿量指标改为连续 $T$ 天的观测值，本章中 $T=3$，在这种情况下，时间因子为

$$F_{\text{U}} = \frac{\displaystyle\sum_{t=1}^{T} \mu_{\text{U}}(r_1(t))}{T} \tag{15.1}$$

此时，尿量指标的隶属度修正为

$$\mu'_{\text{U}}(r_1) = \mu_{\text{U}}(r_1) F_{\text{U}} \tag{15.2}$$

例如，上例的输入条件改为 $T = 3$，现测得某患者的尿量 $r_1 = 2900\text{mL/d}$，肾功能指标肝氨酸酐 $r_2 = 30$，又已知该患者之前三天的尿量分别为 $r_1(1) = 2700\text{mL/d}$，$r_1(2) = 2850\text{mL/d}$，$r_1(3) = 2950\text{mL/d}$。

由图 15.12 分别求得三天尿量的隶属度为

$$\mu_{\text{偏少}}(2700) = 1, \quad \mu_{\text{偏少}}(2850) = 0.875, \quad \mu_{\text{偏少}}(2950) = 0.625$$

$$\mu_{\text{正常}}(2700) = 0, \quad \mu_{\text{正常}}(2850) = 0.125, \quad \mu_{\text{正常}}(2950) = 0.375$$

则可计算时间因子为

$$F_{\text{偏少}} = \frac{\displaystyle\sum_{t=1}^{3} \mu_{\text{偏少}}(r_1(t))}{3} = \frac{1 + 0.875 + 0.625}{3} \approx 0.833$$

$$F_{\text{正常}} = \frac{\displaystyle\sum_{t=1}^{3} \mu_{\text{正常}}(r_1(t))}{3} = \frac{0 + 0.125 + 0.375}{3} \approx 0.167$$

因此，修正后尿量的隶属度为

$$\mu'_{\text{偏少}}(2900) = \mu_{\text{偏少}}(2900) F_{\text{偏少}} = 0.75 \times 0.833 \approx 0.625$$

$$\mu'_{\text{正常}}(2900) = \mu_{\text{正常}}(2900) F_{\text{正常}} = 0.25 \times 0.167 \approx 0.042$$

在实际问题中，医生在做诊疗判断时对尿量、肾功能(肌酐清除率)、尿液 pH 和 BUN 四个指标的侧重程度可能是不一样的。在这种情况下，我们可以引入指标权重 $p_{\text{U}}$、$p_{\text{V}}$、$p_{\text{UH}}$ 和 $p_{\text{B}}$，且 $p_{\text{U}} + p_{\text{V}} + p_{\text{UH}} + p_{\text{B}} = 1$。例如，若医生对肾功能的两个指标的重视程度比对尿量和尿液 pH 指标高，我们可以假定 $p_{\text{U}} = 0.15, p_{\text{UH}} = 0.15, p_{\text{V}} = 0.3, p_{\text{B}} = 0.4$，此时，规则触发强度的计算方法修正为

$$\alpha''_j = (\mu_{\text{U}} p_{\text{U}} + \mu_{\text{V}} p_{\text{V}} + \mu_{\text{UH}} p_{\text{UH}} + \mu_{\text{B}} p_{\text{B}}) \omega_j$$

(3) 计算修正后的规则触发强度 $\alpha''_j$，并判断触发结果(假定所有规则的可信度

$\omega_j$ 均为 1，阈值 $\lambda_j$ 均为 0.25)。

4. 模糊推理

模糊逻辑运算主要包括三种运算，即 and 运算、蕴含运算 $\rightarrow$ 和合成运算。这里，and 运算采用求交(取小)的方法；蕴含运算 $\rightarrow$ 采用求交(Mamdani 最小运算)的方法；合成运算。采用最大-最小运算(Mamdani 合成运算)的方法。

1) and 运算

and 运算的结果即为模糊规则触发强度 $\alpha$，第 $j$ 条规则的触发强度为

$$\alpha_j'' = \min(\mu_{\text{尿量}}(x_{1j}), \mu_{\text{尿液pH}}(x_{2j}), \mu_{\text{CCr}}(x_{3j}), \mu_{\text{BUN}}(x_{4j}))$$

其中，$x_{1j}$、$x_{2j}$、$x_{3j}$、$x_{4j}$ 分别为三个输入量的第 $j$ 个精确输入值。

上述示例的输入值触发了 $1\times2\times2=4$ 条规则，分别计算四条规则的触发强度，并列于表 15.2。

**表 15.2　规则激活情况**

| 序号 | 尿量($\mu$) | 尿液 pH($\mu$) | CCr($\mu$) | BUN($\mu$) | 触发强度 $\alpha''$ | T1 | T2 | T3 |
|------|------|------|------|------|------|------|------|------|
| 1 | 少 | 正常 | 中度 | II | 0.21 | C | A | 0 |
| 2 | 少 | 正常 | 中度 | II | 0.34 | B | A | 0 |
| 3 | 中 | 正常 | 正常 | III | 0.25 | C | B | 0 |
| 4 | 中 | 很低 | 中度 | III | 0.73 | C | A | 0 |

2) 蕴含运算

输出量 T1、T2 和 T3 的隶属函数均为论域[0,1]上的连续函数，蕴含运算的结果即输出量的隶属函数。

3) 合成运算

根据最大-最小法的原理，连续函数的合成运算可表示为：

(1) 把规则触发强度和动作相乘，求第 $j$ 条规则的触发结果。

(2) 采用 max 操作，把所有被触发规则的触发结果总和在一起。

若用 $q_j'(x)$ 表示第 $j$ 条规则被触发后的结论(即根据第 $j$ 条规则模糊推理得到的动作)，$q_j(x)$ 表示第 $j$ 条规则的结论(即第 $j$ 条规则的动作)，则第 $j$ 条规则的触发结果为

$$q_j'(x) = \alpha_j'' q_j(x) \tag{15.3}$$

输出量总的模糊集合用 $A(x)$ 表示，计算方法为(假设共有 $z$ 条规则被触发)

$$A(x) = \max(q'_1(x), q'_2(x), \cdots, q'_z(x)) \qquad (15.4)$$

5. 解模糊化

T1 中 B 和 C 两个动作被触发，触发强度分别为 0.34 和 0.73，其触发结果如图 15.13 所示。

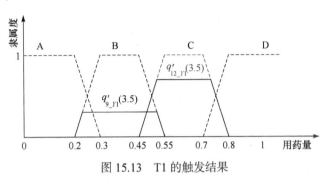

图 15.13　T1 的触发结果

T1 的模糊推理总结果如图 15.14 所示。

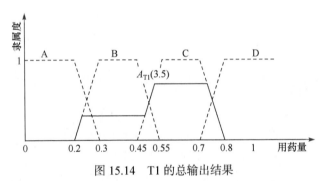

图 15.14　T1 的总输出结果

$A_{T1}(3.5)$ 的表达式为

$$A_{T1}(3.5) = \begin{cases} 0, & x < 0.2 \text{ 或 } x > 0.8 \\ 10x - 2, & 0.2 \leqslant x < 0.23 \\ 1, & 0.23 \leqslant x < 0.48 \\ 10x - 4.5, & 0.48 \leqslant x < 0.52 \\ 1, & 0.52 \leqslant x < 0.73 \\ -10x + 8, & 0.73 \leqslant x \leqslant 0.8 \end{cases}$$

T2 中 A 和 B 两个动作被触发，触发强度分别为 0.73 和 0.25，其触发结果如图 15.15 所示。

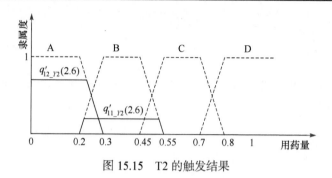

图 15.15 T2 的触发结果

T2 的模糊推理总结果如图 15.16 所示。

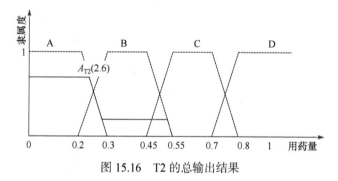

图 15.16 T2 的总输出结果

$A_{T2}(2.6)$的表达式为

$$A_{T2}(2.6) = \begin{cases} 0, & x > 0.55 \\ 1, & 0 \leqslant x < 0.23 \\ -10x + 3, & 0.23 \leqslant x < 0.28 \\ 1, & 0.28 \leqslant x < 0.53 \\ -10x + 5.5, & 0.53 \leqslant x \leqslant 0.55 \end{cases}$$

T3 的触发结果为 0。

本章采用面积重心法解模糊化。这种方法类似于物理中重心的计算方法，是最常用的一种方法。用 $\chi$ 表示解模糊化的结果，计算方法为

$$\chi = \frac{\int_a^b A(x)x\mathrm{d}x}{\int_a^b A(x)\mathrm{d}x}$$

利用上述公式，对上述示例进行解模糊化，T1、T2 和 T3 解模糊化的结果分别为 T1 = 0.576，T2 = 0.182，T3 = 0。可得出骨肉瘤术前化疗肾中毒所使用的药物种类和比例如下：A 种药的用药剂量为最大剂量的 57.6%，B 种药的用药剂量为最大剂量的 18.2%，C 种药不需要服用。

　　临床路径是医疗小组针对特定临床问题的患者所采取的标准化医疗业务流程，旨在降低医疗成本，但是面临着两大问题：一是如何提高流程路径的效率，二是如何处理偏离路径的变异。针对这两个方面的问题，本章介绍了一种基于 GFTECA 规则的临床路径工作流建模和变异处理方法，用 TECA 规则构建了骨肉瘤临床路径工作流过程模型，并对骨肉瘤术前化疗临床路径相关变异和工作流自适应操作进行分析。针对模糊、不确定的临床路径变异处理问题，本章采用模糊事件、模糊条件和模糊动作来进行模糊推理，为不精确的临床路径变异处理提供了可行的方法。同时引入时间因子和规则权重，解决具有复杂"硬时间"约束的模糊、不确定的临床路径变异处理问题，给出了 GFTECA 规则的定义和采用广义规则进行临床路径变异推理的一般流程。最后，通过一个骨肉瘤临床路径肾中毒变异应用实例说明了 GFTECA 规则的构建和实现方法。

## 参 考 文 献

[1] 施肖峰. 从医疗费用的增长看卫生体制改革. 医院管理论坛, 2004, 21(6): 12-15.

[2] 王华, 郑洁, 张莉, 等. JCI 国际评审标准与中国医院管理评价指南(试行)的比较. 中国医院, 2006, 10(4): 2-4.

[3] Zander K, Nursing case management: Strategic management of cost and quality outcomes. Journal of Nursing Administration, 1988, 18(5): 23-30.

[4] Greenfield E. Critical pathways: What they are and what they are not. The Journal of Burn Care & Rehabilitation, 1995, 16(2): 196-197.

[5] 张帆, 刘本禄. 临床路径在我国医院管理中应用的现状与展望. 中华医院管理杂志, 2004, 20(7): 410-413.

[6] 张宏雁, 董军. 临床路径在医院管理中的应用. 国外医学医院管理分册, 2001, 18(3): 98-101.

[7] Bragato L, Jacobs K. Care pathways: The road to better health services? Journal of Health Organization and Management, 2003, 17(3): 164-180.

[8] Cheah J. Development and implementation of a clinical pathway programme in an acute care general hospital in Singapore. International Journal for Quality in Health Care, 2000, 12(5): 403-412.

[9] 宁宁, 李箭, 曾建成, 等. 临床路径实施于膝关节镜术的效果评价. 护士进修杂志, 2002, 17(4): 252-253.

[10] 刘雁斌, 孙阳. 实施临床路径 保证医疗质量 降低医疗费用. 中国医院, 2002, 6(12): 39-40.

[11] Wakamiya S, Yamauchi K. A new approach to systematization of the management of paper-based clinical pathways. Computer Methods and Programs in Biomedicine, 2006, 82(2): 169-176.

[12] Price M, Jones R N, Hawkins J A, et al. Critical pathways for postoperative care after simple congenital heart surgery. The American Journal of Managed Care, 1999, 5(2): 185-192.

[13] Giuse D A, Kuhn K A. Health information systems challenges: The Heidelberg conference and the future. International Journal of Medical Informatics, 2003, 69(2-3): 105-114.

[14] Chang P L, Li Y C, Lee S H, et al. The differences in health outcomes between Web-based and paper-based implementation of a clinical pathway for radical nephrectomy. BJU International, 2002, 90(6): 522-528.

[15] Workflow Management Coalition. Terminology & Glossary. WFMC-TC-1011, 1999. http://www.workflowpatterns.com/documentation/documents/TC-1011_term_glossary_v3.pdf[2020-4-30].

[16] Wil V A, Kees V H, 王建民, 等. 工作流管理——模型、方法和系统. 北京: 清华大学出版社, 2004.

[17] 范玉顺. 工作流管理技术基础: 实现企业业务过程重组、过程管理与过程自动化的核心技术. 北京: 清华大学出版社, 2001.

[18] Malamateniou F, Vassilacopoulos G. Developing a virtual patient record using XML and web-based workflow technologies. International Journal of Medical Informatics, 2003, 70(2-3): 131-139.

[19] Anzbock R, Dustdar S. Modeling and implementing medical web services. Data & Knowledge Engineering, 2005, 55(2): 203-236.

[20] 李亚平. 临床路径中的变异研究. 中华护理杂志, 2004, 39(11): 859-860.

[21] 方立珍. 临床路径: 全新的临床服务模式. 长沙: 湖南科学技术出版社, 2002.

[22] Salimifard K, Wright M. Petri net-based modelling of workflow systems: An overview. European Journal of Operational Research, 2001, 134(3): 664-676.

[23] van der Aalst W M P, ter Hofstede A H M, Kiepuszewski B, et al. Workflow patterns. Distributed and Parallel Databases, 2003, 14(1): 5-51.

[24] Bae J, Bae H, Kang S H, et al. Automatic control of workflow processes using ECA rules. IEEE Transactions on Knowledge and Data Engineering, 2004, 16(8): 1010-1023.

[25] Huvos A G, Osteogenic S. Bone Tumors: Diagnosis, Treatment and Prognosis. Philadelphia: WB Saunders, 1991: 85-155.

# 第16章 精益医疗服务价值流分析

随着社会的不断发展和医疗体制逐渐改革，一些大型医院开始引入更多先进的医疗设备和医疗人才，医疗水平也随之提高，这就吸引了越来越多的患者向大型医院涌去，许多问题便随之而来，如就诊环节复杂、信息缺乏共享、资源配置不完全合理、就诊环境混乱等[1]，从总体上看，患者在医院的逗留时间延长，满意度降低。根据调查统计的结果，在对医院的服务评价中，患者满意度最低的地方是医疗花费，其次就是就诊流程[2]。对医疗服务的提供者和医院的管理者来说，他们不仅仅需要提高医疗服务的质量和安全性，同时也要提高工作效率。

2010年底，卫生部颁布了新等级医院评审标准，其中重点要求利用精益方法来开展改善工作[3]。价值流改善(value stream improvement，VSI)就是其中一个基本但很有效的方法，美国等其他西方国家的医疗管理者已经开始在实际运营中使用价值流分析方法来加强管理和优化临床的工作流程[3, 4]，并取得了不错的运营成果，这证明了此种方法的可行性和有效性，并为我们在国内开展医疗持续改善工作提供了参考。

从总体来看，目前精益医疗的应用范围仍然较小，尤其是在国内，缺乏系统的传播和使用。精益医疗相关的研究从2002年起逐渐出现，对价值流分析来说，现有的各种文献主要分成四类，前三类均以某医院某流程为例：一是使用某种方法对流程和医院管理规则进行优化，然后用价值流方法来体现改进前后的不同，说明改善的效果，此类较为少见；二是单纯运用价值流方法进行改善以提高服务效率和服务质量；三是价值流分析和其他方法结合使用，其中仿真分析应用比较广泛，此过程中改善指标多样，最常见的是患者等待时间和医院接待流量；最后一类则介绍精益医疗价值流的内容特点等。

除此之外，Graban[5]对实施精益的原因、精益思想的相关定义、精益方法、实施要点等进行了较为详细的阐述，为我们进行精益医院管理提供了指导。Armstrong 等[6]阐述了将价值流方法应用到医院管理中的必要性和意义。Worth 等[3]对价值流分析的整个过程进行了说明，给出了各个步骤的要点，指导我们应用价值流分析的方法对医院服务进行改善。Henrique 等[7]考虑直接影响治疗时间的各种因素，在2015年提出了一种不同于传统制造业中所应用的、专为精益医疗设计的价值流图，它更注重人的参与，强调从患者的角度分析。

从目前的改善工作来看，价值流分析基本全部由人工完成，虽然存在一些辅助的作图工具，但是数据和模型是分离的，需要通过人工计算和读取，效率较低，并且缺少标准化的实施方案，无法再现和重复使用。本章在基本医疗价值流分析的基础上，加入数据分析，从而为医院改善决策提供支持和辅助，并对设计程序化、信息化、标准化、系统化的医院价值流分析平台进行需求分析，以便于将来能据此完成软件开发。通过信息平台进行价值流分析，能够大幅提高改进效率、扩大应用范围、减少应用限制，有利于在医疗领域应用精益思想和推广精益方法，改善医疗服务安全、质量以及患者满意度。

# 16.1　价值流分析方法

在大多数组织中，很难有人能够描述将客户请求转换为商品或服务所需的完整系列事件。这种理解上的差异会导致在一个功能上进行改进，而在另一个功能上会产生新问题，这可能会导致增加操作成本，但并不能真正解决问题的根源。正是这种情况会促使一些公司实施昂贵的技术解决方案，而这些解决方案在解决真正的问题或改善客户体验方面收效甚微。

缺乏对工作流程的理解，或者更常见的情况是不理解跨工作系统的工作流程，而该工作系统的唯一目的是向客户交付价值，这是导致糟糕的性能、糟糕的业务决策和糟糕的工作环境的根本所在。相互冲突的优先级、部门间的紧张关系，最坏的情况是领导团队的内斗，这些都是公司试图在没有清晰地了解组织的各个部分如何配合以及如何将价值传递给客户的情况下运作的常见结果。当组织试图在没有一个明确定义的、以客户为中心的外部关注的改进策略的情况下进行改进时，会浪费大量的时间和金钱。

## 16.1.1　价值流

价值流这个术语是由 James Womack、Daniel Jones 和 Daniel Roos 在《改变世界的机器：精益生产之道》一书中创造的，并由 James Womack 和 Daniel Jones 在《精益思考》中进一步推广。价值流是组织为满足客户要求而进行的一系列活动。更广泛地说，价值流是设计、生产和向客户提供产品或服务所需的一系列活动，它包括信息和材料的双重流动。大多数价值流都是高度跨功能的，即将客户请求转换为产品或服务的过程通过组织内的许多功能部门或工作团队进行。

价值流不仅贯穿于生产与服务过程中，还扩展到前后端，包括那些发生在客户订单之前的活动(如响应报价请求、确定市场需求、开发新产品等)，或发生在向客户交付产品或服务之后的活动(如账单和处理付款或提交所需的遵从性报告)。

虽然价值流的许多活动是按顺序发生的，但其他活动可以与其他工作并发

(并行)执行。价值流中的活动不仅仅是组织自身执行的活动，外部方甚至客户本身所做的工作是价值流的一部分。

许多价值流可以在两个方向上持续下去。例如，价值流可以包括从客户选择架构师到图纸交付给总承包商的所有活动，直至建筑规划完成，以及完成后进行的检查。产品生命周期也是一个价值流，包括规格、设计、供应链、制造、调试、操作，最终退役和处置。患者护理的完整价值流可能包括预约安排、登记、诊断、治疗、护理，甚至可能包括付款收据。

那么一个组织有多少价值流呢?它是千变万化的。小型组织可能只有一个面向客户的价值流和许多内部支持价值流。大型组织可能有 5 个、10 个甚至几十个面向客户的价值流和数百个内部支持价值流。只要有一个请求和一个交付，就有一个价值流。确定组织拥有多少价值流的一种方法是查看组织收到的内部和外部客户请求的类型，以及每个请求通过的高级流程流的变体的数量，通过类似流程流序列的请求形成一个产品族。为了从查看工作和价值流组织业务中获得最大的收益，我们最终需要分析和改进每个产品系列的价值流。到目前为止，我们发现的最好的方法是价值流映射，这是一个有助于可视化复杂工作系统的工具，这样就可以处理断开、冗余和工作完成方式上的差异。如果使用得当，价值流映射不仅仅是一个设计工具，它是迄今为止我们所见过的最强大的组织转换工具。一旦人们学会了如何从价值流的角度思考问题，就很难从其他角度看待工作。

### 16.1.2　价值流映射

价值流映射的根源可以追溯到丰田汽车公司使用的一种可视化映射技术，即物流和信息流。丰田重视跨越整个组织的物流和信息流的理解，对于其持续保持高水平起到非常重要的作用。因此，映射这些物流与信息流就成为精益运动中转换运营方式的标志性方法之一。

价值流映射真正作为精益实施工具，要归功于 Rother 和 Shook 的里程碑式的书籍 *Learning to See*，他们研究了丰田的物流和信息流映射，并将其重新定义为价值流映射。作为 Rother 的研究结果以及 Shook 在丰田公司 10 年领导经验的总结，该书为我们提供了第一个看得见的方法，帮助我们看到 Womack 等定义的价值流。在使用价值流映射 10 多年来转换几乎每个行业的运营之后，我们认为它是迄今为止我们所见过的最强大但未得到充分利用的改进工具。但是，价值流映射背后的力量在于一个鲜为人知的事实：它远远不只是一个工具。

价值流图提供了整个系统中工作流程的整体视图，它们在以下几个重要方面与流程图不同。

第一，价值流图为制定改进的战略方向提供了有效的手段。在完全了解整个工作系统也就是宏观画面之前，一头扎进杂乱无章的细节和设计微观层面，是一个系统不能达到最优的关键因素。如图 16.1 所示，系统不同层次上的工作具有不同的粒度，大体上分为宏观层面和微观层面。从宏观的角度，价值流映射为领导提供了定义工作流程的战略改进的方法，而过程级映射则让具体负责工作的人能够设计战术上的改进。

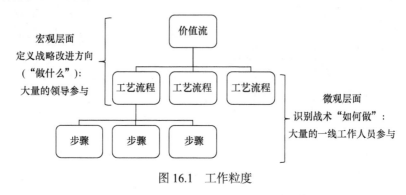

图 16.1　工作粒度

第二，价值流图提供了一个高度可视化的、全周期的视图，它展示了从某种请求到满足该请求的工作进展。循环视图将客户(通常是请求者和接收者)置于中心位置，这为查看与交付客户价值相关的整个工作系统提供了强大的手段。如图 16.2 所示，可视化地描述工作周期通常包括三个组件：信息流、工作流和时间线。

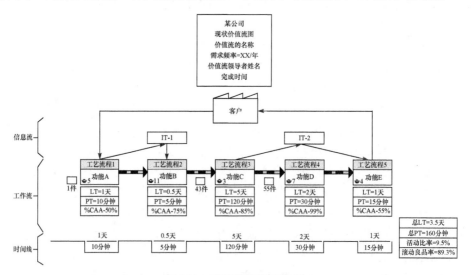

图 16.2　价值流图的现状图

第三，价值流映射的过程加深了组织对交付价值和支持向客户交付价值的工作系统的理解，这有助于更好地决策和设计工作。通过将复杂的系统提炼为更简单、更高级的组件，而这些组件可以被从高层领导到一线员工的每个人理解，组织可以建立共同基石，据此进行决策。此外，需要简明地定义复杂工作系统的心智修炼，这对重新设计工作以交付更大的价值，更低的成本，更安全、更令人满意的工作环境是非常重要的。此外，还具有物流上的优势：价值流图使一个团队在几日之内能够完全理解如何通过一个复杂的系统工作流程，而详细的过程映射(服务于不同的目的)可能需要数周或数月，而且太详细了以至无助于做出有效的战略决策。

第四，价值流图的定量性质为数据驱动的战略决策提供了基础。测量整个价值流的性能并在工作流程通过价值流时识别障碍和过程故障，这是推动持续改进的有力方法，从而使组织能够更好地满足客户和内部操作的需求。

第五，价值流图反映了客户体验的工作流，它与典型组织结构图内部交汇。许多组织的结构是一系列基于功能的筒仓，它们与客户实现周期关系不大。如图 16.3 所示，价值流图迫使组织从跨功能的工作系统和产品系列的角度进行整体思考。虽然这种类型的思考在映射的未来状态设计阶段中带来挑战，但这正是进步之中的组织所必须接受的挑战类型。价值流映射迫使组织要么进行困难的结构调整，以更符合其所处的跨功能现实情况，要么继续否认现实，坚持过时的结构，并继续相应地执行。

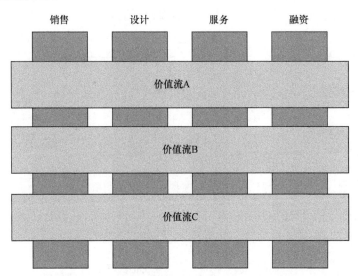

图 16.3　垂直组织结构与跨组织功能的价值流

### 16.1.3　价值流映射的好处

值得重复的是，良好执行的价值流映射的好处远远超出了狭隘上它通常被认为是一个工作流设计工具。当组织正确地转向价值流映射以服务于一个特定的目的(一个改进的价值流)时，他们经常会错过大量的转换机会，这些机会比映射结果本身具有更持久和更深的好处。转型要求组织的核心架构发生根本变化，如果做得好，价值流映射可以有助于促进思维模式和行为的必要转变。

1. 可视化统一工具

虽然价值流图是改善制造业生产工作流程的强大工具，特别是用于可视化那些一开始就怎么可视化的工作时，它可能更强大。在大多数办公室、服务性、创造性和知识性的工作环境中，许多工作集中在口头或电子信息交流上。因此，将不可见的工作可视化是明晰如何完成工作并达成共识的第一步。

价值流映射在可视化 IT 系统和应用程序如何支持(或不支持)向客户提供价值方面特别有用。映射过程通常会显示出脱节、冗余和不必要的复杂性环节，帮助整个组织中的每个人很好地理解这些问题。

价值流映射是一个高度统一的活动，它帮助人们看到改进的需求，并围绕正在考虑的具体改进形成一致性和共识。跨部门和基于事实来理解当前状态，可以明晰整个组织启动识别和接受变更需求的过程。未来的状态价值流图(图 16.4)和由此产生的转换计划也可以作为有效的领导层协调工具，从而提高组织的聚焦，并减少两个部门在相互冲突的方向上行动的风险。价值流图的可视化特性使得从一线员工到高层领导建立跨组织共识对话成为可能。

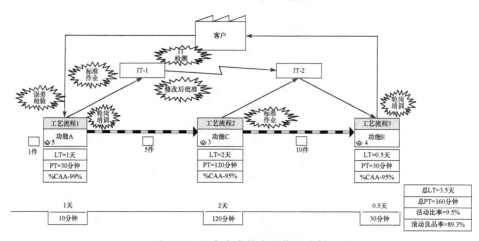

图 16.4　基本未来状态价值流映射

2. 连接客户

价值流图为外部客户提供了一个清晰的视线，从价值流所涉及的每一个功能到相应工作领域的清晰展现有助于组织做出从以关注内部的思维过渡到以客户为中心的思维，这是创造不断增大的价值的基础。在服务内部客户的价值流中，客户连接同样重要。

即使服务于内部客户，连接客户在价值流中也仍然重要。价值流映射为查看内部供应商之间的联系提供了一种高度可视化的方式，并激发客户与供应商之间就期望、需求和偏好进行对话。

### 3. 整体的系统思维方法

价值流图也提出了一种务实的方式，去实现系统思考的关键组件，即戴明(W. Edwards Deming)和圣吉(Peter Senge)工作中的支柱之一。当组织看到各部门的互联性和过程时，他们会做出更好的决策，以更协作的方式一起工作，避免陷入常见的次优化的昂贵陷阱。例如，如果急诊科没有床位供急诊科患者入院，那么在出院流程烦琐的情况下，实现医院急诊科快速患者流几乎没有什么好处。我们还没有找到更有效的方法来消除职能部门之间的紧张关系，如销售和运营、质量和生产、信息技术等。价值流图将组织中不同的部分连接成一个整体，其目标只有一个，即为客户提供更高的价值。

### 4. 简化工具

几乎每个行业和组织所应对的变化越来越大，包括客户类型、需求和期望，系统输入，从系统产生输出的过程，输出本身的特征和功能，机构与商品或者服务的最终用户之间的各方，各方的地点等。而且随着产品定制化的兴起，变故更大。价值流图是一种强大的工具，可以在宏观层面上可视化和简化如何完成工作，从而做出更好、更快的战略改进决策。

将复杂的工作系统提炼为最基本的和宏观层次的组件的实践培养了批判性思维技能，并为整个系统的改进设计创造了更易于管理的方法。价值流映射如果做得好，就能在我们身上发展出这种洞察力。正如戴明所说，如果你不能将你正在做的事情描述为一个过程，那么你就不知道自己在做什么。我们将进一步引用这句话：如果你不能将你正在做的事情描述为价值流，那么你就不知道你在做什么。

价值流图还可以对抗一种心理倾向，即你觉得自己的世界比其他任何世界都要复杂，而且几乎是不可管理的。很少有事情是不可控的，一旦它们被提炼成基本的组成部分。当人们就应该如何在宏观级别上操作基本组件达成一致性时，实际上已经在获得关于细节的一致性方面迈出了一大步，并且易于设计细节以满足已定义的宏观状态。

### 5. 推动持续改进的实用方法

价值流映射成为使用计划-执行-研究-调整(PDSA)循环解决绩效问题、利用市场机会、规划新产品线和改进现有产品线的重要步骤，未来状态价值流图为战术改进提供了战略框架(蓝图)。由于这个原因，价值流图成为高度迭代化的工具，当价值流发生变化时，需要频繁地更新。我们建议在战略位置张贴地图，并定期召开会议，讨论价值流绩效，推动持续改进。价值流映射不应该仅仅驻留在共享计算机驱动器上，它们是指导组织如何运作的工作蓝图，应该推动所有级别的讨论和决策。

6. 指导新员工的有效方法

价值流图还可以作为一种简单的视觉手段，帮助新员工在入职过程中确定导向。帮助员工了解他们在组织中的位置，满足所有人对联系的基本需求，并从员工上班的第一天起就开始灌输整体思维。类似于机场或购物中心的地图，上面写着"你在这里"，价值流地图向员工展示他们如何适应更大的场景，并提供公司如何运作的清晰信息。寻求提供更大客户价值的组织需要确保每个员工都理解他或她与客户的联系。让新员工在到达公司的那一刻就开始价值流思维，是建立持续改进文化的重要目标。

### 16.1.4　基于价值流的系统分析和改善

前面提到价值流是组织为满足客户要求而进行的一系列活动。更广泛地说，价值流是设计、生产和向客户提供产品或服务所需的一系列活动，包括信息和材料的双重流动。对产品制造系统而言，价值流是指从原材料开始到转变为成品结束并对产品赋予价值的全部活动，包括从供应商处采购，以及成品交付客户的过程，企业内部、供应商与企业、企业与客户之间信息沟通而形成的信息流也是价值流的一部分。一个完整的价值流应该包括增值和非增值活动，能够为顾客需求服务的是增值活动，反之则为非增值活动。对医疗领域特别是医院来说，价值流就是包含患者在内的就医全过程。

传统的价值流分析主要是组织一个精益团队，通过绘制价值流图，找到不平衡点，利用 5W1H(where、when、who、what、why、how)和 ECRS(eliminate、combine、rearrange、simplify)等工业工程相关技术进行分析和改善，并通过计划-试验-检查-行动不断循环，对同一价值流多次进行分析来使得流程日益优化。

传统价值流分析和改善主要分为三个阶段：

(1) 准备阶段。该阶段主要的任务是定义需要解决的问题。

(2) 改善阶段。该阶段是价值流分析的核心阶段，价值流相关人员进行深入分析来发现真正的价值流问题和其隐藏的根本原因，主要分为三步：第一步，绘制现状图，由负责改善的核心团队收集信息和数据，按照实际流程顺序绘制价值流图，显示出一个价值流的投入、产出以及其中包含的所有步骤；第二步，找出改善点，主要是浪费和不平衡点，辨别问题并对它们进行优先度排序，找出最可能导致问题产生的原因；第三步，针对分析出的问题制定相应的对策，画出未来状态图，然后根据状态图来确定未来具体的改善措施。

（3）实施阶段。按照未来状态图制定实际改善计划并加以测试，对结果进行衡量和评价，定期向相关团队的所有成员进行汇报，总结回顾改善过程中的成果与不足，为下一次改善的开始做准备。

1. 现状图

现状图用于直观地反映整个过程中工作和信息的流动情况，展示出顾客价值和服务是怎样联系起来的，是我们进行后续分析的基础。画图之前列出每个流程和它们的顺序，确定它们之间工作和信息的流动，流程过多时，只画出主要流程即可，数据可使用区间和平均值表示。

在绘制现状图时，应该包含一些具体的数据，主要指标及其描述如表 16.1 所示。

表 16.1　现状图指标

| 是否必要 | 名称 | 描述 | 特性 |
|---|---|---|---|
| 必要 | 工作时间 | 完成流程工作的实际时间 | 定量适度指标 |
| | 延误时间 | 流程延误的时间，主要包括排队等 | 定量适度指标 |
| | 总流程时间 | 流程工作时间与延误时间之和 | 定量适度指标 |
| 可选 | 准确完成率 | 流程开始时能够获得全部准确信息的概率 | 定量正指标 |
| | 返工 | 某个流程的重复次数 | 定量适度指标 |
| | 工作人员数量 | 流程中所需的工作人员数 | 定量负指标 |
| | 总工时 | 参与流程的所有人员工作时间之和 | 定量适度指标 |

在精益的思想中，浪费是指对质量和效率有影响的活动或环节，主要分类如表 16.2 所示。

表 16.2　浪费的种类

| 种类 | 说明 |
|---|---|
| 缺陷 D | 产品存在不合格处需要重新修正 |
| 过量生产 O | 提供超需求的服务、信息等 |
| 等待 W | 患者等待或医院员工的空闲 |
| 利用不足 N | 员工未被利用的知识、技术等 |
| 运输 T | 辅助患者移动、运送药品器械等 |
| 库存 I | 过多存储的药品设备等 |
| 动作 M | 不合理的员工操作 |
| 过度处理 E | 不必要进行的步骤 |

在医疗过程中，浪费的主要表现标识包括等待、延误、返工、中断、过多的

传递、过多的批准和决策、需求不确定、缺少标准的工作方式、期望过高、没有检查是否准确完成就开始下一流程、没有评价指标、缺少改正措施、没有回顾审查、行动不及时、信息利用不充分等。

2. 医疗价值流特点

将价值流引入医疗领域存在很大的机遇，但是同时也伴随着一些挑战。医疗行业是特殊的服务业，具有公益性并接受监管，与普通服务业以及制造业都有着很大的区别。

医院的就诊流程主要分为门诊、急诊、住院三部分，其中门诊和急诊主要由挂号、看诊、检查、治疗、取药等组成，住院主要由入院、检查、手术、治疗等组成，不同的医院流程差距不大。

我们对上海市两家著名的医院门诊、急诊进行了调研，主要是通过患者追踪来了解医院的一般就诊流程和运营情况。门诊调研示例如表 16.3 所示。经查找对比，发现大多数医院就诊流程基本一致。

**表 16.3　门诊调研示例**

| 基本情况：患者女，无陪同，上午约 9:00 进入医院 | |
| --- | --- |
| 时间 | 说明 |
| 9:00:00 | 门口填写资料，领取磁卡(首次到此医院) |
| 9:01:01 | 领取完毕，离开 |
| 9:01:10 | 到达预检处咨询 |
| 9:01:45 | 离开预检处 |
| 9:01:52 | 到达挂号窗口，开始排队，此时队伍中共 7 人 |
| 9:03:21 | 开始挂号 |
| 9:03:45 | 挂号完成，离开 |
| 9:05:04 | 到达骨科，在诊室内等待，前仅有一人正在接受服务 |
| 9:05:36 | 开始接受服务 |
| 9:08:39 | 结束看诊后出门离开诊室 |
| 9:09:07 | 门外短暂停留后重新进入诊室 |
| 9:10:27 | 再次离开诊室 |
| 9:11:57 | 到达便民服务中心，排队开病假单(此时服务人员缺少) |
| 9:20:21 | 开始接受服务，病假单盖章 |
| 9:20:44 | 结束服务，离开 |

续表

| 基本情况：患者女，无陪同，上午约 9:00 进入医院 | |
| --- | --- |
| 时间 | 说明 |
| 9:21:12 | 到达收费处，开始排队，队伍共 5 人 |
| 9:23:59 | 开始接受服务 |
| 9:24:46 | 收费完成，在一旁人较少处查看单据 |
| 9:28:00 | 到达预检处，咨询 |
| 9:28:20 | 离开预检处 |
| 9:29:00 | 进入石膏室(此处推测可能是患者走错导致) |
| 9:29:26 | 出石膏室 |
| 9:29:30 | 进入骨科诊室，与医生商量用药(想要换便宜些的药物) |
| 9:32:00 | 出诊室 |
| 9:34:01 | 到达收费处咨询，无等待，退掉药物 |
| 9:37:00 | 离开医院 |
| 9:37:15 | 返回大厅 |
| 9:38:34 | 出门，最终离开医院 |

　　制造业通常对于同种产品拥有完全标准化的生产过程，但在医疗领域，每一个患者间的情况都是不完全相同的，处理方式也可能有很大差别，这就给我们的分析工作带来了很大的挑战；另外，制造业在使用价值流分析时，常常只注重于提高工作效率，提高产品质量的目的也是为了更加吸引顾客，根本目标是盈利，而对于医院来说，价值流改善目标包括流程改善(服务的效率)、成果和产出改善(服务的有效性)，两者都有其重要性，主要是为了给患者提供医疗保障，营利性质相对较弱；在制造业中，顾客和供应者是分离的，一般将产品看成供应者，而在医疗价值流中，顾客和供应者是一体的，同时承担两种身份。例如，医生提供治疗服务，医生是服务供应者，而患者是顾客。但是，在患者接受服务过程中，患者又向医生主诉病情，提供医生诊断所需要的信息，此时患者是信息的供应者，而医生则是接受信息的顾客。这种互为服务提供者和顾客的特征源自服务交互特征，顾客不同程度介入服务过程，这使得服务的改善和优化比产品制造要更加复杂。这些问题都是在我们设定目标和绘图进行具体分析的过程中需要特别考虑的。

### 16.1.5　基于价值流改善的方法

　　由于每个流程都会对整个价值流产生影响，想要高效地进行改善就需要找到对整条链产生的不利影响最大的部分，由于医院的实际数据基本都是关于时间的记录，并且实际生活中，医生的空闲时间相对较少，患者等待时间长会影响就医体验，所以我们将改善的目标定为减少流程中的延误时间，通过减少患者等待来提升患者的就医体验和就医质量。每个流程可能都存在延误时间，在这个目标下，我们需要挖掘出的不是延误时间最长的活动或子流程，而是由活动或子流程的延误时间造成整个价值流延误时间最长的那个部分，也就是找到对整体延误贡献最大的活动或子流程，作为推荐改善点。我们可使用数据挖掘技术来完成。

数据挖掘是指从大量的数据中通过算法搜索隐藏于其中信息的过程。关联规则挖掘是数据挖掘中很常见的一种，主要指从大量数据中识别出关联关系。关联是指项目或集合间的相关性，达到一定程度后就称它们之间存在关联。如果一组项集同时满足最小支持度阈值和最小置信度阈值，则认为关联规则是成立的。阈值是在参考挖掘问题的实际情况下由人为设定的，满足大于或等于最小支持度阈值的所有项集称为频繁项集。

常用的挖掘方法包括 Apriori 算法、基于划分的算法、基于散列的算法、FP-growth 算法等，这些算法的原理基本相同，都是在 Apriori 算法的基础上进行了优化，使得挖掘过程能够更加高效。在价值流分析中，我们主要考察的是子流程和整个价值流延误时间的关联，使用简化的 Apriori 算法。

被挖掘的对象通常分为数值型和离散型两种，数值型字段是难以直接进行挖掘的，所以我们常常将数值型字段转化为离散型字段。通常的做法是将数据分段，同段数据归为一类，分段方法有多种，这里根据实际情况采用预先静态分类的方法。

在传统价值流分析中加入关联规则挖掘，用数据结果来辅助人工决策。与传统的价值流分析方法相比，定义阶段和实施阶段基本没有变化，受到影响的主要是改善阶段。

## 16.2　基于关联规则挖掘的价值流分析实现

### 16.2.1　基于关联规则挖掘的价值流分析

根据实际流程，使用标准化的图标绘制现状图后，从数据库中选出该价值流所包含的数据，计算单个流程工作时间、延误时间的均值和标准差等，以及总流程工作时间、延误时间、总流程时间的均值和标准差等。然后按如下步骤进行挖掘。

(1) 标准化。确定延误时间中的最大值，根据此值对延误时间进行标准化，设最大值为 max，延误时间是 $X_i$，转化后的值为 $Y_i$，根据式(16.1)进行标准化。对各项延误时间分别做此处理，可将它们转化为[0, 1]内的值。

$$Y_i = X_i/\text{max} \tag{16.1}$$

(2) 数据转化。将数据分为四个等级，用 A、B、C、D 来表示，其中 A 最优，B 次之，C 再次之，D 最差。根据常规数据分布来看，极大或极小的数据很少，大多数据集中于中间部分，具体划分方法如表 16.4 所示，可以根据实际情况进行适当调整。对各项延误时间均做此处理。

表 16.4　延误时间等级

| 数值 | 等级标志 |
| --- | --- |
| [0, 0.25) | A |
| [0.25, 0.5) | B |
| [0.5, 0.75) | C |
| [0.75, 1] | D |

(3) 查找频繁项集。由于只含有子流程(设为 $I_i$)和总流程 $I$ 两部分，我们的组合一共就只有 16 种可能，但是由于我们想要得到的是对总流程延误产生不利影响最大的部分，有利的影响不在研究范围内，所以在$(I_i, I)$组合中，只需要关注 $I_i$ 等级优于或等于 $I$ 的部分即可，并且统计出它们出现的频数，表 16.5 是一个示例。

表 16.5　项集组合统计示例

| 项集($I_i$, $I$) | 频数 | 项集($I_i$, $I$) | 频数 |
| --- | --- | --- | --- |
| (A, A) | xx | (B, C) | ... |
| (A, B) | yy | (B, D) | ... |
| (A, C) | ... | (C, C) | ... |
| (A, D) | ... | (C, D) | ... |
| (B, B) | ... | (D, D) | ... |

根据实际情况，设定支持度 $\alpha$，若一共有 $T$ 组数据，则根据式(16.2)计算出频数阈值 $a$，大于 $a$ 的项集为频繁项集，小于 $a$ 的则被删去。若等级数较多，可以在组合之前先筛掉每个流程中出现的频数小于 $a$ 的部分。

$$a = T\alpha \tag{16.2}$$

(4) 计算置信度。选取频繁项集中频数最高的几个项集，对于每一个项集，设 $I_i$ 的所有数据中，该项集内 $I_i$ 等级出现的频数为 $b$，该项集频数为 $c$，则根据式 (16.3)计算由 $I_i$ 到 $I$ 的置信度 $\beta$。

$$\beta = \frac{c}{b} \times 100\% \tag{16.3}$$

(5) 确定改善点。根据数据分析结果，对比每个子流程的频繁项集内 $I_i$ 与 $I$

的等级差距、该项集的频数及它们的置信度，等级差别越大，频数越高，置信度越高，说明该子流程对整个价值流延误时间的不利影响越大，越应该作为改善点。

如果有多项流程不利影响均较大，且从结果中不易直接比较，如 $I_1$ 与 $I$ 的等级差别比 $I_2$ 与 $I$ 的等级差别大，但是 $I_1$ 的置信度比 $I_2$ 小，这种情况下可以细化这些流程和整个价值流的等级再次进行挖掘，重复操作直至可以比较，或者从这些不利影响最大的几个流程中人工进行逻辑判断，综合两方面确定改善点。

在进一步的深入研究过程中，可以考虑扩充频繁项集中的子流程数，寻找两个、三个乃至多个子流程和整个价值流之间的关联，得到最需改善的几个子流程组。或者挖掘子流程与子流程之间的关系，找到对其他子流程不利影响最大的项作为改善点，这些都可以在以后进行进一步的研究。

### 16.2.2　流程分析

对于价值流分析方法来说，除流程外的顾客、供应者等均不含数据，只需要记录基本信息即可。因此，我们的重点在于流程模块的设计，在一般就医过程中可能遇到的流程模块如表 16.6 所示，分为两类：第一类是登记，主要特点是患者排队办理某种手续，大多会获得单据或报告等；第二类是处理，特点是对患者的病情提供服务，使得病情得到确认和缓解；其中处理为增值活动，登记为必要非增值活动。实际上，在医院活动中还包含移动，即患者在不同地点间往返，如自主步行、医护人员辅助移动等，但是根据实际情况和逻辑判断，这部分延误时间很短且此类流程不属于医院的基本运营活动，所以在此次研究中不再进行考虑，将此部分时间计入其他流程的延误时间。

表 16.6　流程分类

| 流程名称 | 分类 | 定义 |
| --- | --- | --- |
| 预约挂号 | | 提前在网上进行挂号，通过刷卡领取单据或直接进入就诊 |
| 预约登记 | | 提前在网上进行信息登记，直接获取就诊卡等 |
| 挂号 | | 排队进行挂号 |
| 办理入院手续 | | 经过门诊或急诊看诊或者从其他医院转入确定入院后，办理手续 |
| 等候室护士敲章 | 登记 | 挂号结束后，在相应等候室护士敲章或人工电子叫号表明准许进入诊室 |
| 缴费 | | 排队缴纳费用 |
| 预约检查 | | 预约一个具体的检查时间 |
| 拿报告 | | 排队拿取检查报告等 |
| 预检分诊 | | 在预检台进行咨询，确定基本情况 |

续表

| 流程名称 | 分类 | 定义 |
|---|---|---|
| 就诊 | | 在诊室内接受医生看诊 |
| 检查 | | 进行一些检查化验等 |
| 取药 | 处理 | 排队领取药品 |
| 治疗 | | 接受注射、换药等缓解病情的手段 |
| 手术 | | 接受手术 |

　　我们用属性来定义流程，主要属性应该包含名称、地点、用途、工作时间等，登记和处理类流程由于工作时间和延误时间不仅与本流程相关，而是由该流程和整个价值流共同决定的。流程之间存在一定的逻辑关系，包括顺序关系和并行关系，各流程的顺序关系如表 16.7 所示，在设计模块的外部接口时应当注意接口之间是否能正确连接。

表 16.7　各流程的顺序关系

| 模块名称 | 前置模块 |
|---|---|
| 预约挂号 | 无 |
| 预约登记 | 无 |
| 挂号 | 预约登记，预检分诊 |
| 办理入院手续 | 就诊 |
| 等候室护士敲章 | 挂号 |
| 缴费 | 就诊，预约检查 |
| 预约检查 | 就诊，缴费 |
| 拿报告 | 检查 |
| 预检分诊 | 无 |
| 就诊 | 等候室护士敲章，拿报告，取药，治疗，手术 |
| 检查 | 预约检查，缴费，就诊，办理入院手续，取药 |
| 取药 | 缴费，就诊，检查，预约检查，拿报告，治疗 |
| 手术 | 办理入院手续，检查，拿报告，治疗 |

　　部分流程可以同时进行，在患者等待或移动的时间里，可与预约挂号、预约登记或预约检查并行。

### 16.2.3　数据计算

单流程工作时间=流程结束时间−流程开始时间。

单流程延误时间=流程开始时间−上个流程结束时间。

单流程总时间=流程结束时间−上个流程结束时间。

总流程工作时间=各流程工作时间之和=流程 1 工作时间+⋯+流程 $n$ 工作时间。

总流程延误时间=各流程延误时间之和=流程 1 延误时间+⋯+流程 $n$ 延误时间。

总流程时间=总流程工作时间+总流程延误时间=最后一个流程结束时间−第一个流程开始时间。

分别计算上述指标的均值和标准差。根据之前求得的延误时间，分别求出各流程及总流程延误时间最大值。将各流程及总流程延误时间按式(16.1)进行标准化，将标准化之后的数据按照表 16.5 进行分层。

确定患者数及每个流程中各等级的频数。确定支持度之后根据式(16.2)计算对应的频数，筛选出每个流程中所有频数大于支持度所对应频数的等级，再将不同子流程和总流程留下的各等级进行组合，重复上述筛选工作，将结果按从高到低的顺序排列，并根据式(16.3)计算置信度。

模型建立完成后，操作人员可以选择数据报告所显示的内容然后再运行，未被选择项在程序运行时可以不进行计算，可选择项包括各子流程工作时间、延误时间的均值和方差，总流程相关数据，各流程频繁项集等，数据计算结果以表 16.8的形式展现。

表 16.8　数据报告示例

| 患者数量：×××　　 | | | | |
|---|---|---|---|---|
| 时间信息 | | | | |
| 流程名称 | 工作时间均值 | 工作时间标准差 | 延误时间均值 | … | … |
| 挂号 | Aaa | Bbb | Ccc | … | … |
| … | … | … | … | … | … |
| 关联结果 | | | | |
| 流程名称 | 频繁项集 | 频数 | 置信度 | 频繁项集 | … |
| 挂号 | (A, B) | Ddd | Eee | (B, C) | … |
| … | … | … | … | … | … |

根据数据结果表，可以看出各流程的基本情况，对比它们之间对总流程不利影响的情况，选择最大的部分作为推荐改善点，结合价值流图中的实际情况，确定最终改善点。

# 16.3　示　例　分　析

为了更加形象地展示怎样利用计算机按照前面所述的步骤，在精益医疗信息平台上进行价值流分析，我们利用一个非常简单的例子来说明，例子中的流程来源于实际调研，但由于难以从合作医院获取完整合适的真实数据，例子中所涉及的数据均为根据规律假设得到的。

## 16.3.1　示例背景

选取一个简单的眼科门诊就诊流程作为示例，患者主要是定期检查视力的青少年，具体过程为：患者进入医院，在门口获取就诊卡—步行至挂号处—排队挂号—步行至电梯处—乘电梯—到五楼出电梯，步行进入眼科门诊等候室—等待叫号—进入诊室就诊(查视力，检查沙眼及其他炎症)，医生开具眼药水等药品—出诊室步行至收费窗口—缴费—步行至药房—取药—步行至电梯处—乘电梯到达一楼—离开医院，归还就诊卡，此次分析中一共有 36 个顾客完成整个流程。主要涉及的流程包括挂号、就诊、缴费、取药。

每一天中在不同地点、不同时间的人流量是不同的，延误时间也会不同，因此根据调研和合理的推断，假设患者到达率服从泊松分布 P，延误时间和服务时间则服从负指数分布 EXPO[7]，具体的相关分布参数如表 16.9 所示，表中单位为分钟。在实际应用过程中，医院拥有真实的数据记录，不需要此设计数据步骤。

**表 16.9　数据分布**

| 时间段 | 到达 | 挂号 | | 就诊 | |
| --- | --- | --- | --- | --- | --- |
| | | 延迟 | 服务 | 延迟 | 服务 |
| 8:00~9:00 | P(0.05) | EXPO(0.1) | EXPO(1) | EXPO(0.05) | EXPO(0.25) |
| 9:00~12:00 | P(0.1) | EXPO(0.05) | EXPO(1) | EXPO(0.025) | EXPO(0.25) |
| 12:00~14:00 | P(0.017) | EXPO(0.2) | EXPO(1) | EXPO(0.1) | EXPO(0.25) |
| 14:00~16:00 | P(0.1) | EXPO(0.05) | EXPO(1) | EXPO(0.025) | EXPO(0.25) |
| 16:00~17:00 | P(0.017) | EXPO(0.2) | EXPO(1) | EXPO(0.1) | EXPO(0.25) |

| 时间段 | 缴费 | | 取药 | |
| --- | --- | --- | --- | --- |
| | 延迟 | 服务 | 延迟 | 服务 |
| 8:00~9:00 | EXPO(0.1) | EXPO(1) | EXPO(0.125) | EXPO(0.5) |
| 9:00~12:00 | EXPO(0.05) | EXPO(1) | EXPO(0.05) | EXPO(0.5) |
| 12:00~14:00 | EXPO(0.2) | EXPO(1) | EXPO(0.2) | EXPO(0.5) |
| 14:00~16:00 | EXPO(0.05) | EXPO(1) | EXPO(0.05) | EXPO(0.5) |
| 16:00~17:00 | EXPO(0.2) | EXPO(1) | EXPO(0.2) | EXPO(0.5) |

### 16.3.2 分析过程

按照表 16.9 生成模拟就诊过程的数据，从早上 8:00 到下午 18:00 共产生 36 位患者数据，然后我们按照前面所说的步骤开始进行价值流分析，这里假设分析所需要的，即前面假设的数据都已采集在医院信息系统中，每个顾客每次进入医院都拥有唯一编号即患者 id。

根据实际情况绘制简化版的现状图，完善各模块信息。从患者进入医院开始至离开医院结束，价值流图如图 16.5 所示，其中的数据待算法运行后将会显示在图中。

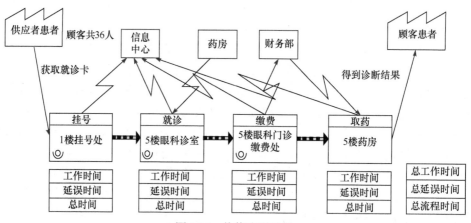

图 16.5　价值流图示例

选择好在分析报告中需要输出的数据后，按照前面所给出的算法进行下一步分析，在此例中选择输出所有分析结果。

对于每一个流程和总流程分别计算相关指标，得到指标计算报告如表 16.10 所示。

表 16.10　指标计算报告

| 流程 | 工作时间/s | | 延误时间/s | | 总时间/s | |
|---|---|---|---|---|---|---|
| | 均值 | 标准差 | 均值 | 标准差 | 均值 | 标准差 |
| 挂号 | 49.86 | 34.06 | 907.67 | 296.18 | 957.53 | 290.28 |
| 就诊 | 248.97 | 113.93 | 1652.38 | 745.31 | 1901.35 | 763.59 |
| 缴费 | 75.05 | 26.42 | 810.78 | 388.73 | 885.83 | 386.87 |
| 取药 | 102.91 | 36.67 | 807 | 360.64 | 909.91 | 368.41 |
| 总流程 | 476.79 | 134.94 | 4177.83 | 1519.78 | 4654.62 | 1537.42 |

根据式(16.1)将各流程的延误时间进行转化，因为此步骤的直接结果没有实

际应用价值。

根据转化结果统计各等级频数，得出结果如表 16.11 所示。此次分析中的支持度定为 25%，根据式(16.2)可以计算出，支持度所对应的频数是 9，经过第一轮筛选后，挂号分为 C、D 两部分，就诊为 B、C，缴费为 A、B、D，取药为 B、D，总流程则是 B、C、D，将它们进行组合，并统计每个组合出现的频数，结果如表 16.12 所示。

**表 16.11　各流程延误等级统计表**

| 等级 | 延误等级 | | | |
|---|---|---|---|---|
| | A | B | C | D |
| 挂号 | 2 | 5 | 13 | 16 |
| 就诊 | 7 | 10 | 13 | 6 |
| 缴费 | 9 | 10 | 7 | 10 |
| 取药 | 4 | 10 | 7 | 15 |
| 总流程 | 2 | 10 | 15 | 9 |

**表 16.12　二阶项集频数统计**

| 流程 | 挂号 | | | 缴费 | | | | | | |
|---|---|---|---|---|---|---|---|---|---|---|
| 项集 | (C, C) | (C, D) | (D, D) | (A, B) | (A, C) | (A, D) | (B, B) | (B, C) | (B, D) | (D, D) |
| 频数 | 7 | 1 | 8 | 6 | 1 | 0 | 4 | 6 | 0 | 7 |

| 流程 | 就诊 | | | 取药 | | | | |
|---|---|---|---|---|---|---|---|---|
| 项集 | (B, B) | (B, C) | (B, D) | (C, C) | (C, D) | (B, B) | (B, C) | (B, D) | (D, D) |
| 频数 | 5 | 5 | 0 | 9 | 4 | 6 | 3 | 0 | 8 |

同理筛选出频数大于或等于 9 的组合，可以发现，挂号、缴费、取药与总流程间均无频繁项集，就诊延误等级 C 与总流程延误等级 C 存在关联关系，根据式(16.3)计算出置信度，即组合$(I_i, I)$中已知 $I_i$ 发生时 $I$ 发生的概率，再筛掉置信度小于 50% 的项，关联规则挖掘报告如表 16.13 所示。

**表 16.13　关联规则挖掘报告**

| 流程 | 项集 | 支持度/% | 置信度$(I_i/I)$/% |
|---|---|---|---|
| 就诊 | (C, C) | 25 | 69.2 |

从表 16.13 可以看出，就诊和总流程延误之间的(C, C)等级存在强关联关系，

也就是说，如果就诊延误时间较长，很有可能会导致总流程的延误时间较长，可能导致这种情况的原因是，就诊是在这个简单流程中较为靠前且等待时间较长的一个环节，同比例延误此处实际时间较长，更容易导致在后续流程进行时遇上高峰时段，从而使得总流程延误时间更长。因此，在此次价值流分析中推荐的改善流程为就诊，可以根据其他流程指标和实际运营中观察到的情况确定最终改善点，然后组织进行现场观察，制定改善措施，进行下一步分析。

本章研究对传统价值流分析方法进行了梳理，包括对传统价值流分析方法的描述和对精益医疗价值流方法特点的分析，而且顺应社会的发展趋势，在实现信息化的基础上，把数据挖掘主要是关联规则挖掘引入价值流分析中，给出了用具体数据分析来支持价值流改善的方法，和传统方式相比，新的方法更为准确客观，拥有标准化的操作步骤，关联规则挖掘结果使得操作人员能够较为直观地看出存在问题的地方，降低了操作难度。

最后用一个简单的眼科门诊示例来展示运用信息工具进行新型价值流分析的整个过程，从实际出发，根据每天医院门诊各处人流量的变化情况设计数据，进行分析得出结果后，分析原因考察其合理性，在此给出了分析步骤并证明了分析的准确性和高效性，以便于日后软件开发工程师可以据此完成设计工作。

## 参 考 文 献

[1] 陈立华. D 医院门诊业务流程改善研究. 昆明: 昆明理工大学, 2013.

[2] 赵小松, 于岱暖, 常陈英. 精益六西格玛的医院管理改进实证研究. 工业工程与管理, 2010, 15(4): 46-50, 128.

[3] Worth J, Shuker T. 精益医疗实践: 用价值流创建患者期待的服务体验. 郦宏, 赵自闲, 徐远航, 译. 北京: 机械工业出版社, 2014.

[4] Martin K, Osterling M. Value Stream Mapping, How to Visualize Work and Align Leadership for Organizational Transformation. New York: McGraw Hill, 2014.

[5] Graban M. 精益医院: 世界最佳医院管理实践. 张国萍等, 译. 北京: 机械工业出版社, 2013.

[6] Armstrong S, Fox E, Chapman W, et al. To meet health care's triple aim, lean management must be applied across the value stream: Comment on "Management Practices and the Quality of Care in Cardiac Units". JAMA Internal Medicine, 2013, 173(8): 692-694.

[7] Henrique D B, Rentes A F, Godinho-Filho M, et al. A new value stream mapping approach for healthcare environments. Production Planning & Control, 2016, 27(1): 24-48.

# 第五篇　结果管理篇

# 第 17 章　面向医疗健康服务结果的系统化管理方法

本章分析医疗服务价值链模型和医疗服务价值评价体系的构建机理，探索价值产出最大化的医疗资源分配方法，旨在寻找一套完整的面向医疗健康服务结果的系统化管理方案，为医疗卫生事业的发展提供新思路。

## 17.1　医疗服务价值链模型的构建

医疗价值链是供应链的一个直观的延伸，患者的医疗服务需求是价值链的原始驱动力，药品和医疗器械供应商、医院、社保机构、卫生部门等组织所进行的一系列生产或服务活动都是为了满足患者治疗疾病的需求。价值链将医疗系统中的利益相关者联系在一起，如果价值链中的每个组织都是追求自身利益最大化，缺乏长远的思考，那么各组织间的关系就是对立的。实际上，各组织之间相互协调，建立和谐有效的合作关系，才能以较低的成本为患者提供高质量的医疗服务。患者要得到疾病的完全治疗，有时候需要在不同家医院接受疾病治疗，尤其是在分级诊疗制度日渐推广普及的环境下，这样的情况会越来越多，那么医院的沟通联系也会越来越紧密，医疗价值链实际上就成了医疗价值链网络。因此，医疗价值链并不是一个简单线性顺序的过程，有可能是循环或者重复的，通常情况下，医疗价值链以散布在网络中各个参与者的信息流为导向。然而，用传统价值链模型描述简化的医疗价值链模型，能够让我们更清晰地理解医疗价值链中各节点的相互关系，并且能将单个节点从复杂的网络中独立出来进行描述分析。图 17.1 所示的是基于波特传统价值链模型建立的医疗服务系统价值链的简化模型，该模型包含一系列创造价值的基本活动和支持基本活动的辅助活动。

拥有最短价值链的是患者和医院之间的联系，需要注意的是，这条价值链直接决定了整个医疗价值链的价值输出。通常情况下，患者对医疗价值链上游的组织关系并不关注，他们只关心与其建立直接关系并满足其医疗需求的组织，即医院的服务活动及其创造的价值。虽然医疗价值链的每一个环节都是非常重要的，任何环节发生问题都将直接影响整个价值链的正常运作，但是一旦发生问题，患者往往会直接将责任归咎于医院。因此，在整个医疗价值链中，医院是最重要的核心价值链节点，对医院和患者之间的价值链进行深入分析是非常有必要的。

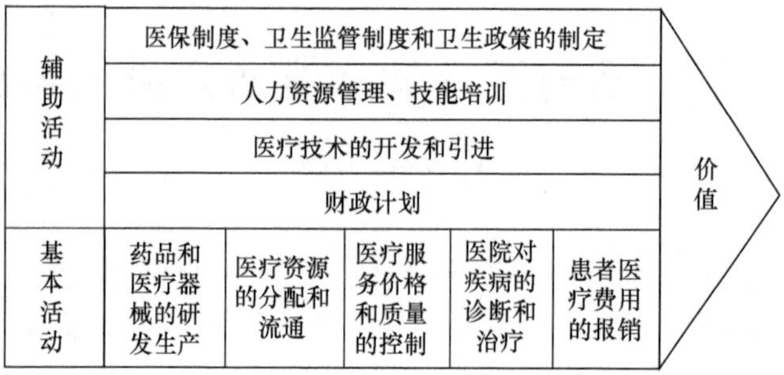

| 辅助活动 | 医保制度、卫生监管制度和卫生政策的制定 | | | | 价值 |
|---|---|---|---|---|---|
| | 人力资源管理、技能培训 | | | | |
| | 医疗技术的开发和引进 | | | | |
| | 财政计划 | | | | |
| 基本活动 | 药品和医疗器械的研发生产 | 医疗资源的分配和流通 | 医疗服务价格和质量的控制 | 医院对疾病的诊断和治疗 | 患者医疗费用的报销 |

图 17.1　医疗服务系统价值链简化模型

　　医院内部的价值链模型如图 17.2 所示,该模型也包含医院的一些创造价值的基本活动和相关辅助活动。如果以患者接受治疗的流程为基础,建立一个概念框架模型,能够更清晰地理解不同医院之间以及医院与其他机构间的联系。图 17.3 为我国医疗服务系统概念框架模型图,该模型包含了医疗服务系统中的众多参与主体,以及直接与患者和医院相关的创造价值的相关活动。医疗价值链可以让我们更清晰地看到医疗生产和服务的价值创造过程,而且展示了患者在价值传输中的重要性。医疗服务系统的客户非常特殊,患者本身也是医疗服务的参与者,医生在为患者提供医疗服务时,非常需要患者的配合。作为价值链的一部分,患者的参与程度直接影响其感知价值,如提供信息、描述症状、配合治疗、必要时与其他医疗供应商接触等。如果患者不能清楚地向医生表达自己得病以后的生理和心理感受,将不利于医生准确判断疾病的类型和疾病的严重程度,甚至还可能会导致疾病诊断错误,治疗效果将会非常糟糕;如果患者在治疗过程中没有遵循医生的嘱托,不按时按量吃药,也会影响疾病最终的治疗效果;如果患者缺乏基本的认知和医学常识,提出的需求不切实际,那么将很难得到满足。这时作为医生,就需要与患者进行及时有效的沟通。

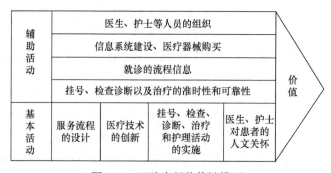

| 辅助活动 | 医生、护士等人员的组织 | | | 价值 |
|---|---|---|---|---|
| | 信息系统建设、医疗器械购买 | | | |
| | 就诊的流程信息 | | | |
| | 挂号、检查诊断以及治疗的准时性和可靠性 | | | |
| 基本活动 | 服务流程的设计 | 医疗技术的创新 | 挂号、检查、诊断、治疗和护理活动的实施 | 医生、护士对患者的人文关怀 |

图 17.2　医院内部价值链模型

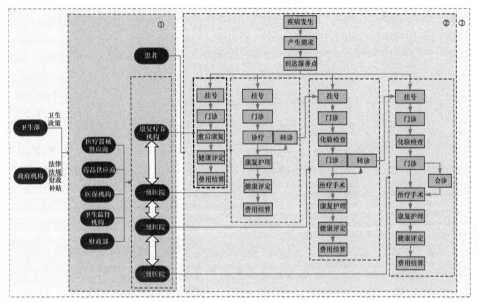

图 17.3 医疗服务系统及价值活动流程图

→表示活动先后顺序，—●表示执行关系，➡表示影响关系；
①医疗服务系统的活动主体，②医疗服务活动，③医疗服务系统

# 17.2 医疗服务价值评价的一般步骤

## 17.2.1 医疗服务价值内涵分析

1. 医疗服务价值评价的概念模型

医疗服务价值评价的概念模型是一个系统模型，如图 17.4 所示。

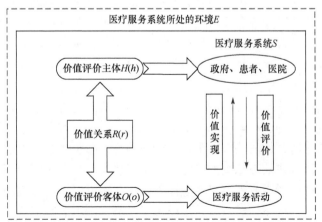

图 17.4 医疗服务价值关系模型

在该医疗服务系统 $S$ 中，价值评价主体 $H$ 主要有政府、患者和医院，价值评价的客体 $O$ 是医疗服务活动，主体与客体间通过价值关系 $R$ 相互联系。政府、患者和医院根据各自的价值标准和评价尺度对医疗服务活动进行价值评价，其概念表达式为

$$V = f[r(h,o), g(a,b), e, t]$$

式中，$V$ 为价值评价的结果，既可以是定性的评价结果，也可以是定量的评价结果；$f[\ ]$ 为价值评价函数；$r(h, o)$ 为关系函数，是评价主体 $h$ 对客体 $o$ 的评价；$g(a,b)$ 为价值衡量函数，$a$ 为评价的价值标准，$b$ 为评价尺度；$e$ 为价值评价的环境约束变量；$t$ 为价值评价的时间因素。

### 2. 医疗服务的价值取向

患者、医院、政府等群体或组织机构是医疗服务活动的利益相关者，也是价值评价的主体，医疗服务活动通过满足主体的不同需求，实现价值的创造。各主体的需求不同，坚持的基本价值取向也是不一样的。

政府通过收入转移的方式将部分社会资源投入医疗事业，以提高全体居民的健康水平，这是医疗服务的首要目标。但是，在现阶段，医疗资源相对日益增长的医疗服务需求仍然是短缺的，尤其是高端医疗资源，因此政府会考虑解决医疗资源的有效利用问题。另外，重塑医疗服务的公益性价值也是政府非常看重的。随着我国市场化进程的不断推进，我国医疗服务的公益性缺失越来越严重，社会中因病返贫的低收入弱势群体依然存在，这是引起社会不稳定的潜在因素之一，因此政府希望社会的每个居民生病后都能得到治疗，并且都能看得起病而不使家庭陷入经济困境。

患者是医疗服务的受益者，更加看重的是医疗服务质量和健康的改善水平，医疗服务的质量和水平越高，患者的感知价值和满意度就越高。患者也会关心医疗服务的价格，在医疗服务质量相同的情况下，医疗服务价格越低，患者的感知价值越高。患者最希望的就是以最少的医疗费用获得健康。需要注意的是，这里的医疗服务价格并不是医疗服务的直接定价收费，而是减去医疗保险报销费用之后患者自己支付的医疗费用。

医院是提供医疗服务活动的主要实施主体，从医院管理者的角度来看，他们关注的重点是医院的运行效率和创造的经济效益。对医院来说，经济价值就是医疗服务创造的价值，是医院得以正常运行的动力。在医院进行绩效考核时，大多选择的也是和经济或效率相关的指标。即使有些医院考虑了医疗服务质量，也是从市场的角度把患者当成顾客，认为提高服务质量可以提高医院的竞争力，得到更多顾客的信赖，从而能够占有更多的市场份额，获取长期的经济效益。

### 3. 健康服务多维度价值分析

#### 1) 生命健康效益

生命健康效益是患者接受治疗以后身体健康的改善结果。毫无疑问，卫生事业发展的一切目的就是减轻人们的疾病痛苦，保障全体居民的健康。因此，满足民众的医疗需求应该是医疗服务的根本目标。患者患病以后，承受生理上和心理上双重煎熬，无法全身心投入工作、学习和生活，通过在医院接受治疗获得健康。无论在什么时候，输出健康成效都是医疗服务最主要的价值，但是健康是一个抽象的概念，并没有具体统一的指标。在人们经济生活水平落后、医疗技术落后、人们整体健康水平不高的时期，通常以死亡率、婴儿死亡率、治愈率、感染率、平均预期寿命等作为反映人群健康状况的统计指标。随着医疗技术的发展和人民生活水平的提高，人们的基本健康水平有了很大的提高，这些传统的健康指标对反映人们健康状况的敏感性大大降低，已经无法更好地反映医疗服务的健康价值。大多数情况下，患者关注的是自己经过治疗以后获得的生命健康效益，而很少在意群体的健康水平状况。

由于个体差异，生活文化、心理期望的不同，不同患者接受相同的治疗，健康状况的改善情况有可能不同，对健康的偏好和感知亦不相同。在分析生命健康效益时，应该从患者的角度出发，考虑患者的健康偏好。健康效用是一个非常好的用于衡量个体健康状况的指标，并且有成熟的测量方法，可用其衡量医疗服务的生命健康效益。患者在接受医疗服务之前，健康效用值较低，通过医院治疗，健康状况有所改善，健康效用值提高，治疗前后的健康效用差值就是这次医疗服务创造的生命健康效益。

#### 2) 经济效益

经济效益是通过商品和劳动的对外交换所取得的社会劳动节约，一般用利润和成本支出衡量。对于一般企业，盈利是其经营的根本目标，企业决策的基本依据是能否为企业增加经济效益。在我国，公立医院为全民所有，并不是以绝对的盈利为目标，其执行的财政、税收、价格和会计制度都与一般的营利性企业有很大的不同。例如，公立医院并不需要向国家缴纳税费，同时还能获得一定的财政拨款。但是医院又并非纯粹的福利机构，它们是政府借以实施推广公共福利的组织机构。政府每年给医院的财政拨款完全无法弥补其总费用的支出，尤其是三级医院，其财政拨款占医院总收入的比例非常少，只考虑发挥公益性而不考虑经济效益是非常不现实的事情。基层社区医院虽然财政拨款比例较大，但是由于缺少一定的经济利益驱动，其运作效率往往非常低下。因此，也应该考虑医院的经济价值评估，设定适当的经济效益考核机制，在保证其为社会提供高质量医疗服务的同时，能创造一定的经济效益。一般营利性企业会从盈利状况、资产质量、债务风险、经营增长情况等多个方面分析企业的经济效益。医院同样有自己的相关财务报表，反映在报表上的财务状况可以作为医院经济效益评估的直接依据。

3）公益效应

从伦理上来讲，社会应该尊重每个人的生命，保障每位居民的生命健康权。从社会利益出发，国家通过医院等组织机构来满足患者的医疗服务需求，尤其是保证基本的医疗服务需求。在计划经济时期，医院归国家或集体所有，我国主要实行的是公费医疗制度，居民可以得到最基本的医疗服务，基本上体现了医疗服务的公益性。改革开放以后，为提高医院的效率和积极性，我国医疗体制逐渐市场化。随着改革的深化推进，越来越多的医院开始以经济利益为主要目标，居民医疗费用不断增加，医院的公益性质逐渐缺失。

近年来，政府不断深化医疗体制改革，推进公立医院试点、扩大医疗保险覆盖范围，重塑医院公益性。医院的公益性就是要在保证医疗服务质量的前提下，解决医疗服务的公平性和可及性问题，使所有公民生病的时候都可以得到医治。医疗服务的公益性价值体现在多个方面：医院为患者提供高质量的医疗服务，收取较低的医疗费用；公立医院减免贫困患者的医疗费用，保证这部分人在没有足够经济承担能力的情况下依然可以得到及时的医疗救助；社会医保不断加大医疗费用的报销力度，减少民众因意外病痛造成的经济负担和风险；医院免费组织义诊活动，宣传普及医疗卫生知识，增强社会整体健康意识，参与公共卫生突发事件的紧急救援等。不同的时期，医疗服务的公益性内涵或许有不一样的侧重点，在解决我国医疗公益性淡化的问题时，应该分阶段实施。目前，我国医疗行业公益性缺失的主要问题在于以经济利益为导向，导致医疗服务价格过高，因此在建立评估和激励机制时，应该促进医院转变价值取向，鼓励医院承担起社会责任，发挥公益效应。

4）资源消耗

有些资源之所以有很大的价值，是因为它本身是稀有的。目前，相对于我国日益增长的医疗服务需求，医疗资源是非常有限的，尤其是三级医院的高端医疗资源，可以说是一种稀缺资源，具有很大的价值，在这种情况下，合理地使用医疗资源，使其服务能力与患者的医疗需求相匹配，才能体现其自身的属性价值。例如，三级医院主要责任是治疗疑难杂症患者，如果花费大量的精力来治疗普通疾病，可能会创造更多的经济效益，但是造成了高端医疗资源的严重浪费，体现的资源价值就会大大降低。人尽其才，物尽其用，讲得也正是这个道理。目前，在对医疗服务价值进行评估时，考虑医疗资源的消耗是非常有必要的，同样的健康效益输出，消耗的医疗资源量越少，资源的级别越低，医疗服务创造的价值就越多。确定医疗服务成本应该从社会的角度出发，不仅仅是医疗费用，还包括与医疗服务相关的医疗资源的占用成本，如医护人员、病床、医疗设备占用等。

### 17.2.2　指标体系构建方法

指标的选择是评价指标体系构建的基础，也是能否完成评价工作的关键。本章在确定指标时使用如下方法。

通过查阅文献和专家访谈的方式选定一些指标，假设指标体系为 $X_1, X_2, \cdots, X_n$，$m$ 位专家在综合考虑各个指标的重要程度及其可操作性以后，采用十分制打分法为 $n$ 个指标进行定量评分。假设 $a_{ij}(i=1,2,\cdots,n; j=1,2,\cdots,m)$ 为第 $j$ 位专家对指标 $X_i$ 的评分值，记为 $A=(a_{ij})_{n\times m}$。将矩阵 $A$ 中的每一行元素按照从小到大的顺序进行排列，并取其中平均数，记为 $b_i$，得到 $m$ 位专家的综合评价向量 $B=(b_1,b_2,\cdots,b_n)^\mathrm{T}$。进一步利用类似因子分析法中确定主因子数目的方法，根据累积贡献率 $K$ 来确定最终指标的数目。一般 $K$ 的取值为 $0.7\sim0.9$，$K$ 的取值越大，所选取的指标数越多，根据实际研究应选取适当的值。将向量 $B=(b_1,b_2,\cdots,b_n)^\mathrm{T}$ 中元素按照从大到小的顺序进行排列，记为 $D=(d_1,d_2,\cdots,d_n)^\mathrm{T}$，则最优指标数目 $k$ 满足

$$\frac{\sum_{i=1}^{p}d_i}{\sum_{i=1}^{n}d_i} \geqslant K, \quad k=\min(p) \tag{17.1}$$

根据上述指标的选取原则，在查阅总结国内外相关研究文献、专家访谈以及参考不同医疗评价指标的基础之上初步形成医疗服务的多维价值指标体系，然后利用类似因子分析确定主因子的方法，确定最终指标。从生命健康效益、经济效益、公益效应和资源消耗四个维度选择指标。

1) 生命健康效益指标

生命健康效益是患者接受治疗后健康的改善效果，又分为个体健康和群体健康。健康结果的好坏直接反映了患者获得健康效益的多少，体现了医疗服务价值的高低，因此生命健康效益应该是医疗服务系统首要考虑实现的目标。通过阅读相关文献和访谈医生、患者，初步筛选一些生命健康效益指标，如表 17.1 所示。

**表 17.1　初步筛选的生命健康效益指标**

| 维度 | 研究角度 | 指标层 | 数据来源 |
| --- | --- | --- | --- |
| 生命健康效益 | 患者<br>(个人层面) | 健康效用 | EQ.5D 量表测量 |
|  |  | 感染情况 | 调查患者 |
|  |  | 健康恢复时间 | 调查患者 |
|  |  | 患者满意度 | 调查患者 |
|  |  | 与疾病相关的生理指标 | 临床测量，医生评分 |

| 维度 | 研究角度 | 指标层 | 数据来源 |
|---|---|---|---|
| 生命健康效益 | 患者<br>(群体层面) | 年治愈率 | 医院统计获得 |
| | | 年感染率 | 医院统计获得 |
| | | 年住院死亡率 | 医院统计获得 |
| | | 年出入院诊断符合率 | 医院统计获得 |
| | | 年门诊量 | 医院统计获得 |
| | | 年手术量 | 医院统计获得 |
| | | 患者满意度 | 调查患者 |
| | | 健康效用 | EQ.5D 量表测量 |
| | | 与疾病相关的生理指标 | 分类抽样测量 |

在初步筛选获得一些指标后，采用专家打分法确定最终指标。用 $X_1$、$X_2$、$X_3$、$X_4$、$X_5$ 分别表示健康效用、感染情况、健康恢复时间、患者满意度、与疾病相关的生理指标这五个指标。邀请六位专家，采用十分制打分法对生命健康效益的各指标进行评分，结果如表 17.2 所示。取 $K=0.8$，由分析结果可知，健康效用、健康恢复时间、患者满意度三个指标即可满足患者个体健康结果的测量要求。同样的方法可以确定满足患者群体健康结果测量要求的指标，即年治愈率、年出入院诊断符合率、年门诊量、年手术量和患者满意度。最终确定的生命健康效益指标如表 17.3 所示。

**表 17.2　专家评分及分析结果**

| 专家 | $Y_1$ | $Y_2$ | $Y_3$ | $Y_4$ | $Y_5$ | $Y_6$ | $B$ | $D$ | 判定 |
|---|---|---|---|---|---|---|---|---|---|
| $X_1$ | 10 | 10 | 10 | 9 | 10 | 10 | 9.8 | 9.8 | $\dfrac{9.8+8.5}{9.8+8.5+5+1.8+1.7}=0.628$ |
| $X_2$ | 2 | 2 | 2 | 2 | 1 | 1 | 1.7 | 8.5 | |
| $X_3$ | 6 | 4 | 5 | 5 | 4 | 6 | 5 | 5 | |
| $X_4$ | 8 | 9 | 8 | 9 | 8 | 9 | 8.5 | 1.8 | $\dfrac{9.8+8.5+5}{9.8+8.5+5+1.8+1.7}=0.869$ |
| $X_5$ | 2 | 1 | 3 | 2 | 1 | 2 | 1.8 | 1.7 | |

**表 17.3　最终的生命健康效益指标**

| 维度层 | 研究角度 | 指标层 | 数据来源 |
|---|---|---|---|
| 生命健康效益<br>$H$ | 患者<br>(个人层面) | 健康效用 $H_1$ | EQ.5D 量表测量 |
| | | 健康恢复时间 $H_2$ | 调查患者 |
| | | 患者满意度 $H_3$ | 调查患者 |

| 维度层 | 研究角度 | 指标层 | 数据来源 |
|---|---|---|---|
| 生命健康效益<br>$H$ | 患者<br>(群体层面) | 年治愈率 $H_4$ | 医院统计获得 |
| | | 年出入院诊断符合率 $H_5$ | 医院统计获得 |
| | | 年门诊量 $H_6$ | 医院统计获得 |
| | | 年手术量 $H_7$ | 医院统计获得 |
| | | 患者满意度 $H_8$ | 调查患者 |

### 2) 经济效益指标

经济效益在一定程度上反映了医院的运营管理水平和医疗资源的利用效率。医院的发展主要依靠其自身的业务收入,尤其是三级医院,国家的财政补助所占比例是非常少的,尚不足以支持其长远的发展,要想保持医院持续较好的发展态势,必须注重提高医院的经济效益。但是,在新医改的政策背景下,国家更多关注医疗服务的公益性发挥,医院的经济效益不可避免会受到一定的损失,因此在选择经济效益指标时,应该注重经济效益的质量,增强医院节约成本的意识,选择一些考虑了成本的指标。首先,利用传统盈利企业对经济效益的评估方法,从盈利能力、资产质量、债务风险、成长性和生产性五个方面初步筛选一些指标,如表 17.4 所示。然后,按照确定生命健康效益指标的方法确定最终的经济效益指标,如表 17.5 所示。

**表 17.4　初步筛选的经济效益指标**

| 维度层 | 研究角度 | 准则层 | 指标层 | 数据来源 |
|---|---|---|---|---|
| 经济效益 | 医院 | 盈利能力 | 净资产收益率 | 医院财务报表 |
| | | | 总资产报酬率 | |
| | | | 主营业务利润率 | |
| | | | 成本费用利润率 | |
| | | 资产质量 | 总资产周转率 | |
| | | | 固定资产周转率 | |
| | | | 流动资产周转率 | |
| | | 债务风险 | 资产负债率 | |
| | | | 流动比率 | |
| | | | 现金流动负债比率 | |

续表

| 维度层 | 研究角度 | 准则层 | 指标层 | 数据来源 |
|---|---|---|---|---|
| 经济效益 | 医院 | 成长性 | 总资产增长率 | 医院财务报表 |
| | | | 营业收入增长率 | |
| | | | 营业收入利润增长率 | |
| | | 生产性 | 人均业务收入 | |
| | | | 人均利润率 | |
| | | | 人均资产总额 | |
| | | | 人均工资 | |

表 17.5　最终的经济效益指标

| 维度层 | 研究角度 | 指标层 | 数据来源 |
|---|---|---|---|
| 经济效益 $E$ | 医院 | 净资产收益率 $E_1$ | 医院财务报表 |
| | | 主营业务利润率 $E_2$ | |
| | | 成本费用利润率 $E_3$ | |
| | | 总资产周转率 $E_4$ | |
| | | 资产负债率 $E_5$ | |
| | | 总资产增长率 $E_6$ | |
| | | 营业收入利润增长率 $E_7$ | |
| | | 人均业务收入 $E_8$ | |

3) 公益效应指标

公益性是医疗服务价值的重要组成部分，是医院社会责任、功能任务、服务宗旨有别于其他企业的主要特点，公益性指标的设定应该立足于医院的性质，并遵循医院的客观运行规律。医院的公益性体现在多个方面，其公益性的实现依赖于国家政策的引导和医院整体的运行情况。但是不同时期，公益性内涵侧重点不尽相同。目前，我国医疗行业公益性缺失的主要原因在于以经济利益为目标的错误导向，导致医疗服务费用过高、患者看病贵等问题突出。选择指标要利于推进医院公益性的回归，促使医院转变以经济为目标的价值取向。通过文献总结和专家访谈初步筛选一些公益效应指标，如表 17.6 所示。然后按照确定生命健康效益指标的方法确定最终的公益效应指标，如表 17.7 所示。

**表 17.6　初步筛选的公益效应指标**

| 维度层 | 研究角度 | 指标层 | 数据来源 |
|---|---|---|---|
| 公益效应 | 社会角度 | 门(急)诊次均费用药占比 | 医院统计资料 |
| | | 住院次均费用药占比 | |
| | | 减免患者费用比例 | |
| | | 医保报销比例 | |
| | | 国家基本药物目录中药品使用总金额占总体药品总金额的比例 | |
| | | 双向转诊人次 | |
| | | 组织社会义诊人次 | |
| | | 支援基层人次 | |
| | | 参与公共卫生突发事件人次 | |
| | | 教育培训人员数 | |
| | | 宣传普及健康知识次数 | |
| | | 科研成果数 | |

**表 17.7　最终的公益效应指标**

| 维度层 | 研究角度 | 指标层 | 数据来源 |
|---|---|---|---|
| 公益效应 $B$ | 社会角度 | 门(急)诊次均费用药占比 $B_1$ | 医院统计资料 |
| | | 住院次均费用药占比 $B_2$ | |
| | | 医保报销比例 $B_3$ | |
| | | 国家基本药物目录中药品使用总金额占总体药品总金额的比例 $B_4$ | |
| | | 双向转诊人次 $B_5$ | |

4) 资源消耗指标

医疗资源是医院为患者提供医疗服务的物质基础,是医院得以生存和发展的必要前提。政府和医院通过合理配置医疗资源,充分发挥医疗资源的价值,达到物尽其用的目的。通常情况下,医疗资源相对医疗服务需求是短缺的,在有限的医疗资源背景下,降低资源成本是提高医疗服务价值的有效方法。因此,医疗服务成本是影响医疗服务价值的重要因素,当医疗产出相同时,医疗成本越大,医疗服务价值将会越小。在确定医疗服务成本时应该从社会的角度出发,计算医疗服务的直接社会成本,不仅仅是患者的医疗花费,还应包括所有与医疗服务相关的医疗资源的占用，包括人力、病床、设备等。首先，通过文献总结和专家访谈初步筛选一些资源消耗指标，如表 17.8 所示。然后，按照确定生命健康效益指标的方法确定最终的医疗资源消耗指标，如表 17.9 所示。

**表 17.8　初步筛选的资源消耗指标**

| 维度层 | 研究角度 | 指标层 | 数据来源 |
| --- | --- | --- | --- |
| 资源消耗 | 社会角度 | 挂号费(挂号+诊查) | 账目清单 |
| | | 检查费 | 账目清单 |
| | | 治疗费(包括手术费) | 账目清单 |
| | | 药品费 | 账目清单 |
| | | 住院费 | 账目清单 |
| | | 患者交通成本 | 调查患者 |
| | | 患者等待时间 | 调查患者 |
| | | 患者劳动力损失 | 调查患者 |
| | | 医疗器械占用成本 | 平均分摊 |
| | | 医生占用成本 | 人力资本法 |
| | | 护士占用成本 | 人力资本法 |
| | | 病床占用成本 | 床位费 |
| | | 医院管理费 | 平均分摊 |
| | | 报销费用 | 结账记录 |

**表 17.9　最终的资源消耗指标**

| 维度层 | 研究角度 | 指标层 | 数据来源 |
| --- | --- | --- | --- |
| 资源消耗 $C$ | 政府角度 | 挂号费(挂号+诊查)$C_1$ | 账目清单 |
| | | 检查费 $C_2$ | 账目清单 |
| | | 治疗费(包括手术费)$C_3$ | 账目清单 |
| | | 药品费 $C_4$ | 账目清单 |
| | | 住院费 $C_5$ | 账目清单 |
| | | 医疗器械占用成本 $C_6$ | 平均分摊 |
| | | 医生占用成本 $C_7$ | 人力资本法 |
| | | 护士占用成本 $C_8$ | 人力资本法 |
| | | 病床占用成本 $C_9$ | 床位费 |
| | | 报销费用 $C_{10}$ | 结账记录 |

### 17.2.3　价值评价模型构建

#### 1. 指标定量化分析

医疗服务价值评价体系有四个维度的指标，各个指标量纲不同，类型也不相同，无法进行计算分析，必须进行标准化处理。这些指标中，有正向指标，如健康效用、患者满意度等，它们的取值越大越好；还有一些负向指标，如治疗费、住院费、医生占用成本等，它们的取值越小越好。效用是指商品或服务满足人的欲望或需要的能力，是人们对商品或服务的一种价值评价形式，体现了人们的主观愿望和价值偏好。采用效用对医疗服务价值评价指标进行处理，能在一定程度上体现患者、医院以及政府的偏好性，更加符合实际情况。效用值反映了指标结果值 $o$ 对评价者的价值大小，记作：$u = u(o)$，为 0～1 的数。将生命健康效益、经济效益和公益效应三个维度的指标进行标准化处理，使其各指标值转化为 0～1 的效用值，就可以进行综合计算。医疗资源消耗的指标都可以用货币的形式来表示，因此无须再进行标准化处理。

效用值可以用标准效用测定法获得，该方法是由冯·诺依曼(von Neumann)和莫根施特恩(Morgenstern)提出来的，简称 V-M 方法。设有决策系统，其结果值集合为 $\boldsymbol{O} = (o_1, o_2, \cdots, o_n)$，$o^* \succ \max(o_1, o_2, \cdots, o_n)$，$o^0 \prec \min(o_1, o_2, \cdots, o_n)$，用 V-M 方法测定结果值 $o_j(j = 1, 2, \cdots, n)$ 的效用值 $u(o_j)$，其步骤如下：

(1) 设 $u(o^*) = 1$，$u(o^0) = 0$。

(2) 建立简单事态体 $(x, o^*; 1-x, o^0)$。

(3) 反复提问并不断地调整概率值 $x$，让决策者权衡比较，当 $x = p_j$ 时，得到无差异关系

$$o_j \sim (p_j, o^*; 1-p_j, o^0) \tag{17.2}$$

(4) 测得结果值的效用

$$u(o_j) = p_j u(o^*) + (1-p_j)u(o^0) = p_j \tag{17.3}$$

V-M 方法的基本思路是用最优值和最劣值建立简单事态体，通过反复提问得到决策者认可的无差异关系，用无差异概率值来测度结果值的效用。其中，$u=u(o)$ 为结果值 $o$ 的效用函数，取值范围为 $0 \leqslant u(o) \leqslant 1$，效用值和结果值满足优劣一致性的要求。

事实上，效用函数是很难确定的，在实际操作中如果要获得每个指标结果的效用值，需要做大量的调查工作，这是不切合实际的。因此，在决策者对抉择集合的同一子集具有稳定一致的偏好的假设下，考虑使用一种简单构造效用函数的

方法，便于在实际操作中进行决策。该方法的基本思路是，对于决策问题的结果值集合，先用 V-M 方法找出一个基准效用值，即效用值等于 0.5 的结果值，称为确定当量，记为 $o_\varepsilon$。其余结果的效用值无须测定，按照比例用线性内插的方法，用同一个标准计算得到。

为了使效用函数规范化，先对结果值进行归一化处理。令 $x^0=0$，$x^1=1$，其他结果值按式(17.4)进行线性变换：

$$x(o_j) = \frac{o_j - o^0}{o^* - o^0}, \quad o_j \in \boldsymbol{O} \tag{17.4}$$

于是可以得到确定当量 $o_\varepsilon$ 的归一化值：

$$\varepsilon = \frac{o_\varepsilon - o^0}{o^* - o^0} \tag{17.5}$$

在坐标平面上用横轴表示归一化值 $x$，纵轴表示效用函数 $u(x)$。将效用函数值在区间[0,1]上划分为 $2^n$ 等份，得到一系列效用函数值

$$\frac{1}{2^n}, \frac{2}{2^n}, \frac{3}{2^n}, \cdots, \frac{2^{n-1}}{2^n}, \cdots, \frac{2^n - 2}{2^n}, \frac{2^n - 1}{2^n}, 1$$

这一系列效用函数值对应的横坐标分别为 $x_1, x_2, \cdots, x_{2^{n-1}}, \cdots, x_{2^n-1}, x_{2^n}$，其中，$x_{2^{n-1}} = \varepsilon$，$x_{2^n} = 1$。在横轴上，效用值等于区间两端点效用值之和的 50%的点称为中间效用值点，假设中间效用值点距该区间左、右两点的距离分别为 $l_1$、$l_2$，在效用具有稳定一致性的假设下，有

$$\frac{l_1}{l_2} = \frac{\varepsilon}{1-\varepsilon} \tag{17.6}$$

那么可以求出横轴上的 $x_{2^i}$ 的值为

$$x_{2^i} = \varepsilon^{n-i}, \quad i = 0,1,2,\cdots,n \tag{17.7}$$

记 $\varDelta_1, \varDelta_2, \cdots, \varDelta_{2^n}$ 分别表示 $x$ 轴上各区间长度，可以得到 $\varDelta_i (i=1,2,\cdots,2^n)$ 的通项公式：

$$\varDelta_i = \varepsilon^{n-t_i}(1-\varepsilon)^{t_i} \tag{17.8}$$

$$t_i = \begin{cases} 0, & i=1 \\ \sum_{r=1}^{s+1}\left(\left[\dfrac{i-2^{r-1}-1}{2^r}\right]+1\right)(2-r), & i=2,3,\cdots,2^n \end{cases} \tag{17.9}$$

$$s = \left[ \frac{\ln(i-1)}{\ln 2} \right] \tag{17.10}$$

式中，[·]表示不超过该数的最大整数。于是可得到 $x_i$ 的值为

$$x_i = \Delta_1 + \Delta_2 + \cdots + \Delta_i \tag{17.11}$$

$x$ 轴上任意点的效用函数值便可由该点落在第 $\Delta_i$ 段两端点 $x_{i-1}$、$x_i$ 的效用函数值确定，其中，$u(x_i) = \frac{i}{2^n}$。当 $n$ 足够大时，可以求得任意精度 $u(x)$ 的值。

为了更好地理解该方法，图 17.5 给出了 $n=2$ 时的效用曲线示意图。其中，$x_4 = 1$，$x_2 = \varepsilon$。由 $\frac{x_1}{x_2} = \frac{x_2}{x_4}$ 得 $x_1 = \varepsilon^2$，由 $\frac{x_3 - x_2}{x_4 - x_2} = \frac{x_2}{x_4}$ 得 $x_3 = 2\varepsilon - \varepsilon^2$。

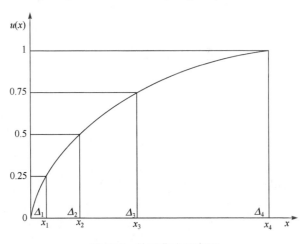

图 17.5　效用曲线示意图

2. 指标权重的确定

医疗服务价值含有多个维度的含义，为了将其集结成一个综合值，需要确定不同指标的权重。权重的确定对最后的评价结果有很大的影响。确定权重一般有主观赋权和客观赋权两种方法。主观方法主要有德尔菲法、层次分析法等，客观方法主要有熵权信息法、主成分分析法等。客观方法一般需要以往大量的历史数据为基础，工作量非常大。考虑到现实操作问题，本书在专家打分的基础上，通过决策者偏好做适当修正，来确定医疗服务价值的相关指标权重。

专家根据指标的重要程度和可操作性对指标进行十分制打分，决策者对指标的主观偏好程度以效用值的形式给出，越接近 1，表明决策者越偏好特定指标的权威。由于各种条件的制约，决策者的主观偏好与客观偏好存在一定偏差，为了使决策合理，专家的意见权重向量 $\omega$ 的选择应该使决策者的主观偏好与客观偏好

值的总偏差最小，为此建立优化模型：

$$
\begin{cases}
\min \quad F(\boldsymbol{\omega}) = \sum_{i=1}^{n}\sum_{j=1}^{m}\left[(r_{ij}-\theta_i)\omega_j\right]^2 = \sum_{i=1}^{n}\sum_{j=1}^{m}(r_{ij}-\theta_i)^2\omega_j^2 \\
\text{s.t.} \quad \omega_j \geqslant 0, \quad \sum_{j=1}^{m}\omega_j = 1
\end{cases}
\tag{17.12}
$$

利用拉格朗日函数求解此模型，即

$$
L(\boldsymbol{\omega},\varphi) = \sum_{i=1}^{n}\sum_{j=1}^{m}(r_{ij}-\theta_i)^2\omega_j^2 + 2\varphi\left(\sum_{j=1}^{m}\omega_j - 1\right) = 0 \tag{17.13}
$$

令 $\dfrac{\partial L(\boldsymbol{\omega},\varphi)}{\partial \omega_j} = 0$，得

$$
\sum_{i=1}^{n}(r_{ij}-\theta_i)^2\omega_j + \varphi = 0 \tag{17.14}
$$

令 $\dfrac{\partial L(\boldsymbol{\omega},\varphi)}{\partial \varphi} = 0$，得

$$
\sum_{j=1}^{m}\omega_j - 1 = 0 \tag{17.15}
$$

联立式(17.14)和式(17.15)，可得

$$
\varphi = -\frac{1}{\sum_{j=1}^{m}\left[1\left/\sum_{j=1}^{m}(r_{ij}-\theta_i)^2\right.\right]} \tag{17.16}
$$

$$
\omega_j = -\frac{1}{\sum_{j=1}^{m}\left[1\left/\sum_{j=1}^{m}(r_{ij}-\theta_i)^2\right.\right] \times \sum_{j=1}^{m}(r_{ij}-\theta_i)^2} \tag{17.17}
$$

指标 $X_i$ 的综合得分为

$$
Z_i = \sum_{j=1}^{m}r_{ij}\omega_j \tag{17.18}
$$

则指标 $X_i$ 的权重为

$$
\lambda_i = \frac{Z_i}{\sum_{i=1}^{n}Z_i} \tag{17.19}
$$

选定六位专家分别对医疗服务价值的三个正向维度打分，如表 17.10 所示。

**表 17.10　专家评分矩阵**

| 效益维度 | $Y_1$ | $Y_2$ | $Y_3$ | $Y_4$ | $Y_5$ | $Y_6$ |
|---|---|---|---|---|---|---|
| 生命健康效益 $X_1$ | 9.5 | 8 | 9 | 9 | 9.5 | 10 |
| 经济效益 $X_2$ | 4 | 5 | 4 | 4.5 | 5 | 5 |
| 公益效应 $X_3$ | 6 | 5 | 6.5 | 5.5 | 6 | 6.5 |

决策者对各指标的主观偏好为 $\theta_1=0.9$, $\theta_2=0.2$, $\theta_3=0.6$，利用式(17.17)计算得 $\omega_1=0.1627$，$\omega_2=0.2061$，$\omega_3=0.1666$，$\omega_4=0.1770$，$\omega_5=0.1516$，$\omega_6=0.1360$

再由式(17.18)计算出各个指标的综合得分值 $Z_i (i=1, 2, 3)$：

$$Z_1 = 9.0871 ，\quad Z_2 = 4.5822 ，\quad Z_3 = 5.8567$$

最后，由式(17.19)计算出各个指标的权重：

$$\lambda_1 = 0.47 ，\quad \lambda_2 = 0.23 ，\quad \lambda_1 = 0.3$$

生命健康效益、经济效益、公益效应各维度的权重分别为 0.47、0.23 和 0.3。医疗服务价值不同维度层指标的权重也可以利用这种方法确定。

### 3. 不同角度的价值评价

医疗服务的生命健康效益、经济效益和公益效应等每个维度层有若干指标，转化为统一效用值后，进行多维效用并合。$u(H)=\sum\alpha_i u(H_i)$，$u(E)=\sum\beta_i u(E_i)$，$u(B)=\sum\gamma_i u(B_i)$，其中 $\alpha_i$、$\beta_i$、$\gamma_i$ 分别为对应的指标权系数，满足 $\sum\alpha_i=1$，$\sum\beta_i=1$，$\sum\gamma_i=1$，权系数可通过 17.2.2 节的方法获得。资源消耗维度的各个指标最终都可以用货币来度量，所以没有必要再转化为效用值，即 $C=\sum C_i$。医疗服务价值用 $V$ 表示，则有

$$V = f(u(H), u(E), u(B), C) \tag{17.20}$$

(1) 患者角度。对患者来说，生命健康效益和成本花费是影响他们对医疗服务价值判断的主要因素。治疗相同的疾病，医疗服务创造的生命健康效益越大，成本花费越少，患者的感知价值越大。交通费用也是患者需要承担的费用之一，但这不是与医疗服务直接相关的成本，而且不同阶层的人选择的交通方式不一样，无法统一衡量，因此将患者的交通成本排除。从患者的角度对医疗服务进行评价时一般是微观评价，适用于对具体的医疗服务活动进行价值评估，可使用

表 17.11 的指标体系和模型(17.21)对医疗服务进行价值评价。其中，$V$ 表示医疗服务价值，$u(H)$ 为生命健康效益的效用得分，$C$ 为患者的成本花费，$R$ 为调和系数。

$$V = R\frac{u(H)}{C}$$

$$u(H) = \sum_{i=1}^{3} \alpha_i u(H_i) \tag{17.21}$$

$$C = C_1 + C_2 + C_3 + C_4 + C_5 - C_{10}$$

**表 17.11　患者角度出发的医疗服务价值评价指标**

| 医疗服务价值评价指标体系 | | |
| --- | --- | --- |
| 健康效用 $H_1$ | 健康恢复时间 $H_2$ | 患者满意度 $H_3$ |
| 挂号费(挂号+诊查)$C_1$ | 检查费 $C_2$ | 治疗费 $C_3$ |
| 药品费 $C_4$ | 住院费 $C_5$ | 报销费用 $C_{10}$ |

(2) 医院角度。公立医院属于事业单位，盈利不是其首要目标，但是目前尚无法摆脱一般企业的盈利属性。从医院管理者的角度来看，经济效益是医院持续发展的动力，尤其是三级医院，政府的财政补贴占医院收入的比例很小，必须保证一定的经济效益，才能保证医院良好的运作。医院的主要收入来源是医院提供的医疗服务活动，经济效益则直接体现了医疗服务创造的经济价值。从医院的角度对医疗服务进行评价时，一般是长期的宏观评价，时间跨度为一年，可使用表 17.5 的指标体系和模型(17.22)。其中，$V$ 表示医疗服务价值，$u(E)$ 为经济效益的效用得分。

$$V = u(E) = \sum_{i=1}^{8} \beta_i u(E_i) \tag{17.22}$$

(3) 政府角度。从政府角度出发，即整个社会发展的角度来看，公立医院的医疗服务价值不仅体现在保障民众健康和创造经济收益上，其发挥的公益效应也是一种价值的体现。政府免除医院税收并给予一定的财政补贴，希望民众患病时能及时得到救治，并且不会因为疾病而给家庭带来严重的经济负担，以维护社会长期稳定发展。这个时候，医生、护士、医疗设备是医疗资源，也是社会成本，大量三级医院的医疗资源被普通疾病的患者占用，致使严重疾病患者失去救治机会，是一种严重的资源浪费，这是政府不愿意看到的。政府在对医疗服务进行评价时，既可以从微观层面出发，也可以从宏观层面着手。从微观层面对医疗服务进行评价时，可以选用表 17.12 的指标体系和模型(17.23)，式中，$V$ 表示医疗服务价值，$u(H)$ 为生命健康效益的效用得分，$u(B)$ 为公益效应的效用得分，$C$ 为政府的成本花费，$m$ 和 $n$ 为权系数，并且 $m+n=1$，$R$ 为调和系数。

$$V = R\frac{mu(H) + nu(B)}{C}$$

$$u(H) = \sum_{i=1}^{3} \alpha_i u(H_i)$$

$$u(B) = \sum_{i=1}^{4} \gamma_i u(B_i) \qquad (17.23)$$

$$C = \sum_{i=1}^{10} C_i$$

**表 17.12　政府角度出发的微观层面医疗服务价值评价指标**

| 微观层面医疗服务评价指标体系 | | |
|---|---|---|
| 健康效用 $H_1$ | 健康恢复时间 $H_2$ | 患者满意度 $H_3$ |
| 门(急)诊次均费用药占比 $B_1$ | 住院次均费用药占比 $B_2$ | 医保报销比例 $B_3$ |
| 国家基本药物目录中药品使用总金额占总体药品总金额的比例 $B_4$ | | 挂号费(挂号+诊查)$C_1$ |
| 检查费 $C_2$ | 治疗费 $C_3$ | 药品费 $C_4$ |
| 住院费 $C_5$ | 医疗器械占用成本 $C_6$ | 医生占用成本 $C_7$ |
| 护士占用成本 $C_8$ | 病床占用成本 $C_9$ | 报销费用 $C_{10}$ |

从宏观层面对医疗服务进行评价时，可以选用表 17.13 的评价指标体系和模型(17.24)，式中，$V$ 表示医疗服务价值，$u(H)$ 为生命健康效益的效用得分，$u(B)$ 为公益效应的效用得分，$u(E)$ 为经济效益的效用得分，$C$ 为总的成本花费，$m$ 和 $n$ 为权系数，并且满足 $m+n=1$，$R$ 为调和系数。

$$V = R\frac{mu(H) + nu(B)}{C}$$

$$u(H) = \sum_{i=1}^{3} \alpha_i u(H_i)$$

$$u(B) = \sum_{i=1}^{4} \gamma_i u(B_i) \qquad (17.24)$$

$$C = \sum_{i=1}^{10} C_i$$

**表 17.13 政府角度出发的宏观层面医疗服务价值评价指标**

| 宏观层面医疗服务评价指标体系 | | |
|---|---|---|
| 年治愈率 $H_4$ | 年出入院诊断符合率 $H_5$ | 年门诊量 $H_6$ |
| 年手术量 $H_7$ | 患者满意度 $H_8$ | |
| 门(急)诊次均费用药占比 $B_1$ | 住院次均费用药占比 $B_2$ | 医保报销比例 $B_3$ |
| 国家基本药物目录中药品使用总金额占总体药品总金额的比例 $B_4$ | | 双向转诊人次 $B_5$ |
| 净资产收益率 $E_1$ | 主营业务利润率 $E_2$ | 成本费用利润率 $E_3$ |
| 总资产周转率 $E_4$ | 资产负债率 $E_5$ | 总资产增长率 $E_6$ |
| 营业收入利润增长率 $E_7$ | 医师年人均业务收入 $E_8$ | 挂号费(挂号+诊查) $C_1$ |
| 检查费 $C_2$ | 手术费 $C_3$ | 药品费 $C_4$ |
| 住院费 $C_5$ | 医疗器械占用成本 $C_6$ | 医生占用成本 $C_7$ |
| 护士占用成本 $C_8$ | 病床占用成本 $C_9$ | 报销费用 $C_{10}$ |

### 17.2.4 案例分析

A、B 两家医院都可以治疗肝癌，运用本章构建的医疗价值评价模型分别对 A、B 两家医院的治疗方案进行价值评估。从政府的角度出发进行微观层面的价值评价，选用模型(17.23)和相应的指标体系，正向指标及数据如表 17.14 所示，正向指标的效用得分如表 17.15 所示，负向指标及数据如表 17.16 所示。医生和护士的占用成本采用人力资本法计算，医疗器械占用成本是仪器使用寿命内的均摊成本。表中所有数据都是根据实际情况和简单的调查基础上假设出来的，进行价值评价时，参数设定如下：$\alpha_1 = 0.6$，$\alpha_2 = 0.15$，$\alpha_3 = 0.25$，$\gamma_1 = 0.15$，$\gamma_2 = 0.4$，$\gamma_3 = 0.35$，$\gamma_4 = 0.1$，$m = 0.7$，$n = 0.3$，$R = 100000$。

**表 17.14 A、B 两家医院治疗肝癌的正向价值指标及数据**

| 正向指标 | 最差值 | 基准值 | 最优值 | A 医院结果值 | B 医院结果值 |
|---|---|---|---|---|---|
| 健康效用 $H_1$ | 0.01 | 0.2 | 0.35 | 0.3 | 0.25 |
| 健康恢复时间 $H_2$/天 | 300 | 120 | 60 | 100 | 120 |
| 患者满意度 $H_3$/分 | 60 | 80 | 95 | 85 | 82 |
| 门(急)诊次均费用药占比 $B_1$/% | 70 | 50 | 35 | 48 | 40 |
| 住院次均费用药占比 $B_2$/% | 45 | 35 | 20 | 35 | 30 |
| 医保报销比例 $B_3$/% | 30 | 50 | 65 | 60 | 62 |
| 国家基本药物目录中药品使用总金额占总体药品总金额的比例 $B_4$/% | 10 | 60 | 80 | 30 | 60 |

表 17.15　A、B 两家医院治疗肝癌的正向价值指标效用得分

| 正向指标 | A 医院效用得分 | B 医院效用得分 |
|---|---|---|
| $H_1$ | 0.7949 | 0.6315 |
| $H_2$ | 0.5677 | 0.5 |
| $H_3$ | 0.6286 | 0.5393 |
| $B_1$ | 0.5392 | 0.693 |
| $B_2$ | 0.5 | 0.7298 |
| $B_3$ | 0.7868 | 0.861 |
| $B_4$ | 0.0656 | 0.5 |

注：$H_1 \sim H_3$、$B_1 \sim B_4$ 代表的指标含义参见表 17.14。

表 17.16　A、B 两家医院治疗肝癌的负向价值指标及数据

| 负向指标 | 解释说明 | A 费用/元 | B 费用/元 |
|---|---|---|---|
| $C_1$ | 单次价格乘以挂号次数 | 400 | 360 |
| $C_2$ | CT、心电图、核磁共振、尿常规、血常规、肝肾功能检查、胸片等所有检查项目的总费用 | 2000 | 1800 |
| $C_3$ | 包括所有的手术费和化疗费用 | 13000 | 9200 |
| $C_4$ | 所有的药品费 | 6000 | 6000 |
| $C_5$ | 总的住院费用 | 6000 | 5500 |
| $C_6$ | 涉及的检查项目的检查仪器的均摊成本 | 100 | 90 |
| $C_7$ | 医生花费在患者身上的总时间，再利用人力资本法转化成钱 | 1620 | 1460 |
| $C_8$ | 护士花费在患者身上的总时间，再利用人力资本法转化成钱 | 976 | 1016 |
| $C_9$ | 每日床位费乘以总的住院时间(天) | 3960 | 3550 |
| $C_{10}$ | 社会医保报销的费用 | 15000 | 14500 |

注：$C_1 \sim C_{10}$ 代表的指标含义参见表 17.14。

　　若仅从生命健康效益上来看，A 医院治疗肝癌创造的生命健康效益 $u(H_A) = 0.7192$，B 医院创造的生命健康效益 $u(H_B) = 0.5887$，A 医院创造的生命健康效益要好于 B 医院。如果患者非常看重治疗后的健康结果而不在乎治疗成本，毫无疑问，患者会选择到 A 医院接受治疗。政府考虑整个社会的利益和资源消耗，会使用模型(17.23)对医疗服务进行价值评价。那么，A 医院治疗肝癌创造的价值为 $V_A = 1.3705$，B 医院创造的价值为 $V_B = 1.4635$，B 医院创造的价值要高于 A 医院。从政府的角度来看，A 医院的医疗服务价值低的原因主要在于公益性方面做得不如 B 医院好，另外，消耗的医疗资源也多于 B 医院。政府是站在社会的角度制定卫生政策，因此在分配医疗资源时应该更多倾向于 B 医院，这样可以促进 A 医院在提高公益效应方面有所改善。

从多角度出发，以价值为导向，从生命健康效益、经济效益、公益效应和资源消耗四个维度构建医疗服务多维价值评价指标体系，该指标体系考虑到了实际操作性，筛选的都是能够量化的指标，不过在获取数据时需要调查医院、医生、患者、政府等多方人员，工作量较大。通过引入效用解决指标量纲不统一的问题，并针对不同的出发点建立不同的价值评价模型，通过案例分析说明本书的模型能为医疗政策的制定提供一定的指导和理论依据。其中，权重系数在某种意义上起一定的导向作用，可根据评价决策主体的需求不同做适当调整。

# 17.3　考虑指标相关性和医院表现差异性的价值权重量化方法

## 17.3.1　价值指标权重量化方法

### 1. 价值指标的基本权重量化

各价值指标的基本权重获取是量化评价医疗机构诊疗服务价值最重要的环节，目前大部分医疗价值指标权重量化依靠人为打分进行。如何最大限度地克服人为打分的主观性，成为价值指标的基本权重获取面临的重要问题。本章应用层次分析法获得价值指标的基本权重的赋值。层次分析法是多属性评价决策方法中应用最为广泛的方法，它将较为复杂和模糊的综合评价决策问题进行分解，采用数学化的方法对决策变量进行两两比较并构造矩阵量化决策过程，最终通过矩阵运算在不同层级之间传导指标权重，保证了决策者内涵思维的一致性，降低了主观给出各指标基本权重的困难。应用层次分析法获取价值指标的基本权重方法和步骤如下。

(1) 构造判断矩阵。医院诊疗服务价值指标评价体系如 17.2 节所述，包括生命健康效益、经济效益、公益效应和资源消耗 4 个维度的指标。首先是维度层的量化，判断两两维度之间的相对重要度比值 $a_{ij}$，并构造判断矩阵 $\boldsymbol{A}$。本案例中 $\boldsymbol{A}$ 为 4 阶方阵，即 $n=4$。

$$\boldsymbol{A} = \begin{bmatrix} w_1/w_1 & w_1/w_2 & \cdots & w_1/w_n \\ w_2/w_1 & w_2/w_2 & \cdots & w_2/w_n \\ \vdots & \vdots & & \vdots \\ w_n/w_1 & w_n/w_2 & \cdots & w_n/w_n \end{bmatrix} \tag{17.25}$$

式中，$a_{ij} = \dfrac{w_i}{w_j}$ 表示价值指标间相对重要程度，由公式易得，$a_{ij} = \dfrac{1}{a_{ji}}$ 且 $a_{ii} = 1$，

在量化 $a_{ij}$ 得分时，设置该比值范围为 1～9，比值 1 代表两指标同等重要，3 代表指标 $i$ 与指标 $j$ 相比较为重要，5 代表指标 $i$ 与指标 $j$ 相比相当重要，7 代表指标 $i$ 与指标 $j$ 相比非常重要，9 代表指标 $i$ 与指标 $j$ 相比极端重要。

(2) 计算最大特征根 $\lambda_{\max}$ 和向量矩阵 $\boldsymbol{W} = (w_1, w_2, \cdots, w_n)^{\mathrm{T}}$。通常采用最小二乘法求解，即通过规划求解 $\boldsymbol{W}$ 和 $\lambda_{\max}$ 值，令残差平方和 $\left(a_{ij} - \dfrac{w_i}{w_j}\right)^2$ 最小，其公式为

$$\min \sum_{i=1}^{n} \sum_{j=1}^{n} (a_{ij} w_j - w_i)^2$$
$$\text{s.t.} \quad \sum_{j=1}^{n} w_j = 1 \tag{17.26}$$
$$w_j \geqslant 0, \, j = 1, \cdots, n$$

(3) 一致性检验。基本一致性检验用于判断矩阵是否满足 $a_{ij} = a_{ik} \times a_{kj}$ $(i, j, k = 1, \cdots, n)$ 的关系。通过计算基本一致性指标(CI)和基本一致性比率(CR)判断矩阵是否具有基本一致性。RI 是只与维度数 $n$ 相关的一致性指数，$CR \leqslant 0.1$ 视为通过基本一致性检验。

$$CI = \frac{\lambda_{\max} - n}{n - 1} \tag{17.27}$$

$$CR = \frac{CI}{RI} \tag{17.28}$$

(4) 在 4 个维度内分别构造相应指标的判断矩阵，记为 $\boldsymbol{A}_1$、$\boldsymbol{A}_2$、$\boldsymbol{A}_3$、$\boldsymbol{A}_4$，计算各指标在该维度下的权重向量 $\boldsymbol{W}_i = (w_{i1}, w_{i2}, \cdots, w_{ik})^{\mathrm{T}}$，并进行一致性检验。$w_{ik}$ 代表第 $k$ 项指标在第 $i$ 维度中的相对权重，$w_i$ 表示维度 $i$ 的基本权重，最终第 $k$ 项指标在慢性病医疗服务系统价值评价中的基本权重为二者的乘积：

$$w_k^0 = w_i \times w_{ik} \tag{17.29}$$

**2. 反映指标相互影响关系的主观权重量化**

在医疗机构诊疗服务价值量化评价中，多数研究都会论证指标选取的全面性和代表性，而针对各指标变量之间的相互影响关系未做深入研究。实际上不同价值评价指标之间经常存在直接或间接的相关关系，其中一项评价指标的改善可能会影响其他指标表现。例如，增强医护人员水平以及使用最优的药物或许对患者满意度及医院社会声望等指标有正面提升作用，但可能会使医疗成本变高，人均医药费用也必然随之上涨。因此，诸如此类相互影响关系会造成一个相对重要度

低的价值指标事实上应获得较高的关注,因为对此项指标的改善会导致其他价值指标的改善。因此,在为医疗机构诊疗服务价值指标赋权时,必须充分考虑指标内在的相互影响关系。

如上所述,为测得更加贴近实际的价值指标重要度,本章需要对医疗健康价值指标的相关性进行科学评估,以修正基本重要度的不足。决策实验室分析(decision making and trial evaluation laboratory, DEMATEL)方法作为主观决策方法的一种,能够运用矩阵运算和图论的工具量化各指标的自相关程度。因此,可以采用该方法量化医院诊疗服务价值各指标间的相互影响关系,并用以调整价值指标的基本权重,DEMATEL 方法的应用步骤如图 17.6 所示。

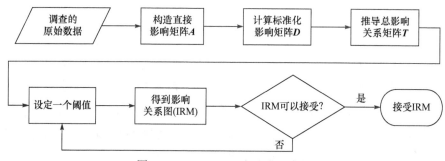

图 17.6　DEMATEL 方法应用步骤

根据 DEMATEL 方法相关原理,本章获取反映指标相互影响关系的相关重要度的步骤如下:

(1) 构造直接影响矩阵 $A$。将各价值指标间直接影响关系用矩阵表示,定义两指标之间的关联强度为 0~4,分别代表从无关联(0)到强关联(4)的关系。通过专家打分,得出指标 $i$ 对指标 $j$ 的关联强度,记为 $a_{ij}$,定义 $a_{ij}=0$。将所有指标间关联关系用矩阵表达,得到直接影响矩阵 $A$,则具有 $n$ 个评估指标的直接影响矩阵的阶数为 $n \times n$,如式(17.30)所示。

$$A = \begin{bmatrix} a_{11} & a_{12} & \cdots & a_{1n} \\ a_{21} & a_{22} & \cdots & a_{2n} \\ \vdots & \vdots & & \vdots \\ a_{n1} & a_{n2} & \cdots & a_{nn} \end{bmatrix} \tag{17.30}$$

(2) 计算标准化影响矩阵 $D$。为了量化两指标之间的间接影响关系,需要对上述矩阵 $A$ 进行规范化处理,求得标准化影响矩阵 $D$。通过对矩阵 $A$ 进行加和,可以获得价值指标 $i$ 施加在其他指标因素上的总的直接影响效应。对矩阵 $A$ 中的行求和,与最大值 $\max\limits_{1 \leqslant i \leqslant n} \sum\limits_{j=1}^{n} a_{ij}$ 对应的价值指标对其他价值指标的直接影响效应之和最大；同理，$\max\limits_{1\leqslant j\leqslant n}\sum\limits_{i=1}^{n}a_{ij}$ 对应的价值指标受到其他价值指标的直接影响效应之和最大。正值 $M$ 取这两者间最大值，然后用矩阵 $A$ 除以 $M$ 完成影响矩阵的标准化，得到的矩阵 $D$ 中的元素介于 $0\sim1$。

$$M = \max\left(\max\sum_{j=1}^{n}a_{ij}, \max\sum_{i=1}^{n}a_{ij}\right)$$
$$D = A \times \frac{1}{M} \tag{17.31}$$

(3) 推导总影响关系矩阵 $T$。

$$T = \lim_{m\to\infty}(D + D^2 + \cdots + D^m) = \sum_{m=1}^{\infty}D^i$$

表示价值指标间 $m$ 阶相互综合影响关系的求和。矩阵 $T$ 中元素 $t_{ij}$ 即代表价值指标 $i$ 对 $j$ 的综合影响量化程度。由公式推导

$$\sum_{m=1}^{\infty}D^i = D(I + D^1 + \cdots + D^{m-1}) = D(I - D)^{-1}(I - D^m)$$

可得

$$T = D(I - D)^{-1} = T(t_{ij})_{n\times n} \tag{17.32}$$

(4) 相关重要度获取。在层次分析法获取的基本权重 $w_k^0$ 的基础上，以 $T(t_{ij})_{n\times n}$ 作为交叉矩阵相乘，求得反映指标相互影响效应大小的相关重要度，计算公式如下：

$$w_i^1 = \frac{\sum\limits_{j=1}^{n}t_{ij}w_j^0}{\sum\limits_{i=1}^{n}\sum\limits_{j=1}^{n}t_{ij}w_j^0} \tag{17.33}$$

式(17.33)表示价值指标 $i$ 对其他指标按照基本权重加权的综合影响效应占全部影响效应的比值，反映了指标之间的相互影响关系和初始权重。

### 3. 反映医疗机构表现差异性的客观权重量化

价值指标权重的设置不仅要反映指标间重要程度差异，还应该具有一定的政策性和导向性。在当前慢性病诊疗服务过程中，医疗机构的发展建设过分倚重医疗技术，对就诊流程和科学管理不够重视，忽视差异化发展，造成医疗服务机构间同质化竞争严重，无法满足不同层次患者的就医需要，患者满意度普遍不高。利用信息熵方法量化反映医疗机构差异性的重要度，有利于促进医疗机构间的差

异化竞争发展，满足患者多样化就医需要。

信息熵是反映一组数据中信息量大小的物理量，信息量的大小一定程度上反映了数据的差异程度，其定义式为：$E(p_1,\cdots,p_k)=-\varphi_k\sum_{i=1}^{k}p_i\ln p_i$。对系统内 $n$ 个医疗机构的第 $i$ 项价值指标 $V_i$ 进行横向评估，结果进行规范化处理后依次为 $r_{i1},\cdots,r_{in}$，求和 $r_i=\sum_{j=1}^{n}r_{ij}$，则数列 $p_{ij}=\dfrac{r_{ij}}{r_i}$ 可视为 $n$ 个医院关于指标 $V_i$ 的服从离散概率分布的样本，则有关指标 $V_i$ 的信息熵量化公式为

$$E(p_{i1},\cdots,p_{in})=-\varphi_n\sum_{j=1}^{n}p_{ij}\ln p_{ij}=-\varphi_n\sum_{j=1}^{n}\frac{r_{ij}}{r_i}\ln\frac{r_{ij}}{r_i} \tag{17.34}$$

一般取 $\varphi_n=\dfrac{1}{\ln n}$ 为固定值，使得 $0\leqslant E(p_{i1},\cdots,p_{in})\leqslant 1$。由此可见，不同医疗机构的价值指标 $V_i$ 值的差异程度越大，信息量就越大，$E(V_i)$ 的值就越小。

通过对不同医疗机构的价值指标表现进行横向对比，可以发现不同医疗机构之间的优势和不足，并找出指标表现有待加强之处。若价值指标 $V_i$ 对应的评价值差异越小，则 $E(V_i)$ 越大，表明不同医院在此价值项指标的横向比较上水平相当、表现较为相似。针对这一指标的提升或能满足患者多样化就医需求、促进医疗机构在不同方面差异化竞争，应给该项指标赋予较高的重要度权重。因此，将各指标对应的信息熵 $E(V_i)$，$i\in(1,m)$ 等比映射到 $[0,1]$ 区间，反映当前医疗机构表现差异性的主观权重表达式为

$$w_i^2=\frac{E(V_i)}{\sum_{i=1}^{m}E(V_i)} \tag{17.35}$$

### 4. 基于主客观综合法的价值指标综合权重获取

由层次分析法或 DEMATEL 方法得出的指标权重是通过专家对慢性病诊疗价值指标的重要程度以及相关关系打分得来的，均属于主观评价方法的范畴，因此指标权重 $w_i^0$、$w_i^1$ 均为主观权重，$w_i^0$ 代表指标 $V_i$ 的基本重要程度，$w_i^1$ 是在 $w_i^0$ 的基础上反映指标综合影响效应的重要程度，使原因指标权重增加，结果指标权重降低，有利于从原因指标入手提升慢性病诊疗服务的价值。

用信息熵衡量不同医疗机构的指标表现差异属于客观评价，增加当前表现同质化之处的指标权重，可以促进医疗服务机构间差异化竞争的发展，发挥了价值评价的导向作用，为价值指标权重的客观分配提供了方法。

在价值指标基本权重 $w_i^0$ 的基础上，对反映指标相互影响关系的主观权重 $w_i^1$

和反映医疗机构表现差异性的客观权重 $w_i^2$ 加权平均得到综合权重 $f_i$：

$$f_i = \alpha w_i^1 + (1-\alpha)w_i^2 \tag{17.36}$$

比例系数 $\alpha$ 的改变，调整了考虑综合影响效应的指标重要程度和促进医疗机构差异化竞争发展的指标导向性的关系。通过对系统内不同医疗机构各项价值指标进行量化评价及标准化处理，并且采用主客观综合方法确定价值指标权重，即可得到各医疗机构对应的社会视角慢性病诊疗服务价值评价值 $V_j$，$V_j$ 反映了医疗机构 $j$ 的资源利用效率。

### 17.3.2　案例分析

#### 1. 案例数据输入

本节以上海市某区域内 A、B、C 三家医疗机构诊疗高血压患者的相关科室为例研究医疗服务价值指标权重的量化，其中 A 为三级乙等医院，B 为社区医院，C 为移动诊疗平台。指标评价值主要来源为医院管理部门统计、患者或同行调查打分。价值评价系统中有关维度及其价值指标如表 17.17 所示。由于价值指标间量纲及数据单位的不统一，指标评价值规范化处理方法同样在本节中给出。经过如上所述的规范化数据处理后，所选取的 3 家医院各产出维度内指标规范化评分值如表 17.17 所示，资源消耗维度内各种成本评价值如表 17.18 所示。

**表 17.17　各产出维度指标规范化评分值**

| 医院编号 | 生命健康维度 I | | | | | 社会效益维度 II | | | 经济效益维度 III | | | | |
| --- | --- | --- | --- | --- | --- | --- | --- | --- | --- | --- | --- | --- | --- |
| | $A_1$ | $A_2$ | $A_3$ | $A_4$ | $A_5$ | $C_1$ | $C_2$ | $C_3$ | $D_1$ | $D_2$ | $D_3$ | $D_4$ | $D_5$ |
| A 医院 | 0.300 | 1.000 | 1.000 | 1.000 | 1.000 | 0.867 | 1.000 | 0.857 | 1.000 | 1.000 | 1.000 | 1.000 | 1.000 |
| B 医院 | 1.000 | 0.660 | 0.250 | 0.908 | 0.959 | 1.000 | 0.600 | 1.000 | 0.518 | 0.600 | 0.492 | 0.233 | 0.250 |
| C 医院 | 0.200 | 0.205 | 0.063 | 0.816 | 0.804 | 0.746 | 0.100 | 0.286 | 0.120 | 0.200 | 0.714 | 0.488 | 0.063 |

**表 17.18　资源消耗维度内指标数值**　　　　　　　　（单位：元）

| 医院编号 | 资源消耗维度 IV | | | |
| --- | --- | --- | --- | --- |
| | $B_1$ | $B_2$ | $B_3$ | $B_4$ |
| A 医院 | 530 | 300 | 500 | 100 |
| B 医院 | 320 | 200 | 321 | 70 |
| C 医院 | 420 | 100 | 50 | 10 |

2. 价值指标基本权重量化

基本权重的赋值是通过层次分析法获得的,首先是生命健康Ⅰ、社会效益Ⅱ、经济效益Ⅲ、资源消耗Ⅳ4 个维度基本权重获取。10 位专家对高血压诊疗服务 4 个维度的相对重要程度两两打分,其中专家 $k$ 对 $i$ 和 $j$ 维度之间相对重要度比值打分记为 $a_{ij}^k$,后取算数平均值,即

$$a_{ij} = \frac{1}{10}\sum_{k=1}^{10} a_{ij}^k$$

获得维度层的综合判断矩阵 $A$。

$$A = \begin{pmatrix} 1.00 & 3.35 & 1.85 & 1.62 \\ 0.30 & 1.00 & 0.56 & 0.48 \\ 0.54 & 1.80 & 1.00 & 0.88 \\ 0.62 & 2.06 & 1.14 & 1.00 \end{pmatrix}$$

由式(17.27)、式(17.28)计算得

$$\lambda_{\max} = 4.0018, \quad \mathrm{CR} = \frac{\lambda_{\max} - n}{\mathrm{RI}(n-1)} = 0 < 0.1$$

符合一致性条件,则维度层的基本权重向量为

$$W = (0.4070, 0.1219, 0.2199, 0.2512)^{\mathrm{T}}$$

同样地,在 4 个维度内分别构造相应指标的综合判断矩阵 $A_1$、$A_2$、$A_3$、$A_4$,即一致性检验结果如表 17.19 所示。

$$A_1 = \begin{pmatrix} 1.00 & 0.64 & 1.18 & 0.36 & 0.31 \\ 1.58 & 1.00 & 1.85 & 0.55 & 0.46 \\ 0.85 & 0.54 & 1.00 & 0.30 & 0.25 \\ 2.82 & 1.83 & 3.36 & 1.00 & 0.83 \\ 3.40 & 2.19 & 4.03 & 1.23 & 1.00 \end{pmatrix}, \quad A_2 = \begin{pmatrix} 1.00 & 0.53 & 3.35 \\ 1.89 & 1.00 & 6.30 \\ 0.33 & 0.15 & 1.00 \end{pmatrix}$$

$$A_3 = \begin{pmatrix} 1.00 & 2.15 & 0.93 & 1.54 & 2.00 \\ 0.48 & 1.00 & 0.43 & 0.72 & 0.92 \\ 1.10 & 2.35 & 1.00 & 1.68 & 2.18 \\ 0.65 & 1.40 & 0.59 & 1.00 & 1.30 \\ 0.50 & 1.10 & 0.46 & 0.76 & 1.00 \end{pmatrix}, \quad A_4 = \begin{pmatrix} 1.00 & 1.05 & 0.57 & 3.15 \\ 0.96 & 1.00 & 0.54 & 2.97 \\ 1.75 & 1.87 & 1.00 & 5.55 \\ 0.33 & 0.35 & 0.18 & 1.00 \end{pmatrix}$$

表 17.19　一致性检验结果

| 综合判断矩阵 | $A$<br>(维度层) | $A_1$<br>(生命健康) | $A_2$<br>(社会效益) | $A_3$<br>(经济效益) | $A_4$<br>(资源消耗) |
|---|---|---|---|---|---|
| 最大特征值 $\lambda_{max}$ | 4.0018 | 5.0258 | 3.0172 | 5.0139 | 4.0233 |
| 基本一致性指标 CI | 0.0006 | 0.0065 | 0.0086 | 0.0035 | 0.0078 |
| 基本一致性比率 CR | 0.0007 | 0.0058 | 0.0166 | 0.0031 | 0.0087 |
| 一致性分析结果 | 通过 | 通过 | 通过 | 通过 | 通过 |

从数据一致性检验结果来看，价值评价的各层级基本一致性良好，最终根据式(17.29)，计算得到各价值指标基本权重如表 17.20 所示，其中生命健康维度权重最大，总权重和为 0.4070，表明在任何一种评价体系下，生命健康维度始终是医疗服务系统追求的最主要目标。

表 17.20　特征向量和基本权重计算结果

| 维度层 | 维度特征向量 | 指标层 | 指标层特征向量 | 基本权重 $w_i^0$ |
|---|---|---|---|---|
| 生命健康 | 0.4070 | 医患比/% | 0.1047 | 0.043 |
| | | 高级职称医生所占比例/% | 0.1617 | 0.066 |
| | | 年门诊量/人次 | 0.0875 | 0.036 |
| | | 诊断符合率/% | 0.2927 | 0.119 |
| | | 治愈好转率/% | 0.3534 | 0.144 |
| 社会效益 | 0.1219 | 患者感知价值 | 0.3135 | 0.038 |
| | | 科研产出评分 | 0.5912 | 0.072 |
| | | 公益医疗支持 | 0.0953 | 0.012 |
| 经济效益 | 0.2199 | 人均设备床位收入/元 | 0.2700 | 0.059 |
| | | 次均治疗费用/元 | 0.1260 | 0.028 |
| | | 次均药品费用/元 | 0.2943 | 0.065 |
| | | 成本收益率 | 0.1747 | 0.038 |
| | | 医生人均业务收入/元 | 0.1350 | 0.030 |
| 资源消耗 | 0.2512 | 人均药物成本/元 | 0.2477 | 0.062 |
| | | 人均设备床位成本/元 | 0.2355 | 0.059 |
| | | 人均医护人员成本/元 | 0.4365 | 0.110 |
| | | 人均医保补助/元 | 0.0803 | 0.021 |

### 3. 反映指标相互影响关系的相关重要度量化

用 DEMATEL 方法分析各价值指标之间的相互影响程度,其中直接影响矩阵 $A$ 通过 10 位专家对各指标间影响程度逐一打分后求均值,得出 $(a_{ij})_{17 \times 17}$ 的值,打分 0、1、2、3、4 对应系统价值指标之间直接影响程度由弱到强的变化。利用式(17.31)对矩阵 $A_{17 \times 17}$ 进行规范化处理得到规范化影响矩阵 $D_{17 \times 17}$,利用式(17.32)对所有阶直接影响矩阵加和得到总影响关系矩阵 $T_{17 \times 17}$。

对矩阵 $T$ 内的元素 $t_{ij}$ 加以分析,定义影响度为 $r_i = \sum_{j=1}^{n} w_j^0 t_{ij}$,表示指标 $V_i$ 对其他所有指标产生的影响程度之和;被影响度为 $c_i = \sum_{j=1}^{n} w_j^0 t_{ji}$,表示指标 $V_i$ 受到其他所有因素影响的效应之和。$r_i + c_i$ 表示中心度,反映价值指标 $V_i$ 在评价体系中所起作用的大小;$r_i - c_i$ 表示原因度,若 $r_i - c_i > 0$,说明 $V_i$ 是原因节点,反之,$V_i$ 是结果节点。通过 DEMATEL 方法求得总影响关系矩阵 $T_{17 \times 17}$ 后,得出价值指标 $V_i$ 的影响度,并利用式(17.33)求得反映指标相互影响关系的相关重要度 $w_i^1$,如表 17.21 所示。

表 17.21　指标影响关系值及相关重要度

| 维度层 | 指标层 | 影响度/$10^{-2}$ | 被影响度/$10^{-2}$ | 中心度/$10^{-2}$ | 原因度/$10^{-2}$ | 相关重要度 $w_i^1$ |
|---|---|---|---|---|---|---|
| 生命健康 | 医患比/% | 5.504 | 1.857 | 7.361 | 3.647 | 0.096 |
| | 高级职称医生所占比例/% | 6.317 | 0.522 | 6.838 | 5.795 | 0.110 |
| | 年门诊量/人次 | 4.593 | 1.191 | 5.784 | 3.401 | 0.080 |
| | 诊断符合率/% | 3.987 | 4.199 | 8.187 | −0.212 | 0.070 |
| | 治愈好转率/% | 2.424 | 5.219 | 7.643 | −2.794 | 0.042 |
| 社会效益 | 患者感知价值 | 0.783 | 8.788 | 9.571 | −8.005 | 0.014 |
| | 科研产出评分 | 2.503 | 4.137 | 6.641 | −1.634 | 0.044 |
| | 公益医疗支持 | 1.019 | 1.550 | 2.569 | −0.530 | 0.018 |
| 经济效益 | 人均设备床位收入/元 | 2.851 | 5.081 | 7.932 | −2.230 | 0.050 |
| | 次均治疗费用/元 | 2.849 | 4.904 | 7.753 | −2.055 | 0.050 |
| | 次均药品费用/元 | 2.435 | 2.558 | 4.993 | −0.123 | 0.043 |
| | 成本收益率 | 2.524 | 8.448 | 10.972 | −5.924 | 0.044 |
| | 医生人均业务收入/元 | 1.304 | 7.158 | 8.462 | −5.854 | 0.023 |

续表

| 维度层 | 指标层 | 影响度/$10^{-2}$ | 被影响度/$10^{-2}$ | 中心度/$10^{-2}$ | 原因度/$10^{-2}$ | 相关重要度 $w_i^1$ |
|---|---|---|---|---|---|---|
| 资源消耗 | 人均药物成本/元 | 4.736 | 0.372 | 5.108 | 4.363 | 0.083 |
| | 人均设备床位成本/元 | 6.481 | 0.673 | 7.154 | 5.808 | 0.113 |
| | 人均医护人员成本/元 | 3.688 | 2.459 | 6.146 | 1.229 | 0.064 |
| | 人均医保补助/元 | 3.279 | 0.952 | 4.231 | 2.328 | 0.057 |

在考虑指标相互影响关系后，指标相关重要度 $w_i^1$ 与基本重要度 $w_i^0$ 相比发生不同程度的变化：人均设备床位成本($D_2$)、医患比($A_1$)的重要度提升幅度较大，约为 10%。这类指标原因度为正值且较大，说明这些指标对其他指标的综合影响程度较高。改善原因节点($r_i - c_i > 0$)的表现能对价值评价体系内其他指标产生积极影响，因此用 DEMATEL 方法处理后相关重要度 $w_i^1$ 显著增加。结果节点中治愈好转率($A_5$)指标重要度下降最明显，其他结果节点如患者感知价值($B_1$)，尽管中心度数值高说明它在评价系统中起很大作用，但是其原因度为负值而且绝对值很大表示受其他因素影响程度大，需要从原因指标入手加以改善，因此重要度有所下降。还有一类指标如诊断符合率($A_4$)、次均药品费用($C_3$)，原因度接近于 0，说明此类指标对其他指标几乎不产生影响，相对独立。上述价值指标重要度的变化，使得评价模型能够从价值提升的原因指标和过程指标出发，提升慢性病诊疗服务的综合系统价值。

4. 反映医疗机构表现差异性的客观权重

利用式(17.34)和式(17.35)对 3 家医疗机构指标的具体表现进行差异程度量化，归一化后求得反映医疗机构表现差异性的客观重要度，最终结果 $W^2 =$ (0.054, 0.060, 0.042, 0.069, 0.069, 0.069, 0.053, 0.063, 0.054, 0.059, 0.067, 0.060, 0.042, 0.068, 0.064, 0.054, 0.054)$^T$。整体上看，各价值指标表现差异性不大，说明各医疗机构表现相对一致。其中诊断符合率($A_4$)、治愈好转率($A_5$)以及成本等指标客观权重值 $w_i^2$ 相对更大，说明不同医院间这些指标的表现相当接近，改善这些方面能够有效促进医疗机构间的差异化竞争和特色化发展。

5. 基于主客观综合法的价值指标综合权重获取

根据式(17.36)，将主观权重值 $w_i^1$ 和客观权重值 $w_i^2$ 按照 70%、30%的比例加权求和得到综合权重值。图 17.7 表示在考虑价值指标相关性以及医疗机构表现差异性后，慢性病诊疗服务价值指标权重有了明显变化。

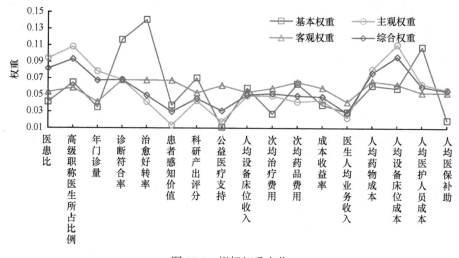

图 17.7　指标权重变化

# 17.4　基于价值产出最大化的医疗资源分配方法

### 17.4.1　考虑公平性与功利性的医疗资源分配

　　近年来，我国医疗卫生支出逐年增加，然而面对日益增长的医疗服务需求，我国医疗资源仍然是供不应求，并非所有疾病或所有患者都能获得满意且合理的医疗服务，客观上产生了如何优化配置医疗资源以提高全体受益者福利的社会问题。因此，政府或医院决策者必须寻求一定的准则，并按照该准则在不同患者和疾病之间对医疗资源进行合理配置。截至 2015 年，我国的医保覆盖率已经达到95%以上，然而如何合理配置有限医疗资源的问题仍未得到很好解决，医疗资源配置状况也越来越受到卫生行政主管部门的关注。2015 年国务院办公厅出台的《全国医疗卫生服务体系规划纲要(2015—2020 年)》明确指出要对我国医疗卫生资源优化配置，提高医疗服务能力和医疗资源的利用效率。在配置医疗资源时，欧洲国家更多通过计划手段和政府融资方式，注重公平的实现，而美国等国家更多地依靠市场，注重医疗资源配置的效率。一些学者认为，在完全竞争的市场上，可以通过价格机制和资源的自由变动，实现医疗资源的最优配置，但在现实中，由于医疗市场存在缺陷，必须通过政府的行政手段将医疗资源配置到市场无法配置或失灵的领域。政府在制定医疗政策时一般考虑两方面的因素，即功利主义和公平主义。而这两个目标在多数情况下是相互冲突的，给决策者带来了巨大的挑战，如配置医疗资源时，功利主义下的资源利用效用最大化与公平主义下的医疗资源公平分配产生了博弈。在完全追求公平与完全追求效率的区间中，医疗的决策者很难在该区间中寻找到合适的平衡点。本节从政府的角度出发，基于健康效用，在医疗资源有限的约束情况下，以社会福利最大化为目标，建立考虑功利性和公平性的混合整数规划模型，以探讨我国医疗资源的合理配置问题。

1. 模型的理论基础

1) 健康效用

健康效用反映的是人们对健康状态的偏好程度，也可以理解为对特定健康状态赋予的权重。健康效用值通常为 0～1 的数，越接近 0，表示患者对该健康状态的偏好程度越低。通常 0 表示的是死亡状态，1 表示的是完全健康状态，其他的健康状态效用值均是在以完全健康和死亡为参照下测得的人们对其健康状态的偏好程度。例如，某一肝癌患者的健康效用值为 0.3，则表明该患者对其健康状态的偏好程度相当于对完全健康状态偏好的十分之三，在该状态下存活 5 年，相当于在完全健康的状态下存活 1.5 年。

2) 社会福利函数及优化标准

社会福利函数是将社会福利看成个人效用福利的函数，以效用水平表示个人的福利。假设社会中有 $n$ 个个体，第 $i$ 个个体的效用为 $\mu_i$，则社会福利函数可记为 $w = f(\mu_1, \mu_2, \cdots, \mu_n)$。关于社会福利函数的具体表达有多种不同的理论，分别对应不同的表达方式，那么通过合理分配资源来优化社会福利水平的标准就不同，一般有以下几种标准。

(1) 平等标准。社会中的所有资源应当在全体成员间平等分配，使每个人都享受相同的效用水平，数学表达式为

$$\mu_1 = \mu_2 = \cdots = \mu_n \tag{17.37}$$

(2) 功利主义标准。社会资源的分配应当使得社会成员的总体效用最大化。该标准采取古典效用主义时期的社会福利函数表达式，忽视了个体或群体之间的差异，数学表达式为

$$Z = \max(\mu_1 + \mu_2 + \cdots + \mu_n) \tag{17.38}$$

(3) 最大化最小标准。社会资源的分配应当使社会中福利水平最差的个体获得的福利最大化。该标准结合了罗尔斯主义理论，是权衡有效性和公平性的自由分配策略，在经济、卫生、教育、网络等领域应用广泛。其数学表达式为

$$Z = \max\{\min(\mu_1, \mu_2, \cdots, \mu_n)\} \tag{17.39}$$

(4) 资源禀赋标准。禀赋标准承认个体间的差异及自身努力所得到的成果，鼓励发挥自身优势，提高资源的利用效率。

3) 公平标准选择

假设某一社会人群包含有 $n$ 个个体，需要制定政策将社会资源在 $n$ 个个体中进行分配，以实现最好的社会福利水平，个体 $i$ 分配资源后获得的效用为 $\mu_i$。在医疗领域，个体获得的效用可以用健康效用来表示。医疗资源属于社会公共资源，配置医疗资源时保证公平性非常重要，罗尔斯主义理论是一个非常好的参考原则。分配医疗资源时，首先遵循罗尔斯主义的最大化最小标准，尽量使社会中效用最低或境况最差的那部分人的效用最大化，即 $\max\{\min(\mu_1,\mu_2,\cdots,\mu_n)\}$。但是，如果把这样的分配政策发挥到极致，当个体间效用输出水平差异巨大，即边际效用成本差异非常大时，继续坚持最大最小公平原则，意味着将牺牲非常多的资源投入到最差效用的个体，只提高他们微小的效用水平，这时的分配政策就会变得极不合理。有研究指出，对于两个个体，当个体间获得的效用差异超过了一定的阈值$\Delta$，即 $|\mu_1-\mu_2|\geqslant\Delta$ 时，分配准则从最大化最小标准转变成功利主义标准。患者会非常关注$\Delta$的取值，因为它直接影响医疗资源的分配结果。一旦$\Delta$的值确定，就可以作为遵循公平主义还是功利主义的衡量标准。决策者可以通过设定不同的阈值来观察利益相关者更加偏好哪种分配方案，以此确定最佳的阈值水平。

2. 模型建立

1) 两人模型

将资源分配给两个人，使社会福利水平最优，两个人获得的效用分别为$\mu_1$和$\mu_2$。选用罗尔斯主义福利函数时，其数学表达式为 $\min(\mu_1,\mu_2)$；选用功利主义社会福利函数时，其数学表达式为$\mu_1+\mu_2$。为了实现效率和公平之间的权衡，通过设定不公平阈值将两者结合起来，建立模型为

$$\max\ Z=\begin{cases}\min(\mu_1,\mu_2), & |\mu_1-\mu_2|\leqslant\Delta\\ \mu_1+\mu_2, & \text{其他}\end{cases} \tag{17.40}$$

$$\text{s.t.}\quad \mu_1,\mu_2\geqslant 0$$

为了使社会福利函数连续，在罗尔斯最大化最小标准下，用 $2\min(\mu_1,\mu_2)$ 取代 $\min(\mu_1,\mu_2)$ 表示社会福利，并不会影响决策方案，模型为

$$\max\ Z=\begin{cases}2\min(\mu_1,\mu_2)+\Delta, & |\mu_1-\mu_2|\leqslant\Delta\\ \mu_1+\mu_2, & \text{其他}\end{cases} \tag{17.41}$$

$$\text{s.t.}\quad \mu_1,\mu_2\geqslant 0$$

式(17.41)是一个分段函数，可进一步改写成

$$\max Z = \varDelta + 2\mu_{\min} + (\mu_1 - \mu_{\min} - \varDelta)^+ + (\mu_2 - \mu_{\min} - \varDelta)^+ \tag{17.42}$$
$$\text{s.t.} \quad \mu_1, \mu_2 \geqslant 0$$

**2) 多人模型**

将资源分配问题扩展到多人情况,假设有 $n$ 个人,第 $i$ 个个体获得的效用为 $\mu_i$,参照两人模型,则最优化社会福利函数的模型为

$$\max Z = (n-1)\varDelta + n\mu_{\min} + \sum_{i=1}^{n}(\mu_i - \mu_{\min} - \varDelta)^+ \tag{17.43}$$
$$\text{s.t.} \quad \mu_i \geqslant 0, \quad i = 1, 2, \cdots, n$$

式中,$\mu_{\min} = \min(\mu_i)$。如果 $\mu_i - \mu_{\min} \geqslant \varDelta$,则个体 $i$ 对整个社会福利的贡献值为 $\mu_i$;如果 $\mu_i - \mu_{\min} < \varDelta$,则个体 $i$ 对整个社会福利的贡献值为 $\mu_{\min}$。

假设 $\mu_1 \leqslant \mu_2 \leqslant \cdots \leqslant \mu_n$,如果 $\mu_2 - \mu_1 \geqslant \varDelta$,则有

$$\sum_{i=1}^{n}(\mu_i - \mu_{\min} - \varDelta)^+ = \sum_{i>1}^{n}\mu_i - (n-1)\varDelta - (n-1)\mu_1 \tag{17.44}$$

于是式(17.43)可以转化为

$$\max Z = \sum_{i=1}^{n}\mu_i \tag{17.45}$$
$$\text{s.t.} \quad \mu_i \geqslant 0, \quad i = 1, 2, \cdots, n$$

**3. 案例分析**

卫生资源的分配是制定卫生政策的核心内容之一,也是医院管理者的重要工作内容,决策者根据患者的病情、治疗方案以及治疗后的恢复情况将有限的卫生资源分配给不同类别的患者。为了便于进行数学计算分析,医疗资源要么分配给某一组患者的所有个体,要么就不给该组患者分配任何资源。

影响人类健康的疾病种类繁多,世界卫生组织颁布的《疾病分类与手术名称》(ICD.10)第十版记载的疾病名称有上万个,如果将各类疾病按照具体的临床标准进行详细分类,那么工作量十分巨大,问题也将变得非常复杂。出于简化考虑,选择医院重要科室的常见疾病进行简单分析,根据疾病的固有效用和患者接受治疗后获得的效用将疾病进行抽象化分类。固有效用一般与疾病本身的严重程度有关,治疗效用一般与疾病治疗的难易程度有关。不同的疾病可以选择在不同级别的医院进行治疗,不同的治疗方案对应的成本亦不相同,因此有多种资源分配方案。为了详细说明资源分配的决策过程,我们将针对一个小的案例进行分析。

医疗资源通常是有限的,这里以资金的形式表达,则预算约束为

$$\sum_{i=1}^{n} n_i c_i y_i \leqslant F \tag{17.46}$$

式中，$n_i$ 表示 $i$ 组患者的总人数；$c_i$ 表示 $i$ 组患者的人均治疗成本；$F$ 表示投入的用于治疗疾病的资金总预算。

不同疾病患者的健康状况不同，其固有效用 $\alpha_i$ 不同，而同一种疾病患者选择治疗的医院级别不同，治疗效用 $q_i$ 也不同。一般情况下，患者在三级医院接受治疗获得的效用要高于二级医院，在二级医院获得的治疗效用高于一级医院，相应的治疗成本也会更高。根据固有效用 $\alpha_i$ 和治疗效用 $q_i$，将不同疾病的患者分成不同的组。患者分组情况及模型使用的所有数据如表 17.22 所示，共有 45 组患者，固有效用、治疗效用、患者规模等数据都是在基本调查和查阅文献的基础之上估算假设出来的。

表 17.22　患者分组情况

| 疾病种类 | 治疗成本 $c_i$/元 | 固有效用 $\alpha_i$ | 治疗效用 $q_i$ | 患者规模 $n_i$/人 | 选择医院的级别 |
|---|---|---|---|---|---|
| | 100 | 0.85 | 0.02 | 800 | 一级 |
| 感冒 | 200 | 0.85 | 0.04 | 950 | 二级 |
| | 500 | 0.85 | 0.05 | 1000 | 三级 |
| | 800 | 0.45 | 0.08 | 350 | 一级 |
| 急性阑尾炎 | 3000 | 0.45 | 0.24 | 650 | 二级 |
| | 5000 | 0.45 | 0.33 | 630 | 三级 |
| | 500 | 0.65 | 0.05 | 320 | 一级 |
| 内分泌失调 | 1000 | 0.65 | 0.08 | 560 | 二级 |
| | 2000 | 0.65 | 0.12 | 450 | 三级 |
| | 800 | 0.65 | 0.03 | 450 | 一级 |
| 中耳炎 | 3000 | 0.65 | 0.1 | 600 | 二级 |
| | 8000 | 0.65 | 0.15 | 500 | 三级 |
| | 300 | 0.69 | 0.06 | 500 | 一级 |
| 鼻窦炎 | 2000 | 0.69 | 0.1 | 650 | 二级 |
| | 5000 | 0.69 | 0.12 | 400 | 三级 |
| | 300 | 0.68 | 0.02 | 450 | 一级 |
| 湿疹 | 1000 | 0.68 | 0.05 | 800 | 二级 |
| | 2000 | 0.68 | 0.1 | 650 | 三级 |

续表

| 疾病种类 | 治疗成本 $c_i$/元 | 固有效用 $\alpha_i$ | 治疗效用 $q_i$ | 患者规模 $n_i$/人 | 选择医院的级别 |
| --- | --- | --- | --- | --- | --- |
| 骨折 | 1000 | 0.45 | 0.18 | 450 | 一级 |
| | 2000 | 0.45 | 0.27 | 600 | 二级 |
| | 6000 | 0.45 | 0.31 | 200 | 三级 |
| 关节炎 | 800 | 0.55 | 0.1 | 350 | 一级 |
| | 2000 | 0.55 | 0.19 | 700 | 二级 |
| | 5000 | 0.55 | 0.3 | 350 | 三级 |
| 慢性肾炎 | 1000 | 0.35 | 0.05 | 400 | 一级 |
| | 5000 | 0.35 | 0.15 | 650 | 二级 |
| | 10000 | 0.35 | 0.2 | 250 | 三级 |
| 妇科疾病 | 500 | 0.7 | 0.03 | 300 | 一级 |
| | 1800 | 0.7 | 0.1 | 450 | 二级 |
| | 3000 | 0.7 | 0.16 | 250 | 三级 |
| 食物中毒 | 200 | 0.2 | 0.58 | 350 | 一级 |
| | 600 | 0.2 | 0.61 | 500 | 二级 |
| | 1200 | 0.2 | 0.63 | 200 | 三级 |
| 尿毒症 | 30000 | 0.17 | 0.08 | 60 | 二级 |
| | 45000 | 0.17 | 0.15 | 180 | 三级 |
| 冠心病 | 20000 | 0.5 | 0.15 | 150 | 二级 |
| | 30000 | 0.5 | 0.24 | 250 | 三级 |
| 脑出血 | 12000 | 0.18 | 0.21 | 150 | 二级 |
| | 20000 | 0.18 | 0.3 | 300 | 三级 |
| 白血病 | 35000 | 0.13 | 0.1 | 60 | 二级 |
| | 55000 | 0.13 | 0.2 | 160 | 三级 |
| 心脏病 | 15000 | 0.3 | 0.06 | 200 | 二级 |
| | 30000 | 0.3 | 0.12 | 250 | 三级 |
| 肝癌 | 30000 | 0.1 | 0.1 | 50 | 二级 |
| | 50000 | 0.1 | 0.19 | 150 | 三级 |

表 17.22 中如果要使所有患者都得到资源分配,需要的总资金为 9296.5 万元,

设定总的财政拨款预算为 $F$=5000 万元，有 4296.5 万元的资金短缺。运用表 17.22 中的数据进行计算模拟，模型求解是利用 MATLAB 加载 Yalmip 工具箱编程实现的。

表 17.23 为阈值 $\Delta$ 取不同值时模型的计算结果，该结果不能直接作为制定政策的依据，因为计算结果与疾病种类、治疗成本、治疗选择的医院以及总预算有很大的关系，不同情况下的决策方案是不一样的。从表中可以看出，当 $\Delta$=0 时，分配医疗资源时完全采用功利主义标准，在资源有限的情况下，严重疾病的患者由于治疗成本高和治疗效用低而无法分配到资源。随着 $\Delta$ 的增大，公平主义标准开始发挥作用，一些严重疾病的患者就可以适当分配到一些资源。当 $\Delta$=0.8 时，公平主义标准将完全占据主导地位，像心脏病这种治疗成本高而治疗效用极低的疾病也会得到资源分配。在 $\Delta$=0.4 或 $\Delta$=0.5 时，计算结果最敏感，表明阈值在此附近影响了更多患者的利益，就此案例，在制定分配政策选择阈值 $\Delta$ 时，可以在 0.4～0.5 取一个值折中。

**表 17.23　不考虑医院虹吸效应的投资决策结果**

| $\Delta$ | 感冒 | 急性阑尾炎 | 内分泌失调 | 中耳炎 | 鼻窦炎 | 湿疹 | 骨折 | 关节炎 | 慢性肾炎 | 妇科疾病 | 食物中毒 | 尿毒症 | 冠心病 | 脑出血 | 白血病 | 心脏病 | 肝癌 |
|---|---|---|---|---|---|---|---|---|---|---|---|---|---|---|---|---|---|
| 0 | 111 | 111 | 111 | 111 | 111 | 111 | 111 | 111 | 111 | 111 | 111 | 00 | 01 | 11 | 00 | 00 | 00 |
| 0.1 | 111 | 111 | 111 | 111 | 111 | 111 | 111 | 111 | 111 | 111 | 111 | 00 | 01 | 11 | 00 | 00 | 00 |
| 0.2 | 111 | 111 | 111 | 011 | 111 | 111 | 111 | 111 | 111 | 111 | 111 | 00 | 01 | 01 | 00 | 00 | 10 |
| 0.3 | 111 | 001 | 111 | 111 | 111 | 111 | 111 | 111 | 110 | 111 | 111 | 00 | 11 | 10 | 00 | 00 | 00 |
| 0.4 | 111 | 101 | 111 | 110 | 111 | 111 | 111 | 000 | 000 | 111 | 111 | 00 | 00 | 11 | 11 | 00 | 11 |
| 0.5 | 111 | 110 | 000 | 000 | 000 | 100 | 100 | 111 | 111 | 111 | 111 | 11 | 00 | 11 | 11 | 00 | 11 |
| 0.6 | 111 | 111 | 111 | 111 | 111 | 111 | 111 | 111 | 110 | 111 | 111 | 00 | 11 | 11 | 00 | 00 | 11 |
| 0.7 | 111 | 111 | 111 | 111 | 111 | 111 | 111 | 111 | 111 | 111 | 011 | 00 | 00 | 11 | 00 | 00 | 11 |
| 0.8 | 111 | 111 | 111 | 111 | 111 | 111 | 111 | 111 | 111 | 111 | 111 | 00 | 10 | 11 | 00 | 10 | 10 |

注：数字表示一、二、三级医院是否获得投资分配到资源，1 表示获得，0 表示未获得，如 111 表示该疾病的三个等级医院都分配到资源。

上述案例中的资金总预算完全来自财政补贴。我国医院实行的是全面预算管理制度，政府通过调整医院预算来分配医疗资源。医院预算由收入和支出两部分组成，收入主要包括财政拨款和医院自营收入，公立医院的医疗服务收入将直接纳入当年预算支出。那么，总的资金预算应该由财政补贴和医院自营收入两部分组成，于是资金预算约束为

$$\sum_{i=1}^{n} n_i c_i y_i \leqslant I + \sum_{i=1}^{n} n_i c_i \sigma_i \tag{17.47}$$

式中，$n_i$ 表示 $i$ 组患者的总人数；$c_i$ 表示 $i$ 组患者的人均治疗成本；$I$ 表示总的财政拨款；$\sigma_i$ 为第 $i$ 个科室的虹吸效应系数，取值为 0～1。通常而言，医院的级别

越高, 其科室的资源虹吸能力越强, 支配自营收入的能力越强, 虹吸效应系数 $\sigma_i$ 越大, 纳入预算支出的资金就越多。另外, 对单个医院的投资应该大于该医院的自营支出金额, 其约束为

$$\sum_{i=1}^{n} n_i c_i y_i \geqslant \sum_{i=1}^{n} n_i c_i \sigma_i \tag{17.48}$$

在表 17.23 的计算结果中, 会出现某类疾病患者完全无法获得资源分配的现象。例如, $\varDelta$=0.5 时, 内分泌失调、中耳炎、鼻窦炎、冠心病和心脏病这几种疾病的患者完全没有分配到资源。为了避免这种情况, 对每一种疾病至少有一项投资, 其约束表达式为

$$\sum_{j=1}^{3} y_{ij} \geqslant 1 \tag{17.49}$$

式中, $j$ ($j$=1,2,3) 表示医院的级别。

仍然使用表 17.22 中的数据进行分析。设定总的财政拨款 $I$=1500 万元, 一级医院、二级医院和三级医院的虹吸效应系数分别取 0.05、0.2 和 0.45, 联立式 (17.43)、式 (17.46) ~式 (17.49) 五式进行计算。表 17.24 为阈值 $\varDelta$ 取不同值时模型的计算结果。当阈值 $\varDelta$ 比较小时, 多数疾病资源分配采用功利主义标准, 常见疾病在不同级别的医院基本上都能得到投资, 而像尿毒症、肝癌等比较严重的疾病在三级医院很难得到投资, 主要是因为这类疾病治疗效用低, 治疗成本又高, 医院如果以盈利为目的, 自然不愿意在这类疾病上投资。但是随着阈值 $\varDelta$ 的增大, 公平主义逐渐占据重要位置, 投在急性阑尾炎、内分泌失调、中耳炎等一般疾病上的资源渐渐向治疗尿毒症、脑出血、肝癌的三级医院转移。阈值 $\varDelta$ 从 0.4 变为 0.5 时, 投资结果变化最大, 说明阈值在此附近影响了更多患者的利益, 就此案例, 在制定分配政策选择阈值 $\varDelta$ 时, 可以在 0.4~0.5 取一个值折中。

表 17.24　考虑医院虹吸效应和病种约束的投资决策结果

| $\varDelta$ | 感冒 | 急性阑尾炎 | 内分泌失调 | 中耳炎 | 鼻窦炎 | 湿疹 | 骨折 | 关节炎 | 慢性肾炎 | 妇科疾病 | 食物中毒 | 尿毒症 | 冠心病 | 脑出血 | 白血病 | 心脏病 | 肝癌 |
|---|---|---|---|---|---|---|---|---|---|---|---|---|---|---|---|---|---|
| 0 | 111 | 111 | 111 | 111 | 111 | 011 | 111 | 111 | 111 | 111 | 111 | 10 | 11 | 11 | 10 | 01 | 10 |
| 0.1 | 111 | 111 | 111 | 111 | 111 | 111 | 111 | 111 | 111 | 011 | 111 | 10 | 11 | 11 | 10 | 01 | 10 |
| 0.2 | 111 | 111 | 111 | 111 | 111 | 111 | 111 | 111 | 111 | 111 | 111 | 10 | 11 | 11 | 10 | 01 | 10 |
| 0.3 | 111 | 111 | 111 | 111 | 111 | 111 | 111 | 001 | 111 | 111 | 111 | 11 | 11 | 11 | 10 | 11 | 11 |
| 0.4 | 111 | 011 | 111 | 111 | 111 | 111 | 111 | 111 | 100 | 011 | 111 | 11 | 11 | 11 | 10 | 11 | 11 |
| 0.5 | 111 | 001 | 011 | 010 | 111 | 011 | 011 | 011 | 100 | 111 | 111 | 11 | 11 | 11 | 11 | 11 | 11 |
| 0.6 | 111 | 100 | 100 | 001 | 11 | 001 | 001 | 001 | 001 | 011 | 111 | 11 | 11 | 11 | 11 | 11 | 11 |
| 0.7 | 111 | 001 | 001 | 011 | 11 | 111 | 111 | 111 | 111 | 111 | 111 | 11 | 11 | 11 | 11 | 11 | 11 |
| 0.8 | 111 | 100 | 100 | 001 | 100 | 100 | 100 | 001 | 100 | 001 | 100 | 11 | 10 | 11 | 11 | 01 | 11 |

医疗资源分配究竟是该遵循功利主义标准还是公平主义标准,到目前依然是讨论的热点问题。本节基于社会福利函数,建立了一个同时考虑功利主义和公平主义的混合整数规划模型。模型展示的医疗分配的决策理念是健康效用最差的患者优先得到医疗资源的分配,除非需要从别的患者那里牺牲太多的医疗资源。通过设定阈值$\Delta$,作为衡量采用功利主义或者公平主义原则的标准,一旦$\Delta$的值确定,决策者在分配医疗资源时就可以按照这个原则对功利性和公平性进行权衡折中。最后,通过小规模的案例分析,详细说明了该模型应用在医疗资源的分配中是可行的。

### 17.4.2　考虑卫生体系加强的资源优化配置方法

我国医疗健康服务面临医疗资源供给、医疗服务需求严重不平衡的矛盾,让有限的医疗资源发挥其最大的价值成为一个重要的研究问题。在过去的医疗卫生实践中,国家对于某一具体疾病作为主要研究对象。然而,对于偏远郊区或农村,卫生体系的不完善直接影响医疗服务的可及性。即使国家投入了大量的资源提供药品和检测设备,但是缺乏基层卫生人员送达与实施,药品还是不能到达最需要的人群中,发挥最大的价值。在国外,已有多个政府和基金组织开始关注卫生体系加强。世界银行在 20 世纪 80 年代以来为卫生部门的发展提供资金支持,通过持续的人员培训提高卫生体系绩效。2008 年,八国集团领导人就全球特别是发展中国家的卫生体系发表行动宣言,提出了加强卫生体系的三个关键要素,即资金、信息化和人力资源。在国内,有学者从技术、机构、人才、保障、监管五个方面构建卫生体系,提出采用阶段性规划调配,把卫生资源转移到群众健康最需要的地方,改善医疗卫生服务的可及性。面对不完善的卫生体系和有限的卫生资源,并非所有疾病或者患者都能获得满意的医疗服务,对于政府决策者,客观上产生了如何定量配置资源以提高全体受益者福利的社会问题。本节站在政府的角度,同时考虑加强卫生体系和疾病干预的资源配置问题,建立混合整数非线性规划模型定量描述卫生资源的分配,运用 MATLAB 遗传算法编程求解模型最优解,得到资源有限时卫生资源的最优配置方案。

#### 1. 模型理论基础

1) 成本效用分析

对卫生保健计划全面的经济评价应从成本与结果两方面分析。在成本效用分析(cost utility analysis, CUA)中,通常用质量调整生命年(quality adjusted life year, QALY)或者伤残调整生命年(disability adjusted life year, DALY)表示产出的健康效用。国内外学者将成本效用分析应用于各种疾病治疗方案的经济学评估中,通过计算不同治疗方案的成本和效用得出方案的成本效用比。本节将疾病干预后挽回的 DALY 单位数作为医疗项目输出的效用指标，不同疾病干预方案输出的结果不同，使用挽回的 DALY 单位数可以将不同结果统一到同一维度进行比较，这是对资源配置进行经济学评估的基础。

2) 健康效用最优化

某疾病干预项目 $Q$ 有 $n$ 个子方案 $\{q_1, q_2, \cdots, q_n\}$，分别对应目标人群为 $P = \{p_1, p_2, \cdots, p_n\}$，若卫生资源分配到 $Q$ 中所有方案，则每个个体获得的效用为 $U = \{u_1, u_2, \cdots, u_n\}$。引入 0-1 决策变量 $X = \{x_1, x_2, \cdots, x_n\}$，$x_i = 1(i = 1, 2, \cdots, n)$ 表示 $Q$ 中第 $i$ 个方案获得投资，产生的效用为 $u_i$；$x_i = 0(i = 1, 2, \cdots, n)$ 表示 $Q$ 中第 $i$ 个方案未获得投资，不产生效用。投资产生的总的社会健康效用为

$$V = f(x_1, x_2, \cdots, x_n) \tag{17.50}$$

$$f(x) = \sum_{i=1}^{n} x_i p_i u_i \tag{17.51}$$

$Q$ 中每个方案的成本 $C = \{c_1, c_2, \cdots, c_n\}$，总预算为 $B$，则健康效用最优化模型可以表示为

$$\max \ V = \sum_{i=1}^{n} x_i p_i u_i$$
$$\text{s.t.} \ \sum_{i=1}^{n} c_i x_i \leqslant B \tag{17.52}$$
$$x_i \in \{0,1\}, \quad i = 1, 2, \cdots, n$$

2. 模型建立

对于卫生体系薄弱的地区，政府在分配医疗资源时考虑将资金投入两个部分，一部分是传统的基本干预项目，另一部分是加强当地的卫生体系，通过培训基层卫生人员，提高薪酬，完善信息化系统和基础医疗设施等手段提高卫生服务项目的可及性和效率，从而最大化资源效益。

1) 单项目模型

在上述基础上考虑加强卫生体系，假设在项目 $Q$ 中用于加强卫生体系的资金是 $y$，投入该资金能提升医疗服务效率，对健康效用有正向作用。考虑边际效用递减规律，投入 $y$ 的增量和健康效用增量不呈线性关系，随着 $y$ 的增加，产出的总健康效用会有所增加，但边际效用随着经费的投入而逐渐减小。数学描述为

$$\frac{\mathrm{d}V}{\mathrm{d}y} \geqslant 0, \quad \frac{\mathrm{d}^2 V}{\mathrm{d}y^2} < 0 \tag{17.53}$$

引入函数：

$$g(y) = y^{\alpha}, \quad 0 < \alpha < 1 \tag{17.54}$$

函数 $g(y)$ 使得投入资金 $y$ 对于总健康效用的正向作用符合边际效用递减规律。总健康效用函数为

$$V = g(y) \cdot f(x) \tag{17.55}$$

式中，$f(x)$ 为投入疾病干预项目后获得的健康效用；$g(y)$ 为加强卫生体系后对于健康效用的促进因子。$y$ 的投资对于疾病干预起辅助协同作用，在资源有限的情况下，$y$ 的大小满足投资金额上限 $a$ 和下限 $A(A \leqslant 15\%B)$，即 $y \in [a, A]$。单项目资源配置的最优化模型为

$$\max \quad V = y^{\alpha} \sum_{i=1}^{n} x_i p_i u_i \tag{17.56a}$$

$$\text{s.t.} \quad y + \sum_{i=1}^{n} c_i x_i \leqslant B \tag{17.56b}$$

$$y \leqslant A \tag{17.56c}$$

$$y \geqslant a \tag{17.56d}$$

$$x_i \in \{0, 1\}, \quad i = 1, 2, \cdots, n \tag{17.56e}$$

模型有两个决策变量 $x$ 和 $y$，约束(17.56b)保证加强卫生体系投入的资金和疾病干预投入的资金总和不超过总预算；约束(17.56c)保证用于加强卫生体系投入的资金不超过设定的上限值；约束(17.56d)保证用于加强卫生体系投入的资金不少于设定的下限值；约束(17.56e)中决策变量的值确定疾病干预中的方案是否投资。

2) 多项目模型

政府在资源配置时通常会从整体考虑多种疾病即项目群体的资源配置，本节讨论项目群的资源配置，最大化健康效用。现有 $k$ 个项目 $\{Q_1, Q_2, \cdots, Q_k\}$，定义集合 $K = \{1, 2, \cdots, k\}$，$N_1 = \{1, 2, \cdots, n_1\}$，$N_2 = \{n_1 + 1, n_1 + 2, \cdots, n_2\}$，$\cdots$，$N_k = \{n_{k-1} + 1, n_{k-1} + 2, \cdots, n_k\}$，$N_i$ 表示第 $i$ 个项目子方案的编号。令 $i \in K$，$y_i$ 表示在第 $i$ 个项目中投入加强卫生体系的资金，卫生体系加强能促进该项目中所有方案的健康效用，$w_i$ 表示第 $i$ 个项目的重要性权重。令 $j \in N_i$，$u_{ij}$ 表示第 $i$ 个项目的 $j$ 方案的健康效用，0-1决策变量 $x_{ij}$ 表示第 $i$ 个项目的 $j$ 方案是否获得投资。$x_{ij} = 1$ 表示第 $i$ 个项目的 $j$ 方案获得投资，产生的效用为 $u_{ij}$；$x_{ij} = 0$ 表示第 $i$ 个项目的 $j$ 方案未获得投资，不产生效用。式(17.56)可推广到多项目群体最优化模型：

$$\max \quad V = \sum_{i=1}^{k} w_i y_i^{\alpha} \sum_{j \in N_i} u_{ij} x_{ij} \tag{17.57a}$$

$$\text{s.t.} \quad \sum_{i=1}^{k} y_i + \sum_{i=1}^{k} \sum_{j\in N_i} c_{ij} x_{ij} \leqslant B \tag{17.57b}$$

$$y_i \leqslant A_i \tag{17.57c}$$

$$y_i \geqslant a_i \tag{17.57d}$$

$$\sum_{j\in N_i} x_{ij} \geqslant 1 \tag{17.57e}$$

$$x_{ij} \in \{0,1\}, \quad \forall i \in K, j \in N_i \tag{17.57f}$$

约束(17.57c)中 $A_i \in \{A_1, A_2, \cdots, A_k\}$ 表示第 $i$ 个项目中投入到加强卫生体系的投资上限，$y_i$ 满足不超过设定的值 $A_i$。同理，约束(17.57d)中 $a_i \in \{a_1, a_2, \cdots, a_k\}$ 表示投入资金 $y_i$ 的投资下限，$y_i$ 满足不少于设定的值 $a_i$。配置医疗资源发挥最大化效用，对于预后性差、投入成本高而产出效用低的疾病，往往会使得这些疾病不能获得资源分配。为避免这一现象，考虑资源分配公平性，增加约束(17.57e)，表示每个疾病干预项目中至少有一个方案获得投资。

3. 案例分析

为了详细说明资源配置的决策过程，我们将模型应用到一个具体的案例中。政府卫生部门对于传染病防治联合项目进行资源配置，现有针对艾滋病、乙肝、肺结核三个防治项目，每个防治项目下有若干个干预方案。对于艾滋病等传染性疾病的干预、筛查和治疗已经有成熟的成本效用分析，通过国内外相关文献搜集和访谈专家，整理了每个干预方案需要的单位干预成本和挽回一个 DALY 的成本，计算出该方案投入的成本 $c_{ij}$ 和挽回的 DALY 个数即产出的健康效用 $u_{ij}$，具体干预方案和详细数据如表 17.25 所示。

**表 17.25　疾病干预方案数据**

| 项目 | 干预方案 | 目标覆盖人群/万人 | 单位干预成本/元 | 总成本/万元 | 挽回一个DALY的成本/元 | 挽回的总DALY数/万个 | 成本效用比 |
|---|---|---|---|---|---|---|---|
| 艾滋病 | 宣传及安全套社会营销 | 120 | 1.5 | 180 | 120 | 1.50 | 0.0083 |
| | 自愿咨询及免费检测 | 10 | 24 | 240 | 210 | 1.14 | 0.0048 |
| | 抗逆转录病毒治疗 | 0.03 | 1600 | 48 | 370 | 0.13 | 0.0027 |
| 乙肝 | 高危人群接种乙肝疫苗 | 15 | 25 | 375 | 134 | 2.80 | 0.0075 |
| | 免费筛查乙肝五项 | 8 | 23 | 184 | 175 | 1.05 | 0.0057 |
| | 抗 HBV 药物治疗 | 0.5 | 560 | 280 | 312 | 0.90 | 0.0032 |

续表

| 项目 | 干预方案 | 目标覆盖<br>人群/万人 | 单位干预<br>成本/元 | 总成本<br>/万元 | 挽回一个 DALY<br>的成本/元 | 挽回的总<br>DALY 数/万个 | 成本效<br>用比 |
|---|---|---|---|---|---|---|---|
| 肺结核 | 直接面视下的化学疗<br>法(DOTS) | 0.25 | 600 | 150 | 154 | 0.97 | 0.0065 |
|  | 肺结核诊断 | 5 | 42 | 210 | 161 | 1.31 | 0.0062 |
|  | MDR.TB 标准化疗 | 0.09 | 1200 | 108 | 435 | 0.25 | 0.0023 |

《全国医疗卫生服务体系规划纲要(2015—2020 年)》指出，对于肺结核、艾滋病等重点传染病要防治结合，开展公共卫生服务，加强指导、培训和考核，建立信息共享与互联互通等协作机制。用于加强卫生体系的资金数分别为艾滋病 60 万～100 万元，乙肝 50 万～80 万元，肺结核 40 万～70 万元，给定重要性权重分别为 0.5、0.3、0.2。若疾病所有方案都获得资源分配，加上卫生体系加强投入的资金数，需要的资金至少为 1925 万元。运用式(17.57)建模，得到混合整数非线性规划模型，目标函数是非凸的，运用启发式算法即遗传算法进行求解，模型在 MATLAB 上编程实现。

设定总预算 1000 万元，考虑 $\alpha$ 取不同值时模型计算结果如表 17.26 所示。加强卫生体系三列分别列出了不同疾病中为加强卫生体系投入的资金数，其他列表示该项方案是否获得资源分配，1 表示该项方案获得资源分配，0 表示未获得。从表中可以看出，当 $\alpha$ 从 0.3 变为 0.4 时，用于抗逆转录病毒治疗的资金改投到加强卫生体系中，表明随着 $\alpha$ 增大，通过加强卫生体系获得的健康效用增量变大，疾病干预方案中成本效用低的方案会被用于加强卫生体系。目前国内外对于 $\alpha$ 值没有明确的确定方法，应根据具体项目和实施地的实际情况给出。从本书给出的模型可以看出，$\alpha$ 值变化对决策方案的影响不大，在 0.3～0.4 只有一个干预方案不同，说明即使实际操作中的 $\alpha$ 值不能精确测算，通过合理估算的 $\alpha$ 值也是可以用于本模型的，求得的最佳决策结果是可行解中较优的，可以给政府部门制定政策提供理论参考。

表 17.26　$\alpha$ 值变化对应的最佳决策方案

| $\alpha$ | 加强卫生体系 | | | 宣传及<br>安全套<br>社会<br>营销 | 自愿咨<br>询及免<br>费检测 | 抗逆转<br>录病毒<br>治疗 | 高危人<br>群接种<br>乙肝<br>疫苗 | 免费筛<br>查乙肝<br>五项 | 抗<br>HBV<br>药物<br>治疗 | 直接面<br>视下的<br>化学<br>疗法 | 肺结<br>核诊<br>断 | MDR.TB<br>标准化疗 |
|---|---|---|---|---|---|---|---|---|---|---|---|---|
|  | 艾滋病<br>/万元 | 乙肝<br>/万元 | 肺结核<br>/万元 | | | | | | | | | |
| 0.1 | 100 | 56.0 | 41.6 | 1 | 1 | 1 | 0 | 1 | 0 | 1 | 0 | 0 |
| 0.2 | 99.8 | 56.5 | 41.6 | 1 | 1 | 1 | 0 | 1 | 0 | 1 | 0 | 0 |
| 0.3 | 99.7 | 57.0 | 41.1 | 1 | 1 | 1 | 0 | 1 | 0 | 1 | 0 | 0 |

| α | 加强卫生体系 | | | 宣传及安全套社会营销 | 自愿咨询及免费检测 | 抗逆转录病毒治疗 | 高危人群接种乙肝疫苗 | 免费筛查乙肝五项 | 抗HBV药物治疗 | 直接面视下的化学疗法 | 肺结核诊断 | MDR.TB标准化疗 |
| | 艾滋病/万元 | 乙肝/万元 | 肺结核/万元 | | | | | | | | | |
|---|---|---|---|---|---|---|---|---|---|---|---|---|
| 0.4 | 100 | 79.9 | 66.0 | 1 | 1 | 0 | 0 | 1 | 0 | 1 | 0 | 0 |
| 0.5 | 100 | 80.0 | 66.0 | 1 | 1 | 0 | 0 | 1 | 0 | 1 | 0 | 0 |
| 0.6 | 100 | 79.8 | 66.2 | 1 | 1 | 0 | 0 | 1 | 0 | 1 | 0 | 0 |
| 0.7 | 100 | 79.8 | 66.2 | 1 | 1 | 0 | 0 | 1 | 0 | 1 | 0 | 0 |
| 0.8 | 100 | 79.9 | 66.0 | 1 | 1 | 0 | 0 | 1 | 0 | 1 | 0 | 0 |
| 0.9 | 100 | 79.8 | 66.1 | 1 | 1 | 0 | 0 | 1 | 0 | 1 | 0 | 0 |

设定 $\alpha = 0.2$，考虑总预算 $B$ 取不同值时模型计算结果如表 17.27 所示。从表中可以看出，在总预算有限时，总预算 $B$ 对决策方案的影响比 $\alpha$ 大，随着总预算的增加，更多的疾病干预方案得到资源分配，用于加强卫生体系的资金也逐渐增加，获得的总健康效用也逐渐增加。当总预算为 500 万元时，受投资公平性即约束(17.57d)的影响，投资额只能投到成本效用比较低的干预方案中，使得产出的健康效用较小，挽回的 DALYS 个数为 0.96 万个。当总预算增加到 700 万元时，可选择的干预方案增多，产出的健康效用是总预算为 500 万元时的 3.1 倍，说明在此预算区间内，通过增加少量的预算可以获得更可观的健康效用增量，在资金极其有限的情况下，给政府制定政策提供了合理的参考。

**表 17.27　$B$ 值变化对应的最佳决策方案**

| B/万元 | 健康效用/万个 | 加强卫生体系 | | | 宣传及安全套社会营销 | 自愿咨询及免费检测 | 抗逆转录病毒治疗 | 高危人群接种乙肝疫苗 | 免费筛查乙肝五项 | 抗HBV药物治疗 | 直接面视下的化学疗法 | 肺结核诊断 | MDR.TB标准化疗 |
| | | 艾滋病/万元 | 乙肝/万元 | 肺结核/万元 | | | | | | | | | |
|---|---|---|---|---|---|---|---|---|---|---|---|---|---|
| 500 | 0.96 | 61.2 | 57.8 | 40.0 | 0 | 0 | 1 | 0 | 1 | 0 | 0 | 0 | 1 |
| 700 | 2.96 | 95.0 | 50.1 | 40.5 | 1 | 0 | 0 | 0 | 1 | 0 | 1 | 0 | 0 |
| 900 | 4.20 | 74.7 | 80.0 | 40.0 | 1 | 0 | 0 | 1 | 0 | 0 | 1 | 0 | 0 |
| 1100 | 5.30 | 99.0 | 57.6 | 40.3 | 1 | 1 | 0 | 0 | 1 | 0 | 1 | 0 | 1 |
| 1300 | 6.15 | 93.4 | 79.4 | 40.1 | 1 | 1 | 0 | 1 | 1 | 0 | 1 | 0 | 1 |
| 1500 | 6.87 | 100 | 80 | 70 | 1 | 1 | 0 | 1 | 1 | 0 | 1 | 1 | 1 |
| 1700 | 7.35 | 100 | 80 | 63.0 | 1 | 1 | 1 | 1 | 1 | 1 | 1 | 0 | 1 |
| 1900 | 7.91 | 100 | 80 | 52.8 | 1 | 1 | 1 | 1 | 1 | 1 | 1 | 1 | 1 |
| 2100 | 8.09 | 100 | 80 | 70 | 1 | 1 | 1 | 1 | 1 | 1 | 1 | 1 | 1 |

　　由上述研究可见，卫生体系加强是国内外医疗服务领域讨论的热点话题，对于卫生基础薄弱的国家和地区，加强卫生体系有助于提高医疗服务效率和资源配置产出。医疗与健康资源配置的目标是最大化我国医疗资源的价值创造。

　　本章站在政府立场，从宏观角度考虑基于卫生体系加强的资源配置问题，运用卫生体系加强和疾病干预并行投资的策略，发挥两者的协同效应。以健康效用为导向，建立混合整数规划模型定量描述资源配置。通过传染性疾病防治的案例分析详细说明资源配置的决策过程，实现医疗服务价值增值。该模型以价值为核心，通过定义约束条件考虑资源分配的公平性问题，对政府制定政策提供了有力的理论依据。本章所取的权重系数、投资上下限从疾病的特性和社会影响等方面考量，可以根据决策主体的需求做出适当的调整。

# 第18章　基于多准则决策方法的移动医疗增值因素研究

本章从社会视角对高等级医院、基层社区医院、移动医疗平台提供的疾病诊疗服务价值进行定量化评价，提出基于效果-成本比率的价值量化公式以及基于DEMATEL和熵的价值指标权重综合量化方法，评价结果有利于促进移动医疗资源有效增值，并有利于从社会整体视角平衡患者健康需求满足、医疗机构发展和收益、社会公益实现三者之间的关系。

## 18.1　移动医疗增值服务评估体系构建

移动医疗要在未来保持长远和良好的发展势头，就应该更多从客户需求出发，真正满足他们的切身体验和利益，保证医疗工作人员的技术水平，严格管控顾客信息，并时刻以新医改的总目标为指导。为了制定移动医疗增值策略，必须研究面对多元化顾客需求的跨域互联医疗健康服务的运行机理，明确影响移动医疗发展的增值因素，包括跨域角色相互作用与牵制、国家政策对移动医疗价值创造的影响等，为移动医疗服务决策提供关键依据。移动医疗的价值体现在为顾客提供包括问诊、医药信息、健康咨询等一系列的医护服务，增值因素来自影响移动医疗服务过程的各个环节。清楚地识别这些因素，并分析它们的重要性和相互关联，能够分配发展过程的不同因素优先级和投入力度，客观合理地评估发展状况和实施水平，整体提升移动医疗多元价值，为形成良好经营管理模式及投资决策提供有利条件。

### 18.1.1　移动医疗增值因素体系的设计原则

要构建移动医疗增值因素体系，就需要对反映顾客需求各个方面运作状况的因素进行归纳，为后续的设计工作奠定基础和提供参考标准。在增值因素体系的设计过程中需要遵循一定的原则。

1. 体现移动医疗增值服务过程的目标

当前移动医疗的发展目标是实现增值服务，协助解决医疗资源没有得到有效合理利用、"看病贵、排队久"、健康服务水平不能满足人民群众日益增长的需求等问题，形成成熟的商业发展模式，不断发现存在问题和实施改进，在医疗信息化和医疗服务过程中逐步满足顾客需求，实现可持续发展。移动医疗增值服务目标是整个增值因素体系设计的出发点和归宿，它协助开发者明确导向，执行正确的战略决策，实现优化设计、开发和实施过程。

### 2. 系统性和全面性

为了全面地反映顾客对移动医疗不同方面的需求，在构建评价指标体系时，覆盖面要广，应尽可能完整地、多角度地反映移动医疗活动涉及的各个环节。当前移动医疗的研究大多针对功能需求设计或信息安全保障的某一个方面，没有综合考虑，此外忽略了移动医疗开发商自身能力以及政府政策对移动医疗发展的影响作用，不能全面反映移动医疗当前的问题和未来的机遇、挑战，为了对移动医疗服务进行综合评估，将顾客功能需求、移动医疗风险控制和发展潜力三个维度结合起来考虑，便于对移动医疗服务的各项增值因素做出全局性、整体性评价，从而整体提升服务质量，获得更高的顾客满意度。

#### 1) 可操作性原则

增值因素体系的设计要求相关界定清楚明确，面对增值因素，能够分辨每个因素具体的含义，以便于在专家评分的过程中进行数据采集和统计，并将得到的数据应用于后期的处理和评价过程中。从可行性来看，增值因素体系不应太过烦琐，否则无法达到概括和简化实际模型的作用。将抽象复杂的实际问题具体化和简洁化，有助于从理论层面分析研究，并给出指导和支持，随着研究工作的深入和成熟，可提升系统的复杂度，以更切合实际。

#### 2) 客观性原则

设立的增值因素指标体系应满足客观真实性，虽然对于移动医疗的多元利益相关者——移动医疗公司、医护人员和患者、医疗机构等，评价指标的侧重不同，但在选择过程中不能完全按照某一利益相关者的主观评价，而要结合已有的研究结果和既定的评价指标，减少主观因素可能造成的偏差和不真实性。指标体系和计算方法从利益相关者的综合利益出发，评价人员在打分和评判过程中也应该执行公正客观的原则，不能根据个人主观意愿随意改变增值因素、计算方法和评价标准。本章对于不同增值因素的重要性是根据专家打分进行分析，专家组包括多位移动医疗开发者和高等院校移动医疗研究者，开发者了解市场的发展动向和执行过程中可能遇到的问题，研究者关注顾客需求和政策因素等的影响，结合两方面的评分结果，对移动医疗增值因素指标体系进行综合评价。

#### 3) 动态可调整原则

移动医疗发展的战略目标并不是一成不变的，综合增值因素体系的设置也应该随战略的调整而变化。若在未来发展过程中开发公司引入新技术,综合评价指标的设置应着重考虑科技含量、投产可能性、成本增长情况等;若企业希望满足顾客新需求,与顾客采纳和满意度相关的因素权重则应相应提高。

4) 层次性原则

移动医疗增值因素体系可以分解为多个维度,每个维度再细分为具体的下属因素,整个体系呈现为三层结构,分层分析是移动医疗评估的有效方法和手段。所涉及的多个因素应尽量从不同方面、各个层次概括移动医疗总体的评估要素,既要相互联系形成有机整体,又不能互相重叠。

### 18.1.2 移动医疗增值因素指标体系

为了综合考虑移动医疗发展过程中的增值因素,在大量文献的阅读过程中,归纳总结了影响移动医疗的三大维度:顾客功能需求、风险控制、发展潜力。顾客功能需求是从移动医疗实现顾客需求最直接的方式,通过调查和总结顾客需求,能够充分挖掘和凸显移动医疗相对于传统医疗的优势,并在发展过程中进一步扩大优势,实现增值服务。风险控制是从安全角度满足顾客使用需求,隐私保密和安全性是顾客关注的重要问题,增强系统防范措施才能够排除顾客的使用顾虑,提高使用度带来更多效益。移动医疗的发展潜力表现在运作状况、对政府政策的响应等方面,为其发展过程实现增值。

#### 1. 顾客功能需求

顾客对移动医疗 APP 的使用需求包括顾客通过和医生线上交流获得疾病救治服务,实现健康监测,获取信息(如医药、疾病信息)等。目前国外对于慢性病管理和对老年人、孕妇等的照护工作也有了一定的进展。国内外对移动医疗应用功能方面有很多研究,很多咨询公司也对移动医疗顾客使用进行了需求调查。图 18.1 所示的艾媒咨询 2012~2013 年对顾客需求调查结果显示,顾客希望获得资料收集、诊断决策等服务。调查结果中与医生的交流及远程数据处理和诊断决策比例较高,说明顾客对于线上诊疗有较大需求。同时获取电子病历、收集患者信息等都可以归结为对信息的查询和处理,移动医疗以大数据为依托,建立综合的数据库平台,有较强的整合检索能力,方便顾客对信息的获取。同时移动医疗还应该为患者建立起交流的平台,它不仅能够让患者对医护人员的工作状况进行反馈和点评,有效监管医疗实施质量和服务态度,而且有利于患者共享信息、心得,减轻心理负担,促进疾病治愈。

结合国内外的研究成果,对移动医疗的顾客功能需求可以整合为七个主要的增值因素:线上诊断、远程照护、信息查询、辅助治疗、信息交流、健康管理、预约挂号,表 18.1 陈述了每个增值因素的具体内涵。

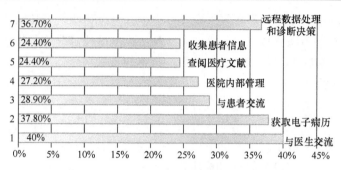

図 18.1　艾媒咨询《2012～2013 年中国移动医疗市场年度报告》

**表 18.1　移动医疗顾客功能需求**

| 用户需求 | 内涵 |
|---|---|
| 线上诊断 | 包括医生远程诊疗和自我诊断。移动医疗为患者和医生建立了远程交流的平台，患者的一些病症能够在远程咨询的过程中得到相关的就医意见，避免了实体医院就诊流程长、花费大等问题。自我诊断是患者对照自己症状和线上病症，根据他人的反馈或常用治疗方法实施自我治疗的过程 |
| 远程照护 | 移动终端可以通过蓝牙连接各种测量设备，持续收集心电图、呼吸速率、活动量等生理信息，并进行远端输送，由医生监控病患的健康状况。一些慢性病管理和老年人看护都可以通过这一功能得以实施。此外，结合移动设备的通信、定位功能，还可以拓展紧急救援功能 |
| 信息查询 | 涵盖用户需求的大量信息，方便用户对于症状、疾病、医生、医院、药店等信息的获取 |
| 辅助治疗 | 对医护人员和患者都能起到良好的辅助作用。例如，用药助手就能够对患者进行用药提示、剂量控制，避免由于遗忘造成病情延误，或剂量过大导致医疗事故 |
| 信息交流 | 该平台便于患者对就医状况进行及时反馈，如对医护工作者态度、技术水平做出点评，病患之间的交流也能为一些患者起到安抚作用 |
| 健康管理 | 现代人们越来越多地摄入高脂肪、高糖等高热量食品及高盐食品，动脉硬化、高血压、超重等问题越发严重，开始引发人们对于健康等问题的关注。健康管理包括提供健康资讯、减肥塑形、运动计量等功能，协助顾客形成良好的饮食及运动习惯 |
| 预约挂号 | 移动医疗 APP 通过聚集医疗机构信息，帮助客户进行线上预约，节省排队等待时间，解决挂号难题 |

## 2. 风险控制

移动医疗的安全问题，是目前制约其发展的关键因素。移动医疗是移动互联网与医疗的结合，因而影响移动医疗的风险因素不仅来自网络，还来自医疗决策。

网络是移动医疗存在的平台，网站被篡改、受到恶意链接嵌入等会导致系统漏洞，其造成的影响是多方面的，可能会引起系统的暂时或长久瘫痪，或者个人信息被窃取。运营管理风险来自移动医疗的组织架构，关系到战略层、战术层和业务层的良好运作状况，以及对突发状况反映的及时性和有效性，影响移动医疗的服务质量。系统是移动医疗的软硬件、医疗机构、顾客等组成的整体，系统风险会导致利益相关者之间的沟通障碍、信息传输不畅、运作效率低下等。信息是移动医疗服务价值活动不可缺少的重要组成部分，其增值过程必须以信息共享为支撑，通过信息传输、共享才能充分利用每个环节的资源，对降低成本、创造价值起着非常重要的作用。组成移动医疗的不同主体——患者、医院、保险公司、开发商等在信息传递的过程中存在利益冲突、信息冗余、不对称等问题。此外，移动医疗终端容易受到外部的非法访问，导致医院、医护工作人员、患者的重要信息等处于高风险状态。信息风险控制和信息规范化是移动医疗过程需重点考虑的因素。医护工作者的方案决策失误等可能会对患者的生命安全造成巨大的危害。

　　明确移动医疗的风险因素，对于制定相应的解决策略，如保证数据安全性和隐私保密性，提高医护工作者的整体水平，规避可能存在的不安全影响十分必要。表 18.2 为移动医疗风险控制需要考虑的指标。

表 18.2　移动医疗风险控制

| 安全问题 | 内涵 |
| --- | --- |
| 网络风险 | 移动医疗系统连接互联网，可能受到来自网络的病毒、黑客等侵袭 |
| 运营管理风险 | 在移动医疗应用的运维过程中，管理方法或者流程制定失误，也会导致反应力不足、组织架构混乱、服务质量下降 |
| 系统失效 | 系统是整个移动医疗运行体系，硬件或软件的故障可能导致系统失效而出现暂停服务，或者系统崩溃的风险 |
| 医疗决策风险 | 移动医疗可能会对患者的健康造成威胁，不同于"面对面"诊疗，医生在患者的病情把握方面可能存在一定偏差。平台信息不一定具有通用性，对于一些特殊体质患者，相同决策可能造成不良反应 |
| 信息安全 | 移动医疗程序中保存的患者数据信息可能出现隐私泄露或者滥用的情况，此外，和移动医疗建立联系的医院网络系统也可能受到信息泄露的威胁 |

### 3. 发展潜力

　　移动医疗发展潜力决定其未来的市场占有率和竞争水平，当前移动医疗市场竞争激烈，目前市场上已有的移动医疗 APP 就有 2000 多款，20%的医疗机构开始尝试通过移动医疗建立智能医护管理服务系统，很多互联网和金融领域巨头及时把握商机，纷纷加入移动医疗领域。提高信誉水平，对于构建良好的医护关系、保证移动医疗持续稳定健康发展有着非常重要的意义。顾客对移动医疗的采纳决定移动医疗的发展趋势和前景。根据普华永道 2012 年对中国顾客移动医疗采纳方式的调查(图 18.2)，顾客未来对通过移动医疗互联网和移动医疗 APP 获取医疗服务的采纳度都将显著增长，分别由 28.9%和 3.1%增长到 35%和 12.6%。目前对移动医疗 APP 的使用人群还主要集中在中青年，老年用户的使用率较低，通过提高 APP 的用户友好性、使用简易性来提升顾客采纳度，对获得更多的顾客群有很大的促进作用。

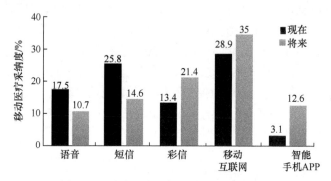

图 18.2　移动医疗服务方式用户采纳状况

目前虽然移动医疗发展迅速，但还没有形成成熟的商业运作模式，运营能力有待提高，中国移动医疗产品和解决方案应更多借鉴国际移动医疗发展的经验，建立开放式的学习和运作平台，合理的商业模式是推进移动医疗成功的必要条件。

我国采取很多鼓励政策和措施扶持移动医疗的发展，如《物联网"十二五"发展规划》为移动医疗示范提供支持，提供 M2M 移动医疗器械通信方面的专业认证，政府政策为移动医疗提供了良好的发展环境。移动医疗发展潜力关键因素及其内涵如表 18.3 所示。

表 18.3　移动医疗发展潜力

| 发展潜力 | 内涵 |
| --- | --- |
| 信誉水平 | 移动医疗信誉水平影响其市场占有率、融资能力、有形资产价值等，是发展潜力中的重要因素 |
| 用户采纳 | 目前很多潜在用户对移动医疗还存有疑虑，作为新型医疗服务，移动医疗只有得到用户的认可和采纳，才能更好地实现其使用价值，促进医疗信息化 |
| 运作能力 | 良好的经济运作能力和成熟的商业发展模式，是移动医疗实现可持续发展的必要保障 |
| 政府政策 | 一方面，近年来我国重视医疗投入，提倡医疗信息化建设和多元卫生服务，有利于移动医疗的发展，加速医疗智能化进程；另一方面，为了尽可能降低移动医疗风险，国家也会制定相应的管控政策，保证市场的健康稳定 |

综上，对移动医疗三个维度——顾客功能需求、风险控制和发展潜力的具体分析及对下级因素的归纳总结，可以构建移动医疗增值因素指标体系，如图 18.3 所示。

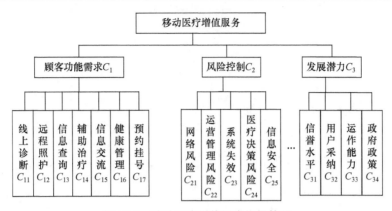

图 18.3　移动医疗增值因素指标体系

在多维增值因素指标体系递阶层次结构中，实现移动医疗的增值服务是总目标，位于最高层；根据移动医疗发展过程中需要综合考虑的主要方向，顾客功能需求、风险控制和发展潜力成为目标下属的三个重要维度；第三层是因素层，根据每个维度下具体因素的内涵和属性分类，划分为 16 个相互关联的增值因素，后续章节的定量分析过程都是围绕该指标体系展开的。

# 18.2　移动医疗增值因素研究模型

## 18.2.1　移动医疗定量研究思路架构

本章围绕移动医疗发展的增值因素展开，通过研读大量文献，从顾客功能需求、风险控制、发展潜力三个维度，结合移动医疗对新医改和医疗信息化可能产生的影响进行综合考虑，运用多准则决策方法和模糊理论筛选设计中需要重点考虑的因素。图 18.4 所示的研究框架说明了研究的内容和实施方法。

为了明确移动医疗发展中的关键问题，需要确定因素之间的影响关系和权重，DEMATEL 方法能够有效提高对集群决策、分层结构中具体问题的认识能力，在初步确定准则影响强弱的同时，能够得到它们之间的关联关系，因而本书选择用 DEMATEL 方法确立因素间的影响关系。层次分析法是常见的权重确定方法，它的简洁性和有效性在实际问题中得到很多印证，但假设各准则间相互独立，忽略了它们可能存在的关联关系。网络层次分析法是层次分析法的改进和拓展，通过超级矩阵对各因素之间的作用关系进行综合分析，研究各决策层之间、本层次内部的相互影响及反馈作用，能够更系统、全面地解决实际决策问题，但它同样需要通过判断矩阵对方案或者准则进行两两比较判断，求取归一化向量之前需要对判断矩阵进行一致性检验。而在其因素之间关系比较复杂的情况下，需要进行

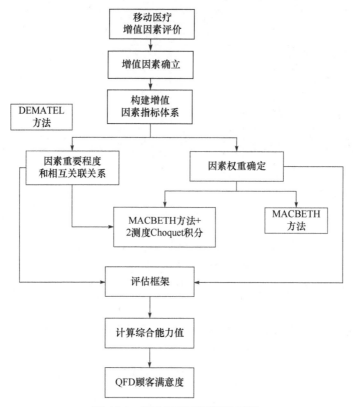

图 18.4　移动医疗定量研究框架

很多次一致性检验，如果不满足条件，还需要重新比较，调整过程复杂。MACBETH(measuring attractiveness by a categorical based evaluation technique)方法通过顺序比较，克服了层次分析法和网络层次分析法不一致的缺陷，但它建立在因素相互独立的假设之上，为了使模型较好地适应求解实际问题的需求，将 2 测度 Choquet 积分加入 MACBETH 方法的权重评估过程中，考虑了因素之间的相互作用，它的有效性在后面的分析过程中得到了验证。最后建立质量功能展开(quality function deployment, QFD)顾客满意度评估模型，对移动医疗发展过程中顾客对于功能性、安全性和开发商的满意度定量表达，得到移动医疗在每个增值因素下的实施水平，结合权重聚集得到综合水平，反映移动医疗综合实力和顾客满意度，提出用阈值评估系统直观反映顾客满意度评估结果。

　　以上介绍的是移动医疗发展过程中的研究框架，也是本章的主体部分。确立移动医疗增值因素指标体系，明确体系评估的定量研究方法，将理论模型和实际应用结合起来，最终获得增值因素的重要性和关联性，评估顾客满意度。整个研究框架有利于评估移动医疗的发展状况，实现顾客需求，同时也能够协助移动医疗开发商发现自身问题，从而制定相应策略，不断改进和提高实力，在竞争中发挥更大的优势。此外，它还能够帮助政府评估移动医疗整体水平，推进医疗信息化的发展进程。

### 18.2.2　多准则评估方法

移动医疗的增值因素涉及多维度、多因素、多利益相关者，属于多准则决策问题的范畴。多准则决策是指在目标或者属性矛盾冲突的情况下，对于备选方案集进行测评和选择。移动医疗增值服务研究过程对于多准则决策方法的应用主要是对不同影响因素关联性和重要性的分析。而在移动医疗的应用中，多准则决策还可以被用来比较不同 APP 的实施状况，从而协助顾客进行选择，挖掘潜在问题，并通过制定相应策略进行改善。

广义决策问题可以表示为以下形式：

$$V(X) = F(v(x_1), v(x_2), \cdots, v(x_n)) \tag{18.1}$$

式中，$X$ 为备选方案集；$x$ 为方案集 $X$ 中的方案，$x \in X$；$v(x)$ 为性能表达的值函数；$V(X)$ 为集合 $X$ 的整体效用函数；$F$ 为聚集算子(聚集函数)。

通过将不同准则下的性能表达式以及同准则对应的权重进行聚集，就可以得到综合性能表达函数。本章在顾客满意度模型中通过将不同因素下的满意度结果结合已经求得的因素权重，利用 MACBETH 和 2 测度 Choquet 积分模型聚集算子，对综合性能表达式进行表示。

在多准则决策探索初期，关于多目标、多属性问题的研究相继出现，但没有形成一个规范的定义，直到 20 世纪 80 年代初，多准则决策问题才形成了学术上的统一和规范。多准则决策的研究已被划分为多属性决策和多目标决策两个方向，两者最主要的区别在于方案集是否确定，研究对象个数是否有限。随着多准则决策问题研究的深入，很多方法被相继提出，并在应用的过程中逐步发展和成熟。DEMATEL 方法不仅能够表达各评价因素的量化因果关系，同时能根据量化结果对因素集进行因果关联分析、重要性排序，考虑了不同因素之间的相互影响，并排除弱关联关系，更符合实际问题的评估过程。Shieh 等[1]将 SERVQUAL 模型和 DEMATEL 模型引入医院管理系统，建立了指标间的因果关系，得出医疗服务过程中的关键因素。Sumrit 等[2]运用 DEMATEL 方法对科技创新能力进行了评估。

UTA、TOPSIS、PROMETHEE、ELECTRE 被较多应用于多准则问题的权重求解过程中，这些方法对于准则权系数和准则值确定的问题有较好的求解结果，但不适用于求解方案准则权系数不确定的决策问题。层次分析法在解决多准则决策问题和指标权重的计算中得到广泛的应用，李蓉等[3]将平衡计分卡和层次分析法引入，构建企业物流绩效评价体系，为汽车销售物流系统的绩效评估和改善提供了理论依据。Wang 等[4]以层次分析法为基本工具，建立企业发展能力评估系统，比较全面地评估了企业的综合能力。然而，层次分析法分别进行目标分解、性能表达式建立、聚集操作，无法保证一致性。

Bana e Costa 等[5]提出 MACBETH 方法解决了不同标准的一致性划归，为多准则决策和评估提供了有效工具。Clivillé 等[6]将 MACBETH 方法应用于一家中小型企业制造工艺和产品质量改善方面。此外，MACBETH 方法还被用来评价高等院校教师能力、解决公共战略规划的群决策问题、与 SMART 方法结合建立职业生涯规划模型等，但评判标准之间相互独立，不符合生产实际。

自 Zadeh 于 1965 年提出了模糊集合的概念以来，模糊集理论的研究至今已形成了一个完整的体系，模糊技术在众多领域(如模式识别、图像处理、医疗诊断、决策支持、知识处理、自动控制等)有了广泛而深入的应用[7]。1970 年，Zadeh 在模糊集基础上，结合多准则决策理论，建立了模糊决策分析的概念和模型，并用于求解不确定性的问题。在实际问题中，模糊集常常离散，这增加了确定参数的难度和复杂度。Grabisch[8]针对离散模糊测度提出 $k$ 可加模糊测度，在应用过程中可将一般模糊测度进行简化。模糊积分依赖于模糊测度的定义，Choquet 积分作为模糊积分的一种，是普通积分和多种模糊积分的扩展延伸，具有很强的表示能力。Meyer 等[9]用 Choquet 积分求解决策问题中备选方案集为模糊数的情况。Ashayeri 等[10]将直觉模糊 Choquet 积分应用于供应链系统中合作伙伴和配置资源的选择上。为了克服 MACBETH 方法因素之间相互独立的缺陷，将 Choquet 积分与 MACBETH 方法结合起来，构建综合模型，求解不同因素的权重，18.3 节将具体介绍模糊积分相关理论。

通过对多准则决策方法的研究综述，本章将介绍用于移动医疗增值因素评估模型中的两种多准则决策方法——DEMATEL 方法和 MACBETH 方法及选取这两种方法的原因，DEMATEL 方法用于初步获取影响因素的重要性和关联关系，MACBETH 方法可以求解不同因素的权重，在之后的模型分析中给出实例计算过程，具体分析模型的优点。

DEMATEL 方法是一种决策试用和评估实验室方法，它能够有效提高对集群决策、分层结构中具体问题的认识能力，不同于传统的多准则决策方法(如层次分析法)中对因素相互独立的假设，它通过因果图能够识别因素之间的相互依存关系，并依据因果图走向得出因素间影响的方向。DEMATEL 方法的步骤如图 18.5 所示。

DEMATEL 方法能够帮助我们分析实际问题中因素之间存在相互影响的情况。对于移动医疗增值服务中需要考虑的大量因素，DEMATEL 方法不仅能够筛除一些次要因子，保留主要影响成分，还能够在因果关系图中反映出存在较大关联关系的因素对，并通过原因度的正负值反映出影响因素和被影响因素。强关联关系的确定为因素权重的计算奠定了基础。

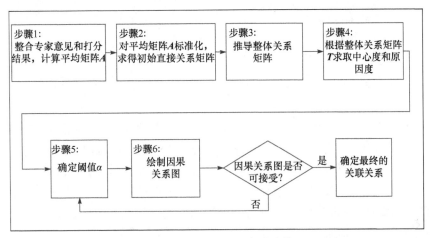

图 18.5 DEMATEL 方法步骤

MACBETH 方法是由 Costa 和 Vansnick 提出的一种多准则决策分析方法。它能够保证准则排序的一致性,相比层次分析法和网络层次分析法的一致性验证的复杂过程,其求解过程更为简单。MACBETH 评估模型包括四个主要步骤,如图 18.6 所示。

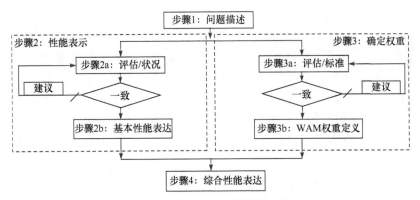

图 18.6 MACBETH 模型步骤

以顾客功能需求为例,对其下属的七个指标进行重要性排序,有

$$C_{13} \succ^3 C_{11} \succ^2 C_{15} \succ^1 C_{17} \succ^1 C_{16} \succ^1 C_{14} \succ^1 C_{12}$$

与一些常用的多准则评估方法(如层次分析法和网络层次分析法)相比,MACBETH 方法权重确定更加简单,由于重要性的比较不是两两进行,而是一起排序,所以不存在不一致的情况。它允许决策者对方案进行持续改进,并可以协助移动医疗开发过程实现调整和改进,因而在本书准则权重的确定中选择MACBETH 方法进行计算。MACBETH 计算的前提也是评判因素之间的相互独

立，这限制其在实际问题中的应用，为此提出在 MACBETH 方法的基础上引入模糊评估方法，构建模糊评估模型，使模型更切合实际。

# 18.3 结合模糊积分的移动医疗因素权重模型

移动医疗增值因素权重的确定对开发商研究分析顾客需求和制定相应策略都有非常重要的作用，与层次分析法、网络层次分析法相比，MACBETH 方法有良好的一致性，被选为本章权重确定的方法。但由于各指标独立性的假设，MACBETH 方法在实际问题的求解过程中存在缺陷。为此，本节将模糊积分对指标间的相关性评价和 MACBETH 多准则评估方法结合起来，在符合一致性评估的基础上，考虑了不同影响因素的相互作用，这也是本书的创新点和评估模型的核心。

## 18.3.1 模糊积分和模糊测度

模糊积分是在模糊测度基础上提出的非线性函数，能很好地处理评价指标之间具有相关性的情况，广泛应用于软件质量评价、技术创新能力评价、顾客满意度评价、科技成果评价、经济效益评价等各方面。

测度是测量区域尺度的概念推广。根据其是否能够加和，又分为可加测度和模糊测度。可加测度顾名思义即具有可加性，例如，用测度表示容器体积，两个容器能够承装的液体体积就等于容器体积之和。然而，在实际问题中，很多情况不能满足可加性条件，如两台加工机器的生产效率并不能表示为两台机器的工作效率之和。在 Sugeno 提出模糊测度和模糊积分相关理论之后，该理论开始被引入主观评判过程等领域。

**定义 18.1** 设 $X$ 为非空集合，$P(X)$ 表示 $X$ 的幂集，$\mu$ 为幂集 $P(X)$ 在 $[0,1]$ 上的函数，若满足

(1) $\mu(\phi) = 0, \mu(X) = 1$；

(2) $\forall X', X'' \subseteq X, X' \subseteq X''$ 且 $\mu(X') \leqslant \mu(X'')$，称 $\mu$ 是 $X$ 上的模糊测度。

由于模糊测度通常不具有可加性，要把含有 $n$ 个指标的指标集全部用模糊测度表示出来，需确定 $2^n$ 个参数值。当 $n$ 值变大时，模糊测度的确定变得非常困难，为了减少待确定的参数，Grabisch 结合模糊测度的表示能力，提出了 $k$ 可加模糊测度。$k$ 值决定模糊测度的复杂性和表示能力。在 $k$ 可加模糊测度中，随着 $k$ 值的增大，需要确定的参数数量呈指数型增长。当 $k = 1$ 时，只需要确定 $n$ 个变量，当 $k = n$ 时，待确定的变量个数增加到 $2^n$ 个。因而对于不同的 $k$ 值，问题研究的复杂性有很大的差异，在实际问题中，为了方便计算和简化模型，常常依据不同情况确定 $k$ 值，在保证模型正确性的基础上，尽量使 NP 复杂性问题简易可解。

$k$ 可加模糊测度是基于伪布尔函数定义的。

**定义 18.2**　$n$ 维向量分向量如果都为 0 或 1，则将其定义为 $n$ 维布尔向量。用 $\{0,1\}^n$ 表示该布尔向量的集合，函数 $f:\{0,1\}^n \to R$ 就称为伪布尔函数。

根据前人的证明结果，伪布尔函数可以表示为多项式形式：

$$f(x) = \sum_{T \subset X} a_T \prod_{i \in T} x_i \tag{18.2}$$

其中，$x = (x_1, x_2, \cdots, x_n), a_T \in R$。

由于伪布尔函数可以表示为多项式，模糊测度作为一种特殊的集函数，也可以看成伪布尔函数，因此也可表示成多项式形式。

传统的可加测度对应的伪布尔函数为一阶多项式 $f(x) = \sum_{i=1}^{n} a_i x_i$。

**定义 18.3**　模糊测度表示的多项式系数 $a_T$ 是一个集函数，将模糊测度表达为多项式是一种可逆的线性变换，称为模糊测度的默比乌斯变换。

$X$ 上的任意集函数 $\mu : P(X) \to R$ 的默比乌斯变换定义为

$$a_T = \sum_{K \subset T} (-1)^{|T-K|} \mu(K) \tag{18.3}$$

这种变换是可逆的，当 $a$ 给定时可以通过下面的变换来得到原始的 $\mu$：

$$\mu(T) = \sum_{S \subset T} a(S), \quad \forall T \subset X \tag{18.4}$$

**定义 18.4**　如果一个定义在 $X$ 上的模糊测度所对应的伪布尔函数是 $k$ 次线性多项式，对所有的 $T, |T| > k, a_T = 0$，且至少有一个 $k$ 个元素的子集 $T$，使得 $a_T \neq 0$，则称该模糊测度是 $k$ 可加的。

利用默比乌斯变换来描述 $k$ 可加模糊测度具体如下。

**定义 18.5**　当 $\forall E \subset X, |E| > k$，在 $X$ 上的模糊测度 $\mu$ 的默比乌斯变换 $a_E = 0$，且至少存在一个集合 $E, |E| = k, a_E \neq 0$，则称 $\mu$ 为 $k$ 可加模糊测度。

从定义可以看出：

当 $k = 1$ 时，需确定 $n$ 个参数，$\forall K \subset X$，$\mu(K) = \sum_{i=1}^{n} a_i x_i$ 退化为经典测度；

当 $k = n$ 时，需确定 $2^n$ 个参数，与一般模糊测度表示能力相同；

当 $k = m$ 时，需确定 $\sum_{j=1}^{m} \binom{n}{j}$ 个参数。

从实用的角度看，2 可加模糊测度相对于其他 $k$ 可加模糊测度表示更加简单，这里对其进一步介绍。

2 可加模糊测度需要通过求解 $n + \binom{n}{2}$ 个参数来确定。$\forall K \subset X$，有

$$\mu(K) = \sum_{i=1}^{n} a_i x_i + \sum_{(i,j) \in X} a_{ij} x_i x_j \tag{18.5}$$

当 $i \in K$ 时，$x_i = 1$；否则，$x_i = 0$。

实际上，

$$\mu_i = a_i, \quad \forall i \in X$$
$$\mu_{ij} = a_i + a_j + a_{ij} = \mu_i + \mu_j + a_{ij}, \quad \forall i, j \in X$$

当 $a_{ij} > 0$ 时，$\mu_{ij} > \mu_i + \mu_j$；当 $a_{ij} < 0$ 时，$\mu_{ij} < \mu_i + \mu_j$；当 $a_{ij} = 0$ 时，$\mu_{ij} = \mu_i + \mu_j$。

其他的测度值可通过式(18.6)计算：

$$\mu(K) = \sum_{i \in K} a_i + \sum_{\{i,j\} \subset X} a_{ij} = \sum_{\{i,j\} \subset X} \mu_{ij} - (|K| - 2) \sum_{i \in K} \mu_i \tag{18.6}$$

### 18.3.2　Choquet 模糊积分

Choquet 提出一种容度理论，Choquet 容度是一个集函数，它使所设空间上每个子集与一个实数对应，Choquet 积分最初被应用于统计力学和预测理论中，当 Shapley 值被应用在博弈理论的研究中时，经济学家也开始关注这一方法。Grabisch[8]将 Choquet 积分应用于高中课程成绩评价中，并分析了评价指标存在相互关联时对总体评价结果的影响。Choquet 积分计算相对简单，并且在聚集过程中考虑了属性之间的相互作用，常常被应用于多属性决策问题中。

**定义 18.6**　$\mu$ 为定义在 $X$ 上的模糊测度，$f$ 是 $X$ 上的非负实值可测函数，则 $f$ 关于 $\mu$ 的 Choquet 模糊积分 $(c)\int f \mathrm{d}\mu$ 定义为

$$(c)\int f \mathrm{d}\mu = \int_0^\infty \mu(F_\alpha) \mathrm{d}l \tag{18.7}$$

其中，$F_\alpha = \{x | f(x) \geq \alpha, x \in X\}$。$X = \{x_1, x_2, \cdots, x_n\}$ 表示一个有限集合，离散函数 $f: X \to [0,1]$ 值为 $\{a_1, a_2, \cdots, a_n\}$，假设 $a_1 \leq a_2 \leq \cdots \leq a_n$，则

$$(c)\int f \mathrm{d}\mu = \int_0^\infty \mu(\{x | f(x) > \alpha\}) \mathrm{d}l$$
$$= \int_0^{a_1} \mu(\{x | f(x) \geq a_1\}) \mathrm{d}l + \int_{a_1}^{a_2} \mu(\{x | f(x) \geq a_2\}) \mathrm{d}l \tag{18.8}$$
$$+ \cdots + \int_{a_{n-1}}^{a_n} \mu(\{x | f(x) \geq a_n\}) \mathrm{d}l$$

### 18.3.3　Shapley 值和交互指标

由于在评判过程中会出现不同评判标准影响评判结果的情况,用模糊测度来表示准则交互作用的影响。

定义 $\mu$ 是属性集合 $X = \{x_1, x_2, \cdots, x_n\}$ 上的模糊测度或一般的集函数,若对于任意 $E, F \in P(X), E \cap F = \varnothing$ ,有 $\mu(E \cup F) \geqslant \mu(E) + \mu(F)$ 成立,则称 $\mu$ 是超可加的。

若对于任意 $E, F \in P(X), E \cap F = \varnothing$ ,有 $\mu(E \cup F) \leqslant \mu(E) + \mu(F)$ 成立,则称 $\mu$ 是次可加的。

若对于任意 $E, F \in P(X), E \cap F = \varnothing$ ,有 $\mu(E \cup F) = \mu(E) + \mu(F)$ 成立,则称 $\mu$ 是可加的。

超可加性是指如果将两个属性组合在一起,则它们对评价系统起到一种积极作用,比分别单独作用于系统的结果有所提升。和超可加性相反,次可加性表示和两个属性对于系统单独作用的结果相比,将它们组合在一起并没有使总体的性能有所提高,两个属性间是消极合作。

用 $K$ 表示 $X$ 的含 $k$ 个元素的子集,简记 $\mu(K)$ 为 $\mu_K$、$\mu(\{x_i\})$ 为 $\mu_i$、$\mu(\{x_i\} \cup K)$ 为 $\mu_{iK}$。单个属性的全局重要性仅仅由单点集的测度值来确定是不全面的,还应该结合包含该属性后子集测度值变化情况,采用 Shapley 值来度量属性的重要程度。

**定义 18.7**　$\mu$ 是定义在 $X$ 上的模糊测度,属性 $x_i$ 关于模糊测度 $\mu$ 的重要性指标或者 Shapley 值定义为

$$v_i = \sum_{k=0}^{n-1} \gamma_k \sum_{\substack{K \subset X \setminus x_i \\ |K| = k}} (\mu_{iK} - \mu_K) \tag{18.9}$$

式中,$\gamma_k = \dfrac{(n-k-1)!k!}{n!} = \dfrac{1}{n \binom{n-1}{k}}$ ,$|K|$ 表示集合 $K$ 的势,并规定 $0! = 1$。

$X$ 内全体属性关于测度 $\mu$ 的 Shapley 值用向量 $\boldsymbol{v} = [v_1, v_2, \cdots, v_n]$ 来表示,则 $\sum_{i=1}^{n} v_i = 1$ 。

属性 $x_i$ 与属性 $x_j$ 的交互性仅仅由 $\mu(\{x_i, x_j\}) - \mu(\{x_i\}) - \mu(\{x_j\})$ 来决定是不完善的,应该考虑包含 $\mu(\{x_i, x_j\})$ 的所有子集的测度,Grabisch 给出了交互作用指标:

$$I_{ij} = \sum_{k=0}^{n-2} \xi_k \sum_{\substack{K \in X \setminus \{x_i, x_j\} \\ |K|=k}} (\mu_{ijK} - \mu_{iK} - \mu_{jK} + \mu_K) \tag{18.10}$$

其中，$\xi_k = \dfrac{(n-k-2)!k!}{(n-1)!} = \dfrac{1}{\dbinom{n-2}{k}(n-1)}$。$I_{ij} < 0$ 表明两个属性之间是减弱的，

$I_{ij} > 0$ 表明两个属性之间是加强的。

Shapley 值和交互作用指标考虑了一个属性在整个属性集中的重要程度及全局交互作用，比单独考虑测度值要更合理，属性的选择提供了很好的帮助。

### 18.3.4　结合 MACBETH 和 2 测度 Choquet 积分的综合评估模型

本章选择 MACBETH 方法确定不同准则的权重。在实际问题中，不同准则并不是相互独立的，它们之间的相互影响可以用模糊积分表示。由于 $k$ 可加模糊积分随着 $k$ 值的增大，需要确定的参数也随之增多，为了简化模型，本书主要考虑 2 测度 Choquet 积分，只对评价标准两两之间的相互作用进行考虑，忽略高阶的相互作用，综合性能表达式为

$$C_\mu(p) = \sum_{i=1}^{n} v_i p_i - \frac{1}{2} \sum_{i=1}^{n} I_{ij} \left| p_i - p_j \right| \tag{18.11}$$

式中，$v_i$ 表示 Shapley 值，满足 $\sum_{i=1}^{n} v_i = 1$，表示评判标准 $i$ 的重要性；$I_{ij}$ 表示评判准则 $c_i$、$c_j$ 之间的相互作用，$I_{ij} \in [-1,1]$。

当只有一个基本表达式 $p_i = 1$，其他为 0 时，性能向量为 $(0,\cdots,0,1,0,\cdots,0)$，综合性能为

$$p_{ag}^{i} = v_i - \frac{1}{2} \sum_{\substack{j=1 \\ j \neq i}}^{n} I_{ij} \tag{18.12}$$

当只有一个基本表达式 $p_i = 0$，其他为 1 时，性能向量为 $(1,\cdots,1,0,1,\cdots,1)$，综合性能为

$$p_{ag}^{i} = 1 - v_i - \frac{1}{2} \sum_{\substack{j=1 \\ j \neq i}}^{n} I_{ij} \tag{18.13}$$

当有两个基本表达式 $p_i = p_j = 1$，其他为 0 时，性能向量为 $(0,\cdots,0,1,0,\cdots,0,1,0,\cdots,0)$，综合性能为

$$p_{ag}^{i,j} = v_i + v_j - \frac{1}{2} \left( \sum_{k \in N_{i,n}} I_{ik} + \sum_{k \in N_{1,n}} I_{jk} \right) \tag{18.14}$$

## 18.4  移动医疗增值因素定量研究

首先通过DEMATEL方法确定移动医疗增值因素评估体系中三个维度——顾客功能需求、风险控制、发展潜力方面的下层因素的重要性和相互关联关系，然后用 MACBETH 模型计算不同因素的权重。在 DEMATEL 方法得出的关联关系的基础上，利用结合 2 测度 Choquet 积分的 MACBETH 模型，得到不同因素的 Shapley 值和影响因子，最后对结果做出分析。两模型的关联关系如图 18.7 所示。

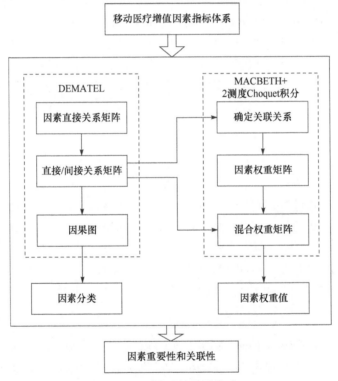

图 18.7　模型的关联关系

DEMATEL 的直接/间接关系矩阵可以作为 2 测度 Choquet 积分模型中对混合权重排序的参考，两模型结合起来，共同确定移动医疗增值因素重要性和关联性。

### 18.4.1  DEMATEL 方法求解评估增值因素关联度

18.1.2 节移动医疗增值因素指标体系确定了移动医疗增值服务过程中需要考虑的关键因素，下面介绍在实际分析过程中，通过 DEMATEL 方法得出这些增值因素之间的内在联系，以及它们的重要程度，对评估体系进行整体判断。

根据总结归纳的顾客功能需求、风险控制、发展潜力三个维度的指标，请移动医疗方面专家对指标相对重要性进行评价。专家组包括移动医疗开发公司的专业人士、移动医疗方面研究者，经过访问和调研，得到他们对移动医疗三个维度的评分结果。

下面主要以顾客功能需求为例，介绍 DEMATEL 求解过程。根据指标两两之间的影响关系，对专家评估结果求取平均矩阵，得到矩阵 $A_1$ 的结果：

$$A_1 = \begin{bmatrix} 0.0000 & 2.1052 & 2.7368 & 2.3860 & 3.0176 & 2.6667 & 1.7544 \\ 2.0351 & 0.0000 & 2.7368 & 3.1579 & 3.1579 & 2.7368 & 2.1755 \\ 2.5965 & 2.5965 & 0.0000 & 2.7368 & 3.2281 & 3.3684 & 2.5965 \\ 1.8245 & 3.0176 & 2.8071 & 0.0000 & 2.9473 & 3.0176 & 2.1052 \\ 2.4561 & 2.6667 & 2.9473 & 2.3860 & 0.0000 & 2.9473 & 1.9649 \\ 2.7368 & 2.4561 & 2.8772 & 2.4561 & 2.9473 & 0.0000 & 2.2456 \\ 1.4035 & 2.3157 & 2.4561 & 2.1755 & 2.0351 & 2.3157 & 0.0000 \end{bmatrix}$$

对矩阵 $A_1$ 进行标准化处理，得到矩阵 $D_1$：

$$D_1 = \begin{bmatrix} 0 & 0.1352 & 0.1721 & 0.1516 & 0.1762 & 0.1025 & 0.1844 \\ 0.1025 & 0 & 0.1352 & 0.123 & 0.1557 & 0.1434 & 0.1762 \\ 0.1721 & 0.123 & 0 & 0.1189 & 0.1844 & 0.1721 & 0.1598 \\ 0.1557 & 0.127 & 0.1093 & 0 & 0.1393 & 0.1434 & 0.1434 \\ 0.1598 & 0.082 & 0.1721 & 0.1218 & 0 & 0.1148 & 0.1311 \\ 0.127 & 0.158 & 0.1298 & 0.1721 & 0.1434 & 0 & 0.1598 \\ 0.1885 & 0.1967 & 0.1967 & 0.1066 & 0.1516 & 0.1516 & 0 \end{bmatrix}$$

按照计算公式，可以计算得到关系矩阵为

$$T_1 = \begin{bmatrix} 1.0389 & 1.1364 & 1.1981 & 1.0432 & 1.2278 & 1.0451 & 1.0324 \\ 1.0459 & 0.8684 & 1.0226 & 0.9469 & 1.1224 & 0.9985 & 1.0376 \\ 1.2320 & 1.1614 & 1.0583 & 1.1275 & 1.2415 & 1.2038 & 1.2222 \\ 1.0666 & 0.9631 & 1.0427 & 0.8220 & 1.0902 & 0.9791 & 1.0936 \\ 1.1403 & 1.0378 & 1.0595 & 1.1284 & 0.9366 & 1.2287 & 1.0509 \\ 1.0137 & 1.1503 & 1.0273 & 1.1297 & 1.1647 & 0.9187 & 1.0753 \\ 1.0648 & 0.9748 & 1.0063 & 1.0720 & 1.2828 & 1.0466 & 1.0509 \end{bmatrix}$$

根据得到的整体影响关系矩阵 $T_1$，计算中心度 $r_i + c_i$ 和原因度 $r_i - c_i$，如表 18.4 所示。

**表 18.4　顾客需求维度指标的影响和被影响关系表**

| 评估指标 | 中心度 $r_i + c_i$ | 原因度 $r_i - c_i$ | 重要性排序 |
|---|---|---|---|
| 线上诊断 $C_{11}$ | 15.3641 | 0.1599 | 2 |
| 远程照护 $C_{12}$ | 14.3343 | −0.2498 | 7 |
| 信息查询 $C_{13}$ | 15.6616 | 0.8317 | 1 |
| 辅助治疗 $C_{14}$ | 14.3968 | −0.2824 | 6 |
| 信息交流 $C_{15}$ | 15.3181 | −0.2138 | 3 |
| 健康管理 $C_{16}$ | 14.8001 | −0.0407 | 5 |
| 预约挂号 $C_{17}$ | 14.8612 | −0.2648 | 4 |

　　在移动医疗应用的过程中，很多环节都必须依赖信息查询。如自我诊断，需要了解自己症状对应的疾病信息、用药信息、治疗方法等。线上诊断是移动医疗有别于传统医疗的特点，其重要度较高，顾客希望借助这一平台对一些不严重的疾病进行线上治疗，从而避免了医院就医的麻烦。预约挂号也是移动医疗的一项重要应用，它可以节省排队挂号的时间，实现资源的有效分配。远程照护中心度最小，为 14.3343，受到技术条件的限制，国内很多慢性病患者还无法彻底接受远程照护。

　　可以看出，信息查询是主要的影响因素，其原因度 0.8317 为正值，且最大。线上诊断对于远程照护、辅助治疗、信息交流有比较明显的影响作用，首先要保证移动医疗线上诊断的质量，才能为远程照护、辅助治疗打好基础。信息交流受到很多指标的影响，同时也会反馈给线上诊断、信息查询、健康管理、预约挂号等方面。目前远程照护和辅助治疗方面与其他因素之间的关联关系还较小，如何建立起它们和其他应用过程的影响，提高应用度是今后移动医疗可以研究的方向。

　　同理可得到风险控制下属因素的标准化矩阵：

$$
\boldsymbol{D}_2 = \begin{bmatrix}
0 & 0.123 & 0.1598 & 0.1393 & 0.1762 \\
0.1189 & 0 & 0.1598 & 0.1844 & 0.1844 \\
0.1516 & 0.1516 & 0 & 0.1598 & 0.1885 \\
0.1066 & 0.1762 & 0.1639 & 0 & 0.1721 \\
0.1434 & 0.1557 & 0.1721 & 0.1393 & 0
\end{bmatrix}
$$

根据标准化矩阵可以求取因素之间的关系矩阵：

$$T_2 = \begin{bmatrix} 0.1863 & 0.3223 & 0.3645 & 0.3380 & 0.3953 \\ 0.3054 & 0.2290 & 0.3810 & 0.3884 & 0.4191 \\ 0.3317 & 0.3606 & 0.2442 & 0.3705 & 0.4232 \\ 0.2888 & 0.3705 & 0.3750 & 0.2243 & 0.4006 \\ 0.3150 & 0.3512 & 0.3779 & 0.3432 & 0.2506 \end{bmatrix}$$

由关系矩阵计算得风险控制维度中各因素的中心度和原因度，如表18.5所示。

表 18.5　风险控制维度的影响和被影响关系表

| 评估指标 | 中心度 $r_i + c_i$ | 原因度 $r_i - c_i$ | 重要性排序 |
|---|---|---|---|
| 网络风险 $C_{21}$ | 3.0336 | 0.1792 | 5 |
| 运营管理风险 $C_{22}$ | 3.3565 | 0.0894 | 3 |
| 系统失效 $C_{23}$ | 3.4727 | 0.0125 | 2 |
| 医疗决策风险 $C_{24}$ | 3.3235 | 0.0053 | 4 |
| 信息安全 $C_{25}$ | 3.5268 | 0.2508 | 1 |

对风险控制维度的下属因素——网络风险、运营管理风险、系统失效、医疗决策风险和信息安全进行排序，即 $C_{25} > C_{23} > C_{22} > C_{24} > C_{21}$。从风险控制维度看，信息安全中心度最高，为3.5268，在移动医疗开发过程中要高度重视信息安全保障，它容易受到其他因素的影响，网络风险、系统失效、运营管理出现问题都可能导致信息泄露。网络风险是涉及互联网系统普遍应该注意的问题，目前已经有较多的应对策略，和其他因素相比，重要性较低。但网络风险具有较高的原因度，且为正值，是影响因素，对运营管理风险、系统失效、信息安全都会造成影响。医疗决策风险和其他因素之间的关联度较小，但其给患者造成的影响也是不容小视的，总体而言，风险控制维度各个因素重要性的差异不是很大，在移动医疗发展过程中要全面兼顾，不能厚此薄彼。

对发展潜力求取下属因素的标准化矩阵：

$$D_3 = \begin{bmatrix} 0 & 0.1721 & 0.1762 & 0.123 \\ 0.1393 & 0 & 0.1721 & 0.1148 \\ 0.1434 & 0.1721 & 0 & 0.1311 \\ 0.127 & 0.1189 & 0.1352 & 0 \end{bmatrix}$$

由标准化矩阵可以求得关系矩阵：

$$T_3 = \begin{bmatrix} 0.0994 & 0.2586 & 0.2652 & 0.1997 \\ 0.2133 & 0.1023 & 0.2524 & 0.1859 \\ 0.2199 & 0.2527 & 0.1095 & 0.2015 \\ 0.1947 & 0.1981 & 0.2137 & 0.0747 \end{bmatrix}$$

由关系矩阵计算得发展潜力维度中各因素的中心度和原因度，如表 18.6 所示。

表 18.6 发展潜力维度的影响和被影响关系表

| 评估指标 | 中心度 $r_i + c_i$ | 原因度 $r_i - c_i$ | 重要性排序 |
|---|---|---|---|
| 信誉水平 $C_{31}$ | 1.5503 | 0.0955 | 3 |
| 用户采纳 $C_{32}$ | 1.5656 | −0.0578 | 2 |
| 运作能力 $C_{33}$ | 1.6245 | −0.0572 | 1 |
| 政府政策 $C_{34}$ | 1.3430 | 0.0194 | 4 |

对信誉水平、用户采纳、运作能力和政府政策进行排序，即 $C_{33} > C_{32} > C_{31} > C_{34}$。从发展潜力维度来看，运作能力最为重要，移动医疗 APP 开发需要规划较好的商业发展模式，这在投入初期尤为重要，关系到后续能否持续稳定发展。运作能力、用户采纳、信誉水平三者之间存在两两影响的关系。政府政策也会影响到用户采纳和移动医疗公司的运作状况，因而在提升运作水平的同时，如何吸引顾客，获得较高的用户采纳，保证企业信誉，并时刻关注政府政策，适时调整策略，对移动医疗今后的发展意义重大。

对三个维度下属增值因素的分析，可在因果关联图中反映主要的关联关系，对于相互影响微弱的因素对，可以忽略它们之间的作用，简化后续权重的计算过程。

### 18.4.2 结合 MACBETH 和 2 测度 Choquet 积分的综合评估模型

DEMATEL 方法能够得出不同维度下指标的重要程度和关联性，但不能直接表示指标的权重，这里用 MACBETH 方法和 2 测度 Choquet 积分模型对增值因素的权重进行计算。模型的流程图如图 18.8 所示。

依据图中的模型流程，首先对确定的评估因素进行偏好排序，利用 MACBETH 方法计算不同因素的权重，然后判断因素权重是否可接受。这里的判断过程是由专家对打分状况再次对照，判断是否符合实际情况。如果因素的权重可被接受，则进行下面的步骤，即将模糊积分加入多准则评估过程中。根据 DEMATEL 方法中确定的有明确影响关系的因素对，对它们和单个因素的重要性再次进行排序，使用 MACBETH 方法和 2 测度 Choquet 积分方法求解，得到

Shapley 值和因素间相互作用因子，得到最后的权重结果。

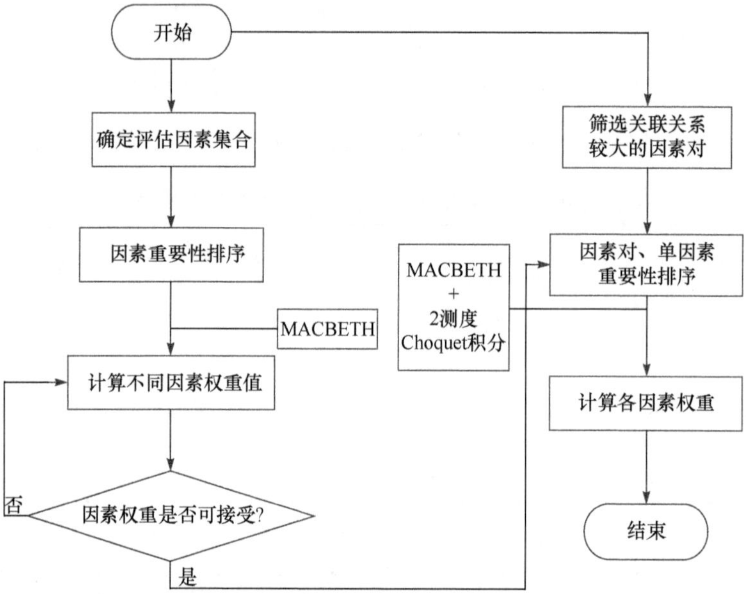

图 18.8　MACBETH 方法和 2 测度 Choquet 模型算法流程

根据专家 MACBETH 评估矩阵，对顾客功能需求维度求解得到因素权重，并对所有专家评估得到的权重求平均值得到权重结果，如表 18.7 所示。

表 18.7　基于 MACBETH 方法的功能需求维度指标权重

| 指标 | $C_{11}$ | $C_{12}$ | $C_{13}$ | $C_{14}$ | $C_{15}$ | $C_{16}$ | $C_{17}$ |
| --- | --- | --- | --- | --- | --- | --- | --- |
| $w_i$ | 0.1791 | 0.0895 | 0.2239 | 0.1045 | 0.1493 | 0.1194 | 0.1343 |

由于 MACBETH 方法假设因素之间相互独立，不符合实际情况，因而将 2 测度 Choquet 引入权重的求解过程中，考虑不同因素之间的相互作用。

在 2 测度 Choquet 积分的求解过程中需要考虑 $C_7^2$ 即 21 个关系对，运算量相当大。使用 DEMATEL 方法分析因素之间的关系，从前面的关联因果图可以看到，很多不明显的相互关系已经被排除，在功能维度下只有 10 个关系对，大大降低了运算的复杂度，缩短了计算时间。

以前两个排序为例，信息查询和线上诊断的共同作用比信息查询和信息交流的共同作用更重要，但强度较弱。根据上述因素对和单因素的偏好重要性排序，结合 2 测度 Choquet 积分的计算公式，可以得到表达式(18.15)，为了表达方便，这里 $I_{ij}$ 表示在同一维度下，第 $i$ 个因素和第 $j$ 个因素之间的相互影响因子。

$$
\left\{
\begin{array}{l}
p_{C_{13}\&C_{11}} - p_{C_{13}\&C_{15}} = 2\alpha = v_1 - v_5 - \dfrac{1}{2}(I_{12} + I_{14} - I_{25} - I_{56} - I_{57}) \\[3mm]
p_{C_{13}\&C_{15}} - p_{C_{11}\&C_{15}} = 2\alpha = v_3 - v_1 - \dfrac{1}{2}(I_{36} + I_{37} - I_{12} - I_{14}) \\[3mm]
p_{C_{11}\&C_{15}} - p_{C_{13}\&C_{17}} = 3\alpha = v_1 + v_5 - v_3 - v_7 - \dfrac{1}{2}(I_{12} + I_{14} + I_{25} + I_{56} - I_{36}) \\[3mm]
\qquad\qquad\qquad\qquad \vdots \\[3mm]
p_{C_{11}} - p_{C_{12}\&C_{15}} = 1 - v_1 - v_2 - v_5 - \dfrac{1}{2}(I_{13} + I_{14} - I_{35} - I_{56} - I_{57}) \\[3mm]
\qquad\qquad\qquad\qquad \vdots \\[3mm]
p_{C_{14}} - p_{C_{12}} = 2\alpha = v_2 - v_4 - \dfrac{1}{2}(I_{14} - I_{12} - I_{25}) \\[3mm]
p_{C_{12}} - p_{\text{neutral}} = 6\alpha = 1 - v_2 - \dfrac{1}{2}(I_{12} + I_{25}) \\[3mm]
v_1 + v_2 + v_3 + v_4 + v_5 + v_6 + v_7 = 1
\end{array}
\right.
\tag{18.15}
$$

将所有专家对因素对和单因素排序结果进行综合模型计算, 并对结果求平均值, 可以得到 Shapely 值和影响因子。

$$v_1 = v_{C_{11}} = 0.1823, \quad v_2 = v_{C_{12}} = 0.0846, \quad v_3 = v_{C_{13}} = 0.2127, \quad v_4 = v_{C_{14}} = 0.1025$$

$$v_5 = v_{C_{15}} = 0.1709, \quad v_6 = v_{C_{16}} = 0.1101, \quad v_7 = v_{C_{17}} = 0.1367$$

$$I_{12} = 0.0532, \quad I_{13} = 0.0836, \quad I_{14} = 0.0608, \quad I_{15} = 0.0760, \quad I_{25} = 0.0456$$

$$I_{35} = 0.0911, \quad I_{36} = 0.0685, \quad I_{37} = 0.0608, \quad I_{56} = 0.0456, \quad I_{57} = 0.0380$$

将得到的 Shapley 值和相互作用因子表示在表 18.8 和表 18.9 中。

表 18.8　功能需求维度不同因素的 Shapley 值

| 指标 | $C_{11}$ | $C_{12}$ | $C_{13}$ | $C_{14}$ | $C_{15}$ | $C_{16}$ | $C_{17}$ |
|---|---|---|---|---|---|---|---|
| $v_i$ | 0.1823 | 0.0846 | 0.2127 | 0.1025 | 0.1709 | 0.1101 | 0.1367 |

表 18.9　功能需求维度不同因素间的相互影响因子

| $I_{ij}$ | $I_{12}$ | $I_{13}$ | $I_{14}$ | $I_{15}$ | $I_{25}$ | $I_{35}$ | $I_{36}$ | $I_{37}$ | $I_{56}$ | $I_{57}$ |
|---|---|---|---|---|---|---|---|---|---|---|
| 数值 | 0.0532 | 0.0836 | 0.0608 | 0.0760 | 0.0456 | 0.0911 | 0.0685 | 0.0608 | 0.0456 | 0.0380 |

为了更清楚地反映计算结果, 用图 18.9 表示因素的权重和相互影响关系。图 18.9(a)表示在没有经过 DEMATEL 方法排除弱关联关系时需要考虑因素之间的相互作用, 网络关系比较复杂; 图 18.9(b)是经过 DEMATEL 方法筛选了较明

显的因素相互作用，得到的简化结果。因素的权重用圆形面积直观反映，面积越大表示因素重要性越强。连线的数值表示相互作用因子，数值越大表示两因素的关联性越强。

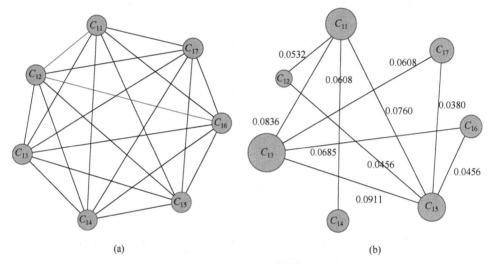

图 18.9　功能需求维度不同因素关联关系和权重表示图

　　信息查询和信息交流之间的相互影响作用较大，顾客可以从交流的过程中查询到需求信息，同时也可以将查询结果进行共享。线上诊断和信息交流也有明显的相互影响，通过信息交流平台可以得到对诊断过程的评价，从而协助选择诊疗医生等，线上诊断的结果及时反馈到交流平台中也能够促进医护人员水平的提升、顾客之间实现信息共享。

　　模糊积分的加入克服了 MACBETH 模型对于因素相互独立的假设，在移动医疗服务过程中，因素之间的相互影响是不可避免的，这些单向或者双向的相互作用会引起权重的相应改变，建立较完备的评估方法能够协助调整对不同因素的关注程度，在移动医疗发展过程中对实施水平的掌控也十分有效。

### 18.4.3　移动医疗顾客满意度 QFD 评估模型

　　QFD 起源于日本，在美国得到了进一步发展，并被世界各国广泛应用于理论研究和实际分析中，它以保证质量为出发点，通过市场调研获取顾客需求信息，并在产品开发和组织执行过程中采用矩阵分析使设计和制造的产品能真正地满足顾客的需求。

　　质量屋是进行 QFD 的有效工具，它包括六个组成部分：顾客需求、技术需求、顾客需求与技术需求相关关系矩阵、技术需求间相关矩阵、市场评估和技术评估。

　　QFD 的主要功能是确定产品关键参数，明确需解决问题的优先顺序及各参数与最终目标的关系，并将其转化为设计和制造信息。在实施 QFD 的过程中，关联关系和重要度的确定非常关键。

顾客需求和技术需求之间的关系矩阵表示 QFD 的关联度，用符号◎○△来进行描述，◎表示强相关，○表示中相关，△表示为弱相关。关联度能够表征技术实现对顾客需求的满足程度，帮助发现设计中存在的问题，并在实施过程中不断调整改进。

在整个质量屋构建过程中，确定顾客需求的重要度排序非常重要，也是后续工作的基础。为了把握顾客对各项需求的关心程度，一般有直接获取和间接获取的排序方法。直接获取即直接听取顾客意见，在展开质量需求后，以质量需求表为依据进行市场调查，直接要求顾客凭经验对需求偏好进行打分。间接获取方法是对一组定性描述的目标成对比较相对重要性，并定量地转化为权重的过程。QFD 权重的求解过程也应用到很多多准则决策方法，最常见的方法是层次分析法，为了克服主观评断的不确定性，模糊数被加入层次分析法中，用模糊层次分析法来确定因素的权重。

基于对各种计算权重方法的比较，MACBETH 方法和 2 测度 Choquet 积分符合一致性，并考虑元素之间的相互影响，因而被确定作为 QFD 实施过程中权重计算的方法。

医疗服务质量与人民群众的生命安全和健康保障息息相关，是当前公众普遍关注的热点问题。移动医疗作为医疗服务的一种形式，在发展的过程中，也需要充分了解顾客需求，只有将顾客的需求转变为设计过程中的技术实现，才能获取更多的市场份额，在竞争过程中抢占先机，为持续发展打好基础。QFD 模型能够协助移动医疗开发商识别客户需求，在之后的运营过程中，能直观地反映出企业策略对顾客需求的覆盖程度，通过不断匹配顾客需求，调整设计运营策略，达到更高的顾客满意度，实现移动医疗的健康持续发展。

### 18.4.4　移动医疗顾客满意度 QFD 模型

针对移动医疗三个维度的增值因素，要整体提高顾客满意度，就必须保证顾客功能性需求；严格控制风险水平符合一定的安全标准；提升移动医疗开发商自身实力，保证良好的发展潜力。

在运营过程中，移动医疗公司还应该结合现有的增值因素体系，对各个维度下的实施状况进行综合评定，这对及时发现运营过程中与顾客需求偏差的因素，制定合理的调整策略，保持良好健康发展有非常重要的意义。

这里将本书提出的模型，结合 QFD 应用到移动医疗公司在运营过程中对顾客满意度方面的评估过程中。顾客满意度对应到前面提到的移动医疗开发过程中应重点考虑的三个维度，分为功能性满意度，技术需求即提升七个二级指标的实施能力；安全性满意度，公司应该尽量降低风险控制维度中五个风险因素水平，保证顾客在使用过程中的安全；对开发商的满意度，对公司提高自身发展能力等提出了更高的要求，这个方面的满意度虽然没有前两个满意度明显，但也影响到顾客对移动医疗 APP 的选择，对开发公司而言不容忽视。

QFD 在医疗服务方面已经有很多的应用，目前还很少有研究将 QFD 方法应用在移动医疗方面。本节将 QFD 引入移动医疗顾客满意度评估过程中，能够帮助开发商发现实施过程中的问题，并及时改善、提高服务质量。

QFD 中对总体满意度的计算大多还是用直接加权的方式进行，这一操作没有考虑技术需求间的相互影响，前面提到的加入 2 测度 Choquet 积分的 MACBETH 方法可以应用到总体满意度的计算过程中，使评估过程更符合实际情况。

针对顾客功能性需求，假设二级指标中技术实施状况对于保证功能需求方面的关联程度分别为 $p_1^1$、 $p_2^1$、 $p_3^1$、 $p_4^1$、 $p_5^1$、 $p_6^1$、 $p_7^1$，根据 MACBETH 方法和 2 测度 Choquet 积分模型可以得到顾客功能需求维度下的顾客满意度：

$$p_{ag}^1 = v_1^1 \times p_1^1 + v_2^1 \times p_2^1 + \cdots + v_7^1 \times p_7^1 - \frac{1}{2}\sum_{i=1}^{7}\sum_{j=1}^{7} I_{ij} \times \left| p_i^1 - p_j^1 \right| \qquad (18.16)$$

在风险控制方面，二级指标下对安全性需求的关联度表示为 $p_1^2$、 $p_2^2$、 $p_3^2$、 $p_4^2$、 $p_5^2$，该维度下的顾客满意度为

$$p_{ag}^2 = v_1^2 \times p_1^2 + v_2^2 \times p_2^2 + \cdots + v_5^2 \times p_5^2 - \frac{1}{2}\sum_{i=1}^{5}\sum_{j=1}^{5} I_{ij} \times \left| p_i^2 - p_j^2 \right| \qquad (18.17)$$

对开发商的满意度，可以用式(18.18)得到，其中二级指标和顾客需求的关联表示为 $p_1^3$、 $p_2^3$、 $p_3^3$、 $p_4^3$：

$$p_{ag}^3 = v_1^3 \times p_1^3 + v_2^3 \times p_2^3 + v_3^3 \times p_3^3 + v_4^3 \times p_4^3 - \frac{1}{2}\sum_{i=1}^{4}\sum_{j=1}^{4} I_{ij} \times \left| p_i^3 - p_j^3 \right| \qquad (18.18)$$

其中重要度是根据 MACBETH 方法和 2 测度 Choquet 积分模型求解得到，技术需求和各个满意度之间的关联需要在移动医疗运营过程中再次通过专家打分的方法获取。

在移动医疗运营过程中，还可以根据实施水平提出各个满意度的阈值评估系统，域值划分为不可接受域、接受域和期望接受域。当满意度落在不可接受域时，就对运营过程提出严重预警，如果顾客的不满意状态持续过久，移动医疗公司就会面临客户流失的问题。而期望接受域是公司努力的方向，在运行过程中要不断提高顾客满意度，才能在竞争中胜出。根据阈值评估系统，对公司顾客满意度水平作切片图分析，比较直观地得到满意度落点的区间，方便企业做出快速决策和战略调整。

该阈值评估系统对分析移动医疗的实施水平有很好的帮助作用,对于每个维度,可以直观地看出满意度水平落在哪个区间,便于及时做出改进,不断完善移动医疗的实施过程。

本章利用 DEMATEL 模型对移动医疗不同维度的增值因素进行了重要性和关联关系定量分析,利用 MACBETH 模型求解因素权重,依据 DEMATEL 关联分析结果,将因素对和单因素进行综合排序,利用加入 2 测度 Choquet 积分的 MACBETH 模型求解权重。对两种模型的求解结果进行了比较分析,新模型克服了 MACBETH 模型独立性的假设,提高了实用性。建立 QFD 模型,对移动医疗实施过程中顾客在功能需求、安全需求和开发商综合能力三个方面的满意度进行评估,并提出构建阈值评估系统将满意度表示在不同的区间中,方便直观判断,并及时发现实施中存在的问题,采取相应的措施改进,保证移动医疗稳定持续发展。

## 参 考 文 献

[1] Shieh J I, Wu H H, Huang K K. A DEMATEL method in identifying key success factors of hospital service quality. Knowledge-Based Systems, 2010, 23(3): 277-282.

[2] Sumrit D, Anuntavoranich P. Using DEMATEL method to analyze the causal relations on technological innovation capability evaluation factors in Thai technology-based firms. International Transaction Journal of Engineering, Management, & Applied Sciences & Technologies, 2013, 4(2): 81-103.

[3] 李蓉, 杨林玲, 王向银, 等. 基于结果量化的汽车销售物流绩效评估. 工业工程, 2011,14(6): 108-112.

[4] Wang T, Xin B C, Qin L J. AHP-based capacity evaluation of enterprise development. Procedia Engineering, 2011, 15: 4693-4696.

[5] Bana e Costa C A, Vansnick J C. MACBETH—An interactive path towards the construction of cardinal value functions. International Transactions in Operational Research, 1994, 1(4): 489-500.

[6] Clivillé V, Berrah L, Mauris G. Quantitative expression and aggregation of performance measurements based on the MACBETH multi-criteria method. International Journal of Production Economics, 2007, 105(1): 171-189.

[7] 王坚强. 模糊多准则决策方法研究综述. 控制与决策, 2008, 23(6): 601-606.

[8] Grabisch M. *K*-order additive discrete fuzzy measures and their representation. Fuzzy Sets and Systems, 1997, 92(2): 167-189.

[9] Meyer P, Roubens M. On the use of the Choquet integral with fuzzy numbers in multiple criteria decision support. Fuzzy Sets and Systems, 2006, 157(7): 927-938.

[10] Ashayeri J, Tuzkaya G, Tuzkaya U R. Supply chain partners and configuration selection: An intuitionistic fuzzy Choquet integral operator based approach. Expert Systems with Applications, 2012, 39(3): 3642-3649.

# 第 19 章　基于状态转移的药效评价

　　药效评价是基于药品实际使用效果对药品有效性进行客观评价的一类研究，其评价结果可以向医生提供药品的实际有效性信息，辅助医生进行医疗决策。基于状态转移的药效评价是一类重要的药效评价方法，该类方法包括基于马尔可夫的模型、基于仿真的模型等。其原理是通过定义一系列的状态及其转移来描述疾病的发展，在此基础上进行药效的估算与评价。从建模粒度的角度来看，基于状态的药效评价方法可以分为基于群体的评价方法和基于个体的评价方法，它们有不同的优缺点，适用于不同数据情况下的药物评价研究。本章将在 19.1 节和 19.2 节分别介绍基于状态转移的药效评价的基本原理与方法，并在 19.3 节介绍具体的案例研究，便于读者理解药效评价的实施与开展。

## 19.1　基于状态转移的药效评价目的与原理

　　基于状态转移的建模方法是一种直观、灵活的药效评价建模方法，在临床决策、药物经济学评估和健康技术评估等方面有着广泛的应用。其基本逻辑是通过定义一系列的健康状态及状态之间的转移来对病程的发展进行刻画，在此基础上，通过对各状态合理赋值，从而对研究对象进行评估。基于状态转移的建模方法主要包括马尔可夫队列模型和(基于个体的)微观仿真模型，这两种方法已广泛应用在不同的群体和疾病中，应用领域从个人的诊疗决策到公共卫生政策。

　　图 19.1 是一个状态模型的例子，它描述了肾移植手术后患者长期所处的状态及其可能的转移。肾移植患者在接受移植手术后可能处于肾功能正常、肾脏失功、移植肾功能恢复和死亡四个状态。然而，患者在各状态并不只是保持不变，如图中的转移线所示，一个移植后肾功能正常的患者可能会遭遇肾脏失功或因为其他并发症导致的死亡；一个肾脏失功的患者可能再次接受移植或遭遇死亡。当患者处于不同的状态时，有不一样的生活状态，也获得了不同的生活效用，基于患者的转移和与状态相关的效用值，研究者就可以估算一个(群)肾移植患者在未来几年内所能享受的平均效用。

　　如图 19.1 中肾移植的例子所展示的，基于状态转移的建模方法的核心在于对于疾病过程的概念化描述，通过定义患者状态及状态之间的转移来对整个疾病过程进行系统的描述。因此，状态定义的合理性以及状态转移的准确性就决定了模

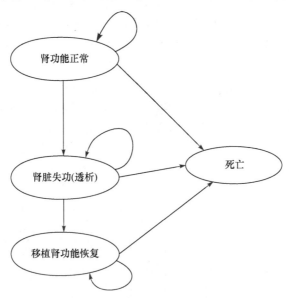

图 19.1　肾移植患者转移模型[1]

型结果的质量。状态转移的准确性经常受限于可获取的数据和数据质量，是医疗研究中的普遍问题。状态的定义及转移的刻画除了对医学知识的要求以外，也有一些在实践中总结出来的建模规范和建议。在 19.2 节中，我们将针对两种不同的方法，对基于状态转移的药效评价建模方法的规范和建议进行介绍。

## 19.2　基于状态转移的药效评价方法

基于不同的建模技术，不同的(基于状态转移的)建模方法适用于不同粒度及复杂度的问题。例如，一些建模方法仅考虑患者群体，而其他建模方法考虑到个体患者；一些建模方法允许处于不同状态的患者相互影响，即患者的转移概率受到处于其他状态的患者的影响，而其他建模方法则不考虑这些影响；一些建模方法允许患者的转移发生在离散的时间点，而其他建模方法允许连续的状态空间；一些建模方法允许患者转移随时间的变化而变化，而其他建模方法则使用固定的患者转移。尽管存在多种变化，基于状态转移的建模技术主要分为两类：(基于马尔可夫的)群体模型和(基于个体的)微观仿真模型，本节将分别对其特点和建模规范进行介绍。

### 19.2.1　基于群体的评价方法

(基于马尔可夫的)群体模型是一种经典的建模方法，在医疗实践中已经被广泛使用。它以马尔可夫模型为基础对患者群体进行建模，其研究对象是一个封闭的群体。该方法不考虑患者之间的相互影响，且仅允许患者转移发生在固定的离散时间点。

基于马尔可夫模型的建模方法有五大要素：状态及状态转移的定义、初始状态分布、状态转移概率、状态值和周期时间。结合实际的研究问题，通过对这五大要素的分析与定义，研究者可以建立起一个系统的基于群体的评估模型。接下来，我们将逐一描述这些要素的含义及分析方法。

### 1. 状态及状态转移

状态及状态转移是马尔可夫模型的骨干结构，其定义的状态集合是一系列符合疾病病程的互斥且完备的患者状态，使得同一周期内某一患者只出现在一个状态。在状态集合的基础上，状态转移描述了不同周期间患者可能的转移规律。在经典的群体模型中，由于马尔可夫性的限制，患者转移必须是无记忆性且仅依赖于患者当前的状态。这样的假设使得模型的建立与调试相对简单，但是也限制了模型的精度提升，尤其是当患病时间、患者病史等因素对患者转移影响较大时。因此，为了松弛马尔可夫性约束，部分研究者使用统计模型对患者的转移概率进行估算，建立了转移概率与时间的关系，并在此基础上使用计算机仿真来评估模型结果。为了反映患者病史对转移的影响，可以通过增大状态空间的方式，将病史因素考虑在状态定义之中。这些改进提升了模型精度，但也使得数据的获取和模型的计算变得更为复杂。

具体而言，模型状态及状态转移的定义需要考虑多方面的因素。首先，状态的定义要从研究目的出发，状态本身的设置要能够反映所研究药品的优势与劣势。其次，在保证互斥与完备的前提下，状态的设置应该尽量精简以降低数据收集和计算的难度。最后，状态的定义要考虑到研究对象(药品)的自身属性。药品的干预分为短期和长期，短期干预的评估较为简单，涉及的跨度短，状态少；而长期干预则较为复杂，可能涉及相关的并发症等，跨度长，状态多，也是药品评估的难点所在。

### 2. 初始状态分布

初始状态分布是马尔可夫模型分析的起始点，也是结果分析的必要数据。在定义好状态的基础上，初始状态分布的观测比较直接，但需要注意的是，马尔可夫模型研究的是一个封闭的群体，在过程中不允许有新个体加入或个体离开。

### 3. 状态转移概率

状态转移概率是对模型中状态转移的定量化描述，其估算的准确度直接决定了模型结果的准确度。因此，状态转移概率的估算也是这类研究的重点和难点所在。一般而言，状态转移概率有两种来源，一是直接引用权威期刊中的数据，简单易行且具有较高的准确度。但是考虑到模型的差异，这种方法的局限性很强。二是收集数据，并使用适当的统计方法对转移概率进行估算。这种方式对于数据的规模与质量及统计理论知识有较高的要求。在已有的研究中，有大量的文献对转移概率的估算和校准进行了探讨，本节不对具体的方法进行讨论，感兴趣的读者可以自行参考相关的文献。

4. 状态值

状态值是对处于不同状态的患者效用值的描述。尽管患者的个体特征可能存在差异，在马尔可夫模型中，处于同一状态的患者的状态值完全相同。由于评估结果直接取决于状态值的赋值，赋值过程应当被仔细权衡，使得状态值能准确反映患者的实际效用。在药物评估的研究中，质量调整生命年(QALY)是一种被广泛采用的计量单位，它反映了有质量的生存的概念，不仅考虑患者的存活周期，也考虑患者的生存质量来对存活周期进行调整。

5. 周期时间

在马尔可夫模型中，患者转移只发生在各周期末，因此周期时间反映了评估模型的时间粒度。在实际研究中，周期时间应当与研究目的协调一致，对研究问题的时间跨度进行合理的切分，与此同时，也需要考虑状态定义、转移概率估计以及数据收集等因素的影响。短的周期时间会使得疾病过程的刻画更加准确，但是会对数据收集和转移概率估计提出更高的要求；与之相反，长的周期时间有利于转移概率的估计，但是却损失了模型对于疾病过程的刻画精度。

完成五大元素的定义及赋值之后，研究者便可进行药物的评估。为了保证结果的准确性，大部分研究会首先对所建立的模型进行校准。校准过程是将模型部分预测结果与实际观测值进行对照分析，若模型预测结果与实际结果一致，则表明模型的参数设置合理；若模型预测结果与实际结果不一致，则需要进一步调整参数设置来提升模型的预测准确度。近年来，一些工程领域的方法(如启发式算法、神经网络等)也被引入模型校准的研究中，大大提升了模型校准的效率。

## 19.2.2　基于个体的评价方法

基于个体的评价方法是一种粒度更细的评估方法，不同于基于群体的评价方法的(群体)一致性假设，该方法允许研究者考虑患者个体属性对疾病发展的影响。个体属性差异的引入自然打破了马尔可夫性假设，因此计算机仿真成为基于个体的评价方法中的主要技术。得益于近 20 多年来仿真理论以及计算机能力的快速发展，基于个体的评价方法在众多研究中被广泛使用，其中两种主流的技术有蒙特卡罗仿真和离散事件仿真。

基于蒙特卡罗仿真的个体评价方法是基于马尔可夫模型的群体评价方法的一种延伸，虽然两者有类似的建模形式，但是在计算逻辑、转移概率评估等方面有着显著的差异。其主要原因是个体属性差异的引入使得马尔可夫性假设不再成立，马尔可夫模型被推广为状态转移模型。状态转移模型保留了马尔可夫模型原有的表达形式，但是允许更加灵活的转移概率建模，这导致个体的效用评估依赖于蒙特卡罗仿真来实现。同时，由于效用评估依赖于个体仿真来实现，初始状态分布不再重要。在基于蒙特卡罗仿真的个体评价方法中，状态值和周期时间的定义与基于群体的评估方法类似。这些定义及赋值取决于实际的研究目的和状态定义。一般而言，处于同一状态的患者被认为有相同状态值，并且患者的状态转移仅发生在各周期末。

图 19.2 展示了基于群体和基于个体的模型差异。由图可见，两者在模型的表现形式和状态定义等方面类似，但是建模分析的对象、状态转移的定义与估算等方面完全不同。

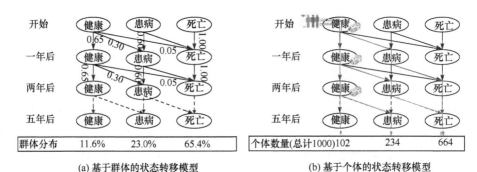

(a) 基于群体的状态转移模型　　(b) 基于个体的状态转移模型

图 19.2　基于群体与基于个体的模型差异[2]

基于离散事件仿真的药物评价方法是一种具有高度灵活性的建模方法，它可以有效地刻画疾病发展过程中的复杂行为，如环境及患者个体之间的相互影响。在药物评价的建模分析中，这意味着研究人员可以将复杂的病史、个人属性、患者之间的相互影响和环境影响等因素考虑在内，大大提升了模型的解释能力。与此同时，离散事件仿真也引入了一种新的演化机制，相较于状态转移模型仅允许患者的"转移"发生在各周期末，离散事件仿真中患者的"转移"由事先定义的事件集触发，发生在离散的时间点，但事件发生的时间可以是连续非周期的。这两点差异使得离散事件仿真成为一种强大的建模工具，但这也对数据的收集和研究人员的建模能力提出了更高的要求。

　　离散事件仿真的建模包含实体、属性、事件、资源、队列和时间六大要素。实体是研究对象或客体,它拥有属性,经历事件,消耗资源,进入队列并度过时间。在药物评价的研究中,实体一般为患者或器官等。实体可以在仿真初始或仿真过程中进入系统,实体所经历的时间集合应当是系统仿真时间的一个子集。

　　属性是各实体所拥有的定性或者定量的特征,如年龄、性别、种族、健康状况、病史等。这些信息可以被用来确定实体对环境或事件的反应,例如,仿真时间和过去的事件可能影响未来事件的发生概率及发生时间。此外,属性在仿真过程中也可能发生更新或改变。

　　事件是仿真过程中可以作用在实体或环境上的事物,在药物评价的研究中,事件可以是临床病症的发生、资源消耗或者药物介入等。资源是仿真过程中实体可能竞争或消耗的事物,如病床、医生等。在医疗运作管理的研究中,资源是系统重要的限制或瓶颈,因此需要被科学分配。在药物评价的研究中,资源竞争与限制则较少发生,并不是研究者所考虑的重点。一般而言,队列是和资源相关的要素,也是运作研究中重要的考虑因素,当服务资源不足时,实体就不得不进入队列进行等待。同样地,这一要素在药物评价中较少涉及。

　　时间是离散事件仿真模型中最基本的要素。对时间的离散化处理使得系统可以高效地演化,而不必将计算资源浪费在中间的稳定状态。例如,一个患者可能在 2 年的时间内保持病情稳定,但是可能在连续几分钟内发生中风、急救等多个事件。离散事件仿真对时间的处理方式使这种方法的本质区别于基于状态转移模型的建模方法,也从本质上提升了模型的灵活性。

　　接下来,本节将结合这六大要素,针对性地对药物评价的建模规范及建议进行介绍,主要包括模型的结构设计、输入参数的确定与估算和模型的运行与分析三大方面。

　　1. 模型的结构设计

　　离散事件仿真模型的结构设计主要包括系统的模型化描述和相关事件的定义。系统的模型化描述包括状态和状态转移关系的定义,不同于马尔可夫模型中周期(时间)的驱动机制,离散仿真模型中定义的事件驱动着患者的状态转移。作为药物评价研究的基础要求,离散事件仿真模型的状态及其相关事件的定义要协调一致,能够准确反映疾病的实际过程。另外,实体的属性及实体间的相互关系都会影响后续时间发生的概率,因此离散事件仿真模型中的属性设置也与事件的定义相关。值得注意的是,药物评价研究中常用的离散事件仿真模型为无资源约束的模型,即患者之间的资源竞争及队列等待并不是需要考虑的主要因素,这在一定程度上简化了模型的结构设计。

## 2. 输入参数的确定与估算

离散事件仿真模型允许多种多样的参数类型，这大大提升了这种建模方法的能力，但是也对数据规模、质量、粒度等方面提出了很高的要求，因此建模者在模型设计之初就需要在模型复杂度和数据需求之间进行权衡。当部分数据出现严重缺失时，建模者应当调整或删除部分模型以规避数据缺失。在参数估算方法方面，统计模型、模型校准、专家咨询等常用的方法也被广泛使用。但在具体使用专家估算的数据时，研究者应当对其不确定性进行评估，当不确定性较高时，研究者应当进行大量的敏感度分析以确定结果的准确性。

下一事件的发生时间(time-to-next-event)和连续的属性参数是离散事件仿真模型中较为特殊的两类参数。下一事件的发生时间是一个关于时间的概率分布，当后续事件有多种可能时，研究者可以独立产生多个时间，并选择最短时间的事件作为后续事件；也可以先产生后续事件的发生时间，再按照概率分布确定下一事件的类型。实体的属性参数可能影响后续事件发生的概率，反过来某些事件的发生可能会改变这些参数。如果可能，研究者应当同时确定属性的变化和下一事件的类型，例如，研究者可以首先依据概率分布确定下一事件发生的时间，基于此再确定属性改变的水平。

## 3. 模型的运行与分析

仿真优化模型的实现较为复杂，可以通过专业仿真软件如 Arena 等或计算机编程来实现。一般而言，模型的实现包括数据读取、创建实体、主模型建模、移除实体和结果呈现等过程。为了降低建模的复杂度，提升模型的透明度，研究者可以分解并构建子模型，通过子模型拼接组合成完整的大规模模型。此外，研究者应当特别注意避免构建死循环，这会为模型的调试带来困难。

敏感性和稳定性分析是仿真结果分析的两项重要内容。研究者应当进行大量的敏感性分析来确保结果的准确性和鲁棒性，尤其是药物评价的结果可能直接影响到临床用药的决策。具体地，敏感性分析也包括模型结构敏感性和参数敏感性，模型结构敏感性分析一般先于参数敏感性分析。仿真结果的稳定性分析包括仿真结果的统计特性分析，如均值、分布等。研究者应当报告完整的结果统计信息以便于他人分析使用。

本节从建模粒度(群体或个体)出发介绍了基于群体和基于个体的药物评估建模方法，简单介绍了主要建模技术及其相应的经验规范。关于建模方法的选择，研究者应当从研究目的、数据获取等角度出发进行综合考量。尽管基于个体的建模方法功能强大，也更具灵活性，但是它也对研究者的建模技术和数据收集提出了更高的要求。在当前阶段，医疗数据的数量和质量并不尽如人意，在数据不允许的情况下，研究者应以结果可靠性为首要准则，不应当盲目选择更复杂的建模工具。同时，研究者也可以进一步加强对参数估计的研究，探索基于小样本数据进行药物评价的可能性。

## 19.3　案例研究：肾移植后两种免疫抑制剂的药物经济学分析

在药效评价的研究中，药物经济学评价受到了广泛的关注与运用，它可以同时提供药物的经济性和有效性信息来辅助药物的使用决策。在大部分国家和地区，制药企业均被要求在新药上市前开展药物经济学评价。在中国，除药品上市前的经济学分析之外，也有学者提出要开展药品上市后的经济学评价，基于药品在正常使用状态下的实际数据来评估药品的经济性和有效性，从而为监管部门和医生提供更加准确的药品成本和有效性信息。然而，药品上市后的评价常常面临着数据质量低、数据样本量小的情况，严重阻碍了药物经济学分析的开展。针对这一问题，相关的学者应该进一步加强方法论的研究。

本节介绍一个基于小样本数据进行药物经济学评价的案例，分析对比肾移植后两种免疫抑制剂的成本有效性。由于可获取样本的规模较小，该案例提出结合马尔可夫模型与启发式算法的药物经济学评价方法。该方法使用马尔可夫模型进行疾病建模，并建立数学规划模型来估算模型参数(患者转移概率)。为了提升参数估计的精度，该案例基于转移概率估算的特点提出两种混合启发式算法来求解参数估算模型。基于上海市某医院肾移植科的单中心数据，验证这种新的参数估计方法的可靠性，可以在其他基于小样本数据的研究中进行推广。

### 19.3.1　肾移植后免疫抑制剂的选择

根据中国慢性肾病国家调查，我国终末期肾病(ESRD)的发病率在 2010 年已达 0.03%[3]，这一数据意味着我国终末期肾病患者数量已达 360 万，且仍在不断增长。目前，肾移植是终末期肾病最有效的治疗方案[4]，相较于长期透析，肾移植可以给患者带来更高的生存质量。肾移植手术后，移植患者必须长期服用免疫抑制剂来保护移植肾，并保障移植患者的长期生存。在中国，他克莫司(FK506)和环孢素 A(CsA)是两种最常使用的免疫抑制剂[5, 6]。他克莫司上市较晚，由于其对急性排斥反应的有效控制，他克莫司被普遍认为在短期内(半年内)有更好的效果[7-9]。然而，关于他克莫司与环孢素 A 的长期效用(5 年或更长)对比，目前还没有明确结论。Vincenti 等[10]认为他克莫司可以降低移植肾失功概率，并且能够有效控制高血压等并发症的发生。与此同时，相较于环孢素 A，他克莫司更容易导致移植后新发糖尿病

(NODT)。移植后新发糖尿病在一定概率上可以加速移植肾失功，并引起心血管疾病相关的并发症，这是肾移植患者在长期内死亡的重要原因[11]。在 2018 年，Azarfar等[12]系统回顾了相关的研究，并得出了类似的结论。从急性排斥反应、移植肾失功、术后新发糖尿病等方面的控制而言，这两种免疫抑制剂各有所长。因此，他克莫司与环孢素 A 的长期效用难以定性分析比较。值得注意的是，以上回顾的大部分研究均基于欧洲或北美的肾病数据库[13, 14]，由于人种和生活习惯的差异，这些研究结果并不能直接指导我国免疫抑制剂的用药方案。因此，为了对比环孢素 A 和他克莫司的长期效用及它们在引发新发糖尿病方面的差异，本节建立肾移植后患者状态转移的马尔可夫模型，并基于上海市某医院的肾移植中心数据对该问题进行研究。

　　同时，由于该单中心的数据量有限，为了解决小样本问题，本章提出基于模型的参数估计方法，结合马尔可夫模型和启发式算法对患者的状态转移概率进行评估。研究结果表明，该方法可以基于小样本数据对患者的转移做出准确估计，并有进一步的扩展空间。

### 19.3.2　肾移植后患者转移马尔可夫模型的建立

　　为了评价环孢素 A 和他克莫司的长期效用和成本，本案例建立了一个包含 7个状态的离散马尔可夫模型来描述肾移植后的患者转移，具体如图 19.3 所示。该模型主要基于肾功能指数来定义患者状态[1,15]，并同时考虑了肾移植后新发糖尿病对患者生存效用的影响[16]。

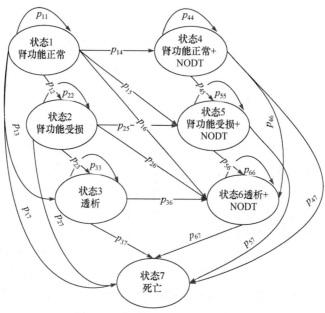

图 19.3　肾移植患者状态转移模型

肾移植后，大部分患者在短期内恢复肾功能(状态 1)。随着时间的推进，处于状态 1 的患者或者继续停留在状态 1，或者慢性失功导致肾功能受损(状态 2)，或者移植肾彻底失功，开始接受透析治疗(状态 3)，或者死亡(状态 7)[1, 14, 17]。类似地，处于状态 2 或状态 3 的患者可以停留在原始组状态或向更差的状态转移(状态 3 和状态 7)。新发糖尿病是肾移植后一种常见的并发症[18]，处于状态 1~3 的患者在保持肾功能或遭遇失功时，有不同的概率会患上新发糖尿病(状态 4~6)，因此状态 4~6 与状态 1~3 平行。处于状态 4~6 的患者会经历与状态 1~3 患者类似的恶化过程，但是新发糖尿病会加速慢性肾失功，或提升其他并发症的发病率[11, 16, 19]，这种效应会显著影响患者的成本和长期生存。

本章用转移概率矩阵 $\boldsymbol{P}$ 来描述患者的状态转移，其中的元素 $p_{ij}$ 描述了患者由状态 $i$ 转移到状态 $j$ 的概率。由于使用了离散的马尔可夫模型，模型转移周期(cycle time)设置为 1 年，并且转移概率并不随着时间的变化而变化。马尔可夫性假设是药物经济学研究中常用的假设之一，虽然实际的患者转移并不严格遵循马尔可夫性假设，但是当模型的时间跨度不长或生存时间对患者转移的影响不大时，该假设不会影响结果的准确性。最后，本案例中用 $\boldsymbol{\pi}_n = \{\pi_{n,1}, \pi_{n,2}, \pi_{n,3}, \pi_{n,4}, \pi_{n,5}, \pi_{n,6}, \pi_{n,7}\}$ 来描述第 $n$ 年的患者状态分布。

### 19.3.3　数据处理与患者转移概率估计

#### 1. 数据预处理

为了开展案例研究，本案例收集了上海市某医院肾移植中心的随访数据，这些数据包括 2003~2015 年接受肾移植手术的 419 位患者。除去因各种原因失访的 30 位患者，剩余数据中包括 389 位患者，这 389 位患者的五年肾存活率和人存活率分别为 88.4%和 81.2%，接近于 87.2%和 82%的全国平均水平[20]，这表明本案例所使用的数据可靠度较高。

为了比较两种免疫抑制剂的长期效用与成本，本案例进一步剔除了 34 位在半年内肾失功或死亡的患者，部分在五年内换过免疫抑制剂方案的患者也被剔除。在余下的数据里，有 153 位患者使用环孢素 A，202 位患者使用他克莫司。这两组患者的人口基线数据类似，环孢素 A 组的患者平均年龄为(40.1±23.9)岁，其中 36%为女性；他克莫司组的患者平均年龄为(39.6±22.5)岁，其中 38%为女性。此外，从表 19.1 的数据可以看出，环孢素 A 组和他克莫司组的 5 年新发糖尿病概率(状态 4、5 和 6 的占比之和)相近，分别为 11.9% 和 11.7%。

基于以上患者状态分布数据，案例研究按如下开展：首先，在本节中建立转移概率估算的规划模型；然后在 19.3.4 节中，基于第三年末和第五年末的患者状态分布对两种免疫抑制剂的长期效用和成本进行估算；接着在 19.3.5 节中，基于

第二年末和第三年末的患者状态分布对两种免疫抑制剂的长期效用和成本进行
预测，验证该方法的预测能力；最后，在19.3.6节中总结案例研究。

表 19.1　患者状态分布表

| 状态 | | 状态 1 | 状态 2 | 状态 3 | 状态 4 | 状态 5 | 状态 6 | 状态 7 |
|---|---|---|---|---|---|---|---|---|
| 所有患者 | 初始分布 | 0.995 | 0.005 | 0 | 0 | 0 | 0 | 0 |
| | 第三年末 | 0.777 | 0.044 | 0.026 | 0.060 | 0.008 | 0 | 0.085 |
| | 第五年末 | 0.652 | 0.052 | 0.072 | 0.094 | 0.014 | 0 | 0.116 |
| 环孢素 A | 初始分布 | 0.987 | 0.013 | 0 | 0 | 0 | 0 | 0 |
| | 第三年末 | 0.837 | 0.046 | 0.033 | 0.064 | 0.007 | 0 | 0.013 |
| | 第五年末 | 0.702 | 0.073 | 0.086 | 0.099 | 0.020 | 0 | 0.020 |
| 他克莫司 | 初始分布 | 1 | 0 | 0 | 0 | 0 | 0 | 0 |
| | 第三年末 | 0.836 | 0.045 | 0.025 | 0.064 | 0.010 | 0 | 0.020 |
| | 第五年末 | 0.711 | 0.044 | 0.072 | 0.106 | 0.011 | 0 | 0.056 |

## 2. 转移概率估算模型

基于该马尔可夫模型，本案例提出了一个数学规划模型来估算患者的转移概
率。该模型的核心思想是在所有可能的转移概率组合中找到一组转移概率组合
$p_{ij}$ 以使得模型估算的患者状态分布与实际的患者状态分布差值最小。具体地，
模型估算的患者状态分布被定义为 $\boldsymbol{\pi}_n^{\text{est}}$，可以通过初始状态分布以及估算的转移
概率矩阵 $\boldsymbol{P}^{\text{est}}$ 计算得到，即

$$\boldsymbol{\pi}_n^{\text{est}} = \boldsymbol{\pi}_0 \cdot \left(\boldsymbol{P}^{\text{est}}\right)^n \tag{19.1}$$

为了刻画估算的患者状态分布与实际的患者状态分布之间的差值，此处引入
拟合度(goodness of fit，GOF)[21]来对其进行量化表示。拟合度定义为状态分布差
值的绝对值之和，即

$$\text{GOF}_n = \sum_{i=1}^{7} \left|\pi_{n,i}^{\text{est}} - \pi_{n,i}\right| \tag{19.2}$$

本案例研究以第三年末和第五年末的患者状态分布数据为基准来估算模型
的转移概率，因此患者转移概率估算的目标函数可以表示为 $\text{GOF}_{\text{sum}} = W_3 \cdot$
$\text{GOF}_3 + W_5 \cdot \text{GOF}_5$，其中 $W_3$ 和 $W_5$ 是第三周期和第五周期所对应的权重。具体地，
这一目标函数可以进一步细化为

$$GOF_{sum} = W_3 \cdot \sum_{i=1}^{7} \left| \pi_{3,i}^{est} - \pi_{3,i} \right| + W_5 \cdot \sum_{i=1}^{7} \left| \pi_{5,i}^{est} - \pi_{5,i} \right| \tag{19.3}$$

值得说明的是，患者的初始状态分布 $\pi_0$ 一般容易获取，因为这一时刻对应的是患者确诊、手术完成等重要事件，会有对应的病历或数据记载。因为第三年末的估算误差与第五年末的估算误差对于校准转移概率矩阵 $P$ 同等重要，所以这里将两个权重均设为 1。

总体而言，转移概率估算的规划模型有两大类型的约束，一类是归一化约束，即转移概率矩阵 $P$ 每一行的加和均为 1；另一类是疾病特征相关的约束，研究者需要具备相关的背景知识，或向相关医疗工作者进行咨询。这类约束的定义可以有效地减少可行域空间，降低模型求解的难度。在优化该目标的过程中，本案例研究考虑了以下 8 个约束，其中约束(19.4)～约束(19.10)是归一化约束，约束(19.11)是疾病相关的约束，它表示新发糖尿病增加了患者的死亡风险。

$$\sum_{j=1}^{7} p_{1j} = 1 \tag{19.4}$$

$$p_{22} + p_{23} + p_{25} + p_{26} + p_{27} = 1 \tag{19.5}$$

$$p_{33} + p_{36} + p_{37} = 1 \tag{19.6}$$

$$\sum_{j=4}^{7} p_{4j} = 1 \tag{19.7}$$

$$\sum_{j=5}^{7} p_{5j} = 1 \tag{19.8}$$

$$\sum_{j=6}^{7} p_{6j} = 1 \tag{19.9}$$

$$p_{77} = 1 \tag{19.10}$$

$$p_{i7} > p_{j7}, \quad i = 1,2,3; j = i+3 \tag{19.11}$$

3. 启发式算法

本节将简单介绍转移概率的估算启发式算法。由于目标函数复杂，我们难以提取有效的结构信息来简化原始问题，本章使用遗传算法和模拟退火算法来求解该问题。同时，为了提升算法的搜索效率，本章根据转移概率矩阵搜索的特点提出针对性的 local search(局部搜索)算法，大大提升了算法的搜索效率和准确度。

1) 遗传算法(GA)

遗传算法是一种经典的反映"适者生存"理念的进化算法[22, 23]。根据遗传算法的实践经验，染色体编码方式对于算法的表现十分重要。为了将转移概率矩阵转化为一个适宜遗传算法的数据结构，本案例采用实数编码方式，染色体上的每一个基因均对应着一个转移概率，且转移概率的精度为 0.01。具体的算法流程如图 19.4(a)所示。

(1) 初始化。首先随机生成一个初始可行解。

(2) 计算目标值。使用前面的目标函数来计算每个解的 GOF 值。其中，对于不可行的解加上一个惩罚值 $M$。

(3) 交叉和变异。本章使用模拟二项式交叉算子(simulated binary crossover operator)和多项式变异算子(polynomial mutation operator)来产生下一代个体。交叉和变异这两个操作可以最大限度地提升转移概率矩阵的搜索效率。

(4) 选择父代。本章使用锦标赛法来选择父代，同时算法保留前 5%的个体以保留目前最好的个体的基因。

(5) 邻域搜索。本章根据转移概率矩阵的特点设计了邻域搜索的算法，其核心思想是，每次选取转移概率矩阵的一行进行邻域搜索，一旦得到一个优化的结果便转入下一行进行类似的优化。这样的操作可以在有效优化转移概率矩阵的基础上避免算法迅速陷入局部最优，从而保证了算法的全局搜索能力。

(6) 重复步骤(3)～(5)，直至终止条件满足。

2) 模拟退火(SA)算法

模拟退火算法是 Kirkpatrick 等[24]受钢铁退火过程启发所提出的一种搜索算法。通过温度机制的引入，模拟退火算法能够有效地跳出局部最优，拥有全局搜索的能力[25]。在实际应用中，解的结构设计、领域搜索算法、解的接受策略和温度下降模式等因素都决定了算法的最终表现。在混合模拟退火算法中，本案例使用了和混合遗传算法一致的解的结构设计，这种一致性使得模拟退火算法中也可以加入交叉和变异因子，与邻域搜索算法一起，在系统温度较低时加强算法的全局搜索能力。此外，考虑到转移概率估算的可行域较大，本案例引入了升温机制，进一步加强了算法的全局搜索能力[26]。具体的算法流程如图 19.4(b)所示。

(1) 初始化。随机生成一个可行解，并设置算法的初始温度、冷却速率、邻域搜索步长和最大迭代次数。

(2) 邻域搜索。在转移概率矩阵的每行随机选取两个转移概率，进行固定步长的调整，在邻域内得到一个新解。同时，为了能够快速改善解的结构，跳出局部最优，本章在温度低于 $T_1$ 时加入变异操作，在温度低于 $T_2$ 时再加入交叉操作，将现有解与历史最优解进行交叉，期望继承当前最优解的优秀结构。

(3) 计算目标值。使用前面的目标函数计算当前解的 GOF 值，并使用大 $M$ 法对非可行解给予惩罚。

(4) 判断是否接受新解。当新解的提升值小于当前温度 $T$ 时，接受该解；当新解的提升值大于当前温度 $T$ 时，拒绝接受该解。

(5) 判断是否重设温度。如果在之前的 $N$ 次搜索中均未找到可以接受的新解，将温度调回初始值，帮助算法走出局部最优。

(6) 判断是否结束内层循环。结束内层循环，或者回到步骤(2)开始新的邻域搜索。

(7) 判断是否结束外层循环。结束外层循环，或者重设当前温度 $t$，回到步骤(2)开始新的邻域搜索。

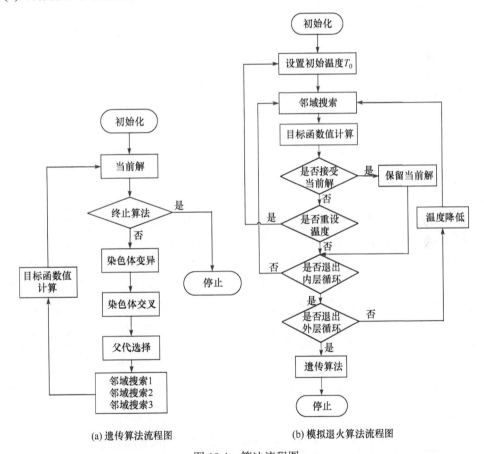

(a) 遗传算法流程图      (b) 模拟退火算法流程图

图 19.4 算法流程图

本章进行了大量的数值实验来验证算法的有效性。在所有的参数设置中，模拟退火算法有很大的概率可以找到全局最优解，找出实验预先给定的转移概率矩阵；遗传算法在 50%的参数设置中找到了全局最优解，在另外的参数设置中找到了局部最优解，但该局部最优解的 GOF 值极小，非常逼近全局最优解。

### 19.3.4　免疫抑制剂成本效用的估算

为了验证本案例所提出方法的估算能力,本节基于第三年末和第五年末的患者状态分布估算患者的转移概率矩阵。由于实际中患者的转移概率是随时间变化的,模型计算得出的最优转移概率与实际必然存在偏差。在药物经济学分析的研究中,判断一组参数是否可行的标准是比较由该参数预测得出的生存曲线与实际生存曲线是否吻合。图 19.5 描述了预测生存曲线和实际生存曲线。从图中可以看出,预测生存曲线与实际生存曲线十分吻合,且在实际生存曲线的 95%置信区间内。这表明算法得出的转移概率矩阵可靠,可以用来进行药物的经济学分析。

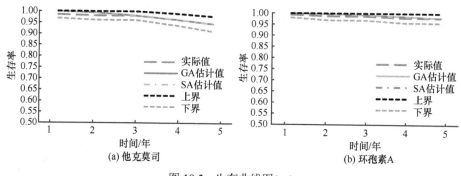

图 19.5　生存曲线图(一)

表 19.2 和表 19.3 分别以混合模拟退火算法为例展示了他克莫司和环孢素 A 的估算效用、估算成本、实际效用和实际成本,其中的误差百分比由公式 |真实值−估算值|/真实值×100% 计算得到。在本案例中,免疫抑制剂效用的计量单位是 QALY。以环孢素 A 组为例,模型估算的长期效用与实际长期效用的差值绝对值为 0.012,其误差百分比为 0.354%;模型估算的长期成本与实际长期成本的差值绝对值为 1281.4 元,其误差百分比为 1.675%。而在他克莫司组,模型估算的各年效用和成本中,效用估算的误差百分比最大为 1.178%,成本估算的误差百分比最大为 2.707%,所有的误差百分比均低于 3%。这意味着模型估算的结果比较准确,可以准确地反映实际的长期效用与成本。混合遗传算法的估算结果也类似。

表 19.2　估算的他克莫司成本及效用(混合模拟退火算法)

|  | 第一年 | 第二年 | 第三年 | 第四年 | 第五年 | 合计 |
|---|---|---|---|---|---|---|
| 估算效用/QALY | 0.696 | 0.687 | 0.675 | 0.660 | 0.643 | 3.361 |
| 实际效用/QALY | 0.688 | 0.679 | 0.675 | 0.661 | 0.641 | 3.344 |
| 误差百分比/% | 1.163 | 1.178 | 0 | 0.151 | 0.312 | 0.508 |

续表

|  | 第一年 | 第二年 | 第三年 | 第四年 | 第五年 | 合计 |
|---|---|---|---|---|---|---|
| 估算成本/元 | 16358.01 | 16732.68 | 17070.14 | 17338 | 17542.09 | 85040.92 |
| 实际成本/元 | 15999.24 | 16291.72 | 17022.32 | 17560.81 | 18027.88 | 84901.97 |
| 误差百分比/% | 2.242 | 2.707 | 0.281 | 1.269 | 2.695 | 0.164 |

**表 19.3　估算的环孢素 A 成本及效用(混合模拟退火算法)**

|  | 第一年 | 第二年 | 第三年 | 第四年 | 第五年 | 合计 |
|---|---|---|---|---|---|---|
| 估算效用/QALY | 0.694 | 0.688 | 0.680 | 0.672 | 0.664 | 3.398 |
| 实际效用/QALY | 0.693 | 0.684 | 0.679 | 0.668 | 0.662 | 3.386 |
| 误差百分比/% | 0.144 | 0.585 | 0.147 | 0.599 | 0.302 | 0.354 |
| 估算成本/元 | 14450.40 | 14924.94 | 15517.57 | 16142.55 | 16762.1 | 77797.56 |
| 实际成本/元 | 14167.93 | 14701.89 | 15157.65 | 15708.86 | 16779.83 | 76516.16 |
| 误差百分比/% | 1.994 | 1.517 | 2.375 | 2.761 | 0.106 | 1.675 |

### 19.3.5　免疫抑制剂成本效用的预测

为了验证马尔可夫模型与启发式算法相结合的药物经济学评价方法的预测能力，本节基于第二年末和第三年末的患者状态分布估算患者的转移概率矩阵，估算的算法同样为混合遗传算法和混合模拟退火算法。基于估算得到的转移概率矩阵，本案例计算了第一年末的患者状态分布，并预测了第四年末和第五年末的患者状态分布。如图 19.6 所示，预测得到的患者生存曲线在实际观测的患者生存曲线的 95%置信区间内，这表明算法优化得到的转移概率是可靠的，可以在进一步的药物经济学评价中使用。

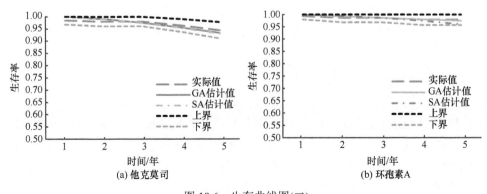

图 19.6　生存曲线图(二)

　　表 19.4 和表 19.5 以混合模拟退火算法为例展示了他克莫司和环孢素 A 的预测效用、预测成本、实际效用、实际成本及其相应的误差百分比。从表中可以看出,预测效用的误差百分比均在 1% 左右,模型预测的效用十分接近实际效用值。大部分预测成本误差百分比在 3% 以内,但其中环孢素 A 组第五年末的成本预测误差达到了 7.996%,这表明在患者转移概率并不完全满足马尔可夫性假设时,预测时间会对预测效果有一定的影响。然而, 就 5 年总成本的预测而言, 其误差百分比为 1.728%,预测结果依旧可靠。

**表 19.4　预测的他克莫司成本及效用(混合模拟退火算法)**

|  | 第一年 | 第二年 | 第三年 | 第四年 | 第五年 | 合计 |
|---|---|---|---|---|---|---|
| 预测效用/QALY | 0.696 | 0.685 | 0.671 | 0.654 | 0.636 | 3.342 |
| 实际效用/QALY | 0.688 | 0.679 | 0.675 | 0.661 | 0.641 | 3.344 |
| 误差百分比/% | 1.163 | 0.884 | 0.593 | 1.059 | 0.780 | 0.060 |
| 预测成本/元 | 16358.01 | 16672.08 | 16949.21 | 17153.43 | 17266.80 | 84399.53 |
| 实际成本/元 | 15999.24 | 16291.72 | 17022.32 | 17560.81 | 18027.88 | 84901.97 |
| 误差百分比/% | 2.242 | 2.335 | 0.4329 | 2.320 | 4.222 | 0.592 |

**表 19.5　预测的环孢素 A 成本及效用(混合模拟退火算法)**

|  | 第一年 | 第二年 | 第三年 | 第四年 | 第五年 | 合计 |
|---|---|---|---|---|---|---|
| 预测效用/QALY | 0.694 | 0.686 | 0.678 | 0.670 | 0.663 | 3.391 |
| 实际效用/QALY | 0.693 | 0.684 | 0.679 | 0.668 | 0.662 | 3.386 |
| 误差百分比/% | 0.144 | 0.292 | 0.147 | 0.299 | 0.151 | 0.148 |
| 预测成本/元 | 14431.02 | 14815.94 | 15149.14 | 15359.38 | 15438.10 | 75193.58 |
| 实际成本/元 | 14167.93 | 14701.89 | 15157.65 | 15708.86 | 16779.83 | 76516.16 |
| 误差百分比/% | 1.857 | 0.776 | 0.056 | 2.225 | 7.996 | 1.728 |

### 19.3.6　免疫抑制剂成本效用的对比

　　本案例研究表明, 在上海市某医院的单中心内, 环孢素 A 和他克莫司的长期效用并无明显差异。同时, 环孢素 A 组和他克莫司组的新发糖尿病发病率也无明显差异,对此,医生给出了两点解释:①医生会根据患者的血糖情况来调整药物的用量,虽然他克莫司会损害胰岛细胞,但是当患者出现血糖亏损时,医生会根据情况调整患者的药量从而降低了患者的新发糖尿病发病率;②他克莫司更容易导致新发糖尿病的研究结果主要是基于欧美的数据库，而中国国内的糖尿病发病率要低于欧美，这可能与生活习惯以及人种差异有关，所以他克莫司的致病效应在中国没有被明显放大。至于两种免疫抑制剂的长期成本，环孢素 A 要比他克莫司低 10% 左右。这些研究结果与肾移植中心医生的经验一致。因此，本案例初步论证了环孢素 A 比他克莫司在长期内更为经济有效。

另外，数值实验和实证研究也表明基于马尔可夫和启发式算法的参数估计方法可以准确地估计患者的转移概率，并在此基础上对药物的经济有效性做出准确评估。与传统的统计方法相比，该方法有更高的效率，并且可以处理小样本数据和横截面数据，有着更广的应用范围，可以被应用在更多的药物经济学研究中。而且，该方法还具有很好的扩展性，可以进一步考虑将生存时间以及患者的个性化因素纳入模型，使得模型更加准确。

## 参 考 文 献

[1] Levy A R, Briggs A H, Johnston K, et al. Projecting long-term graft and patient survival after transplantation. Value in Health, 2014, 17(2): 254-260.

[2] Siebert U, Alagoz O, Bayoumi A M, et al. State-transition modeling a report of the ISPOR-SMDM modeling good research practices task force-3. Medical Decision Making, 2012, 32(5): 690-700.

[3] Zhang L X, Wang F, Wang L, et al. Prevalence of chronic kidney disease in China: A cross-sectional survey. Lancet, 2012, 379(9818): 815-822.

[4] Bhatti A B, Usman M. Chronic renal transplant rejection and possible anti-proliferative drug targets. Cureus, 2015, 7(11): 376.

[5] 侯明明, 高菲, 许勇芳, 等. 肾移植术后 2 组免疫抑制剂用药方案的成本-效果分析. 中国药房, 2009, 20(5): 331-334.

[6] 谢颖, 宗欣, 陈丽, 等. 吗替麦考酚酯和麦考酚钠用于肾移植后免疫抑制的药物经济学评价. 中国卫生经济, 2011, 30(3): 94-96.

[7] Mayer A D, Dmitrewski J, Squifflet J P, et al. Multicenter randomized trial comparing tacrolimus (FK506) and cyclosporine in the prevention of renal allograft rejection—A report of the European Tacrolimus Multicenter Renal Study Group. Transplantation, 1997, 64(3): 436-443.

[8] Pirsch J D, Miller J, Deierhoi M H, et al. A comparison of tacrolimus (FK506) and cyclosporine for immunosuppression after cadaveric renal transplantation. Transplantation, 1997, 63(7): 977-983.

[9] Knoll G A, Bell R C. Tacrolimus versus cyclosporin for immunosuppression in renal transplantation: Meta-analysis of randomised trials. British Medical Journal, 1999, 318(7191): 1104-1107.

[10] Vincenti F, Jensik S C, Filo R S, et al. A long-term comparison of tacrolimus (FK506) and cyclosporine in kidney transplantation: Evidence for improved allograft survival at five years.

Transplantation, 2002, 73(5): 775-782.

[11] Woodward R S, Flore M C, Machnicki G, et al. The long-term outcomes and costs of diabetes mellitus among renal transplant recipients: Tacrolimus versus cyclosporine. Value in Health, 2011, 14(4): 443-449.

[12] Azarfar A, Ravanshad Y, Mehrad-Majd H, et al. Comparison of tacrolimus and cyclosporine for immunosuppression after renal transplantation: An updated systematic review and meta-analysis. Saudi Journal of Kidney Diseases and Transplantation, 2018, 29(6): 1376-1385.

[13] Hardinger K L, Bohl D L, Schnitzler M A, et al. A randomized, prospective, pharmacoeconomic trial of tacrolimus versus cyclosporine in combination with thymoglobulin in renal transplant recipients. Transplantation, 2005, 80(1): 41-46.

[14] Jürgensen J S, Arns W, Has B. Cost-effectiveness of immunosuppressive regimens in renal transplant recipients in Germany: A model approach. The European Journal of Health Economics, 2010, 11(1): 15-25.

[15] Rely K, Galindo-Suárez R M, Alexandre P K, et al. Cost utility of sirolimus versus tacrolimus for the primary prevention of graft rejection in renal transplant recipients in Mexico. Value in Health Regional Issues, 2012, 1(2): 211-217.

[16] Cole E H, Johnston O, Rose C L, et al. Impact of acute rejection and new-onset diabetes on long-term transplant graft and patient survival. Clinical Journal of the American Society of Nephrology, 2008, 3(3): 814-821.

[17] McEwan P, Baboolal K, Conway P, et al. Evaluation of the cost-effectiveness of sirolimus versus cyclosporin for immunosuppression after renal transplantation in the United Kingdom. Clinical Therapeutics, 2005, 27(11): 1834-1846.

[18] Chakkera H A, Weil E J, Pham P T, et al. Can new-onset diabetes after kidney transplant be prevented? Diabetes Care, 2013, 36(5): 1406-1412.

[19] Kasiske B L, Snyder J J, Gilbertson D T, et al. Diabetes mellitus after kidney transplantation in the United States. American Journal of Transplantation, 2003, 3(2): 178-185.

[20] 肖序仁, 姚晨. 肾移植 1180 例次生存分析. 中华外科杂志, 2000, 38(8): 578-581.

[21] Kong C Y, McMahon P M, Gazelle G S, et al. Calibration of disease simulation model using an engineering approach. Value in Health, 2009, 12(4): 521-529.

[22] Goldberg D E. Genetic Algorithms in Search, Optimization, and Machine Learning. Boston: Addion Wesley, 1989.

[23] Chu P C, Beasley J E. A genetic algorithm for the generalised assignment problem. Computers & Operations Research, 1997, 24(1): 17-23.

[24] Kirkpatrick S, Gelatt C D, Vecchi M P. Optimization by simulated annealing. Science, 1983, 220(4598): 671-680.

[25] Hwang C. Simulated annealing: Theory and applications. Acta Applicandae Mathematicae, 1988, 12(1): 108-111.

[26] Zhu H D, Zhong Y. A kind of renewed simulated annealing algorithm. Computer Technology and Development, 2009, 19(6): 32-35.